The Guidelines for Pharmacological Treatment of Mental Disorders in Childhood and Adolescence

児童・青年期精神疾患の薬物治療ガイドライン

 中村 和彦
弘前大学大学院医学研究科神経精神医学講座 教授

じほう

序

　児童・青年期精神疾患の精神科医療は，本人や家族に対する心理的なアプローチ，学校や家庭などの環境調整，行政機関との連携，薬物治療など多様な治療法の試みがなされ，大人の精神科医療とは趣が少し異なっています．子どもたちは，精神科医や小児科医が治療を行っています．

　昨今の精神科は精神科外来に，学校，福祉機関などからの紹介や，家族の方が心配されるなど，多くの子どもたちが受診するようになりました．年齢層も乳幼児から高校生，大学生の青年期まで，受診される症状も多彩で，頭痛，腹痛，めまい，頻尿などの身体症状，意欲低下，不安，不眠，興奮，解離，多動などの精神症状，暴力，自殺企図，摂食異常などの行動障害，不登校，対人関係，いじめ，自殺などの学校での諸問題，虐待，ネット依存などの家庭での諸問題，健診で指摘された発達の遅れ，震災後の子どもたちの心のケアなどさまざまです．子どもの症状は複数あったり，変遷したり，各々の発達の状況も鑑みる必要があり，疾患特有の症状があらわれにくく，病態も合併している事例も多く，臨床診断をつけることが難しい場合があります．

　子どもに対する各種の治療法のなかで，児童・青年期精神疾患の精神科薬物治療の分野は専門家が少なく，現場の臨床医は日本でのエビデンスが少ないなか，各々の臨床経験によって薬物治療を行っています．日本で子どもに認可されている薬はごく一部で，適応外使用をやむなく行う場合もあり，家族や患児に対してどのような症状に薬物療法を行うのか，どのような副作用が起こる可能性があるかなど十分説明を行い，同意を得ることが必要です．さらに薬物治療効果に関しては，子どもは大人と異なり成長とともに代謝機能等が変化し，副作用も起こりやすく，投与前に薬物の種類や処方量を慎重に検討し，定期的に副作用や治療効果についてモニターをする必要があります．そのような状況で，日本での児童・青年期精神疾患の薬物治療ガイドラインが望まれていました．

　平成26年度に厚生労働科学研究委託費（障害者対策総合研究開発事業〔精神障害分野〕）の「発達障害を含む児童・思春期精神疾患の薬物治療ガイドライン作成と普及」の研究テーマで日本児童青年精神医学会，日本臨床精神薬理学会，日本小児精神神経学会の主要なメンバーが研究班を立ち上げ，児童・青年期精神疾患の他の治療方法を十分配慮した薬物治療のガイドラインを作成することを試みました．研究班は，各分担研究者が研究を行い，班会議で齊藤万比古先生，田中哲先生のご助言をいただきました．本書はその成果をもとにしてまとめあげたものです．内容は，各論が3つに分けられ，第Ⅰ章は「児童・青年期精神疾患の薬物治療ガイドライン」，第Ⅱ章は「児童・青年期精神疾患における薬物治療の有効性・安全性」，第Ⅲ章は「児童・青年期における同意能力と留意点について」です．

　本書は，精神科で児童・青年期疾患を診療されている先生，精神科で主に大人を診療されているが今後子どもの診療も考えておられる先生，小児科でこころに関する症状や発達障害を診療されておられる先生方の日々の臨床にお役に立てることと存じます．

2018年11月

編集　中村　和彦

◆執筆者一覧

編集

中村 和彦　　弘前大学大学院医学研究科神経精神医学講座

執筆（五十音順）

飯田 順三	奈良県立医科大学医学部看護学科人間発達学
石飛 信	医療法人社団東京愛成会 高月病院
伊藤 大幸	中部大学現代教育学部
稲田 俊也	名古屋大学大学院医学系研究科精神生物学分野
岩垂 喜貴	国立国際医療研究センター国府台病院児童精神科
江川 純	新潟大学大学院医歯学総合研究科「システム脳病態学の確立とそれを用いた臨床研究推進事業」担当
海老島 健	東京都立小児総合医療センター 児童・思春期精神科／国立精神・神経医療研究センター精神保健研究所児童・予防精神医学研究部
遠藤 洋	ホッタ晴信堂薬局
大竹 裕美	新潟県立新発田病院 精神科
太田 豊作	奈良県立医科大学精神医学講座
大西 雄一	東海大学医学部専門診療学系精神科学
岡田 俊	名古屋大学医学部附属病院親と子どもの心療科
折目 直樹	新潟大学大学院医歯学総合研究科精神医学分野
金生 由紀子	東京大学大学院医学系研究科こころの発達医学分野
神尾 陽子	国立精神・神経医療研究センター精神保健研究所／お茶の水女子大学人間発達教育科学研究所
木本 啓太郎	東海大学医学部専門診療学系精神科学
栗林 理人	弘前大学大学院医学研究科附属子どものこころの発達研究センター
齊藤 卓弥	北海道大学大学院医学研究院児童思春期精神医学分野
斉藤 まなぶ	弘前大学医学部附属病院神経科精神科
杉本 篤言	新潟大学大学院医歯学総合研究科地域精神医療学講座
杉山 登志郎	福井大学子どものこころの発達研究センター
田中 究	兵庫県立ひょうごこころの医療センター
辻井 正次	中京大学現代社会学部
辻井 農亜	近畿大学医学部精神神経科学教室
傳田 健三	特定医療法人社団 慈藻会 平松記念病院
中村 和彦	弘前大学大学院医学研究科神経精神医学講座
萩倉 美奈子	桶狭間病院藤田こころケアセンター
濱本 優	東京都立小児総合医療センター児童・思春期精神科
林 剛丞	新潟県立精神医療センター精神科
補永 栄子	医療法人社団清悠会 クリニックおぐら
松本 英夫	東海大学医学部専門診療学系精神科学
三上 克央	東海大学医学部専門診療学系精神科学
三上 珠希	弘前大学大学院医学研究科附属子どものこころの発達研究センター
森川 真子	名古屋大学大学院医学系研究科障害児(者)医療学寄附講座
柳生 一自	北海道大学大学院医学研究院児童思春期精神医学分野
山室 和彦	奈良県立医科大学精神医学講座
吉田 恵心	弘前大学大学院医学研究科神経精神医学講座
吉永 清宏	新潟県立精神医療センター精神科
渡部 京太	広島市こども療育センター児童精神科

目次

序論　児童・青年期精神疾患の薬物治療について
　　　　　　　　　　　　　　　　　　　　　　　　　　　　　　中村 和彦　3

第I章　児童・青年期精神疾患の薬物治療ガイドライン

① うつ病の薬物治療　　　　　　　　　　　　　　　傅田 健三　13

　はじめに　13
　児童・青年期のうつ病の基本的特徴　14
　　1. 発症年齢，有病率　14
　　2. 臨床像と分類　15
　　3. 児童・青年期うつ病の診断　15
　　　1）家族歴，発達歴，生活歴　15
　　　2）診断面接　16
　　　3）鑑別診断　16
　　　4）併存症　17
　クリニカルクエスチョンと推奨・解説　17
　　CQ 1. すべての治療ステージに行う基本的な介入は何か？　17
　　CQ 2. 児童・青年期うつ病に対する初期の評価とマネージメントは何か？　19
　　CQ 3. 英米のガイドラインではどのような治療法が推奨されているか？　20
　　CQ 4. 重症度に応じた初期の治療的アプローチは何か？　21
　　CQ 5. 児童・青年期うつ病に対する有効な精神療法は何か？　22
　　CQ 6. 児童・青年期うつ病に対する有効な薬物療法は何か？　24
　　CQ 7. わが国で推奨される児童・青年期うつ病に対する治療法とは何か？　28
　おわりに　30

② 双極性障害の薬物治療　　　　　　　　齋藤 卓弥，柳生 一自　34

　はじめに——背景・臨床的な特徴　34
　推奨される治療　35
　　1. 躁病エピソード　35
　　　1）気分調整薬　35
　　　2）非定型抗精神病薬　36

2. 双極性抑うつ病エピソード ･･･ 37
　　まとめ ･･ 38

③ 統合失調症の薬物治療 ･････････ 大西 雄一，木本 啓太郎，三上 克央，松本 英夫　40

　はじめに——背景と目的 ･･ 40
　解説 ･･ 41
　　1. 米国での指針 ･･ 41
　　2. FGA と SGA の比較 ･･･ 42
　　3. FGA のエビデンス ･･ 43
　　4. SGA のエビデンス ･･ 43
　　まとめ ･･ 46

④ 注意欠如・多動症（ADHD）の薬物治療 ･･････････････････ 海老島　健　50

　はじめに ･･ 50
　クリニカルクエスチョンと推奨・解説 ･･････････････････････････････････････ 51
　CQ 1. ADHD に薬物治療は有効なのか？ また，薬物治療の位置づけは？ ･･････ 51
　CQ 2. 薬物治療開始前にすべきことは？ ･･････････････････････････････････ 52
　CQ 3. チックや不安症などの併存症がない場合，ADHD 患者に対する薬物治療の
　　　　 第一選択薬は？ ･･ 53
　CQ 4. 不安症が併存する場合，ADHD 患者に対する薬物治療の第一選択薬は？ ･･････ 54
　CQ 5. チック症を併存する場合，ADHD 患者に対する薬物治療の第一選択薬は？
　　　　 ･･ 54
　CQ 6. 素行症を併存する場合，ADHD 患者に対する薬物治療の第一選択薬は？ ･･･ 55
　CQ 7. 投与量はどのように決定すべきか？ ････････････････････････････････ 55
　CQ 8. OROS-MPH 投与に際して注意すべき点は？ ･････････････････････････ 55
　CQ 9. ATX 投与に際して注意すべき点は？ ････････････････････････････････ 56
　CQ 10. どんなモニタリングが必要か？ ･･･････････････････････････････････ 56
　CQ 11. 効果判定はいかにして行うか？ ･･･････････････････････････････････ 57
　CQ 12. 各薬剤が推奨される至適最大用量に達しても効果が乏しい場合や，有害事象
　　　　　 が著しい場合はどうすればよいか？ ････････････････････････････････ 57
　CQ 13. 薬物治療のやめ時，やめ方は？ ･･･････････････････････････････････ 59
　おわりに ･･ 59

5 自閉スペクトラム症（ASD）の包括的支援環境下における薬物治療
　　　　　　　　　　　　　　　　　　　石飛　信，海老島　健，神尾　陽子　63

- はじめに——背景と目的 ………………………………………………………………… 63
- クリニカルクエスチョンと推奨・解説 ………………………………………………… 64
- CQ 1. 薬物治療を行う場合の標的症状は何が適切か？ ……………………………… 65
- CQ 2-(1). challenging behaviorに対して薬物治療を開始する際に，どのような事前評価をしておくべきか？ ……………………………………………………………… 66
- CQ 2-(2). 睡眠障害に対して薬物治療を開始する際に，どのような事前評価をしておくべきか？ …………………………………………………………………………… 67
- CQ 2-(3). その他の併存症に対して薬物治療を開始する際に，どのような事前評価をしておくべきか？ …………………………………………………………………… 68
- CQ 3. challenging behaviorにはどのような薬剤が推奨されるか？ ………………… 69
- CQ 4. 薬物治療を選択しようとする患者本人・養育者の意思決定をどのようにサポートする必要があるか？ ……………………………………………………………… 72
- CQ 5. 薬物治療を始める前に何をチェックしておくべきか？ ……………………… 74
- CQ 6. 薬物治療中に何をどのようにモニタリングすべきか？ ……………………… 75
- CQ 7. 専門医が行ってきた薬物治療をプライマリケア医に引き継ぐ際に，どのようなガイダンスが必要か？ ……………………………………………………………… 76
- おわりに ………………………………………………………………………………… 77

6 自閉スペクトラム症（ASD）の注意欠如・多動症の併存時における薬物治療
　　　　　　　　　　　　　　太田　豊作，飯田　順三，山室　和彦，辻井　農亜　80

- はじめに ………………………………………………………………………………… 80
- 児童・青年期ASD＋ADHD患者の現状と薬物治療のガイドライン ………………… 80
- 1. わが国の現状 ………………………………………………………………………… 80
  - 1) 質問紙による調査 ………………………………………………………………… 80
  - 2) 質問紙の調査結果 ………………………………………………………………… 81
  - 3) 児童・青年期ASD＋ADHD患者の診療の現状 ………………………………… 81
  - 4) 薬物治療の標的となる児童・青年期ASD＋ADHD患者の症状および治療薬の選択 …… 81
  - 5) 児童・青年期ASD＋ADHD患者とADHDのみと診断された患者との薬物治療の効果の比較 …………………………………………………………………… 81
  - 6) 児童・青年期ASD＋ADHD患者への薬物治療に伴う有害事象について ……… 82
  - 7) 児童・青年期ASD＋ADHD患者に対するADHD治療薬とほかの向精神薬の併用の経験について ……………………………………………………………… 82
  - 8) 児童・青年期ASD＋ADHD患者におけるADHD治療薬と非定型抗精神病薬の適応外使用の経験について ……………………………………………………… 82

2. 薬物治療に先行して行うべきこと ……………………………………………………… 83
　　　　1）適切な診断・評価を行う ……………………………………………………………… 83
　　　　2）心理社会的治療・支援を十分に行う ………………………………………………… 83
　　3. 薬物治療に際して行うべきこと ………………………………………………………… 84
　　4. 薬物治療の終結に関すること …………………………………………………………… 86
　おわりに ……………………………………………………………………………………… 87

⑦ チック症および強迫症の薬物治療　　金生 由紀子, 濱本 優　89

　はじめに ……………………………………………………………………………………… 89
　チック症の薬物治療 ………………………………………………………………………… 89
　　1. 薬物治療の検討にあたって ……………………………………………………………… 89
　　2. チック症の治療の概要と薬物治療の位置づけ ………………………………………… 89
　　3. チック症の薬物治療 ……………………………………………………………………… 90
　強迫症の薬物治療 …………………………………………………………………………… 91
　　1. 検討方法 …………………………………………………………………………………… 91
　　2. OCDの治療の概要と薬物治療の位置づけ …………………………………………… 91
　　3. OCDの薬物治療 ………………………………………………………………………… 92
　おわりに ……………………………………………………………………………………… 93

⑧ 心的外傷後ストレス障害（PTSD）の薬物治療　　補永 栄子, 田中 究　95

　はじめに ……………………………………………………………………………………… 95
　クリニカルクエスチョンと推奨・解説 …………………………………………………… 97
　　CQ 1. 児童・青年期PTSD治療で，いつ薬物治療を始めるべきか（1）？
　　　　　——諸外国での現状 ……………………………………………………………… 97
　　CQ 2. 児童・青年期PTSD治療で，いつ薬物治療を始めるべきか（2）？
　　　　　——精神療法との比較 …………………………………………………………… 99
　　CQ 3. 児童・青年期PTSD治療に，SSRI/SNRIは有効か？ ………………………… 100
　　CQ 4. 児童・青年期PTSD治療に，三環系・四環系抗うつ薬は有効か？ ………… 102
　　CQ 5. 児童・青年期PTSD治療に，抗精神病薬は有効か？ ………………………… 102
　　CQ 6. 児童・青年期PTSD治療に，ベンゾジアゼピン系薬剤は有効か？ ………… 104
　　CQ 7. 児童・青年期PTSD治療に，α・β拮抗薬は有効か？ ……………………… 105
　　CQ 8. 児童・青年期PTSD治療に，抗てんかん薬は有効か？ ……………………… 105
　　CQ 9. 児童・青年期PTSD治療に，漢方薬は有効か？ ……………………………… 106
　　CQ 10. 児童・青年期PTSDの発症予防に，薬物治療は有効か？ ………………… 107
　　CQ 11. 診断基準に満たない児童・青年期PTSD（subthreshold PTSD）に対し，
　　　　　薬物治療は有効か？ ……………………………………………………………… 108

CQ 12. 児童・青年期PTSD治療の日本の現状はどうなっているのだろうか？
　　　　（アンケート調査結果） ·· 108
　おわりに ··· 109

⑨ 不安症の薬物治療 ·· 渡部 京太　113

　はじめに ··· 113
　子どもの不安症と薬物治療の実態・推奨 ·· 113
　1. 子どもが感じる不安と抑うつ ··· 113
　　　1） 分離不安 ··· 113
　　　2） 予期不安 ··· 114
　　　3） 社交不安 ··· 114
　　　4） 抑うつ不安 ··· 114
　2. 不安症の診断・評価について ··· 115
　　　1） 子ども，家族を見立てること ··· 115
　　　2） 質問紙評価尺度と半構造化面接 ·· 116
　　　3） 医学的検査 ··· 116
　　　4） 心理発達検査 ·· 116
　　　5） 診断面接のまとめ ·· 116
　3. 子どもの不安症への薬物治療 ··· 117
　　　1） 不安症の子どもへのRCTデザインの薬物治療の臨床試験の結果 ············ 117
　　　2） 不安症の子どもへのRCTデザインの薬物治療と精神療法（主にCBT）による
　　　　　治療の効果 ·· 117
　　　3） SSRIやSNRIの有効性を再現するために ·· 119
　　　4） 不安症の子どもに対する三環系抗うつ薬の位置づけ ································· 120
　　　5） 不安症の子どもに対するベンゾジアゼピン系薬物の位置づけ ············ 121
　　　6） 選択性緘黙の子どもへの薬物治療 ·· 122
　4. 不安症の子どもへの薬物治療のアルゴリズム ··· 122
　おわりに ··· 123

⑩ 睡眠障害の薬物治療 ——小児の不眠症を中心として ·········· 岩垂 喜貴　125

　はじめに——背景と目的 ·· 125
　児童・青年期における睡眠障害と薬物治療の実態・推奨 ·· 125
　1. 疾患の基本的特徴 ··· 125
　　　■不眠症 ··· 125
　　　1） 小児期の行動性不眠症 ··· 126
　　　2） 不適切な睡眠衛生 ·· 127

3）特発性不眠症 ··· 127
　　　4）精神生理性不眠症 ··· 127
　　　5）精神疾患による不眠症 ··· 127
　　　　■概日リズム睡眠障害 ··· 128
　2. 評価・診断 ··· 129
　3. 海外および成人のガイドライン ··· 129
　　　1）海外のガイドラインの現状 ··· 129
　　　2）成人のガイドライン ··· 130
　　　3）海外における小児の睡眠薬使用 ··· 130
　4. 推奨される治療 ··· 131
　　　1）睡眠衛生指導 ··· 131
　　　2）行動療法的介入 ··· 131
　5. 推奨されない治療 ··· 132
おわりに ··· 132

⑪ 素行症と神経性やせ症の薬物治療 ··································· 吉田 恵心 135

はじめに ··· 135
クリニカルクエスチョンと推奨・解説 ··· 135
1. 素行症 ··· 135
CQ 1. 児童・青年期におけるCD, ODDに対する薬物治療の効果・副作用は何か？ ··· 136
2. 神経性やせ症 ··· 139
CQ 2. 児童・青年期におけるANに対する抗精神病薬の効果・副作用は何か？ ······· 140
CQ 3. 児童・青年期におけるANに対する抗うつ薬の効果・副作用は何か？ ·········· 141
まとめ ··· 143

第Ⅱ章　児童・青年期精神疾患における薬物治療の有効性・安全性

① 児童・青年期精神疾患の薬物治療における副作用 ······························· 149
1. 抗精神病薬の副作用 ··························· 折目 直樹, 杉本 篤言, 江川 純 149

はじめに——背景と目的 ··· 149
クリニカルクエスチョンと推奨・解説 ··· 150
CQ 1. 児童・青年期患者における抗精神病薬の副作用についてのエビデンスがどの
　　　程度存在するか？ ··· 150
CQ 2. 各薬剤について注意すべき副作用に関する情報は何か？ ······························ 150

【研究結果報告】 150
  1）研究方法 150
  2）検索結果 150
  3）児童・青年期における抗精神病薬の安全性（総論） 150
  4）児童・青年期における抗精神病薬の安全性（各論） 154
    ■第一世代抗精神病薬（First Generation antipsychotics：FGAs） 154
    ■第二世代抗精神病薬（Second Generation antipsychotics：SGAs） 156
  5）副作用モニタリング 159
まとめ 160

2. 抗うつ薬の副作用 …… 林 剛丞, 杉本 篤言, 江川 純　164

はじめに――背景と目的 164
クリニカルクエスチョンと推奨・解説 164
CQ 1. 児童・青年期患者における抗うつ薬の副作用についてのエビデンスがどの程度存在するか？ 164
CQ 2. 各薬剤の副作用において注意すべき情報は何か？ 164
【研究結果報告】 165
  1）研究方法 165
  2）児童・青年期における抗うつ薬の安全性（総論） 165
  3）児童・青年期における抗うつ薬の安全性（各論） 167
    ■選択的セロトニン再取り込み阻害薬（SSRI） 168
    ■セロトニン・ノルアドレナリン再取り込み阻害薬（SNRI） 169
    ■ノルアドレナリン作動性・特異的セロトニン作動性抗うつ薬（NaSSA） 169
    ■三環系抗うつ薬（TCA）・四環系抗うつ薬 170
    ■その他 171
まとめ 172

3. ADHD治療薬の副作用 …… 杉本 篤言, 吉永 清宏, 江川 純　180

はじめに――背景と目的 180
クリニカルクエスチョンと推奨・解説 180
CQ 1. 児童・青年期患者におけるADHD治療薬の副作用についてのエビデンスがどの程度存在するのか？ 180
CQ 2. 各薬剤の副作用において注意すべきものは何か？ 180
【研究結果報告】 181
  1）研究方法 181
  2）児童・青年期におけるADHD治療薬の安全性（総論） 181

3）児童・青年期におけるADHD治療薬の安全性（各論） ……………………………… 182
　まとめ ……………………………………………………………………………………………… 185

4. 気分安定薬の副作用 …………………… 江川　純, 杉本 篤言, 吉永 清宏, 林　剛丞 200

はじめに──背景と目的 ………………………………………………………………………… 200
クリニカルクエスチョンと推奨・解説 ………………………………………………………… 200
CQ 1. 児童・青年期患者における気分安定薬の副作用についてのエビデンスがどの
　　　程度存在するか？ ………………………………………………………………………… 200
CQ 2. 各薬剤の副作用において注意すべき情報は何か？ ………………………………… 200
【研究結果報告】 …………………………………………………………………………………… 201
　　1）研究方法 ……………………………………………………………………………………… 201
　　2）児童・青年期における気分安定薬の安全性（総論） ……………………………… 201
　　3）児童・青年期における気分安定薬の安全性（各論） ……………………………… 202
　まとめ ……………………………………………………………………………………………… 205

5. 睡眠薬の副作用 …………………………………… 吉永 清宏, 杉本 篤言, 江川　純 208

はじめに──背景と目的 ………………………………………………………………………… 208
クリニカルクエスチョンと推奨・解説 ………………………………………………………… 209
CQ 1. 児童・青年期患者における睡眠薬の副作用についてのエビデンスがどの程度
　　　存在するか？ ……………………………………………………………………………… 209
CQ 2. 各薬剤の副作用において注意すべき情報は何か？ ………………………………… 209
【研究結果報告】 …………………………………………………………………………………… 209
　　1）研究方法 ……………………………………………………………………………………… 209
　　2）検索結果 ……………………………………………………………………………………… 209
　　3）児童・青年期における睡眠薬の安全性（総論） …………………………………… 210
　　4）児童・青年期における睡眠薬の安全性（各論） …………………………………… 211
　　　　■ベンゾジアゼピン系 ………………………………………………………………… 211
　　　　■ラメルテオン …………………………………………………………………………… 215
　　　　■スボレキサント ………………………………………………………………………… 216
おわりに …………………………………………………………………………………………… 216

6. 抗不安薬の副作用 ……………………………………… 大竹 裕美, 杉本 篤言, 江川　純 219

はじめに──背景と目的 ………………………………………………………………………… 219
クリニカルクエスチョンと推奨・解説 ………………………………………………………… 220
CQ 1. 児童・青年期患者に対する抗不安薬使用のエビデンスがどの程度存在するか？ ………… 220

CQ 2. 各薬剤の副作用において注意すべき情報は何か？ ………………………… 220
【研究結果報告】 ………………………………………………………………… 220
 1）研究方法 …………………………………………………………………… 220
 2）児童・青年期における抗不安薬の安全性（総論）………………………… 220
 3）児童・青年期における抗不安薬の安全性（各論）………………………… 221
おわりに ……………………………………………………………………………… 228

❷ 乳幼児における精神科薬物治療の有効性と安全性のエビデンス
斉藤 まなぶ，栗林 理人，三上 珠希　232

はじめに──背景と目的 …………………………………………………………… 232
乳幼児における精神科薬物治療に関する研究 …………………………………… 232
1. 推奨される治療 ………………………………………………………………… 232
2. 推奨されない治療 ……………………………………………………………… 232
3. 研究方法・結果・考察 ………………………………………………………… 233
【研究方法】 ………………………………………………………………………… 233
【研究結果】 ………………………………………………………………………… 233
 1）乳幼児における抗精神病薬の使用状況 ………………………………… 233
 2）乳幼児期の自閉スペクトラム症に対する薬物治療の効果 …………… 233
 3）妊娠期・授乳期の薬物治療の乳幼児期の発達への影響 ……………… 238
【考察】 ……………………………………………………………………………… 239
 1）乳幼児期の精神科薬物治療の現状について …………………………… 239
 2）乳幼児薬物療法の基礎知識について …………………………………… 240
まとめ ………………………………………………………………………………… 242

❸ 発達障害および複雑性PTSDへの少量処方
杉山 登志郎　244

はじめに ……………………………………………………………………………… 244
薬物治療の解説，推奨 ……………………………………………………………… 245
1. 薬物の種類とその特徴 ………………………………………………………… 245
2. 発達障害への少量処方 ………………………………………………………… 247
3. 発達障害とトラウマとの複雑な絡み合い …………………………………… 252
4. 複雑性PTSDへのトラウマ処理 ……………………………………………… 254
5. 症例 ……………………………………………………………………………… 254
まとめ ………………………………………………………………………………… 256

4 向精神薬の適応外使用と知的発達症に対する薬物治療について
　　　　　　　　　　　　　　　　　　　　　　　　　　　　　　　　　　辻井 農亜　258

はじめに 258
児童・青年期における向精神薬の適応外使用 258
1. 児童・青年期精神疾患に対する適応外使用の増加 258
2. 適応外使用が生じる要因 259
3. 適応外使用についての説明 260

知的発達症に対する薬物治療について 261
1. 知的発達症と向精神薬 261
2. 知的発達症に対する薬物治療の標的症状 262
3. 知的発達症に対する薬物治療における注意点 263

おわりに 263

第Ⅲ章　児童・青年期における同意能力と留意点

① 児童・青年期精神疾患患者へのインフォームド・アセント
　　　　　　　　　　　　　　　　　　　　　　　　　　　岡田　俊, 森川 真子　269

はじめに 269
アセント概念の歴史的展望と留意点 269
1. アセント概念の黎明と展開 269
2. 保護者と子の状況が同意取得に与える影響 270

アセント能力に影響を与える要因 271
1. アセント能力に年齢が与える影響 271
2. アセント能力に影響を及ぼす神経心理学機能とその評価 271
3. 児童・青年期患者において精神疾患がアセント能力に及ぼす影響 272

アセントの実践とその工夫 272
1. アセントに先立つ説明の実態 272
2. アセントを促進する工夫 273

クリニカルクエスチョンと推奨・解説 274
CQ 1. 児童・青年期患者におけるアセントとは何か？ 274
CQ 2. 児童・青年期患者と保護者による共同的な意思決定はいかなる場合に成立するとみなすか，患者と保護者の意見が異なる場合にはどう判断するか？ 275
CQ 3. 薬物治療におけるアセントの成立要件はどのようなものか？ 275
CQ 4. 児童・青年において，薬物治療に対するアセントは何歳から可能か？ 276
CQ 5. 児童・青年におけるアセント能力はどのように評価するか？ 277

CQ 6. 児童・青年において，精神障害の存在はアセント能力にいかなる影響を与えるか？	277
CQ 7. 児童・青年における薬物治療のアセント取得に際し，どのような説明を行うか？	278
CQ 8. アセント取得にあたり，理解を促進する説明方法にはどのようなものがあるか？	278

おわりに ……………………………………………………………………………… 279

② 児童・青年期精神疾患患者と保護者における薬物治療に対する意思決定とアドヒアランスについて
辻井 正次, 伊藤 大幸　281

はじめに——背景と目的 …………………………………………………………… 281
推奨される治療 …………………………………………………………………… 284
  1. 基本原則 ……………………………………………………………………… 284
  2. 意思決定のサポート ………………………………………………………… 285
     1) 当事者・保護者の状況の把握 …………………………………………… 285
     2) 意思決定のための情報の伝達 …………………………………………… 287
     3) 合意形成 …………………………………………………………………… 288
  3. アドヒアランスのサポート ………………………………………………… 289
     1) 医療的アプローチ ………………………………………………………… 289
     2) 行動的アプローチ ………………………………………………………… 290
     3) 定期的なアセスメント …………………………………………………… 292
まとめ ……………………………………………………………………………… 293

③ 世界の添付文書に記載されるわが国で使用可能な向精神薬の児童・青年期精神疾患患者に対する投与の際の留意点
稲田 俊也, 荻倉 美奈子, 遠藤 洋　296

  1. 抗精神病薬 …………………………………………………………………… 297
  2. 抗パーキンソン薬 …………………………………………………………… 312
  3. 抗うつ薬 ……………………………………………………………………… 319
  4. 気分安定薬 …………………………………………………………………… 332
  5. 抗不安薬 ……………………………………………………………………… 333
  6. 睡眠薬 ………………………………………………………………………… 338
  7. 抗てんかん薬 ………………………………………………………………… 344
  8. 中枢神経刺激薬 ……………………………………………………………… 363
  9. 抗酒薬 ………………………………………………………………………… 369
  10. 抗認知症薬 ………………………………………………………………… 370
  11. 脳循環・代謝改善薬 ……………………………………………………… 371
  12. その他 ……………………………………………………………………… 372

索引 ………………………………………………………………………………… 375

児童・青年期精神疾患の
薬物治療について

序論 児童・青年期精神疾患の薬物治療について

　わが国では児童・青年期患者を対象とした厳密な治験を経て許可された向精神薬が少ないため，多くが適応外使用である。わが国で18歳未満の患者に適応を有する向精神薬は，2016年までは自閉性障害・知的障害に伴う精神症状などに対するピモジド，ADHDに対する徐放性メチルフェニデート，アトモキセチン，2016年に小児期の自閉スペクトラム症に伴う易刺激性に対してアリピプラゾール，リスペリドン，2017年に小児期のADHDにグアンファシン，小児期の強迫性障害に対するフルボキサミンのみである。

　このような状況のなか，われわれは，児童・青年期精神疾患（発達障害を含む）の薬物治療ガイドラインを作成し普及することを目的とした国立研究開発法人日本医療研究開発機構による「発達障害を含む児童・思春期精神疾患の薬物治療ガイドライン作成と普及」の研究班においてガイドラインの作成を行った。この成果から本ガイドラインを作成した。本ガイドラインは，日本児童青年精神医学会，日本臨床精神薬理学会，日本小児精神神経学会の主要なメンバーがチームを作り，欧米のガイドラインや研究報告，日本における実態調査を通じて，現状でのガイドラインの作成に努めた。ガイドラインが作成され普及することによって，児童・青年期精神医療の普及，体制作り，医療レベルの向上に寄与することが期待される。

　各論は3つに分けられ，第Ⅰ章は，「児童・青年期精神疾患の薬物治療ガイドライン」，第Ⅱ章は，「児童・青年期精神疾患における薬物治療の有効性・安全性」，第Ⅲ章は，「児童・青年期における同意能力と留意点」についてである。詳細は各論に譲るが，各論について要点を紹介する。

第Ⅰ章　児童・青年期精神疾患の薬物治療ガイドライン

1．うつ病の薬物治療

　児童・青年期うつ病に対する有効な治療のエビデンスはいまだに限られており，かつ成人のうつ病のエビデンスが必ずしも適用できないのが現状である。本研究では，まず児童・青年期うつ病の診断について述べ，さらに児童・青年期うつ病の治療的アプローチについて概観した。そのうえでわが国の現状に際したClinical Questionを設定し検討を行った。その結果，現時点において最もエビデンスがあるとされる精神療法および薬物治療を中心に，家族への支援や学校との連携，ならびにほかの社会資源の活用など，総合的で包括的なアプローチを行っていかなければならないこと，また，治療の際に本人・家族に対して，わが国ではすべてのうつ病の治療薬が安全性・有効性について臨床試験で検証されていないことを説明し，リスクとベネフィットを十分に検討したうえで，インフォームド・コンセントを行う必要があることが示唆された。

2．双極性障害の薬物治療

　児童青年期の双極性障害の薬物治療について，まずはわが国における児童青年期双極性障害の概念の変遷について述べ，さらに推奨される治療について報告した。現時点では日本において双極性

障害におけるプラセボ対照二重盲検試験にて安全性・有効性を検証された薬物はないため，欧米を中心とした検索および米国食品薬物局（FDA）の双極性障害の承認状況を調査し報告した。現時点では子どもの双極性うつ病に関しての有効なエビデンスを示す薬物はなく，海外のエビデンスに基づいて有害事象に十分な注意を払いながら使用することが望ましい。

3. 統合失調症の薬物治療

抗精神病薬の児童・青年期患者への使用に関する海外のエビデンスについて検索し，またわが国の現状について検討した。海外においては，小児の統合失調症に対して使用されるそれぞれの抗精神病薬が，一定の有効性および安全性をもつというエビデンスの蓄積がなされている。しかしながら現段階では，それぞれの研究のなかから一定のコンセンサスを形成することは困難であると考えられた。このため，国内外を問わず現在までになされている研究により，小児の統合失調症に対する抗精神病薬の使用についてのガイドラインを作成することは困難であり，現時点で作成可能なものはエキスパートコンセンサスガイドライン，あるいは診療指針に相当するものと考えられる。現状では青年期のエビデンスをもとに，FGAでは錐体外路性副作用が多く，代謝系副作用はSGAのうちオランザピン，クエチアピン，リスペリドン，クロザピンで多く，アリピプラゾールでは代謝性副作用やプロラクチンの上昇を認めないといった副作用のプロフィールによる薬剤選択が妥協案となりうるものと考える。

4. 注意欠如・多動症（ADHD）の薬物治療

ADHDの治療に薬物治療は有効である。原則的に，薬物治療は心理社会的治療の効果が不十分であった場合に，追加併用が検討されるべき選択肢である。薬物治療を開始する前に，脈拍数，血圧，身長，体重測定や，心電図，血液検査などを実地し，異常がないことを確認する。また，心疾患などの既往歴や突然死の家族歴を聴取する。第一選択薬は徐放性メチルフェニデートかアトモキセチンである。第二選択薬は第一選択薬として選択しなかったもう一方のADHD治療薬に置換する。置換後も効果が乏しい場合は，二剤併用，もしくは気分安定薬，抗精神病薬などの第三選択薬の併用を検討する。薬物治療中は，有害事象，および成長のモニターを継続する。定期的にバイタル測定，心電図，血液検査を実施し投与前との変化を評価する。効果判定は，各種の行動評価尺度を用いる。ADHD症状に一定の改善を認め状態が安定したら，休薬，終結に結びつける。

5. 自閉スペクトラム症（ASD）の包括的支援環境下における薬物治療

ASDの中核症状である，①複数の状況下における社会的コミュニケーションおよび対人的相互反応の持続的な欠陥，②行動，興味，活動の限定された反復的・常同的な様式は薬物治療の標的症状にならない。標的症状は，"challenging behavior"である。具体的には，癇癪，攻撃性，パニック，自傷行為，興奮，破壊的な行動である。薬物治療による対応が妥当と考えられる疾患，睡眠障害，注意欠如・多動症，強迫症などが併存している場合は，病態に応じてそれらの症状も薬物治療の標的となる。抗精神病薬の使用はリスクとベネフィットを考慮して検討し，過鎮静などの副作用が出現しやすいことに留意し，極力少量から開始する。投与する前は，既往歴，家族歴，薬物治療歴を確認し，心電図，肝機能，空腹時血糖などの検査により副作用のモニタリングを行う。

6. 自閉スペクトラム症（ASD）の注意欠如・多動症の併存時における薬物治療

　薬物治療を行う前に適切な診断，評価を行う。具体的にはASDの診断，評価法とADHDの診断，評価法の両者を活用し，ASD＋ADHD患児の診断，評価を行う。治療に関しては，心理社会的治療，支援を十分に行っても，効果が得られず，事態が深刻化しているときに，リスクとベネフィットを鑑みて薬物治療を行う。薬物治療開始時点における症状重症度の把握や薬物治療の効果判定のために，ASDおよびADHDにそれぞれ用いる症状評価スケールを使用する。推奨される薬剤は，徐放性メチルフェニデート，アトモキセチン，グアンファシン，リスペリドン，アリピプラゾール，バルプロ酸ナトリウムがあげられるが，各薬剤については，患者の個別性に留意しつつ，有効性や忍容性を確認しながら検討する。

7. チック症および強迫症の薬物治療

　子どものチック症と強迫症（obsessive-compulsive disorder: OCD）はしばしばお互いに併発する。慢性チック症の薬物治療は生活の質に重度の障害を引き起こしている中等症から重症のチックに対して，または精神的併存症が存在するときに考慮する。わが国で使用できる薬剤は，ハロペリドール，ピモジド，リスペリドン，アリピプラゾールである。

　中等症から重症のOCDに対しては，薬物治療が認知行動療法に追加して適応となる。セロトニン再取り込み阻害薬であるフルボキサミン，パロキセチン，セルトラリンが第一選択である。

　チックを併発するOCDの第一選択薬はフルボキサミン，第二選択薬はフルボキサミンまたはアリピプラゾールである。

8. 心的外傷後ストレス障害（PTSD）の薬物治療

　PTSD症状に対して薬物治療を開始する際には，選択的セロトニン再取り込み阻害薬を第一選択とすることが望ましい。若年に対するエビデンスに基づく知見は不十分であるが，海外の報告ではシタロプラムが有効である。三環系，四環系抗うつ薬は使用しないことが望ましい。補助的に用いられる抗精神病薬はリスペリドン，クエチアピンである。ベンゾジアゼピン系薬剤は推奨されない。補助的に用いられる抗てんかん薬はカルバマゼピン，バルプロ酸ナトリウムである。PTSD発症予防のための薬物治療は推奨されない。

　諸外国のガイドラインがトラウマに特化された治療（TF-CBT）を強く推奨するなかで，わが国では，支持的精神療法，心理教育，薬物治療などの一般的な治療法が複数併用される形で治療が行われており，諸外国と日本の現状における臨床判断に乖離が示唆された。

9. 不安症の薬物治療

　不安症の子どもへの薬物治療のfirst-lineはセロトニン再取り込み阻害薬（SSRI）のフルボキサミン，セルトラリン，パロキセチンである。2～4週ごとに効果，副作用を観察しながら増量する。2種類のSSRIに効果がなくOCDの場合はクロミプラミン，OCDでなければベンラファキシンを考慮する。さらに効果がないときは，ブスピロン，ミルタザピンを考慮する。さまざまな試みで効果がないときは，ベンゾジアゼピン系抗不安薬で急速な症状軽減を目指す。薬物治療は効果的な用量で症状が軽減した後も，再発があれば効果的に用量を戻すように観察しながら徐々に減量し，1年

間は継続することが推奨されている。CBTと薬物治療の併用療法はCBT単独，薬物治療単独よりも有効である。

10. 睡眠障害の薬物治療 ——小児の不眠症を中心として

小児の睡眠障害における薬物治療はエビデンスのある薬剤は存在せず，調査もほとんど行われていない。小児期の主な睡眠障害には各種あるが，このうち薬物治療が治療選択肢となりうるものは精神生理性不眠，精神疾患による不眠，概日リズム睡眠障害，むずむず脚症候群，ナルコレプシーなどの過眠症などである。睡眠衛生の指導と行動療法では改善しない小児の睡眠障害は無視できない割合で存在する。海外ではこのような小児の不眠症についてメラトニンの使用が推奨されているものの，十分なエビデンスがあるとは言い難い。

11. 素行症と神経性やせ症の薬物治療

児童青年期における素行症，反抗挑発症，神経性やせ症は，いずれもその第一治療法が心理療法や行動療法とされており，薬物治療は補助的な役割として使用されることが原則となっている。素行症はADHDを合併している場合は中枢刺激薬の使用によってADHD症状のみでなく素行症の攻撃的行動の改善が得られる。しかし比較的高用量の使用が必要である。反抗挑発症がADHDを合併している場合は選択的ノルアドレナリン再取り込み阻害薬の使用によってADHD症状のみでなく挑発症の症状の改善が得られる。抗精神病薬についてはリスペリドンが素行症，反抗挑発症の症状の改善に効果があるが，さまざまな副作用があることに留意する。

神経性やせ症については児童青年期を対象とした研究は少なく，有効な薬物治療のメタアナリシスによって確立されたエビデンスはほとんどない。リスペリドン，オランザピンは有意な治療効果が得られない。治療効果のある抗うつ薬はない。

第Ⅱ章　児童・青年期精神疾患における薬物治療の有効性・安全性

1. 児童・青年期精神疾患の薬物治療における副作用

(1) 抗精神病薬の副作用

抗精神病薬は児童・青年期の精神病性障害や双極性障害だけでなく，発達障害の易刺激性や重度なかんしゃく，トゥレット障害などに対して幅広く用いられており，実際に臨床場面では適応外処方されることが多い。しかし，中枢神経系の発達過程にある児童・青年期患者における抗精神病薬の安全性については十分な検討がなされていない。第二世代抗精神病薬の主な副作用は，代謝性副作用（体重増加，糖尿病，脂質代謝異常），心血管系副作用，無顆粒球症および好中球減少，肝機能障害，高プロラクチン血症，痙攣，錐体外路症状（遅発性ジスキネジア，離脱性ジスキネジア），悪性症候群，鎮静や眠気，倦怠感など。第一世代抗精神病薬の副作用についてピモジドは眠気，流涎，QT延長，ハロペリドールは，錐体外路症状，特に遅発性ジスキネジア，眠気，便秘，霧視，頭痛，QT延長，レボメプロマジンは錐体外路症状，特にジスキネジアである。

各種抗精神病薬投与時は副作用モニタリングが重要である。

(2) 抗うつ薬の副作用

抗うつ薬（SSRI，SNRI，NaSSA，三環系抗うつ薬，四環系抗うつ薬）は，国内では小児に対する安全性・有効性は確認されておらず，小児への適応はない。小児患者に抗うつ薬を使用する際，重大な副作用として注意が必要なものとして，賦活症候群，セロトニン症候群，セロトニン離脱症候群，QT延長症候群などがあげられる。頻度の多い副作用としては，嘔気，頭痛，眠気，不眠，めまい，イライラなどが各種の抗うつ剤に共通してみられたが，詳細な副作用のプロフィールは薬剤ごとに微妙に異なり，薬剤選択の際の一助になる可能性がある。嘔気や腹部不快感は多くの薬剤で10%以上にみられるが，セルトラリンやミルタザピンでは5%程度と少なく，ミルタザピンではむしろ食欲増加がみられる。頭痛もよくある副作用だがセルトラリンとミルナシプランでは比較的少ない。フルボキサミンおよびセルトラリンでは傾眠と不眠が同程度の頻度でみられ，パロキセチン，デュロキセチン，ミルタザピンでは比較的傾眠が多く，ミルナシプランではいずれも比較的少ない。イライラ，情動不安定，易刺激性などもよくみられる副作用だが，エスシタロプラム，デュロキセチン，ミルナシプランなどではこれらは比較的少ない。SSRI，SNRI，NaSSA，TCAいずれも，小児患者における抗うつ薬の副作用について検討した報告自体が少なく，一致した見解の得られていない部分も多い。

(3) ADHD治療薬の副作用

わが国で薬価収載されているADHD治療薬の児童・青年期患者における副作用について，系統的レビューに準じた検索を行い，注意すべき副作用についてまとめた。徐放性メチルフェニデート，アトモキセチンともに食欲減退，嘔気，嘔吐などの消化器症状，不眠，傾眠，頭痛，めまいなどの神経症状などの頻度が高かった。両者ともに身長・体重など成長への影響，軽度ではあるが頻脈や血圧上昇など循環器系パラメーターへの影響など，長期にわたる投与に関して今後の研究に注視が必要と考えられた。グアンファシンでは頻度の高い副作用として，傾眠，血圧低下，頭痛，倦怠感，めまいなどがあげられたが，これらの長期投与による影響について検討された研究は少なく，今後の課題と考えられた。ADHD治療薬は，心理社会的治療と並んでADHD小児患者に対して有効な治療であるが，その適応，薬剤選択，投与期間，中止時期などについてはリスクとベネフィットを十分に検討し決定する必要がある。

(4) 気分安定薬の副作用

児童・青年期における気分安定薬の安全性・副作用については明らかとなっていないことが多い。子どもの双極性障害に日本で適応となっている気分安定薬はない。バルプロ酸ナトリウム，カルバマゼピン，ラモトリジンは小児のてんかんにおいて適応を得ている。双極性障害における各薬剤で比較的頻度の高い，あるいは注意を要する副作用は，炭酸リチウムは胃腸症状（嘔気・嘔吐，胃痛，下痢），振戦，体重増加，傾眠，認知機能低下，食欲増加もしくは減退，頭痛，倦怠感，焦燥，口渇，遺尿，甲状腺機能異常，腎機能異常，バルプロ酸は胃腸症状（腹痛，嘔気・嘔吐），傾眠，頭痛，認知機能低下，体重増加，肝機能異常，多嚢胞性卵巣，カルバマゼピンは眩暈，眼振，頭痛，傾眠，胃腸症状（嘔気・嘔吐，下痢），倦怠感，振戦，歩行障害，気分変動，認知機能低下，およびインポテンス，ラモトリジンは運動失調，眩暈，複視，傾眠，倦怠感，頭痛，嘔気・嘔吐，振戦，食欲増加，多尿症，発疹（中毒性表皮壊死融解症（Toxic Epidermal Necrolysis：TEN），皮膚粘膜眼症候群（Stevens-Johnson症候群），薬剤性過敏症症候群など重篤な皮膚障害を含む）であった。

(5) 睡眠薬の副作用

児童・青年期における睡眠薬の安全性，副作用についてはエビデンスが十分ではない。ベンゾジアゼピン系の睡眠薬では，不安，焦燥，気分易変性，攻撃性，興奮などの奇異反応に注意を要する。その他の副作用は，歩行運動失調，健忘，耐性，依存，離脱などである。

(6) 抗不安薬の副作用

わが国ではほとんどの抗不安薬が小児に対する適応はなく，安全性が確立されていない。抗不安薬の有害事象は依存および耐性，離脱症状である。主な副作用は，眠気，めまい，不明瞭発語，幻覚妄想，焦燥，ジストニア，嘔気，奇異反応（過活動，激怒，脱抑制）である。ジアゼパムは，わが国でも経口薬については神経症，うつ病，心身症などにおける不安，緊張，抑うつや麻酔前投薬として小児への適応があるが，リスクとベネフィットを慎重に検討して適応を決める必要がある。

抗不安薬の使用はリスクとベネフィットを十分に考慮したうえで，慎重な観察とともに使用することが必要である。

2. 乳幼児における精神科薬物治療の有効性と安全性のエビデンス

乳幼児に特化した薬物治療について海外のガイドライン，2000～2014年における海外の文献レビューを行ったところ，乳幼児に特化したシステマティックレビューやメタアナリシスは見つからなかったものの，コホート，RCTで数報の文献が得られた。疫学データからは，発達障害や行動障害への使用が世界的に増加しているにもかかわらず，治療効果および成長への影響などのエビデンスが少ないのはわが国と同じ状況であった。副作用報告によれば，妊娠期授乳期曝露の乳幼児への影響が明らかとなってきており，胎児期から幼児期にかけての発達変化を踏まえた安全かつ有効な薬物治療の確立が必須である。

3. 発達障害および複雑性PTSDへの少量処方

発達障害の臨床で用いられることの多い向精神薬について見直しを行い，また臨床のなかでその有効性に気づいた発達障害および複雑性PTSDに対する向精神薬の極少量処方，さらに漢方薬の活用を示した。向精神薬について，抗精神病薬はアリピプラゾール，ピモジド，レボメプロマジン，プロペリシアジン，気分調整薬は炭酸リチウム，カルバマゼピン，ラモトリギン，睡眠導入薬はラメルテオン，その他はミアンセリンである。漢方薬は桂枝加芍薬湯，四物湯，抑肝散，抑肝散加陳皮半夏，甘麦大棗湯などである。あわせて難治例である発達障害と複雑性PTSDとがともに認められる子どもとその親への，簡易版トラウマ処理の方法を紹介した。

4. 向精神薬の適応外使用と知的発達症に対する薬物治療について

向精神薬の適応外使用が行われるには，それに関して論文など複数の科学的なエビデンスが存在し，予測される効果が予測される副作用を上回ると合理的に判断できることが必要である。適応外使用について患者家族に十分に説明することは，患者，患者家族とのshared decision makingのあり方を考えるうえでも重要であり，精神疾患をもつ児童・青年期患者に対する薬物治療が適切に行われることが望まれる。

知的発達症そのものに効果のある向精神薬は存在せず，向精神薬は知的発達症に併存する精神疾

患や行動障害に対して用いられるが，このことは向精神薬の過剰投与や多剤併用を引き起こす。そのため知的発達症をもつ患者に対して向精神薬を使用する場合は，そのリスクとベネフィットのみならず，ほかに代わる治療法に関してなど，患者自身，家族，そして介護者などに十分なインフォームド・コンセントを行うべきである。

第Ⅲ章 児童・青年期における同意能力と留意点

1．児童・青年期精神疾患患者へのインフォームド・アセント

　患者の自己決定を尊重する近年の動向のなかで，研究参加や治療選択において，インフォームド・コンセント（説明と同意）が必須とされるが，児童・青年期患者においては保護者による代諾に加え，インフォームド・アセントを適切に取得することが推奨される。しかし，児童・青年期患者のアセント能力には幅があり，どのような患者にどの程度のアセントが可能であるか，アセントの前提となる説明を患者の能力に合わせて行うにあたり，各患者の理解力や判断力に関する評価，提供される情報の範囲や分量などさまざまな課題がある。家族による共同的な意思決定は，良好な家族関係においてのみ成立しうる。アセントには成立要件があるが，中学生以降はアセントを取得することが推奨される。しかし年齢だけでなく知能指数／発達指数，発達障害など個別的な評価が必要であり，就学前は「服薬の負担（薬の色，味，剤形，服薬回数など）」の説明を中心に行い，小学校中学年頃より「疾患の病名や症状の説明」，「薬物の増量スケジュール」，「服薬の継続期間」といった具体的な説明が必要とされる。そして理解を促進するには実演，図解，ビデオなどの使用が有効である。

2．児童・青年期精神疾患患者と保護者における薬物治療に対する意思決定とアドヒアランスについて

　アドヒアランスの概念は，患者が積極的に自らの治療方針に関する決定に関与し，それに沿った服薬行動を取ることを意味し，医師の指示に従うという受動的な意味合いの強かったコンプライアンスの概念に代わって，近年広く用いられるようになった。また，アドヒアランスは，診療とその成果を媒介する重要な役割を果たしており，治療成果の半減だけでなく，投与量の不適切な増大，健康問題のリスクの増加，医療コストの拡大など，さまざまな問題と関連している。こうした状況から，アドヒアランスの問題を予防・解決するための体系的な取り組みが必要であり，治療に関する決定に当事者や保護者が積極的に関与できるようにサポートし，共感的で寛容な姿勢を心がけ，彼らが治療によって何を望んでいるかを明確にする。良好なアドヒアランスには，家族の理解と協力が不可欠であり，アドヒアランスを阻害しうる要因のアセスメントを行う。そして情報の伝達は，ニーズ，知識，懸念などに応じて，最適な説明のスタイルを選択し，平易な表現で説明し，双方向的な協議により，治療内容に関する合意を形成する。薬物治療に関しては，服薬回数，味覚，服薬行動の工夫，金銭的・時間的・地位的な問題に対する対応，定期的にアドヒアランスのモニタリングを行い，診療のたびに治療内容に対する知識や懸念について聞き，治療継続の意思を確認する。

3. 世界の添付文書に記載されるわが国で使用可能な向精神薬の児童・青年期精神疾患患者に対する投与の際の留意点

　児童・青年期の精神科患者への向精神薬の用量・用法（初期用量，増量や減量のタイミング，効果確認までの期間，最大用量，維持用量）に関するエビデンスは限られており，経験的なものに頼らざるを得ない傾向がある．わが国で使用可能な向精神薬（抗精神病薬，抗パーキンソン薬，抗うつ薬，気分安定薬，睡眠薬，抗不安薬，中枢神経刺激薬，抗てんかん薬，抗酒薬など）について，日本，英国，米国，オーストラリア，欧州をはじめ世界各国で承認されている向精神薬に関する添付文書を収集し，児童・青年期領域での使用方法についての留意点の記載を抜粋した．

〈中村 和彦〉

児童・青年期精神疾患の
薬物治療ガイドライン

第Ⅰ章 児童・青年期精神疾患の薬物治療ガイドライン

1 うつ病の薬物治療

はじめに

　1980年以前，児童・青年期のうつ病はほとんど脚光を浴びることなく，極めてまれな疾患であると考えられてきた。しかし，DSM-III[1]に代表される操作的診断基準が用いられるようになると，大人のうつ病の診断基準を満たす子ども，青年の存在が認められるようになったことから注目を集めるようになった。つまり，当初は大人のうつ病と同じ概念であったのである。その後，児童・青年期のうつ病の臨床的特徴，さらには注意欠如・多動症（Attention-Deficit/Hyperactivity Disorder：ADHD），素行症（Conduct Disorder：CD），自閉スペクトラム症（Autism Spectrum Disorder：ASD）などの発達障害が併存しやすいことが明らかになってきた。最近では，双極性障害への移行の多さ，DSM-5[2]における新しい概念の重篤気分調節症（Disruptive Mood Dysregulation Disorder：DMDD）の登場，それらとの異同の問題がクローズアップされている。すなわち，この40年の間に児童・青年期うつ病の概念は大きく変遷してきたということができる。

　まず，児童・青年期うつ病の診断について述べる。診断と見立ては治療方針を決定するために不可欠なものである。DSM-IIIによる操作的診断基準によってはじめてその存在が認められるようになった児童・青年期のうつ病であるが，原因や発症機制を考慮しないDSM診断の限界を認識する必要がある。また，併存症（comorbidity）の有無，発達障害が併存しているのであれば，その程度はどれくらいなのかについて十分確認することが不可欠である。なお，本稿における「児童・青年期のうつ病」とは，DSM-5におけるうつ病を指すものである。

　次に，児童・青年期うつ病の治療的アプローチについて概観する。児童・青年期のうつ病に対してフルオキセチンがプラセボとの二重盲験比較試験において有効性が実証されたのは1997年のことである[3]。それ以来，薬物治療としてさまざまな抗うつ薬の有効性が試され，その効果と限界が検討されてきた。精神療法としては，海外では認知行動療法（Cognitive Behavior Therapy：CBT）や対人関係療法（Interpersonal psychotherapy：IPT）の有効性を示すエビデンスがいくつか報告されているが[4]-[9]，わが国では精神療法の系統的な研究はいまだに行われていない。薬物治療においても精神療法においても，児童・青年期のうつ病に対する有効な治療のエビデンスは極めて少ないのが現状なのである。

　また，わが国は子ども・青年の自殺が極めて多い国であることを忘れてはならない。1998年以降，わが国の自殺者数は毎年3万人を超えるという異常事態が続いていた。平成24年の全国自殺者数は15年ぶりに3万人を下回り，その後も減少が続いているが，その要因としては50歳代，60歳代の自殺者数の減少によるもので，若い世代の自殺はいまだ深刻な状況にあるのが現状である。わが国

の子ども・青年の自殺は死因の第1位（先進国では日本のみ）である。また，わが国の15～34歳の年齢階層別自殺率は，人口10万人あたり20.1人であり，先進7カ国の中では最も多く，2位の米国12.1人の1.6倍なのである[10]。10歳代，20歳代の自殺者数は1998年に増加した後，横ばいの状態が続いているが，わが国は近年急激な少子化の状況にある。厚生労働省が発表した平成28年度自殺対策白書の年齢別自殺率の年次推移によれば[10]，自殺率でみると，10歳代の自殺率は1998年に上昇したまま高止まりの状況が続いており，20歳代は1998年の約2倍に増加している。すなわち，わが国の子ども・青年の自殺率は，世界で最も高い水準にあるということが可能である。Bridgeら[11]の若者の自殺に関するレビューでは，若者の自殺既遂者357人のうち，何らかの精神障害をもっていた者は70～95％であり，何らかの気分障害をもっていた者は44～76％であった。その内訳は，大うつ病性障害が15～54％，気分変調症が4～22％，双極スペクトラム症が2～22％，適応障害が5～21％であった。児童・青年期に関わるわれわれは，わが国の高い児童・青年期の自殺率を深刻に受けとめなければならない。

そのような状況の中で，本稿では，わが国における「児童・青年期のうつ病に対する薬物治療ガイドライン」を作成する。そのために，次の7つのクリニカルクエスチョン（Clinical Question）を設定し，検討を行った。1.すべての治療ステージに行う基本的な介入とは何か，2.児童・青年期うつ病に対する初期の評価とマネージメントは何か，3.英米のガイドラインではどのような治療法が推奨されているか，4.重症度に応じた初期の治療的アプローチは何か，5.児童・青年期うつ病に有効な精神療法は何か，6.児童・青年期うつ病に有効な薬物治療は何か，7.わが国で推奨される児童・青年期うつ病に対する治療法とは何か，の7項目である。

児童・青年期のうつ病の基本的特徴

1．発症年齢，有病率

Zisookら[12]は，非精神病性大うつ病性障害で通院中の成人外来患者（18～75歳）4,041人を対象として，発症年齢および転帰調査を行った。発症年齢が12歳未満の児童期発症群は12.0％，12歳以上17歳未満の青年期発症群は25.2％であり，児童・青年期発症群は37.2％にのぼった。若年発症ほど，非婚姻率が高く，社会的・職業的機能が低く，QOLが低く，医学的・精神医学的併存症が多く，自己評価が低く，自殺企図が多かった。

Hasinら[13]は，米国の43,000人の一般市民（18歳以上）に構造化面接を行い，大うつ病性障害の有病率と発症年齢を調査した。その結果，12カ月有病率は5.28％，生涯有病率は13.23％であった。うつ病の発症年齢は，12～16歳の青年期に急激に増加し，成人期とほぼ同じ値となっていた。

Merikangasら[14]は，米国の10,123人の一般の青年（13～18歳）に構造化面接を行い，青年期うつ病の有病率調査を行った。その結果，大うつ病性障害あるいは気分変調性障害と診断された青年は11.7％（男性7.7％，女性15.9％）であり，そのうち重度の障害を呈したものは8.7％であった。年齢別では，13～14歳が8.4％，15～16歳が12.6％，17～18歳が15.4％と，年齢とともに高くなっていた。

以上をまとめると，児童・青年期のうつ病は児童期から存在し，12歳頃から急激に増加し，15

〜17歳で成人の有病率とほぼ同じ値になる。青年期になると女性が男性の約2倍となり，年齢とともに有病率も増加する。また，若年発症のうつ病の社会的・職業的転帰は，成人発症のうつ病と比較して不良という結果であった。

2. 臨床像と分類

DSM-5の抑うつ障害群（depressive disorders）には，重篤気分調節症（DMDD），うつ病（抑うつエピソードを含む），持続性抑うつ障害（気分変調症），月経前不快気分障害，物質・医薬品誘発性抑うつ障害，ほかの医学的疾患による抑うつ障害，ほかの特定される抑うつ障害，そして特定不能の抑うつ障害が含まれる。これらの疾患に共通する特徴は，悲しく，虚ろな，あるいは易怒的な気分が存在し，身体的および認知的な変化も伴って，個人が機能するうえでの資質に重大な影響を及ぼすことである。抑うつ障害は，基礎にある重症度，慢性化，躁状態の存在，そして季節性によって分類される。

本稿では，うつ病（major depressive disorder）について検討を行う。DSM-5のうつ病の診断基準は，これまでと同様に，うつ病の主症状として，①抑うつ気分と，②興味・喜びの喪失を，副症状として，③食欲障害，体重障害，④睡眠障害，⑤精神運動性焦燥または制止，⑥易疲労性・気力減退，⑦無価値感，罪責感，⑧思考力・集中力の減退，⑨自殺念慮，自殺企図をあげ，これらの症状のうち5つ以上（少なくとも一つは主症状）が2週間以上，ほとんど1日中，ほとんど毎日存在し，病前の機能からの変化を起こしている状態と定義されている。これが児童・青年期に適応される場合，①の抑うつ気分は，易怒的な気分（irritable mood）であってもよく，③の体重減少は，期待される体重増加がみられないことでもよいとされている。そしてその症状は，臨床的に意味のある苦痛，または社会的，職業的，またはほかの重要な領域における機能の障害を引き起こしていることによって診断される。

うつ病エピソードの中心をなす症状は，児童や青年でも同じであるが，特徴的な症状で最も目立つものが年齢とともに変化するというデータがある[15]。身体的愁訴，易怒性，そして社会的引きこもりなどのある種の症状は，特に児童で共通しているが，一方，前思春期には，精神運動制止，過眠，妄想は，青年期や成人期よりは多くない。

3. 児童・青年期うつ病の診断

1）家族歴，発達歴，生活歴

うつ病をはじめとする精神疾患，自殺既遂などの家族歴を十分に聴取する。近親者に双極性障害がいれば，双極性障害に発展しやすい[16]。また，何らかの精神疾患の家族歴があれば，抑うつ状態が遷延しやすく，自殺企図が起きやすい[17]。

発達歴としては，①周産期の状況，運動面の発達，言葉と社会性の発達，排泄を含めた生活習慣や身辺自立の状況，幼稚園・保育園での状況などの全般的発達について，②1歳半健診，3歳児健診で言語・運動などの発達の遅れを指摘されたかどうか，③知的な遅れはないか，④ASDの発達歴がないか，⑤ADHDの徴候は認められないかなどを十分に確認する。必要に応じて，PARS（Pervasive Developmental Disorders Autism Society Japan Rating Scale：広汎性発達障害日本自閉症協会評定尺度）[18), 19)]，ADI-R（Autism Diagnostic Interview-Revised：自閉症診断インタビュー改訂版）[20)]，ADOS

（Autism Diagnostic Observation Schedule：自閉症診断観察検査）[21]，知能検査などを使用する。

また，学業成績，得意・不得意科目，同年配の子どもとの対人関係，集団行動，養育環境の問題などの生活歴も聴取する。自殺念慮・自殺企図の有無，自傷歴も確認する。躁病・軽躁病エピソード，および幻覚妄想状態の確認も行う。

2）診断面接
(1) 面接の実際
児童・青年期うつ病の診断面接の実際は以下のとおりである。①出会いの印象：待合室での様子，診察室への入室の様子，両親と本人の椅子の座り方，②外観の観察：子どもの服装，清潔度，顔立ち，姿勢，年齢相応かどうか，③治療者との関係：視線が合うか，面接へ協力的か，1対1で適切に対応できるか，家族と分離可能か，会話の量と質，④行動観察：多動か，過度におとなしいか，過度に緊張しているか，⑤面接時の気分：表情，ふさぎ込んでいるか，高揚しているか，不安が強いか，易怒的か，⑥思考内容：妄想的か，強迫的か，⑦自殺念慮はあるか，その深刻度はどの程度か，自殺未遂の既往はあるか，などの情報を確認する。

(2) 評価尺度
抑うつ症状の面接評価尺度として最も一般的で，海外においても使われてきたものは半構造化面接のCDRS-R（the Children's Depression Rating Scale-Revised：小児うつ病評価尺度）[22]である。17の評価項目からなり，これまで良好な信頼性と治療的感受性が示されてきた評価尺度である。また，児童・青年期の精神疾患の半構造化面接としてMINI-KID（Mini-international neuropsychiatric interview for children and adolescents：子どもと青少年のためのミニインターナショナル精神神経学的インタビュー）[23),24)]がある。

自己評価尺度はうつ病のスクリーニングや治療反応のモニタリングには有用であり，時間がかからず効率的である。しかし，この尺度だけでうつ病と診断できないのは言うまでもないことである。CDI（the Children's Depression Inventory：小児うつ病調査表）[25]はBDI（the Beck Depression Inventory：ベックうつ病調査表）[26]の低年齢層への適用として発展したものである。そのほかに，主に児童期に適用のDSRS-C（Depression Self-Rating Scale for Children：小児のためのうつ病自己評価尺度）[27),28)]がある。

3）鑑別診断
(1) 双極性障害
最も重要なことは単極性うつ病と双極性うつ病の鑑別診断である。しかしながら，躁症状をもつことは必ずしも患者が双極性障害をもつということを意味しない。臨床的に意味のある躁状態をもつ若者のわずか25％だけが双極性障害の診断を満たしたという臨床疫学的研究がある[29]。

(2) 統合失調症
うつ病は精神病症状を示すことがある。典型的には，抑うつ的で，自虐的，あるいは被害的な内容である。後者に関しては，主な鑑別診断は，統合失調症の前駆症状との鑑別であり，それはしばしば縦断的な経過観察を通してのみ可能となる[30]。

(3) 注意欠如・多動症（ADHD）

集中力の障害はうつ病の症状だけではなく，ADHDの鍵となる特徴でもある。ADHDは通常うつ病よりも早期に発症し，しばしば衝動性と活動性の亢進を伴う。ADHDの子どもは学校において友達から疎外されたり，うまくつきあえないということから，しばしば落ち込みdemoralizedの状態に陥る。しかし，うつ病とは対照的に，ADHDの症状（例えば，不注意）は気分の変化に伴って悪化するわけではない[30]。

(4) 素行症（CD），反抗挑発症（Oppositional deficit disorder：ODD）

易怒性はCDとODDの主要な症状である。ほかの気分の症状がなければ，易怒性はうつ病よりも行動障害に起因するものと考えられる。CDとODDはDMDDとの鑑別も必要である。

(5) 適応障害（抑うつ気分を伴うもの）

心理社会的ストレス因に反応して起こる抑うつエピソードは，適応障害ではうつ病のすべての基準が満たされないという事実によって，「適応障害，抑うつ気分を伴うもの」とは区別される。

4）併存症（Comorbidity）

うつ病に罹患した児童・青年の40～90％が何らかの併存症（comorbidity）をもち，20～50％は2つ以上の併存症をもつと報告されている[31),32)]。児童期うつ病では，CD，ODD，ADHD，不安障害が併存しやすく，青年期うつ病ではCD，ODD，ADHD，不安障害，物質関連障害，摂食障害が併存しやすい[15]。児童・青年期のうつ病は併存疾患の後に発症することが多い。また，行動上の問題は，うつ病の結果である場合もあるが，うつ病の改善後も持続することがある[32]。

クリニカルクエスチョンと推奨・解説

CQ 1. すべての治療ステージに行う基本的な介入は何か？

〈治療の概観〉

1）治療のステージ

うつ病の治療は，①急性期治療（初期2～3カ月），②維持期（引き続く3～6カ月），③継続期の3つのステージに分類される。急性期治療の目標は治療への反応であり，最終的には症状の寛解を目指す。維持期の目標は急性期治療をさらに強化し寛解を目指すとともに，再燃を防ぐことである。継続期の目標はより重篤な，再発を繰り返す，慢性的な患者に対して，より生活のレベルを上げ，再燃・再発を防ぐことである[30]。

2）重症度

DSM-5における重症度は，以下のように分けられる。①軽症は診断基準を満たすために必要な症状数5項目を超えることはほとんどなく，症状の強さは苦痛をもたらすがなんとか対応できる程度であり，また，症状は社会的または職業的機能における軽度の障害をもたらすものである。②中等症は症状の数，症状の強さ，および/または機能低下は，「軽症」と「重症」の

間である。③重症は症状の数が診断を下すために必要な項目数5項目より十分に多く，症状の強さは非常に苦痛で手に負えない程度であり，そしてその症状は社会的および職業的機能を著しく損なうものである[2]。

3）すべての治療ステージに行う基本的な介入

すべての治療ステージおよび重症度の症例において行うべき基本的な介入として，(1) 心理教育，(2) 支持的なマネージメント，(3) 家族への支援と学校との連携の3つがあげられる[32]。

▶ 推奨・解説

(1) 心理教育

心理教育とは，患者およびその家族に対して，病気の原因，症状，経過，さまざまな治療の方法とそれぞれのリスクとベネフィットなどのすべての情報を提供し，説明することである。そのためには，患者およびその家族と長期にわたる良好な治療関係を築かなければならない。心理教育のポイントは次の5点である[30]。①うつ病は病気であり，患者や家族が原因で生じたものではない。②うつ症状を認識しモニターし，早期に再発や再燃を見つけるにはどうしたらよいか。③患者が回復のペースや程度に対する合理的な期待を抱くために，一般的な経過について知る。④情報に基づいた決定をするために，ほかの治療法を選択した場合のリスクとベネフィットを解説する。⑤再発の予防，治療の継続，および治療の維持のために，どうように協力して治療計画を立てるか。

(2) 支持的なマネージメント

心理教育に加えて，すべての患者に対して支持的精神療法マネージメントが必要である。そのマネージメントには，積極的な傾聴と反応，希望の回復，問題解決，対処技術，治療への参加を維持する戦略などが含まれる[32]。

(3) 家族への支援と学校との連携

児童・青年期の患者に対して家族への支援は不可欠である。正式な家族療法ではなくとも，以下のような家族への支援が必要である。第1に，臨床家は子どもの治療への動機づけの多くは両親から来るものであることを知らなければならない。第2に，子どもが気づいていない，あるいは認めたくない機能低下や症状について，親は見ているかもしれない。この情報は現実的で効果的な治療契約を行うために不可欠である。第3に，両親は子どもの回復の程度をモニターすることができ，セイフティーネットとして機能することができる[32]。

また親がうつ病やほかの精神疾患を抱えている場合がある。例えば，母親のうつ病の治療が子どもの症状の改善につながることが報告されている[33]。また，虐待，家庭内暴力への曝露，あるいは両親の著しい不和などの場合，子どもの安全を確保する必要がある。親が治療のための必要な援助を提供できない場合には，大人の代理人や親戚などに協力を依頼する場合もあるだろう[30]。

児童・青年期のうつ病の患者は学業において遅れをとることが多い。そのことは，患者を失敗の感覚，増大する不安，およびあきらめの傾向に導き，学校との連絡を絶つことになる。その結果，うつ症状をさらに悪化させるストレッサーが出現することになる。例えば，いじめの対象となったり，学業不振の問題が蓄積することになる[34]。それゆえ，臨床家はうつ病の子どもの現在の学校における生活および学力機能を評価し，学校に関連したストレッサーを同定しなければならない。もし，患者が学業において遅れていたら，学校と連携しながら，負担を減らした形の教育計画や学業が向

上するような計画を立てる必要がある[30]。

CQ 2. 児童・青年期うつ病に対する初期の評価とマネージメントは何か？

〈治療計画〉－【1】

> 初期の評価およびマネージメントのアプローチは，米国児童青年精神医学会（American Academy of Child & Adolescent Psychiatry：AACAP）（以下AACAP）と英国国立医療技術評価機構（National Institute for Health and Care Excellence：NICE）（以下NICE）ガイドラインから構成されている[32),35)]。

▶ 推奨・解説

児童・青年期うつ病の臨床的マネージメントには，以下に述べる5つの重要な評価と治療の段階がある[30]。(1) ケアのレベルを決定する，(2) 安全な計画を構築する，(3) 併存症，医学的要因を評価する，(4) 心理社会的ストレッサーを評価・同定する，(5) 患者および家族の要望と利用可能な治療をマッチングする。

(1) ケアのレベルを決定する
・高度なケアレベルに該当するものは，自己あるいは他者危害のリスクがある場合，集中的ではない治療に対して無反応の場合，低い生活機能状態が存在する場合などがある。

(2) 安全な計画を構築する
・自殺衝動へ対処するために個人の内面および対人関係の戦略を構築する。
・危険なものへのアクセスを制限する。
・自殺のリスクが高い患者に対しては入院治療が考えられるが，入院治療が実際に自殺や自殺関連事象を予防したという確実なエビデンスはない。

(3) 併存症，医学的要因を評価する
・診断アセスメントとして，双極性障害と季節性感情障害の除外診断を行う。
・生活機能の重篤さおよび負担を評価するために，発達障害，摂食障害，物質関連障害などの併存障害を認識しておく。
・貧血，甲状腺機能低下症，炎症性疾患などの医学的要因のスクリーニング検査を行う。

(4) 心理社会的ストレッサーを評価・同定する
・家族間葛藤，親のうつ病，虐待の既往，兄弟間のいじめは治療の妨げになるかもしれない。
・良好な予後のために治療の優先順位をつける必要がある。

(5) 患者および家族の要望と利用可能な治療をマッチングする
・精神療法と薬物療法のリスクとベネフィットを説明し，患者および家族の希望を聞き，利用可能な治療方法について検討する。

CQ 3. 英米のガイドラインではどのような治療法が推奨されているか？

〈治療計画〉-【2】

> 本稿では主にAACAPガイドラインとNICEガイドラインの2つのガイドライン（表1）をもとに，治療法を検討していく．両者は治療計画の立案の仕方が大きく異なるが，背景にそれぞれの国の医療事情の違いが存在しているため，どちらが優れ，どちらが日本に適しているかを判断することはできない．

▶ 推奨・解説

　AACAPガイドラインでは，推奨治療（Recommendation）を15あげ，それぞれを「Minimal Standards」「Clinical Guidelines」「Option」「Not Endorsed」の4項目に分類している．また，それぞれの推奨治療の中のエビデンスレベルを「RCT：Randomized Controlled Trial」「CT：Controlled Trial」「UT：Uncontrolled Trial」「CS：Case Series/report」として記載しているが，特に個々の治療の重みづけをしていない．

　一方，NICEガイドラインでは，軽症うつ病に対しては，心理教育，支持的精神療法，家庭・学校における環境調整を行いながら，一定期間の経過観察を行うことが推奨されている．中等症～重症うつ病に対しては，3カ月以上の認知行動療法，対人関係療法あるいは家族療法を行う．薬物治療（フルオキセチン）を行う場合も，必ず精神療法との併用治療を行うとしている．難治性うつ病に対しては，集中的な精神療法（+/-フルオキセチン）を行う．フルオキセチンに反応しない場合はセルトラリン，あるいはシタロプラムに変更する．精神病性うつ病の場合は抗精神病薬の増強療法を行うことが推奨されている．

　そのほかのガイドラインとしては，米国のテキサス児童薬物アルゴリズム（Texas Children's Medication Algorithm）[36]がある．まず，ステージ0として，確実な診断を行い，薬物治療の適応・非適応，自殺の危険性などについて十分な評価を行うとしている．そして精神療法や家族療法が適用な症例は非薬物治療を行う．ステージ1としては，SSRIのフルオキセチン，シタロプラム，セルトラリンによる単剤治療を推奨している．ステージ2として，使用したSSRIが効果不十分の場合はほ

表1　AACAPガイドラインとNICEガイドライン

AACAPガイドライン	NICEガイドライン
▶推奨治療（Recommendation）を15あげ，それぞれを「Minimal Standards」「Clinical Guidelines」「Option」「Not Endorsed」の4項目に分類 ▶また，それぞれの推奨治療の中のエビデンスレベルを「RCT：Randomized Controlled Trial」「CT：Controlled Trial」「UT：Uncontrolled Trial」「CS：Case Series/report」として記載 ▶特に個々の治療の重みづけをしていない	▶軽症うつ病 ・心理教育，支持的精神療法，家庭・学校における環境調整を行いながら，一定期間の経過観察を行う ▶中等症～重症うつ病 ・3カ月以上の認知行動療法，対人関係療法あるいは家族療法 ・薬物治療（fluoxetine）と精神療法との併用治療 ▶難治性うつ病 ・集中的な精神療法（+/-fluoxetin） ・sertraline, citalopram ・抗精神病薬の増強療法

かのSSRIへ変更するとしている。そして，ステージ2AとしてSSRIで効果不十分の場合にリチウム，ブプロピオン，ミルタザピンなどの付加療法（抗うつ効果増強療法）を行い，ステージ3として，それでも効果不十分な場合には，ほかの抗うつ薬（SNRIのベンラファキシン，ブプロピオン，ミルタザピン，デュロキセチン）へ変更するとしている。また，エビデンスに基づく精神療法（主にCBTとIPT）はアルゴリズムのどのステージでも併用可能であるとしている。

一方，英国のモーズレイ処方ガイドライン[37]では，NICEガイドラインとは異なり，中等度−重度のうつ病患者では，治療の初期の段階から薬物治療を導入すべきであると述べている。また，最近のメタ解析研究[38]を引用しながら，フルオキセチンはCBTおよびほかの薬剤より有効性において優れているが，セルトラリンとミルタザピンは有効性と忍容性のバランスが最適かもしれないと指摘している。そして，第1選択をフルオキセチン＋CBT，第2選択をエスシタロプラム＋CBT，第3選択をセルトラリンおよびシタロプラム（過量服用では毒性が強い），第4選択として，①ベンラファキシン（忍容性がより低い），②ミルタザピン（鎮静が必要な場合），③SSRI＋クエチアピン／アリピプラゾールをあげている。

CQ 4. 重症度に応じた初期の治療的アプローチは何か？

〈治療計画〉−【3】

> 初期の治療的アプローチでは，重症度に応じて精神療法，薬物治療，あるいはその併用療法を行う。どのような治療方法を選択したとしても，患者の状態は4〜6週間以内に再評価する必要がある。

▶ 推奨・解説

軽症うつ病の治療においては，心理教育，支持的精神療法，家庭・学校における環境調整を行いながら，一定期間の経過観察を行うことが推奨される。無反応の場合は中等症うつ病に準じた治療を行う。これはAACAPガイドラインにおいてもNICEガイドラインにおいても推奨されているものである。

中等症うつ病に対しては，NICEガイドラインでは薬物治療を行う前にCBT，IPT，あるいは家族療法を行うことを推奨している。しかしながら，AACAPガイドラインでは第一選択治療としてCBT，IPT，あるいは薬物治療を並列して推奨している。NICEガイドラインでは，抗うつ薬は精神療法なしには行ってはならないと述べているのに対して，AACAPガイドラインでは，精神療法と薬物治療の併用療法は望ましいけれども，特定の状況下では薬物治療単独も許容できる選択肢であると述べている。AACAPのスタンスの根拠は，初期治療にCBTやIPTを要求することは十分的確な治療とは言いがたく，青年期の患者には精神療法に参加することを望まない場合もあるというものである。また，唯一の精神療法と薬物治療との直接比較研究（TADS study）では，初期の12週間においてフルオキセチン単独群はCBT単独群よりも大きな効果がみられたのである[39]。以上のことから，NICEガイドラインが推奨するものよりもAACAPガイドラインが推奨するものがより柔軟性のあるアプローチであるとする意見もある[30]。

より持続的な，あるいは重度のうつ病に対しては，CBT，IPT，およびSSRIの薬物治療のうちの一つ，あるいは精神療法と薬物治療の併用療法が示されており，利用しやすさと患者の志向に委ねられている。より重度のうつ病をもつ患者は，抗うつ薬からより効果が得られる可能性がある[30),37)]。また，初期治療としてどの方法を選択したとしても，患者の状態は4～6週間以内に再評価しなければならない。患者がうつ症状の明らかな減少および生活機能の改善が認められたのであれば，同じ治療を継続することが合理的である。しかし，もし初期の治療に反応しない場合は，戦略の変更が必要である。すなわち，患者が現在精神療法のみを受けているのであれば，薬物治療を付加することが考慮されるべきであり，患者が薬物治療単独療法を受けているのであれば精神療法の付加が考慮される。

また患者は，治療抵抗性に影響を与える併存障害，躁状態の有無，そして心理社会的ストレッサーについて再評価する必要がある。精神病症状をもつ患者は，この年代では十分な研究が行われていないが，抗うつ薬と抗精神病薬の併用が最もベネフィットが大きいと思われる[30),35)]。

薬物治療として最も有効性が高いというエビデンスをもつ抗うつ薬はフルオキセチンであり，これが英米の第一選択薬である（わが国では発売されていない）。フルオキセチンに無反応の患者，忍容性のない患者，あるいは何らかの理由で服薬を希望しない患者に対しては，有効性が多少とも証明されたほかのSSRIの一つを使用することが合理的である。

現在，臨床的には，一般的な初期用量の半分を使用して，忍容性があることを決定することから始めることが推奨されている[30)]。それでも改善しない場合は，4週間ごとに増量する。一方，NICEガイドラインでは，SSRIの用量を増量することは有効ではないと述べているが，それを支持しない意見もある[30)]。

症状の寛解に至れば，AACAPおよびNICEガイドライン双方とも再燃を防ぐために，薬物治療は少なくとも6～12カ月は継続すべきであると述べている。

CQ 5. 児童・青年期うつ病に対する有効な精神療法は何か？

〈精神療法と薬物治療〉－【1】

> 児童・青年期のうつ病に対する精神療法の研究は，いまだに成人と比較すると限られてはいるが，1990年以降特に認知行動療法（CBT）や対人関係療法（IPT）を中心とした介入研究が盛んに行われるようになった。これまで，児童・青年期のうつ病に対して，対照群を用いて有効性を示した精神療法の報告を表2に示す[4)-9)]。

▶ 推奨・解説

(1) CBT

「ものの見方や考え方」や「現実の受け取り方」を「認知」とよぶが，「認知」に働きかけてそのあり方を変えて，目の前の問題に対処することによって，抑うつや不安といった感情の障害や心のストレスを改善しようとする精神療法が認知行動療法（CBT）である[40)]。これまでCBTは患者が自己の認知を見直し，その歪みや誤りを見出すことが前提となっていたため，内省する能力が未熟な

表2 児童・青年期のうつ病性障害に対する精神療法の有効性

SSRI	対象	年齢	対象診断	治療期間	結果
認知行動療法（CBT）					
Wood et al.（1996）	CBT 26, RT 27	9-17歳	MDD+MD	5-8セッション	CBT（54%）＞RT（21%）
Brent et al.（1997）	CBT 37, SBFT 35, NST 35	13-18歳	MDD	12-16週	CBT（67.4%）＞SBFT（37.9%）, NST（39.4%）
Clarke et al.（1999）	CBT 45, CBT+PG 42, WL 36	14-18歳	MDD+DYS	16セッション	CBT（66.7%）＞WL（48.1）
対人関係療法（IPT）					
Mufson et al.（1999）	IPT-A 24, 臨床観察 24	12-18歳	MDD	12週	IPT-A（75%）＞臨床観察（46%）
Mufson et al.（2004）	IPT-A 34, TAU 29	12-18歳	MDD	16週	IPT-A（50%）＞TAU（10%）
CBT+IPT					
Rossello et al.（1999）	CBT 25, IPT-A 23, WL 23	13-18歳	MDD+DYS	12週	CBT（59%）＝IPT-A（82%）＞WL

CBT：cognitive behavioral therapy, IPT: Interpersonal therapy, ITP-A: Interpersonal therapy for adolescent, RT: Relaxation therapy
SBFT：systemic behavioral family therapy, NST: individual nondirective supportive therapy, PG: parent group, WL: Waiting-list,
TAU：treatment as usual, MDD: major depressive disorder, MD: Minor Depression, DYS: dysthymia

子どもには適応が難しいと考えられてきた。しかし，漫画やイラストなどの視覚的な技法や非言語的なアプローチを加えることにより，子どもが自分の認知，感情，行動をより意識できるように，また楽しみながら実践できるように工夫されるようになった[41]。

(2) IPT

うつ病のきっかけ，遷延，あるいは悪化に，さまざまな対人関係上の問題が関連していることから，こうした問題に着目して治療していく精神療法が対人関係療法（IPT）である。児童・青年期うつ病の発症には，友人関係，家族関係，喪失体験などが関係していることが少なくないため，対人関係療法のポイントを知ることは，うつ病の治療のためにも，その予防においても，さらによりよい日常の対人関係を構築していくためにもとても重要であると考えられる。大人で実施されている治療技法よりも，家族との関係を積極的に治療の中で取り扱ったり，家族への直接的な関与なども取り入れて，子どもや青年への適応を図っている[42]。

(3) 家族療法

家族療法として，家族愛着療法（Attachment-Based Family Therapy：ABFT）の有効性が示されている[43,44]。ABFTとは親と青年期の子どもとのポジティブで支持的な関係を育成していくことに焦点を当てており，2つの研究で待機コントロール群や短期臨床マネージメント介入群と比較して有意に有効であった。また，大規模な自殺念慮をもつ青年への研究が現在行われている。家族療法は，NICEガイドラインでも有効な精神療法として取り上げられている。

CQ 6. 児童・青年期うつ病に対する有効な薬物治療は何か？

〈精神療法と薬物治療〉-【2】

> 児童・青年期うつ病に対する薬物治療においては，これまで多くの抗うつ薬の有効性がプラセボとの二重盲検比較試験によって検証されてきた。以下の3点からその結果を概観する。第1は，三環系抗うつ薬，四環系抗うつ薬はこれまで有効性は繰り返し否定され，メタ解析でも有効性がないことが示されている。すなわち，成人で有効性が示されている抗うつ薬の有効性が必ずしも示されない。第2は，抗うつ薬の中でプラセボ対照二重盲検比較試験において唯一有効性を示している薬物はSSRIのみである。しかし，SSRIの中でも有効性を示しているものもあれば，有効性が否定されているものもある。第3に，SSRIによる自殺関連行動増加の問題が報告され，特に児童・青年期うつ病において注意を要することが明らかになった。

▶ 推奨・解説

(1) 三環系抗うつ薬，四環系抗うつ薬

　大人のうつ病とは対照的に，児童・青年期のうつ病においては，三環系抗うつ薬は，種々の二重盲検比較試験においてプラセボに対して明らかな有効性を示すことができなかった。Hazellら[45]は，12の二重盲検比較試験のメタ解析を行い，三環系抗うつ薬の有効率の平均は38.5％，プラセボの有効率は37.1％（オッズ比1.08）であり，有意差は認められなかったと報告している。四環系抗うつ薬においても有効性を示した研究はない。

(2) SSRI

　児童・青年期のうつ病に対するいくつかのSSRIの有効性がプラセボとの二重盲検比較試験によって実証されるに至った。1997年のEmslieら[3]のフルオキセチンの有効性の報告に始まり，2003年のWagnerら[46]によるセルトラリンの有効性，2004年のWagnerら[47]によるシタロプラムの有効性などが報告されている。成人のうつ病に対する抗うつ薬の有効性とは異なり，現在までのところSSRI

表3 児童・青年期の大うつ病性障害に対するSSRIの有効性

SSRI	対象	年齢	対象診断	治療期間	結果
Fluoxetine					
Emslie et al. (1997)	FL 48, PL 48	7-17歳	20mg	8週	FL(56％)＞PL(33％)
Emslie et al. (2002)	FL 109, PL 110	13-18歳	20mg	8週	FL(41％)＞PL(20％)
Citalopram					
Wagner et al. (2004)	Cit 89, PL 85	7-17歳	20-40mg	8週	Cit(36％)＞PL(24％)
Von Knorring et al. (2006)	Cit 124, PL 120	13-18歳	10-40mg	12週	Cit(42％)＞PL(25％)
Sertraline					
Wagner et al. (2003)	Sert 189, PL 187	6-17歳	50-200mg	10週	Sert(69％)＞PL(59％)
Escitalopram					
Emslie et al. (2009)	Escit 155, PL 157	12-17歳	10-20mg	8週	Scit ≧ PL (CDRS-Rスコアの減少率)

FL：Fluoxetine, PL：Placebo, Cit：citalopram, Sert：Sertraline, Escit：Escitalopram
CDRS-R：Children's Depression Rating Scale-Revised

の有効性のみが報告されているのが現状である。表3には，これまでの児童・青年期の大うつ病性障害に対するSSRIの有効性を示した報告をまとめた。Emslieら[48]の，エスシタロプラムとプラセボの二重盲検法の結果は，CDRS-Rスコアの平均では，エスシタロプラム57.6，プラセボ56.0と有意差はなかった。しかし，エンドポイントにおけるCDRS-Rスコアの減少率がエスシタロプラム－22.1，プラセボ－18.8と有意な減少を示した。エスシタロプラムはQTの延長が報告されており，慎重なモニタリングが必要である。なお，パロキセチンにおいては有効性は否定されている[49)-51]。また，わが国で抗うつ薬として発売されているフルボキサミンはFDAでは抗うつ薬として承認されていない。

米国ではフルオキセチンが8歳以上の児童・青年期うつ病においてFDAの承認を得ているが，わが国では発売されていない。フルオキセチンはNICEガイドラインにおいても児童・青年期うつ病に対して唯一推奨されている抗うつ薬である。エスシタロプラムはFDAで12歳以上のうつ病で承認されている。セルトラリンは前述のように6歳以上のうつ病で有効性を示したが，米国では承認されていない。

なお，わが国において，児童・青年期うつ病に関して安全性・有効性が示された抗うつ薬は存在しないのが現状である。

(3) SNRIおよびその他の新規抗うつ薬

現時点でプラセボ対照二重盲検比較試験で有効性を示したSNRIは存在しない。また，その他の新規抗うつ薬においても有効性を示したものはない。

(4) メタ解析による抗うつ薬の有効性

Tsapakisら[52]は，児童・青年期の大うつ病性障害に対する抗うつ薬（三環系抗うつ薬，SSRI，SNRIなど）の有効性を確認するために，30のプラセボとの二重盲検比較試験をもとにしたメタ解析を行った（表4）。その結果，抗うつ薬群のプラセボ群に対するrate ratio（RR）は1.22で，抗うつ

表4 メタ解析による抗うつ薬の有効性

抗うつ薬の種類	臨床試験数	Rate Ratio（RR）	P値	NNT（95%CI）
すべての抗うつ薬	30	1.22	<0.001	9.35（7.09, 13.7）
三環系抗うつ薬	14	1.15	0.092	14.49（∞, 6.85）
SSRI	12	1.23	<0.001	8.85（6.49, 13.9）
その他	2	1.27	0.008	7.81（4.57, 27.0）
年齢	臨床試験数	Rate Ratio（RR）	P値	NNT（95%CI）
青年期群のみ	16	1.27	<0.001	8.33（5.92, 14.1）
児童期群のみ	2	1.11	0.596	21.3（∞, 4.74）
混合群	10	1.19	<0.001	10.1（6.76, 20.0）

RR, rate ratio；RD, rate difference；NNT, number needed to treat；NNH, number needed to harm.

a. These pooled RR and RD values are based on fixed-effects modelling；NNT (or NNH, where the CIs for the RD fall below zero) estimates are based on the RD analyses；all measures are shown with estimated 95% confidence intervals；those involving negative numbers are shown in two ranges, above and below the null of zero).

b. Mixed-age trials did not report on children and adolescents separately. For comparison, in adult trials,53,54 pooled RR=1.85 (95% CI 1.67-2.04), RD=0.288 (95% CI 0.276-0.300) and NNT=3.5 (95% CI 3.3-3.6).

(Tsapakis EM et al：Efficacy of antidepressants in juvenile depression；meta-analysis. Br J Psychiatry, 193（1）：10-17, 2008より)

薬群はプラセボ群より有効であることが示され（p<0.001），抗うつ薬による治療の有効性が示された。抗うつ薬の治療効果発現必要数（numbers needed to treat：NNT）は9.35であり一定の効果が示された。しかし，成人と比較するとプラセボの有効率が高いことが特徴であった。

　個々の抗うつ薬について検討すると，三環系抗うつ薬は上述の記載通り，14の臨床試験のメタ解析でもプラセボと比較して有効性が確認されなかった。一方，SSRIはプラセボ群に比べて中等度の有効性（RR=1.23, p<0.001）を示しており，児童・青年期のうつ病の治療薬として有効性が確認された。しかし，12の臨床試験のメタ解析を行うとSSRIの有効性が認められるが，個々のSSRIの結果をみると，すべてのSSRIが有効性を示しているわけではない。

　また，年齢によって抗うつ薬の有効性に違いがある可能性も示されている。16の青年期群を対象とした臨床試験のRRは1.27であり，抗うつ薬がプラセボより有効であることが示された（p<0.001）。NNTは8.33とある程度の効果が示された。一方，児童期群ではRRは1.11とプラセボとの間に有意差は認められず（p=0.596），NNTは21.3であった。この結果から，児童期群と青年期群では薬物への反応性が異なることが示唆される。個々の臨床試験においても，児童期群と青年期群の有効性の違いが報告されており，年齢が低くなるほど抗うつ薬の有効性が低くなる傾向が指摘されている[53]。

(5) PMDAの見解

　2013年3月，独立行政法人医薬品医療機器総合機構（PMDA）[54]は新規抗うつ薬（SSRI, SNRIなど）6剤，エスシタロプラム，セルトラリン，フルボキサミン，デュロキセチン，ミルナシプラン，ミルタザピンの添付文書に，「海外で実施された6～17歳の大うつ病性障害患者を対象としたプラセボ対照臨床試験において有効性が確認できなかったとの報告がある。本剤を18歳未満（エスシタロプラムのみ12歳未満）の大うつ病性障害患者に投与する際には適応を慎重に検討すること」を記載するように指示した。

　この添付文書改訂により，児童・青年期のうつ病患者に対する薬物治療の可能性が否定されるものではない。しかし，抗うつ薬を児童・青年期の患者に使用する際には，本人・家族に対して，わが国では安全性・有効性が臨床試験で検証されていないことを説明し，リスクとベネフィットを十分に検討したうえで，インフォームド・コンセントを得ることが重要である。薬物治療が選択された場合には，処方量は成人より少量から開始し，年齢および体重に合わせて増量を行う必要がある。

(6) SSRIによる自殺関連行動増加の問題

　2003年5月，英国医薬品庁（MHRA）はパロキセチンの児童・青年期うつ病への臨床試験において，自傷行為や情動不安定などの自殺関連事象が発現頻度2%以上かつプラセボの頻度の2倍以上で報告されたことから，18歳未満のうつ病患者へのパロキセチンの投与を禁忌とする勧告を発表した。わが国でも2003年8月，厚生労働省は英国の措置を受けて，18歳未満のうつ病患者に対するパロキセチンの使用禁忌の勧告を出した[55]。

　一方，FDAは2004年9月，すべての抗うつ薬について，「小児や思春期の患者に使用すると自殺関連事象のリスクが増加する可能性がある」という警告表示（Black Box Warning）をするように勧告したが，いずれの抗うつ薬も使用禁止の措置はとらなかった。これを受けて，欧州諸国もパロキセチンを禁忌から警告へ変更した。わが国でも2006年1月，若年者のうつ病に対するパロキセチンの使用について，禁忌を解除し，警告へ変更した[55]。

　FDAは自殺関連事象を賦活症候群（activation syndrome）として，不安，焦燥感，パニック発作，

不眠，易刺激性，敵意，衝動性，アカシジア，軽躁状態，躁状態の10項目をあげている。過去の未発表の臨床試験データを含めた再分析では，抗うつ薬が児童・青年期の自殺関連行動を増加させることが明らかになった[56]。また，最近Ciprianiら[57]は，児童・青年期うつ病に対する14種類の抗うつ薬の有効性と忍容性を，34件の二重盲検比較試験のネットワークメタ解析によって検討した。その結果，フルオキセチンのみがプラセボと比較して有意に有効性が認められた。また，自殺関連行動や自殺念慮の出現リスクに関しては，ベンラファキシンがプラセボおよびほかの5つの抗うつ薬（エスシタロプラム，イミプラミン，フルオキセチン，パロキセチン）よりも有意に高いという結果であった。

いずれにしろ，児童・青年期のうつ病患者にSSRIを使用する際には，賦活症候群を含めた副作用の正確な情報を，子どもと保護者に伝えることが重要である。また，児童・青年期の患者では副作用の出現を成人以上に慎重にモニターする必要があり，特に服薬開始後2週間の慎重な経過観察を行うことが重要である。

しかしながら，FDAが抗うつ薬の添付文書に警告表示（Black Box Warning）を記載したところ，記載した2003年を境にSSRIの使用頻度の減少と児童・青年期の自殺既遂事例の増加が認められたのである。この結果は，児童・青年期うつ病への薬物治療の効果の傍証とも捉えられているが[58]，いまだに確実な見解が得られているわけではない。しかし，近年の研究をまとめると，自殺関連のリスクよりも抗うつ薬の投与により得られるベネフィットの方が大きいと考えられるようになった[37]。

(7) その他の薬物治療

児童・青年期症例に対して，ベンゾジアゼピン系薬物は脱抑制などの副作用が認められるため使用しないことが望ましい。睡眠障害はうつ病では一般的な症状であり，薬物治療によって悪化する場合もある。睡眠障害をマネージメントするために認知行動療法的アプローチやラメルテオンの使用が考慮されるが，児童・青年期症例では確実なエビデンスはない。ただし，ベンゾジアゼピン系睡眠薬の使用は避ける方が望ましい。

児童・青年期うつ病に対する増強療法に関しては，Texas Children's Medication Algorithm[36]において，リチウムやその他の抗うつ薬の併用を推奨しているが，確実なエビデンスは存在しない。精神病症状をもつ患者（精神病性うつ病）では，非定型抗精神病薬の増強療法が最もベネフィットが大きいと考えられる。NICEガイドラインでも推奨されているが，明らかなエビデンスは存在しない。

(8) 薬物治療と精神療法の併用

TADS study[39]では，薬物治療（フルオキセチン）および精神療法（CBT）併用療法群107例，薬物治療単独群（フルオキセチン）109例，CBT単独群111例，およびプラセボ群112例の4群間の青年期うつ病患者（12～17歳）に対する治療効果の比較研究が行われた。この研究では以下の4点が明らかになった。①併用療法群と薬物治療単独群はプラセボ群より有意な改善をみた。②併用療法群は単独療法群（薬物およびCBT）より有意に効果があった。③薬物治療単独群はCBT単独群より有効であった。④CBT単独群はプラセボ群と比較して，抑うつ症状の軽減に関しては有意差がなかったが，自殺関連行動の減少に関してはCBTに効果が認められた。

さらに，この研究を36週後までフォローすると，CDRS-Rによる治療反応率は，併用群86％，薬物治療単独群81％，CBT単独群81％であり，薬物治療とCBT群の差は認められなくなっていた。また，薬物治療単独群は自殺念慮の軽減および自殺関連行動の面で他群より劣っていた[59]。以上の

ことから，児童・青年期うつ病治療においては併用療法が単独療法よりも有効であったが，症例ごとにリスクとベネフィットを考慮する必要がある。また，CBTの場合は効果発現が遅れることを念頭におく必要があると考えられる。

(9) 治療抵抗性うつ病

SSRI抵抗性青年期うつ病の治療研究TORDIA（Treatment of SSRI-Resistant Depression in Adolescents）[60]においては，対象は十分なSSRI治療に反応を示さなかった334例の青年である。彼らを以下の4つの治療に組み込んだ。一つはほかのSSRI（パロキセチン，フルオキセチン，あるいはシタロプラム）への変更，2つ目はベンラファキシンへの変更，3つ目はほかのSSRI＋CBT，4つ目はベンラファキシン＋CBTである。12週間の反応は2つの薬物治療に対しては同じであったが，ベンラファキシン群は有害事象が多かった。併用治療は薬物療法単独よりも有効であった。この結果は，治療抵抗性の青年期うつ病症例では，薬物の変更以上にCBTの追加が有効である可能性が示された。

(10) 経過および転帰

うつ病エピソードの持続期間は，一般対象では3～6カ月であり，臨床症例では5～8カ月であった[61]。青年期うつ病の5人に1人は2年以上うつ状態が持続していた[62),63]。

うつ病の初発エピソード後の再発リスクは初めの2年間で30～70％であり，慢性化，閾値下症状，併存障害および家族間葛藤などによりさらに高まると報告されている[61),64]。青年期うつ病と成人期うつ病の連続性については，一部は併存する反抗挑戦症（ODD），不安障害，物質関連障害により橋渡しされると報告されている[65]。

Melvinら[66]によれば，140人の青年期うつ病患者の3～9年（平均5.7年）の転帰調査では，92.6％は抑うつエピソードから寛解していたが，一方で52.4％は抑うつエピソードの再燃が認められ，79％が不安障害，薬物関連障害，摂食障害などの非気分障害を発症していた。14.3％の症例のみが抑うつエピソードやその他の精神障害が認められなかったという。

自殺行動は児童・青年期うつ病に一般的に付随する問題であり，自殺による死亡率はうつ状態のない児童・青年と比較すると10倍に増加すると報告されている[11]。うつ病の児童・青年における自殺行動のリスク因子としては以下のことがあげられる。うつ病の重症度，慢性化，最近自殺の計画を考えたこと，自殺企図の既往，自殺の意思のない自傷の既往，不眠，併存する不安障害・行為症・物質乱用，高度の衝動的な攻撃性，強い希望のなさ，自殺行動の家族歴，虐待，家族葛藤，および援助の欠如などである[11),67),68]。

CQ 7. わが国で推奨される児童・青年期うつ病に対する治療法とは何か？

〈わが国で推奨される治療法〉

> 現在わが国で推奨される児童・青年期うつ病に対する治療法として，次の4つの段階を設定した。第1に，すべての治療ステージに行う基本的な介入であり，第2に，初期の評価とマネージメントであり，第3に，重症度に応じた治療的アプローチであり，第4に，治療の終結である。

▶ 推奨・解説

　最後に，以上の検討から，現在わが国で推奨される児童・青年期うつ病に対する治療法を検討してみたい。しかしその前に，わが国における児童・青年期うつ病のガイドライン作成の大前提となる問題を提起したいと思う。

　第1に，全国の各大学に児童青年精神医学講座を設置し，児童精神科医の育成，教育，臨床，研究が日常的に行われる必要がある。現在のところ，児童青年精神医学講座をもつ大学は一部にとどまっており，専門的な児童精神科医の数も限られている現状がある。

　第2に，エビデンスがある子どもに対する「認知行動療法」や「対人関係療法」が，わが国では誰もが日常的に行うことができる治療法ではないことである。大人の「認知行動療法」はようやく教育指導体制が整ってきたが，子どもに対する「認知行動療法」や「対人関係療法」は一部の専門家しか施行することができないという現状がある。教育指導体制の整備が急務である。

　第3に，海外のどのガイドラインにおいても第1選択薬であるフルオキセチンがわが国では使用できないことである。このことにより，児童・青年期うつ病に対する薬物治療の選択肢が制限されることになり，処方には工夫が必要である。しかし，冒頭でも述べたように，わが国の子ども・青年の自殺率は，世界で最も高い水準にあることを忘れてはならない。

　第4に，専門の児童精神科医はきわめて多忙であることである。それぞれの児童精神科医は多くの患者を抱え，新患診察の待機期間も非常に長い。治療が必要な患者がすぐに治療を受けられないのである。また，児童精神科医も一人の患者に多くの時間をかけることができないのが現状である。

　以上の問題が解決してはじめて「児童・青年期うつ病のガイドライン」は実施可能になるのである。その大前提となる問題が存在することを認識したうえで，現在わが国で推奨される児童・青年期うつ病に対する治療法を検討してみたい。

1）すべての治療ステージに行う基本的な介入

　すべての治療ステージおよび重症度の症例において行うべき基本的な介入として，①心理教育，②支持的なマネージメント，③家族への支援と学校との連携の3つがあげられる。

2）初期の評価とマネージメント

　児童・青年期うつ病の診断および見立てと初期の対応はきわめて重要である。それが治療の成否を決めるといっても過言ではない。

　児童・青年期うつ病の初期の評価と臨床的マネージメントとしては，①ケアのレベルを決定する，②安全な計画を構築する，③併存症，医学的要因を評価する，④心理社会的ストレッサーを評価・同定する，⑤患者および家族の要望と利用可能な治療をマッチングする，という5つの段階がある。

3）重症度に応じた治療的アプローチ

(1) 軽症うつ病

　軽症うつ病の治療においては，心理教育，支持的精神療法，家庭・学校における環境調整を行いながら，一定期間の経過観察を行うことが推奨される。無反応の場合は中等症うつ病に準じた治療を行う。

(2) 中等症うつ病

　CBT, IPT, および薬物療法の中から, 個々の患者がおかれた状況, 患者および家族の要望に応じながら, リスクとベネフィットを考慮して, 最適な方法を選択していく。薬物治療を行う場合は精神療法との併用療法が望ましい。薬物治療としては, 海外で第1選択薬であるフルオキセチンが日本では使用できないことから, わが国で使用することができ, エビデンスのある抗うつ薬として, セルトラリン（6歳以上）とエスシタロプラム（12歳以上）があげられる。ただし, 抗うつ薬を児童・青年期の患者に使用する際には, 本人・家族に対して, わが国では安全性・有効性が臨床試験で検証されていないことを説明し, リスクとベネフィットを十分に検討したうえで, インフォームド・コンセントを得ることが重要である。薬物治療が選択された場合には, 処方量は成人より少量から開始し, 年齢および体重に合わせて慎重に増量を行っていく。また, 児童・青年期の患者では薬物治療による副作用の出現を成人以上に慎重にモニターする必要があり, 特に服薬開始後2週間の慎重な経過観察を行うことが重要である。

(3) 重症うつ病

　CBT, IPT, 薬物治療, および併用療法の中から, 個々の患者がおかれた状況, 患者および家族の要望に応じながら, リスクとベネフィットを考慮して, 最適な方法を選択していく。患者の自殺念慮および自殺関連行動には十分に注意する。患者の状態を4～6週間以内に再評価し, 治療に反応しない場合には, 速やかに治療の抵抗要因の評価を含めた診断・治療計画の再検討を行い, 戦略の変更を試みる必要がある。すなわち, 患者が精神療法のみを受けている場合には, 薬物治療を付加することが考慮されるべきであり, 患者が薬物治療のみを受けている場合には精神療法の付加が考慮されるべきである。抑うつエピソードが重度であるほど, 治療のより早期に薬物治療と精神療法の併用を考慮すべきである。精神病症状をもつ患者は, 抗うつ薬と非定型抗精神病薬（例えば, クエチアピンあるいはアリピプラゾール）の併用が最もベネフィットが大きいと考えられる。自殺のリスクが高い場合には入院治療も考慮する。セルトラリンおよびエスシタロプラム以外のSSRIおよびほかの抗うつ薬の使用（例えば, ミルタザピン）, 増強療法（例えば, リチウム）に関しては, エビデンスがないため, 慎重な使用が望まれる。特に, パロキセチン, ベンラファキシン, 三環系抗うつ薬に関しては, 有効性の低さおよび自殺関連行動・自殺念慮を含めた有害事象発現の可能性のため, より慎重な使用が望まれる。

4）治療の終結

　治療が有効であった場合には, 維持療法として6～12カ月間の薬物治療を継続し, その後寛解が続いている場合には漸減中止する。治療の最終段階においては, 断薬症状を最小限にするため抗うつ薬の用量を6～12週間かけて緩徐に減らしていく[37]。

おわりに

　児童・青年期うつ病に対する有効な治療のエビデンスはいまだに限られており, かつ成人のうつ病のエビデンスが必ずしも適用できないのが現状である。したがって, 現時点において最もエビデンスがあるとされる精神療法および薬物治療を中心に, 家族への支援や学校との連携, ならびにほ

かの社会資源の活用など，総合的で包括的なアプローチを行っていかなければならない。また，治療の際に本人・家族に対して，わが国ではすべてのうつ病の治療薬が安全性・有効性について臨床試験で検証されていないことを説明し，リスクとベネフィットを十分に検討したうえで，インフォームド・コンセントを行う必要がある。

（傳田 健三）

文献

1) American Psychiatric Association：Diagnostic and Statistical Manual of Mental Disorders, Third Edition (DSM-III). Washington, DC, American Psychiatric Association, 1998
2) American Psychiatric Association：Diagnostic and Statistical Manual of Mental Disorders, Fifth Edition (DSM-5). Arlington, American Psychiatric Association, 2013
3) Emslie GJ, et al：A double-blind randomized, placebo-controlled trial of fluoxetine in children and adolescents with depression. Arch Gen Psychiatry, 54：1031-1037, 1997
4) Brent DA, et al：Clinical psychotherapy trial for adolescent depression comparing cognitive, family, and supportive therapy. Arch Gen Psychiatry, 54：877-885, 1997
5) Clarke GN, et al：Cognitive-behavioral treatment of adolescent depression；efficacy of acute group treatment and booster sessions. J Am Acad Child Adolesc Psychiatry, 38：272-279, 1999
6) Mufson L, et al：Efficacy of interpersonal psychotherapy for depressed adolescents. Arch Gen Psychiatry, 56：573-579, 1999
7) Mufson L, et al：A randomized effectiveness trial of interpersonal psychotherapy for depressed adolescents. Arch Gen Psychiatry, 61：577-584, 2004
8) Rossello J & Bernal G：The efficacy of cognitive-behavioral and interpersonal treatments for depression in Puerto Rican Adolescents. J Consult Clin Psychol, 67：734-745, 1999
9) Wood A, Harrington R & Moore A：Controlled trial of a brief cognitive-behavioral intervention in adolescent patients with depressive disorders. J Child Psychol Psychiatry, 37：737-746, 1996
10) 厚生労働省：平成28年度自殺対策白書．日経印刷株式会社，東京，2016
11) Bridge JA, et al：Adolescent suicide and suicidal behavior. J child psychol Psychiatry, 47：372-394, 2006
12) Zisook S, et al：Effect of age at onset on the course of major depressive disorder. Am J Psychiatry, 1641539-1546, 2007
13) Hasin DS, et al：Epidemiology of major depressive disorder. Arch Gen Psychiatry, 62：1097-1106, 2005
14) Merikangas KR, et al：Lifetime prevalence of Mental disorders. J Am Acad Child Adolesc Psychiatry, 49：980-989, 2010
15) American Psychiatric Association：Diagnostic and Statistical Manual of Mental Disorders, Fourth Edition, Text Revision (DSM-IV-TR). Washington, DC, American Psychiatric Association, 2000
16) Kiejna A, et al：Bipolar or unipolar? -the question for clinicians and researchers. J Affect Disord, 93：177-183, 2006
17) Holma KM, et al：Family history of psychiatric disorders and the outcome of psychiatric patients with DSM-IV major depressive disorder. J Affect Disord, 131：251-259, 2011
18) 神尾陽子，他：思春期から成人期における広汎性発達障害の行動チェックリスト：日本自閉症協会版広汎性発達障害評定尺度（PARS）の信頼性・妥当性についての検討．精神医学，48：495-505, 2006
19) 辻井正次，他：日本自閉症協会広汎性発達障害評価尺度（PARS）幼児期尺度の信頼性・妥当性の検討．臨床精神医学 35：1591-1599, 2006
20) Lecavalier L, et al：Validity of the autism diagnostic interview-revised. American Journal on Mental Retardation, 111：199-215, 2006
21) Lord C, et al：The autism diagnostic observation schedule-generic；A standard measure of social and communication deficit associated with the spectrum of autism. J Autism Dev Disord, 30：205-223, 2000
22) 傳田健三，他：Children's Depression Rating Scale-Revised（CDRS-R）日本語版の信頼性と妥当性の検討．最新精神医学，17：51-58, 2012
23) Otsubo T, et al：Reliability and validity of Japanese version of the Mini-International Neuropsychiatric Interview. Psychiatry and Clinical Neuroscience, 59：517-526, 2005

24) Sheehan DV, et al：Reliability and validity of the Mini International Neuropsychiatric Interview for children and Adolescents (MINI-KID). J Clin Psychiatry, 71：313-326, 2010
25) 村田豊久, 他：日本語版CDIの妥当性と信頼性について. 九州神経精神医学 38：42-47, 1992
26) Beck AT, et al：An Inventory for Measuring Depression. Arch Gen Psychiatry, 4：561-571, 1961
27) Birleson P, et al：Clinical evaluation of a self-rating scale for depressive disorder in children (depression self-rating scale). J Child Psychol Psychiatry, 28：43-60, 1987
28) 村田豊久, 他：学校における子どものうつ病－Birlesonの小児期うつ病スケールからの検討－. 最新精神医学, 1：131-138, 1996
29) Findling RL, et al：Characteristics of children with elevated symptoms of mania；the Longitudinal Assessment of Manic Symptoms (LAMS) study. J Clin Psychiatry, 71：1664-1672, 2010
30) Brent DA & Maalouf F：Depressive disorder in childhood and adolescence；Rutter's Child and Adolescent Psychiatry, 6th Edition, Chapter 63 (ed. by Thapar A, et al). Wiley-Blackwell, UK, pp 874-892, 2015
31) Angold A & Costello EJ：Depressive comorbidity in children and adolescents；empirical, theoretical, and methodological issues. Am J Psychiatry, 150：1779-1791, 1993
32) Birmaher B, et al；Practice parameter for the assessment and treatment of children and adolescents with depressive disorders, J Am Acad Child Adolesc Psychiatry, 46：1503-1526, 2007
33) Gunlicks ML & Weissman MM：Change in Child Psychopathology with improvement in parental depression；a systematic review. J Am Acad Child Adolesc Psychiatry, 47：379-389, 2008
34) Shamseddeen W, et al：Treatment-resistant depressed youth show a higher response rate if treatment ends during summer school break. J Am Acad Child Adolesc Psychiatry, 50：1140-1148, 2011
35) National Collaborating Center for Mental Health (2015)：Depression in children and young people；Identification and management in primary, community and secondary care. National Institute for Health and Clinical Excellence；National clinical practice guideline 28, London, 2005 (www.nice.org.uk/)
36) Hughes CW, et al：Texas Children's Medication Algorithm Project；Update From Texas Consensus Conference Panel on Medication Treatment of Childhood Major Depressive Disorder. J Am Acad Child Adolesc Psychiatry, 46：667-686, 2007
37) Taylor D, et al：The Maudsley Prescribing Guidelines in Psychiatry, 12th Edition. Wiley-Blackwell, UK, 2015 (内田裕之, 他・監訳：モーズレー処方ガイドライン 第12版. ワイリー・パブリッシング・ジャパン, 2016)
38) Ma D, et al：Comparative efficacy, acceptability, and safety of medicinal, cognitive-behavioral therapy, and placebo treatments for acute major depressive disorder in children and adolescents；a multiple-treatments meta-analysis. Curr Med Res Opin, 30：971-995, 2014
39) Treatment for Adolescents with Depression Study (TADS) Team：Fluoxetine, cognitive-behavioral therapy, and their combination for adolescents with depression；Treatment for Adolescents with Depression Study (TADS) randomized controlled trial. JAMA, 292：807-820, 2004
40) 大野　裕：認知療法・認知行動療法－治療者用マニュアルガイド. 星和書店, 東京, 2010
41) Stallard P：Think Good-Feel Good；A Cognitive Behavior Therapy Workbook for Children and Young People. John Wiley & Sons, England, 2002.（下山晴彦・監訳：子どもと若者のための認知行動療法ワークブック；上手に考え, 気分はスッキリ. 金剛出版, 東京, 2006）
42) Mufson L, et al：Interpersonal Psychotherapy for Depressed Adolescents, Second Edition. The Guilford Press, New York, 2004（永田利彦・監訳：思春期うつ病の対人関係療法. 創元社, 東京, 2016）
43) Diamond GS, et al：Attachment-based family therapy for depressed adolescents；A treatment development study. J Am Acad Child Adolesc Psychiatry, 41：1190-1196, 2002
44) Diamond GS, et al：Attachment-based family therapy for adolescents with suicidal ideation；A randomized controlled trial. J Am Acad Child Adolesc Psychiatry, 49 (2)：122-131, 2010
45) Hazell P, et al：Efficacy of tricyclic drugs in treating child and adolescent depression；a meta-analysis. BMJ, 310：897-901, 1995
46) Wagner KD, et al：Efficacy of sertraline in the treatment of children and adolescents with major depressive disorder；two randomized controlled trials. JAMA, 290, 1091-1093, 2003
47) Wagner KD, et al：A randomized, placebo-controlled trial of citalopram for the treatment of major depression in children and adolescents. Am J Psychiatry, 161, 1079-1083, 2004
48) Emslie GJ, et al：Escitalopram in the treatment of adolescent depression；A randomized placebo-controlled multisite trial. J Am Acad Child Adolesc Psychiatry, 48：721-729, 2009

49) Berard R, et al：An International, multicenter, placebo-controlled trial of paroxetine in adolescents with depressive disorders. J Child Adolesc Psychopharmacol, 16：59-75, 2006
50) Emslie GJ, et al：Paroxetine treatment in children and adolescents with major depressive disorder；a randomized multicenter, double-blind placebo-controlled trial. J Am Acad Child Adolesc Psychiatry, 45：709-719, 2006
51) Keller MB, et al：Efficacy of paroxetine in the treatment of adolescent major depression；a randomized, controlled trial. J Am Acad Child Adolesc Psychiatry, 40：762-772, 2001
52) Tsapakis EM, et al：Efficacy of antidepressants in juvenile depression；meta-analysis. Br J Psychiatry, 193, 10-17, 2008
53) Wagner KD, et al：A double-blind, randomized, placebo-controlled trial of escitalopram in the treatment of pediatric depression. J Am Acad Child Adolesc Psychiatry, 45：280-288, 2006
54) 独立行政法人医薬品医療機器総合機構：新規抗うつ薬（SSRI，SNRI，ミルタザピン）における18歳未満の大うつ病性障害患者を対象とした海外検証的試験に関する調査について（https://www.pmda.go.jp/files/000145135.pdf）
55) 傳田健三：SSRIの児童・青年患者への投与と安全性；SSRIのすべて（小山司・編）．先端医学社，東京，pp259-265, 2007
56) Posner K, et al：Columbia Classification Algorithm of Suicide Assessment（C-CASA）；classification of suicidal events in the FDA's pediatric suicidal risk analysis of antidepressants. Am J Psychiatry, 164：1035-1043, 2007
57) Cipriani A, et al：Comparative efficacy and tolerability of antidepressants for major depressive disorder in children and adolescents；a network meta-analysis. Lancet, 388：881-890, 2016
58) Gibbsons RD, et al：Early evidence on the effects of regulator's suicidality warnings on SSRI prescriptions and suicide in children and adolescents. Am J Psychiatry, 164：1356-1363, 2007
59) March JS, et al：The Treatment for Adolescents With Depression Study（TADS）；long-term effectiveness and safety outcomes. Arch Gen Psychiatry, 64：1132-1143, 2007
60) Brent DA, et al：Switching to another SSRI or to venlafaxine with or without cognitive behavioral therapy for adolescents with SSRI-resistant depression；the TORDIA randomized controlled trial. JAMA, 299：901-913, 2008
61) Birmaher B, et al：Course and outcome of child and adolescent major depressive disorder. Child Adolesc Psychitr Clin N Am, 11：619-637, 2002
62) Birmaher B, et al：Clinical outcome after short-term psychotherapy for adolescents with major depressive disorder. Arch Gen Psychiatry, 57：29-36, 2000
63) Lewinsohn, PM, et al：Major depressive disorder in older adolescents；prevalence, risk factors, and clinical implications. Clin Psychol Rev, 18：765-794, 1998
64) Emslie GJ, et al：Fluoxetine versus placebo in preventing relapse of major depression in children and adolescents. Am J Psychiatry, 165：459-467, 2008
65) Copeland WE, et al：Childhood and adolescent psychiatric disorders as predictors of young adult disorders. Arch Gen Psychiatry, 66：764-772, 2009
66) Melvin GA, et al：What happens to depressive adolescents? A follow-up study into early adulthood. J Affect Disord, 151：298-305, 2013
67) Nock MK, et al：Prevalence, correlates, and treatment of lifetime suicidal behavior among adolescents；results from the National Comorbidity Survey Replication Adolescent Supplement. JAMA Psychiatry, 70：300-310, 2013
68) Wilkinson P, et al：Clinical and psychosocial predictors of suicide attempts and nonsuicidal self-injury in the Adolescent Depression Antidepressants and Psychotherapy Trial（ADAPT）. Am J Psychiatry, 168：495-501, 2011

第Ⅰ章 児童・青年期精神疾患の薬物治療ガイドライン

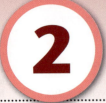

2 双極性障害の薬物治療

はじめに──背景・臨床的な特徴

　児童・青年期の双極性障害は成人の診断に準じて行われている。しかし，近年児童・青年期の双極性障害への認識が高まるにつれて児童・青年期の双極性障害の概念が拡大してきた傾向がある。1990年から児童・青年期の双極性障害の診断が増加し，退院時診断では人口あたり1万人に1.3〜7.3人と約5倍に，外来の診断では人口1万人あたり25〜1,003人と約40倍と著しい増加を見せた。増加した患者の診断は，米国精神医学会による『精神疾患の診断・統計マニュアル 第4版』(DSM-IV-TR)において特定不能の双極性障害であった。米国の児童・青年期精神科のなかで児童・青年期の双極性障害を広くとらえるグループと狭くとらえるグループに二分化されるようになった。広くとらえるグループは児童・青年期の双極性障害は，必ずしも成人の双極性障害と同一の病像を取ることはなく発達上成人の双極性障害とは異なり主たる病像がいらいら，易怒性であることが多く，病相も長期にわたる傾向があるのが特徴であるとした。一方で狭義にとらえるグループは，双極性障害でも成人と同様に高揚気分など成人と同様の病像をもつものを双極性障害とすべきと考えた。近年は狭義にとらえることが主流になってきている。実際に児童・青年期の双極性障害を狭義にとらえた場合，有病率は0.6〜1.0%と推定される[1]。

　今回DSM-IV-TRからDSM-5への改訂では，躁病エピソードに関して，A項目に従来に加えて，「持続的で目的志向性のある行動あるいは活力」が追加され，「ほとんど一日中，ほとんど毎日」が追加されたことにより，狭義の診断基準が取られることになっている。さらに診断基準では，混合性エピソードの基準を満たさないことがDSM-IV-TRでは必要とされたが，DSM-5では排除された。また，DSM-5の双極性障害の説明文のなかで児童・青年期の双極性障害の特性と双極性障害の発達的な病態像の変化の視点からも繰り返し述べられており，診断基準のみを見ると児童・青年期の双極性障害に直接言及した変更は認められないが，DSM-5への改訂は児童・青年期の双極性障害の診断を強く意識したものとなっている。

　青年期の双極性障害は，うつ病で発症することが多く，55%が混合状態，87%が急速交代型，50%が誇大妄想，25%が自殺に関連した行動を示し，気分と無関係な精神病症状，Schneiderの一級症状や思考障害が成人より頻回に認められることが特徴である。18歳以前に発症した双極性障害は18歳以降の発症群と比較し，自殺に関連行動，ほかの診断の合併(特にADHD)，薬物関連障害の合併，急速交代型への移行が高いこと，予後が不良であることが報告されている。治療に関しては成人の薬物治療と反応性有害事象の出現が異なることが報告されている。

推奨される治療

わが国において，現時点では双極性障害におけるプラセボ対照二重盲検試験にて安全性・有効性を検証された薬物はない。一方，アメリカでは米国食品医薬局（Food and Drug Administration：FDA）により躁病相に関してはリチウム，リスペリドン，オランザピン，クエチアピン，アリピプラゾール，ジプラシドンが承認され，抑うつ病相に関してはオランザピン／フルオキセチンが承認されている。

1．躁病エピソード

現時点ではプラセボ対照二重盲検試験にて安全性・有効性を検証された薬物はないため日本では海外のエビデンスに基づいて有害事象に十分な注意を払いながら使用することが望ましい。

1）気分調整薬
(1) リチウム

50名の13〜17歳の躁エピソードに対する6週間のopen trialでは，Clinical Global Impression（CGI）での評価で68％の対象に有効性が示された。しかし，青年期前の発症群では，有効率が40％と青年期発症群の80％よりも有意に低く（p<0.02），若年発症群で，はリチウムの有効性が低い可能性を示唆している[2]。100名の12〜18歳の躁病エピソードに対しての4週間のopen trialでは，Young Mania Rating Scale（YMRS）およびCGIでの評価では63％の対象に有効性が示された[3]。リチウムの有効性をプラセボ対照二重盲検臨床試験で評価した研究は現在まで2つしかない。Gellerらは，プラセボ対照二重盲検デザインで，25名の薬物乱用を合併する双極性障害I型，II型青年期患者をthe Children's Global Assessment Scale（CGAS）を用いて評価した。6週間の比較ではリチウム群（60％）はプラセボ群（8.3％）より有意な有効性を示した（p=0.024）。しかし，気分に関係する症状の比較では両群の間では差が認められなかった[4]。双極性障害の青年期患者108名を対象にリチウムを4週間処方（平均血中濃度：0.99mEq/L）し，症状の改善を示した症例に対してリチウムの継続とプラセボの2群に分けて症状の再燃を比較した。2週間後の比較では，プラセボ群の61.9％，リチウム群の57.5％に症状の再燃が認められた。プラセボ群と比較しリチウム群の再燃率は低かったが統計的な有意差は認められなかった[5]。12〜18歳の双極性うつ病27名に対するopen studyで，は，リチウム血中濃度を1.0〜1.2mEq/Lに設定し治療を行い，effect sizeは1.7と高い治療効果を示した[6]。リチウムの再燃予防の効果は，18カ月の調査で，リチウムを中止した群は，92％が再燃を起こし，継続した群は38％が再燃を起こしたことで子どもでも示されている[7]。2006年より急性期・長期のリチウムの有効性と安全性を明らかにするために，アメリカ国立精神衛生研究所（National Institute of Mental Health：NIMH）主導で7〜17歳の双極性障害の多施設研究が始められ[8]，Findlingらはリチウムが子どもの双極性障害の躁病相に有効であること報告した[9]。

(2) バルプロ酸ナトリウム

複数のopen studyでバルプロ酸ナトリウムが子どもの躁病エピソードに効果があることが示されている。17名の躁病エピソード患者（平均年齢17.3歳）に7週間DVPXを投与した。試験終了時の一日平均投与量は，1,423.08mgで，あり，平均血中濃度は642.85 ± 183.08mmol/Lであった。the

Modified Mania Rating Scale（MMRS）で75％以上の症状改善を著効群，50～74％の症状改善を中等度改善群としたときに，62％が著効，31％が中等度改善を示した[10]。一方で，最新のプラセボ対照二重盲検臨床試験では，150名の双極性障害の児童・青年期患者（躁病エピソードあるいは混合エピソード）が，プラセボとバルプロ酸ナトリウムの徐放剤の2群に無作為に振り分けられた。4週間後のYMRSを用いた比較では2群に有意差はなかった[11]。

リチウム，バルプロ酸ナトリウムとカルバマゼピン（CBZ）の躁病エピソードへの効果を比較したopen studyでは，バルプロ酸ナトリウムのeffect sizeは1.63，CBZの1.0，リチウムの1.06であり，バルプロ酸ナトリウムはリチウムと同等の効果がある可能性が示唆された[12]。

（3）カルバマゼピン

CBZの効果については症例報告が多数を占め，open studyでは前述したKowatchらの報告が双極性障害への効果を示唆しているのみである。一方，行動障害あるいはADHDが合併する双極性障害の症例にCBZを投与した際に20症例中6症例で症状が悪化したとの報告がある[13]。

（4）ラモトリギン

ラモトリギンは，成人の双極性うつ病の治療に有効であることが示されている[14),15)]。一方，子どもを対象とした臨床試験はopen studyが一つのみである。12～17歳の双極性障害（うつ病エピソードあるいは混合エピソード）20名を対象にラモトリギンを単独あるいはほかの薬剤に追加し8週間投与した。最終の平均の一日処方量は，131.6mgであり，84％がCGIで改善したと評価された[16]。

そのほかのてんかん薬では，ガバペンチンは，成人での臨床試験で双極性障害への効果がないことが示されている[17]。子どもでも症例報告で効果を示した症例が報告されているが[18]，一方で低年齢では脱抑制を引き起こすことも報告されている。

トピラマートは，躁病エピソードに対してプラセボ対照二重盲検臨床試験が行われたが効果が認められず，臨床試験の途中で試験は中止された[19]。オキシカルバゼピンは，成人では双極性障害に効果が示されているが，子どもに関してはプラセボ対照二重盲検臨床試験にてプラセボとの間で有意差が認められなかった[20]。

2）非定型抗精神病薬

（1）アリピプラゾール

10～17歳の双極性障害I型296例を対象に4週間の無作為プラセボ二重盲検試験が行われた。プラセボ群と，アリピプラゾール10mg，30mgがYMRSによって効果が判定された。アリピプラゾールは2mgより開始され，3日目より5mg，5日目より10mgに増量され，30mg群は7日目に15mg，9日目に20mg，13日目に30mgまで増量された。4週間後のYMRSの改善は，プラセボ群では8.2％，10mg群では14.2％（p<0.001），30mg群では16.8％（p<0.001）と統計的に有意な違いがあった。また，寛解もそれぞれ，15.2％，39.6％（p=0.05），56.6％（p<0.001）と有意な違いが認められた[21)～25)]。

（2）リスペリドン

10～17歳の双極性障害I型169例を対象に3週間の無作為プラセボ二重盲検試験が行われた。プラセボ群とリスペリドン0.5～2.5mg群，3～6mg群の3群に分けられYMRSによって効果が判定された。81％が臨床試験を終了し，3週間後のYMRSの改善は，プラセボ群では9.1％，0.5～2.5mg群では18.5.％（p<0.001），3～6mg群では16.5（p<0.001）と統計的に有意な違いがあった。また，

YMRSのスコアが50%改善した反応群もリスペリドン群が有意に多かった。有害事象の出現は，0.5〜2.5mg群より3〜6mg群で多かった[26]。

(3) クエチアピン

クエチアピンは2つの対照を用いた臨床試験で有効性が示されている。Delbelloら[27]，青年期の12〜18歳の双極性障害（躁病エピソードあるいは混合エピソード）30名に対してdiavalproexを20mg/kgで開始し，クエチアピン群とプラセボ群に無作為に振り分けた。クエチアピン群は1日450mgまで増量された。diavalproexとクエチアピン群は，diavalproexとプラセボ群よりもYMRSスコアーで有意な症状の改善が認められた（p=0.03）。YMRSでの反応率に関しては，diavalproexとクエチアピン群は87%とdiavalproexとプラセボ群の53%とよりも有意に高かった（p=0.05）。さらに，12〜18歳の50名の双極性障害（躁病エピソードあるいは混合エピソード）にdiavalproex（血中濃度80〜120mg/dl）とクエチアピン（1日量400〜600mg）を無作為に振り分けて4週間治療を行った。寛解率は，diavalproex群で28%，クエチアピン群で60%とクエチアピンは有意に寛解率が高く，寛解に至る時間も短かった。277名の躁病エピソードの患者を3週間クエチアピン1日400mg，1日600mgとプラセボに無作為に振り分けた。クエチアピンは，400mg，600mgのいずれの量でもプラセボと比べて統計的に有意な改善を示した[28]。

(4) オランザピン

オランザピンは，10〜17歳の159名の双極性障害の患者が，3週間プラセボとオランザピンに1：2の比率で割り振られた。オランザピンの1日平均量は9.7 ± 4.5mgであった。プラセボ群に比べてオランザピン群は有意な躁症状の改善を示した，一方で42%の患者が7%以上の体重増加を示した[29]。

2．双極性抑うつ病エピソード

わが国において，現時点ではプラセボ対照二重盲検試験にて安全性・有効性を検証された薬物はないため，海外のエビデンスに基づいて有害事象に十分な治療を払いながら使用することが望ましい。

双極性障害が，しばしばうつ病相で始まり，単極性のうつ病との鑑別は困難である。双極性うつ病の子どもが抗うつ薬により躁転する危険性があり，特に10〜14歳の子どもが躁転する危険性が最も高く，双極性うつ病が疑われる症例では気分安定薬を併用すべきである。また，子どものうつ病には三環系抗うつ薬は効果がないと報告されており，また三環系抗うつ薬は躁転の危険性が高く，子どものうつ病が双極性の始まりか単極性うつ病なのか鑑別が困難なことから，子どもに三環系抗うつ薬は避けるべきである。

子どもの双極性うつ病の治療に関するエビデンスは乏しく，リチウム[6]とラモトリギン[16]でopen studyが報告されているのみである。急性期の双極性うつ病にはSSRIが効果があるとの報告もあるが，一方で躁転や気分の不安定化を招く可能性もある[30]。最近，Detkeらが，オランザピン/フルオキセチンの合剤が児童・青年期の双極性うつ病に有効であるとプラセボ対照試験にて報告し，FDAでの子どもの双極性抑うつ病相の治療薬として承認を取得している[31]。

まとめ

児童・青年期の双極性障害の薬物治療について，まずはわが国における児童青年期双極性障害の概念の変遷について述べ，さらに推奨される治療について報告した．現時点では日本において双極性障害におけるプラセボ対照二重盲検試験にて安全性・有効性を検証された薬物はないため，欧米を中心とした検索およびFDAの双極性障害の承認状況を調査し報告した．現時点では子どもの双極性うつ病に関しての有効なエビデンスを示す薬物はなく，海外のエビデンスに基づいて有害事象に十分な注意を払いながら使用することが望ましい．

（齋藤 卓弥，柳生 一自）

文献

1) Merikangas KR, Akiskal HS, Angst J, et al：Lifetime and 12-month prevalence of bipolar spectrum disorder in the National Comorbidity Survey replication. Arch Gen Psychiatry, 64（5）：543-552, 2007
2) Strober M, DeAntonio M, Schmidt-Lackner S, et al：Early childhood attention deficit hyperactivity disorder predicts poorer response to acute lithium therapy in adolescent mania. J Affect Disord, 51（2）：145-151, 1998
3) Kafantaris V, Coletti D, Dicker R, et al：Lithium treatment of acute mania in adolescents；a large open trial. J Am Acad Child Adolesc Psychiatry, 42（9）：1038-1045, 2003
4) Geller B, et al：Double-blind and placebo-controlled study of lithium for adolescent bipolar disorders with secondary substance dependency. J Am Acad Child Adolesc Psychiatry, 37（2）：171-178, 1998
5) Kafantaris V, Coletti DJ, Dicker R, et al：Lithium treatment of acute mania in adolescents；a placebo-controlled discontinuation study. J Am Acad Child Adolesc Psychiatry, 43（8）：984-993, 2004
6) Patel NC, DelBello MP, Bryan HS, et al：Open-label lithium for the treatment of adolescents with bipolar depression. J Am Acad Child Adolesc Psychiatry, 45（3）：289-297, 2006
7) Strober M, Morrell W, Lampert C, Burroughs J：Relapse following discontinuation of lithium maintenance therapy in adolescents with bipolar I illness；a naturalistic study. Am J Psychiatry, 147（4）：457-461, 1990
8) Findling RL, Frazier JA, Kafantaris V, et al：The Collaborative Lithium Trials（CoLT）；specific aims, methods, and implementation. Child Adolesc Psychiatry Ment Health, 2（1）：21, 2008
9) Findling RL, Robb A, McNamara NK, et al：Lithium in the Acute Treatment of Bipolar I Disorder；A Double-Blind, Placebo-Controlled Study. Pediatrics, 136（5）：885-894, 2015
10) Papatheodorou G, Kutcher SP, Katic M, Szalai JP：The efficacy and safety of divalproex sodium in the treatment of acute mania in adolescents and young adults；an open clinical trial. J Clin Psychopharmacol, 15（2）；110-116, 1995
11) Wagner KD, Redden L, Kowatch RA, et al：A double-blind, randomized, placebo-controlled trial of divalproex extended-release in the treatment of bipolar disorder in children and adolescents. J Am Acad Child Adolesc Psychiatry, 48（5）：519-532, 2009
12) Kowatch RA, Suppes T, Camody TJ, et al：Effect size of lithium, divalproex sodium, and carbamazepine in children and adolescents with bipolar disorder. J Am Acad Child Adolesc Psychiatry, 39（6）：713-720, 2000
13) Pleak RR, Birmaher B, Gavrilescu A, et al：Mania and neuropsychiatric excitation following carbamazepine. J Am Acad Child Adolesc Psychiatry, 27（4）：500-503, 1988
14) Calabrese JR, Bowden CL, Sachs GS, et al：A double-blind placebo-controlled study of lamotrigine monotherapy in outpatients with bipolar I depression. Lamictal 602 Study Group. J Clin Psychiatry, 60（2）；79-88, 1999
15) Bowden CL, Calabrese JR, Sachs G, et al：A placebo controlled 18-month trial of lamotrigine and lithium maintenance treatment in recently manic or hypomanic patients with bipolar I disorder. Arch Gen Psychiatry, 60（4）：392-400, 2003
16) Chang K, Saxena K, and Howe M：An open-label study of lamotrigine adjunct or monotherapy for the

17) Pande AC, Crockatt JG, Janney CA, et al：Gabapentin in bipolar disorder；a placebo-controlled trial of adjunctive therapy. Gabapentin Bipolar Disorder Study Group. Bipolar Disord, 2（3 Pt 2）：249-255, 2000
18) Soutullo CA, Casuto LS, and Keck PE Jr.：Gabapentin in the treatment of adolescent mania；a case report. J Child Adolesc Psychopharmacol, 8（1）：81-85, 1998
19) Delbello MP, Findling RL, Kushner S, et al：A pilot controlled trial of topiramate for mania in children and adolescents with bipolar disorder. J Am Acad Child Adolesc Psychiatry, 44（6）：539-547, 2005
20) Wagner KD, Kowatch RA, Emslie GJ, et al：A double-blind, randomized, placebo-controlled trial of oxcarbazepine in the treatment of bipolar disorder in children and adolescents. Am J Psychiatry, 163（7）：1179-1186, 2006
21) Mankoski R, Zhao J, Carson WH, et al：Young mania rating scale line item analysis in pediatric subjects with bipolar I disorder treated with aripiprazole in a short-term, double-blind, randomized study. J Child Adolesc Psychopharmacol, 21（4）：359-364, 2011
22) Findling RL, Youngstrom EA, McNamara NK, et al：Double-blind, randomized, placebo-controlled longterm maintenance study of aripiprazole in children with bipolar disorder. J Clin Psychiatry, 73（1）：57-63, 2012
23) Findling RL, Youngstrom EA, Zhao J, et al：Respondent and item level patterns of response of aripiprazole in the acute treatment of pediatric bipolar I disorder. J Affect Disord, 143（1-3）：231-235, 2012
24) Findling RL, Correll CU, Nyilas M, et al：Aripiprazole for the treatment of pediatric bipolar I disorder；a 30-week, randomized, placebo-controlled study. Bipolar Disord, 15（2）：138-149, 2013
25) Uttley L, Kearms B, Ren S, Stevenson M：Aripiprazole for the treatment and prevention of acute manic and mixed episodes in bipolar I disorder in children and adolescents；a NICE single technology appraisal. Pharmacoeconomics, 31（11）：981-990, 2013
26) Haas M, Delbello MP, Pandina G, et al：Risperidone for the treatment of acute mania in children and adolescents with bipolar disorder；a randomized, double-blind, placebo-controlled study. Bipolar Disord, 11（7）：687-700, 2009
27) DelBello MP, Kowatch RA, Adler CM, et al：A double-blind randomized pilot study comparing quetiapine and divalproex for adolescent mania. J Am Acad Child Adolesc Psychiatry, 45（3）：305-313, 2006
28) Findling RL, Pathak S, Earley WR, et al：Efficacy and safety of extended-release quetiapine fumarate in youth with bipolar depression；an 8 week, double-blind, placebo-controlled trial. J Child Adolesc Psychopharmacol, 24（6）：325-335, 2014
29) Tohen M, Kryzhanovskaya L, Carlson G, et al：Olanzapine versus placebo in the treatment of adolescents with bipolar mania. Am J Psychiatry, 164（10）：1547-1556, 2007
30) Biederman J, Mick E, Spencer TJ, et al：Therapeutic dilemmas in the pharmacotherapy of bipolar depression in the young. J Child Adolesc Psychopharmacol, 10（3）：185-192, 2000
31) Detec HC, DelBello MP, Landry J, Usher RW：Olanzapine/Fluoxetine combination in children and adolescents with bipolar I depression：a randomized, double-blind, placebo-controlled trial. J Am Acad Child Adolesc Psychiatry, 54（3）：217-224, 2015

第Ⅰ章　児童・青年期精神疾患の薬物治療ガイドライン

3 統合失調症の薬物治療

はじめに――背景と目的

　統合失調症には成人以前の発症例も多く存在しているが，20歳未満の統合失調症患者に対する系統的な治療アルゴリズムは存在しない。そのため，児童・青年期への抗精神病薬の使用は医師個人の裁量に委ねられているのが現状である。そこで本研究では，児童・青年期における統合失調症の薬物治療に関する現時点での到達点を確認することを目的としている。方法としては，第二世代抗精神病薬を中心に児童・青年期の統合失調症患者への薬物治療に関する海外のエビデンスについて文献的な考察を行った。海外においては，小児の統合失調症に対して使用されるそれぞれの抗精神病薬が，一定の有効性および安全性をもつというエビデンスの蓄積がなされている。しかしながら現段階では，それぞれの研究のなかから一定のコンセンサスを形成することは困難であると考えられた。このため，国内外を問わず現在までになされている研究により，小児の統合失調症に対する抗精神病薬の使用についてのガイドラインを作成することは困難であり，現時点で作成可能なものはエキスパートコンセンサスガイドライン，あるいは診療指針に相当するものと考えられる。今後はガイドラインの作成を視野に国内外でのさらなるデータの蓄積が求められる。

　児童・青年期における統合失調症の治療薬として第二世代抗精神病薬（second-generation antipsychotics：SGA）の使用に関する研究がなされるようになったのは1990年代後半になってからである。それまでは，小児の統合失調症に対して，成人の統合失調症での治療経験をもとに成人と同様のアプローチを行ってきた。このため，小児の統合失調症の患者を対象とした第一世代抗精神病薬（first-generation antipsychotics：FGA）とSGAの有効性と安全性を示す報告や，もしくは両者の比較を行ったエビデンスレベルの高い報告はほとんどなく，小児の統合失調症の薬物治療においても成人の統合失調症のアルゴリズムを参考に治療されることが一般的な状況が続いてきた。本総説では，現在発表されている数少ない小児の統合失調症の治療指針のなかで，信頼性の高い治療指針について概説し，その後，FGAとSGAとの比較を試み，FGAとSGAの各々の薬剤についてのエビデンスを示す。本研究は，若年発症統合失調症（Early-onset schizophrenia：EOS）に対する薬物治療の有効性，安全性に関する先行研究を踏まえ，現在わが国でEOSに対して使用可能な薬剤のなかでどの薬剤を選択すべきかに焦点を当てて，EOSに対する最新の薬物治療を提案することを目的とする。

〈文献について〉

　本総説は，2004年から2010年までに出版された論文については，米国児童青年精神医学会（American Academy of Child and Adolescent Psychiatry：AACAP）における，『Practice Parameter for the Assessment and Treatment of Children and Adolescents With Schizophrenia』[1]を参考にし，SGAの各々の薬剤に関しては，『Empirical Evidence for Psychopharmacologic Treatment in Early-Onset Psychosis and Schizophrenia』[2]を参考にした。さらに，2010年1月1日から2016年12月31日までに報告された論文を新たに加えた。データ検索は，学術文献検索サービスPubMedを用いて行われた。上記期間に医学雑誌に掲載された論文を対象に"Schizophrenia（統合失調症）"および"adolescent（青年期の）"および"pharmacotherapy（薬物治療）"を検索キーワードとして用い，言語をEnglishに限定し文献検索を行った。

　なお，わが国では後述する6種類の薬剤のほかに，ペロスピロンとブロナンセリンが採用されているが，この2つの薬剤については海外における若年者への使用に関するデータが得られておらず，国内でのデータの蓄積も不十分であるため，本総説の対象からは除いた。

解説

1．米国での指針

　AACAPにて小児の統合失調症のアセスメントと治療に対する指針が示されている[1]。それによれば，小児の統合失調症スペクトラムにおいて薬物治療は主要な治療であり精神療法と同時に行われるべきである。そして，成人期の統合失調症の急性期の薬物治療の効果は証明されているため，小児の統合失調症に対しても抗精神病薬による治療が選択されるべき治療である[2]。しかし，これまでの大規模なランダム化比較試験の結果から，現在多く使用されているSGAはFGAと比較して本当に優れているのかという疑問が残っている。また長期投与試験では，多くの患者が治療初期に導入された治療薬を，有効性や安全性，アドヒアランスなどが原因で継続できなかったという報告がある[3]。現状ではクロザピンを除いた多くのSGAとFGAがEOSの治療に使用されている。SGAではリスペリドン，アリピプラゾール，クエチアピン，パリペリドン，オランザピンの5剤は13歳以上の年齢の統合失調症に対して使用できることをアメリカ食品医薬品局（Food and Drug Administration：FDA）により承認されている。一方，FGAではハロペリドールとモリンドンが13歳以上の統合失調症に使用することを承認されているが，モリンドンは現在製造終了となっている。

　EOSに対する抗精神病薬を用いた治療の有効性と安全性のデータには限界があり，ほとんどは短期試験からのデータである。また各薬剤間の比較対照試験は十分には行われておらず，第一選択薬にどの抗精神病薬を使用するかは，FDAの承認の状況，安全性，患者や家族の選択，臨床医の薬剤への理解，薬価，などを総合して考慮するべきである。2001年から2005年のメディケイドを用いた国家の調査では統合失調症関連疾患と診断された若年者のうち，約75％がアリピプラゾール，リスペリドン，オランザピン，ジプラシドン（わが国では未承認である）といった抗精神病薬での18カ月間の初期治療を継続することができなかった（n=1745）[4]。これらの薬剤間においては治療

脱落率もしくは，精神科入院日数に関しては明らかな有意差は認められなかった。若年者の初回精神病症状に対する無介入のフォローアップ研究においてリスペリドン，クエチアピン，オランザピンが多く使われており，これらの薬剤の有効性に関しては明らかな差は認められなかった。オランザピンは体重増加の原因となりやすく，リスペリドンは神経学的な有害事象が起こりやすかった[5]。また個人により種々の抗精神病薬への反応はさまざまであり，もし6週間以上抗精神病薬を十分量使用しても有効性が不十分であった場合は，異なる種類の抗精神病薬に置換を試みるべきである。オランザピンは体重増加のリスクを考慮すると，現状では第一選択薬として使用しにくい可能性がある。また，製薬会社によるジプラシドンの小児の統合失調症への臨床試験は有効性が不十分であることを理由に2009年に中止された。そのためEOSに対するジプラシドンの使用は，有効性が確認されるまで控えたほうがよいようである。

デポ製剤（depot antipsychotics）に関しても，小児領域の患者に対しての使用は検証されておらず，また長期曝露による安全性の潜在的な危険もあり，慢性的な精神病症状が明らかに存在し，過去に内服のアドヒアランスが不良である患者にのみ検討するべきである。

2．FGAとSGAの比較

前述のように，FDAにより13歳以上の統合失調症患者に対する使用について，FGAではハロペリドールとモリンドンが承認されており，SGAではリスペリドン，アリピプラゾール，クエチアピン，パリペリドン，オランザピンが承認されている。

EOSにおける抗精神病薬の使用について，8剤のFGAおよびSGAをプラセボと比較したメタ解析の報告がある[6]。このメタ解析では11の研究（n=1714）をもとに陽性・陰性症状評価尺度（Positive and Negative Syndrome Scale：PANSS）を用いて，アリピプラゾール，ハロペリドール，モリンドン，オランザピン，パリペリドン，クエチアピン，リスペリドンおよびジプラシドンの有効性についてプラセボと比較している。6週間の時点ですべての薬剤がプラセボに比し，PANSS合計スコアで顕著な改善を認めたが，統計学的に有意な改善を認めたものはモリンドン，オランザピンおよびリスペリドンのみであった。また，陽性症状スコアではハロペリドール，オランザピンおよびリスペリドンにおいて有意な改善を認めたが，陰性症状スコアでは有意差は認められなかった。

EOSの基本特性や臨床プロファイルを調べることを目的に，119人のEOSの治療に関する多施設共同の二重盲検ランダム化試験が行われた早期発症統合失調症の治療研究（The Treatment of Early-Onset Schizophrenia Spectrum Disorders Study：TEOSS）では，これらのFGAとSGAの有効性と安全性の比較が行われた。EOSに対して，オランザピン，リスペリドン，モリンドンを用いた二重盲検ランダム化試験を行ったところ，少なくとも50％の参加者が8週間の急性期治療において反応をみせた（n=119）[7]。これらの薬剤間において治療反応率もしくは，症状の改善度に有意差は認められなかった。オランザピンでの治療を受けた参加者は，ほかの薬剤を用いた参加者のグループと比較して明らかな体重増加を認めた。また，これらの薬剤間において錐体外路症状の出現率には明らかな差は認めなかった。しかし，モリンドン投与グループは，予防的にベンゾジアゼピン系薬剤を投与されており，このことが錐体外路症状の出現率に影響を及ぼした可能性がある。

TEOSSにおいては，8週間の研究により治療反応性を認めたものは，加えて44週間の維持療法

を継続することができることとした。参加者のうち12%のみが当初から計画されていた12カ月の治療を最後まで受けることができたが[6]，モリンドン，リスペリドン，オランザピンの長期投与の治療結果には有意差は認められなかった。症状改善は8週間で平衡に達する傾向を認め，TEOSSからは，どの抗精神病薬も十分な効果を発揮できず，これらの抗精神病薬のすべてにおいて，根本的な安全性の問題を有しているという結果となった[8]。

3．FGAのエビデンス

75人のEOSに対してロキサピン（平均使用量：87.5mg/d）群，ハロペリドール（平均使用量：9.8mg/d）群，プラセボ群を比較した介入研究が行われている[9]。ロキサピン群，ハロペリドール群は精神病症状をプラセボに比し有意に改善させ，クロザピンと同系統のロキサピンはハロペリドールより有意に改善を認めた。統合失調症の診断を受けた12人の児童（5.5～11.75歳）を無作為に4週間のハロペリドール投与に続く4週間のプラセボ投与群，4週間のプラセボ投与に続く4週間のハロペリドール投与群に割り付けたハロペリドールとプラセボによるクロスオーバー試験[10]では，ハロペリドール投与群はプラセボ群と比較し，標的とした症状は改善されており，至適用量は0.5mg/日から3.5mg/日であった。チオチキセン（平均使用量：16.2mg/日）（n=13）（平均年齢：15歳1カ月）とチオリダジン（平均使用量：178mg）（n=8）（平均年齢：16歳1カ月）を比較した4～6週間にわたり行われた研究[11]では，症状の改善速度や改善度において試験終了までに大きな違いは認めなかった。チオチキセンを投与した7人で錐体外路症状が出現し，チオリダジンを投与したなかでは，めまい（n=2）と起立性低血圧（n=1）を認めた[11]。

4．SGAのエビデンス

(1) クロザピン

初めてのSGAでありEOSに対して系統的な研究がいちばん多くなされている。

クロザピンはNIMH（the National Institute of Mental Health）が主導し11人の治療抵抗性のEOS（平均年齢：14.0歳）に対して初めに6週間のオープンラベル試験（平均使用量：370mg/d）が行われ[12]，次に21人（平均年齢：14.0±2.3歳）のEOSに対して6週間の二重盲検試験が行われた[13]。二重盲検試験では，有効性と安全性に関してクロザピン（平均使用量：176±149mg/d）とハロペリドール（平均使用量：16±8mg/d）を比較しており，精神症状に関してはすべての項目に関してハロペリドールよりも有効であり，統合失調症における陽性症状，陰性症状ともに改善していた。しかし，好中球減少症や痙攣の影響もあり，参加者の3分の1でクロザピンの継続使用が困難であった。

クロザピンはいくつかの抗精神病薬との直接比較試験において，その他の抗精神病薬よりも有意に改善を認めた[13]-[15]。その一例として，簡易精神症状評価尺度（Brief Psychiatric Rating Scale：BPRS）においてオランザピンは33%の改善であったが，クロザピンは66%の改善であったという報告がある[16]。Kumraらは，難治性のEOSに対するクロザピンと高容量のオランザピンの有効性と安全性を検証する12週間の二重盲検ランダム化比較試験を行った。少なくとも2剤の抗精神病薬を使用したが，治療抵抗性あるいは継続困難であった統合失調症の診断を満たす10～18歳の若年者を対象として，クロザピン（n=18，平均最終使用量：403.1mg/d）とオランザピン（n=21，平均

最終使用量：26.2mg/d）との12週間の二重盲検ランダム化比較試験であった。BPRSと臨床全般印象度（Clinical Global Impressions：CGI）を指標としたところ，オランザピン使用群では33%が治療に反応したのに対して，クロザピン使用群では66%が治療に反応した。クロザピンは精神病症状評価尺度および陰性症状を改善させた。しかし，クロザピンもオランザピンも体重増加と代謝異常に関係していた[16]。

治療抵抗性の26人のEOS（平均年齢：14.3歳）を対象とした韓国での1年以上かけて行われた後方視的研究では，クロザピン（平均使用量：278.8±122.0mg/d）による治療により入院日数は明らかに減少した。26.9%で好中球減少症を認めたが，顆粒球減少症は1例も認めなかった[17]。

これまでのクロザピンの研究における平均使用量は176mg/dから403.1mg/dまでとさまざまであった。児童や思春期の患者へのクロザピン使用に際しては有害事象の評価や血液のモニタリングを注意深く行う必要がある。クロザピンを若年者に使用した場合，顆粒球減少症は約0.6%に起こるとされているが，リチウムの併用が白血球数の増加に寄与するという報告もある[18]。血液系に対する副作用は治療開始から3カ月の間に最も多く出現するとされているが，0.8%／年に漸増する[19]。クロザピンは，唾液分泌過多や痙攣のリスクに関係しており，てんかんの既往の有無を治療開始前に確認する必要がある。また，膵炎出現の報告もあり注意が必要である[20]。

（2）オランザピン

FDAはEOSに対して適応としているが[21]，オランザピンには代謝異常という副作用があるため，一般的には第一選択薬には考えられていない。

107人のEOSに対する，6週間のオランザピン（平均年齢：16.1歳）とプラセボ（平均年齢：16.3歳）の二重盲検ランダム化比較試験では，オランザピン（2.5～20.0mg/d）はプラセボと比較して小児簡易精神症状評価尺度（Brief Psychiatric Rating Scale-Child：BPRS-C）[22]，臨床全般印象―疾患重症度（Clinical Global Impression Severity of Illness scale：CGI-S），PANSS total，PANSS positiveにおいて有意に改善を示したと報告されている[23]。思春期の精神病症状に対して（8～19歳の50人が対象，期間は8週間）オランザピン（平均最終使用量：12.3±3.5mg/d），リスペリドン（平均最終使用量：4.0±1.2mg/d），ハロペリドール（平均最終使用量：5.0±2.0mg/d）をBPRS-Cのスコアを用いて比較検証した結果，オランザピン使用群の88%，リスペリドン使用群の74%，ハロペリドール使用群の53%に効果を認めた[24]。

青年期のEOS 96人（12～19歳）に対しBPRSなどを用いて5～15mg/dのオランザピンの有効性と安全性を評価したオープンラベル試験の結果，6週間後に62.5%が治療効果判定の基準を満たしていた[25]。最近の研究結果では若年者は児童期において体内の水分量の多さと，脂肪組織の少なさからオランザピンの投与量から想定される血漿中の濃度よりも，実際の血漿中の濃度が高くなっているのではないかと考えられている[26]。また，オランザピンは口腔内崩壊錠もあるため，舌下投与を行うことで開始時の焦燥症状の発生頻度が低下している可能性があるが，若年者においての研究は行われていない。

（3）リスペリドン

10人（11～18歳）のEOSに対して3週間のリスペリドンを投与（2.0～10mg/d）するオープンラベル試験が行われ，すべての参加者でPANSSのスコアが20%以上減少した[27]。また，257人のEOS（13～17歳）に対するリスペリドンによる8週間の二重盲検ランダム化比較試験（リスペリド

ン 1.5〜6.0mg/day or リスペリドン0.15〜0.6mg/day）が行われ，PANSSによる評価で前者が有意に優れていた[28]。2012年には，2つの二重盲検ランダム化比較試験から引き続いた形で，13〜17歳のEOS 390人を対象にリスペリドンの用量を2〜6mg/d（平均使用量：3.8mg/d）に設定し6カ月間と12カ月間の多施設共同オープンラベル試験が行われた[29]。結果的に264人（67.7%）の患者がこの試験を完了できた（6カ月間のグループの279人中209人［75%］，12カ月間のグループの111人中55人［50%］）。PANSSスコアは基準から有意に改善を示し，CGI-S，子どもの総合評価尺度（Children's Global Assessment Scale：CGAS）も同様に改善した。しかし，傾眠，頭痛，体重増加，筋緊張の亢進，不眠，振戦，精神異常などの有害事象を対象の10%以上に認め，プロラクチンに関連した有害事象を9%に認めた[29]。

リスペリドンはドーパミンを強く遮断することから高プロラクチン血症を起こしやすい。リスペリドンを思春期に用いたケースシリーズ研究では，3人の男性患者において女性化乳房を認め，2人の女性患者において乳汁分泌を認めた[30]。また，リスペリドンは持効性注射剤や口腔内崩壊錠などもあるが，若年患者に対して使用した研究データはない。

(4) クエチアピン

クエチアピン（400 or 800mg/d）の有効性と安全性についてPANSSなどを用いて検討した13〜17歳の220人のEOSに対する6週間のプラセボ対照比較試験では，クエチアピンの有効性と安全性が報告されている[31]。リスペリドン（6mg/dまで）とクエチアピン（800mg/dまで）による初回の精神病エピソードに対する6週間の小規模なランダム化比較試験（15〜18歳）では有効性と安全性に関して有意差は認められなかった（n=22）[32]。同様に，30人の統合失調症スペクトラム（10〜18歳）を対象としたオランザピン（平均使用量：14.6mg/d），リスペリドン（平均使用量：3.4mg/d），クエチアピン（平均使用量：611mg/d）による12週間のオープンラベル試験では有効性に関してPANSSにおいて有意差は認められなかった[33]。

56人の12〜17歳の統合失調症スペクトラムを対象として，200〜800mg/dのクエチアピンを用いて12週間のオープンラベル試験が行われた[34]。27人が試験をすべて終了し，17人が効果不良のため早期終了となっている。34.6%のみがPANSSにおいて最終的な治療反応基準を満たしていた。副作用として眠気（21.4%）と疲労感（17.9%）が多かった[34]。ほかの研究グループは，12.3〜15.9歳の10人の精神病性障害の若年者に対してクエチアピンによる23日間のオープンラベル試験を行っており，クエチアピンの安全性が示されている。クエチアピンは50〜800mg/dまで増量し，投与回数は1日2回であった[35]。同対象に対して，クエチアピン（最終使用量：300〜800mg/d）の有効性と安全性を評価する88週にわたるオープンラベルの延長試験を行った[36]。そこでは遅発性ジスキネジアや錐体外路症状の報告は認めず，64週の時点で有意ではないが体重増加を認めた。

(5) アリピプラゾール

アリピプラゾールの有効性と安全性についてはEOSに対する高用量と低用量のプラセボ対照二重盲検比較試験によって検討されている[37]。302人のEOS患者（13〜17歳）はプラセボとアリピプラゾール10mg/dとアリピプラゾール30mg/dを6週間投与され，最終的に258人がこの試験を終えた。高用量と低用量のいずれのアリピプラゾール群においても安全性を認め，そして両群においてプラセボと比較しPANSSスコアが有意に減少した[37]。

17.2〜21.2歳の15人のEOSに対するクロザピンとの併用試験も報告されている。併用療法はクロ

ザピン単剤による治療で症状が改善されない場合に行われた。増強療法としてアリピプラゾール（平均使用量：8.2mg/d）を平均して11.1カ月間併用し，平均のCGI-Sスコアは5.3から4.5へと有意に改善し，最終的な臨床全般印象―改善度（Clinical Global Impression of Improvement：CGI-I）は3.7から3.3へ減少した[38]。この研究ではクロザピンの1日あたりの平均使用量も減少していた。

(6) パリペリドン

パリペリドン徐放錠の有効性を評価するために，12～17歳のEOSに対する6週間の多施設共同二重盲検並行群間比較試験が行われた[39]。201人の患者は，プラセボ群もしくは，体重によって低用量，中用量，高用量の3段階のパリペリドン徐放錠群にランダムに割りつけられた。29～51kgの患者はパリペリドン徐放錠を低用量として1.5mg，中用量として3mg，高用量として6mgの群に割りつけられ，51kg以上の患者はパリペリドン徐放錠を低用量として1.5mg，中用量として6mg，高用量として12mgの群に割りつけられた。その結果，最終的なPANSSスコアからはプラセボ群と比較すると，中用量のパリペリドン徐放錠を投与された患者のみに明らかな改善がみられた。また，3mg，6mg，12mgを投与された患者群とプラセボ群には有意差を認めた。

(7) アセナピン

最後に，2016年3月にわが国の成人への使用が承認されたアセナピンについては12～17歳の306人のEOSに対して行われたプラセボ対照の二重盲検比較試験が報告されている[40]。この研究では8週間にわたり，1日2回アセナピンの2.5mgと5mgを投与した群とプラセボ群の3群を比較しその有効性と安全性を検証したが有効性は実証できなかった。

まとめ

FGAに関しては，EOSへの使用について前述の研究結果の報告がある薬剤のうち，現在わが国で処方可能なものはハロペリドールのみであるが，これまでの研究結果からはその使用について，十分な有効性と安全性が検討されているとは言い難い。

クロザピン使用に際しては，有害事象について厳重に注意すべきであるが，治療抵抗例に対してクロザピンは重要な治療オプションの一つである。臨床場面においては，2種類の異なった抗精神病薬にて加療を行っても奏功しなかった場合や重篤な有害事象により治療継続困難であった場合に，クロザピンによる加療を検討する余地がある[41]。

オランザピンはほかの治療薬と比較し，副作用として代謝異常や体重増加の存在が問題となるため，一般的には第一選択薬には考えられていない。

リスペリドンは，前述のEOS 390人を対象に行われた長期にわたる多施設共同オープンラベル試験結果からは，有効性は認められるものの結果的に完了できたのは67.7%であり，有害事象の報告も多く認めた。特に高プロラクチン血症には注意が必要である。

クエチアピンはオランザピンとの比較においても，リスペリドンとの比較においても有効性に関して有意差は認められなかったという報告がある。また，12週間のオープンラベル試験では56人中27のみが試験をすべて終了し，17人が効果不良のため早期終了となっており，34.6%のみがPANSSにおいて最終的な治療反応基準を満たしていたという報告もあり，副作用として眠気（21.4%）や疲労感（17.9%）の報告が多かった[34]ことからも，第一選択薬とは言い難いと考え

られる。

　アリピプラゾールに関しては，EOSに対する高用量と低用量のプラセボ対照二重盲検比較試験によって検討されており[37]，投与期間は6週間と短いものの，302人のEOS患者において高用量と低用量のいずれのアリピプラゾール群においても安全性を認め，そして両群においてプラセボと比較しPANSSスコアが有意に減少していたことから，有効性と安全性について優れていると考えられる。

　パリペリドンに関しては，いまだその有効性や安全性を十分に担保する報告はないため，引き続き研究が必要である。

　アセナピンについてはEOSに対する使用の報告も限られており，積極的に推奨できる治療薬とは言い難いと考えられる。

　現状では青年期のエビデンスをもとに，FGAでは錐体外路性副作用が多く，代謝系副作用はSGAのうちオランザピン，クエチアピン，リスペリドン，クロザピンで多く，アリピプラゾールでは代謝性副作用やプロラクチンの上昇を認めないといった副作用のプロフィールによる薬剤選択が妥協案となりうるものと考える。リスペリドン，クエチアピンは眠気などの鎮静作用が副作用として取り上げられた報告が散見されるが，鎮静を要する症例においてはむしろ有効であり，精神運動興奮が強い症例においてはこれらの薬剤を積極的に使用すべきであると考える。オランザピンに関しては代謝異常や体重増加による影響を十分に検討したうえで処方を行うべきである。クロザピン使用に際しては，好中球減少症や痙攣といった有害事象について厳重に注意すべきであるが，治療抵抗例に対しては治療オプションの一つとなりうる。

　小児の統合失調症に対して使用されるそれぞれの抗精神病薬が，一定の有効性および安全性をもつというエビデンスの蓄積がなされている。しかしながら現段階では，それぞれの研究のなかから一定のコンセンサスを形成することは困難であると考えられた。このため，国内外を問わず現在までになされている研究により，小児の統合失調症に対する抗精神病薬の使用についてのガイドラインを作成することは困難であり，現時点で作成可能なものはエキスパートコンセンサスガイドライン，あるいは診療指針に相当するものと考えられる。今後はガイドラインの作成を視野に国内外でのさらなるデータの蓄積が求められる。

（大西 雄一，木本 啓太郎，三上 克央，松本 英夫）

文献

1) McClellan J, et al：Practice parameter for the assessment and treatment of children and adolescents with schizophrenia. J Am Acad Child Adolesc Psychiatry, 52：976-990, 2013
2) Maloney AE, et al：Empirical evidence for psychopharmacologic treatment in early-onset psychosis and schizophrenia. Child Adolesc Psychiatr Clin N Am, 21：885-909, 2012
3) Kumra S, et al：Efficacy and tolerability of second-generation antipsychotics in children and adolescents with schizophrenia. Schizophr Bull, 34：60-71, 2008
4) Olfson M, et al：Comparative effectiveness of second-generation antipsychotic medications in early-onset schizophrenia. Schizophr Bull, 38：845-853, 2012
5) Castro-Fornieles J, et al：Antipsychotic treatment in child and adolescent first-episode psychosis；a longitudinal naturalistic approach. J Child Adolesc Psychopharmacol, 18：327-336, 2008
6) Harvey RC, et al：A Systematic Review and Network Meta-Analysis to Assess the Relative Efficacy of Antipsychotics for the Treatment of Positive and Negative Symptoms in Early-Onset Schizophrenia. CNS

Drugs, 30：27-39, 2016
7) Sikich L, et al：Double-blind comparison of first- and second-generation antipsychotics in early-onset schizophrenia and schizo-affective disorder ; findings from the treatment of early-onset schizophrenia spectrum disorders (TEOSS) study. Am J Psychiatry, 165：1420-1431, 2008
8) Findling RL, et al：Double-blind maintenance safety and effectiveness findings from the Treatment of Early-Onset Schizophrenia Spectrum (TEOSS) study. J Am Acad Child Adolesc Psychiatry, 49：583-94, 2010
9) Pool D, et al：A controlled evaluation of loxitane in seventy-five adolescent schizophrenic patients. Curr Ther Res Clin Exp, 19：99-104, 1976
10) Spencer EK, et al：Haloperidol in schizophrenic children；early findings from a study in progress. Psychopharmacol Bull, 28：183-186, 1992
11) Realmuto GM, et al：Clinical comparison of thiothixene and thioridazine in schizophrenic adolescents. Am J Psychiatry, 141：440-442, 1984
12) Frazier JA, et al：An open trial of clozapine in 11 adolescents with childhood-onset schizophrenia. J Am Acad Child Adolesc Psychiatry, 33：658-663, 1994
13) Kumra S, et al：Childhood-onset schizophrenia. A double-blind clozapine-haloperidol comparison. Arch Gen Psychiatry, 53：1090-1097, 1996
14) Shaw P, et al：Childhood-onset schizophrenia：A double-blind, randomized clozapine-olanzapine comparison. Arch Gen Psychiatry, 63：721-730, 2006
15) Kumra S, et al：Clozapine versus "high-dose" olanzapine in refractory early-onset schizophrenia ; an open-label extension study. J Child Adolesc Psychopharmacol, 18：307-316, 2008
16) Kumra S, et al：Clozapine and "high-dose" olanzapine in refractory early-onset schizophrenia ; a 12-week randomized and double-blind comparison. Biol Psychiatry, 63：524-529, 2008
17) Kim Y, et al：Long-term sustained benefits of clozapine treatment in refractory early onset schizophrenia ; a retrospective study in Korean children and adolescents. Hum Psychopharmacol, 23：715-722, 2008
18) Sporn A, et al：Clozapine-induced neutropenia in children ; management with lithium carbonate. J Child Adolesc Psychopharmacol, 13：401-404, 2003
19) Alvir JM, Lieberman JA：Agranulocytosis ; incidence and risk factors. J Clin Psychiatry, 55 Suppl B：137-138, 1994
20) Wehmeier PM, et al：Pancreatitis followed by pericardial effusion in an adolescent treated with clozapine. J Clin Psychopharmacol, 23：102-103, 2003
21) Maloney AE, Sikich L：Olanzapine approved for the acute treatment of schizophrenia or manic/mixed episodes associated with bipolar I disorder in adolescent patients. Neuropsychiatr Dis Treat, 6：749-766, 2010
22) Overall JE, Pfefferbaum B：The Brief Psychiatric Rating Scale for Children. Psychopharmacol Bull, 18：10-16, 1982
23) Kryzhanovskaya L, et al：Olanzapine versus placebo in adolescents with schizophrenia ; a 6-week, randomized, double-blind, placebo-controlled trial. J Am Acad Child Adolesc Psychiatry, 48：60-70, 2009
24) Sikich L, et al：A pilot study of risperidone, olanzapine, and haloperidol in psychotic youth ; a double-blind, randomized, 8-week trial. Neuropsychopharmacology, 29：133-145, 2004
25) Dittmann RW, et al：Effectiveness and tolerability of olanzapine in the treatment of adolescents with schizophrenia and related psychotic disorders：results from a large, prospective, open-label study. J Child Adolesc Psychopharmacol, 18：54-69, 2008
26) Aichhorn W, et al：Age and gender effects on olanzapine and risperidone plasma concentrations in children and adolescents. J Child Adolesc Psychopharmacol, 17：665-674, 2007
27) Armenteros JL, et al：Risperidone in adolescents with schizophrenia：an open pilot study. J Am Acad Child Adolesc Psychiatry, 36：694-700, 1997
28) Haas M, et al：Efficacy, safety and tolerability of two dosing regimens in adolescent schizophrenia ; double-blind study. Br J Psychiatry, 194：158-164, 2009
29) Pandina G, et al：An open-label, multicenter evaluation of the long-term safety and efficacy of risperidone in adolescents with schizophrenia. Child Adolesc Psychiatry Ment Health, 6：23, 2012
30) Holzer L, Eap CB：Risperidone-induced symptomatic hyperprolactinaemia in adolescents. J Clin

Psychopharmacol, 26：167-171, 2006
31) Findling RL, et al：Efficacy and safety of quetiapine in adolescents with schizophrenia investigated in a 6-week, double-blind, placebo-controlled trial. J Child Adolesc Psychopharmacol, 22：327-342, 2012
32) Swadi HS, et al：A trial of quetiapine compared with risperidone in the treatment of first onset psychosis among 15- to 18-year-old adolescents. Int Clin Psychopharmacol, 25：1-6, 2010
33) Jensen JB, et al：A comparative pilot study of second-generation antipsychotics in children and adolescents with schizophrenia-spectrum disorders. J Child Adolesc Psychopharmacol, 18：317-326, 2008
34) Schimmelmann BG, et al：A prospective 12-week study of quetiapine in adolescents with schizophrenia spectrum disorders. J Child Adolesc Psychopharmacol, 17：768-778, 2007
35) McConville BJ, et al：Pharmacokinetics, tolerability, and clinical effectiveness of quetiapine fumarate；an open-label trial in adolescents with psychotic disorders. J Clin Psychiatry, 61：252-260, 2000
36) McConville B, et al：Long-term safety, tolerability, and clinical efficacy of quetiapine in adolescents；an open-label extension trial. J Child Adolesc Psychopharmacol, 13：75-82, 2003
37) Findling RL, et al：A multiple-center, randomized, double-blind, placebo-controlled study of oral aripiprazole for treatment of adolescents with schizophrenia. Am J Psychiatry, 165：1432-1441, 2008
38) Bachmann CJ, et al：Aripiprazole as an adjunct to clozapine therapy in adolescents with early-onset schizophrenia；a retrospective chart review. Pharmacopsychiatry, 42：153-157, 2009
39) Singh J, et al：A randomized, double-blind study of paliperidone extended-release in treatment of acute schizophrenia in adolescents. Biol Psychiatry, 70：1179-1187, 2011
40) Findling RL, et al：Safety and Efficacy from an 8 Week Double-Blind Trial and a 26 Week Open-Label Extension of Asenapine in Adolescents with Schizophrenia. J Child Adolesc Psychopharmacol, 25：384-396, 2015
41) Findling RL, et al：Is there a role for clozapine in the treatment of children and adolescents? J Am Acad Child Adolesc Psychiatry, 46：423-428, 2007

第Ⅰ章 児童・青年期精神疾患の薬物治療ガイドライン

4 注意欠如・多動症（ADHD）の薬物治療

はじめに

　わが国におけるADHDに対する薬物治療のガイドラインは，1999年に始まった厚生労働省精神・神経疾患研究委託費によるADHDの診断・治療ガイドライン作成を目指した研究班の研究成果として，2003年に『注意欠如／多動性障害−AD/HD−の診断・治療ガイドライン』として出版されたもののなかに初めて記載された。その後，2002年に発足したADHDの診断・治療ガイドラインの臨床応用に関する総合的評価と実証研究のための研究班によって，より臨床的かつ実用的なガイドラインに改定され，2006年，『改訂版 注意欠如／多動性障害−AD/HD−の診断・治療ガイドライン』のなかに発表された。その後，2007年10月26日，短時間作用型メチルフェニデート（methylphenidate IR：MPH-IR）製剤であるリタリンの適応症の変更が発表され，ナルコレプシー以外の疾患で使用が明確に禁止された。それとほぼ同時期の同年12月19日には，長時間作用型メチルフェニデート（methylphenidate ER：MPH-ER）製剤であるコンサータ（Concerta，以下，OROS-MPH）が発売された。これらの変化に対応したガイドラインの再改定がなされ，2008年『注意欠如／多動性障害−AD/HD−の診断・治療ガイドライン 第3版』[1]（以下，第3版ガイドライン）が出版された。当時はアトモキセチン（atomoxetine：ATX）製剤であるストラテラ（strattera）が発売されておらず，2009年6月19日の販売開始後もしばらくガイドラインの改定は行われていなかった。2016年9月，新たに『注意欠如・多動症−ADHD−の診断・治療ガイドライン 第4版』[2]（以下，第4版ガイドライン）が出版され，このなかに記載されている治療・支援ガイドラインの一部が，現在わが国で最新の薬物治療ガイドラインとなっている。

　一方，欧米では以前より多数の診断・治療ガイドラインが作成されてきた。そこで今回は，第4版ガイドラインを参考にしながら，2016年12月までに発表されている海外のガイドラインや論文を引用して推奨文案を作成した。主に参考にしたのは，国際児童青年精神医学連合会（International Association for Child and Adolescent Psychiatry and Allied Professions：IACAPAP），米国小児科学会（American Academy of Pediatrics：AAP），米国児童青年精神医学会（American Academy of Child and Adolescent Psychiatry：AACAP），米国国立精神衛生研究所（National Institute of Mental Health：NIMH），ヨーロッパ児童青年精神医学会（European Society for Child and Adolescent Psychiatry：ESCAP），英国国立医療技術評価機構（UK National Institute for Health and Care Excellence：NICE），カナダADHDリソースアライアンス（Canadian ADHD Resource Alliance：CADDRA），豪州国立健康医学研究評議会（Australian National Health and Medical Research Council：NHMRC），スコットランド大学連合ガイドラインネットワーク

（Scottish Intercollegiate Guidelines Network：SIGN）が発表しているガイドライン[3)-11)]と，Texas Children's Medication Algorism[10)]，the Dundee ADHD Clinical Care Pathway[11)]である。上記のいずれも，疾病及び関連保健問題の国際統計分類（国際疾病分類，International Statistical Classification of Disease and Related Health Problems：ICD）が定める多動性障害（Hyperkinetic Disorder：HKD）より広範な診断基準を敷く，精神障害の診断と統計マニュアル（Diagnostic and Statistical Manual of Mental Disorder：DSM）が定めるAttention-Deficit/Hyperactivity Disorder（AD/HD）の患者までを対象として記述されている。

現在，日本国内でADHDの適用承認を受けている薬剤はコンサータとストラテラ，インチュニブの3剤のみであり，いずれの薬剤も適応年齢下限を6歳としているため，本推奨文案は6歳以上18歳未満を対象とする。また，各ガイドラインは，わが国で処方が不可能な薬剤の記載をとばし参考にしたが，近日中にわが国でも適用承認を受けそうな薬剤については付記した。

なお，4～5歳の患者に対するメチルフェニデートの効果と安全性を検討した報告も現れている。AAPやSIGNのガイドラインでは，ほかの治療法で効果が得られなかった場合にかぎって，就学前の患者に対してもMPHの投与を推奨している[12),13)]。

クリニカルクエスチョンと推奨・解説

CQ 1. ADHDに薬物治療は有効なのか？　また，薬物治療の位置づけは？

▶ 推奨

> ADHDの治療に薬物治療は有効である。原則的に，薬物治療は心理社会的治療の効果が不十分であった場合に，追加併用が検討されるべき選択肢である。

▶ 解説

世界各国のガイドラインで現在ADHDの第一選択薬とされているPsychostimulant（精神刺激薬，わが国で言えばOROS-MPH）の効果と安全性は，すでに多数の臨床試験やシステマティックレビュー，メタアナリシスにより検討されている[14)-18)]。それらによれば，Psychostimulantはプラセボより効果的で（effect sizeは0.8から1.1），おおよそ70％の症例に有効であるとされている。一方，Non-stimulantの代表であるATXの効果と安全性に関しても多数の報告があり[16),19)-22)]，その有効性はほかのNon-stimulantに比べ大きく（effect sizeは0.8），MPHと同等であると報告されている。なお，有害事象に関する報告にはデータにばらつきがあり，確定的なエビデンスはいまだ見当たらない。

上記のガイドラインのなかでも薬物治療の位置づけは異なる。AAPやAACAPは薬物治療を基本的な治療法としたうえで，心理社会的な治療を薬物治療の補完策として位置づけているが，IACAPAPやESCAP，NICE，CADDRA，NHMRCは心理社会的治療を基盤に，必要に応じて薬物治療を組み込んでいくという姿勢をとっている。わが国の第4版ガイドラインは，第3版ガイドライン以来，2004年に実施されたADHDの診断・治療の現状に関する全国調査を根拠に後者の立場をとっている。リタリンの適応縮小とコンサータ，ストラテラの発売により，治療実態に大きな変化があったことは間違いないが，臨床的な印象を踏まえれば，わが国ではやはり心理社会的治療を優

先させる姿勢のほうが受け入れられやすいと思われる。心理社会的な介入を通じ，子どもの健全な自尊心の回復や，自己効力感の獲得が期待される。

ADHDの治療は，親への疾病教育やペアレントトレーニング，学校との連携，子どもに対する行動治療や生活技能訓練，認知行動療法といった心理社会的支援策から始めるべきである。それらによって効果が見出されない場合や，事態が深刻化し親や学校などが対応に限界を迎えつつある場合には，薬物治療の適用を検討する。友人関係や学校生活などで重大な機能障害を来している症例では，治療開始当初より薬物治療を併用する必要性が高い。なお，第4版ガイドラインは，アンケート調査に基づくエキスパート・コンセンサスとして，「ADHDの症状が重篤」，「著しい自尊心の低下」，「日常生活上の困難」，「仲間関係の問題」，「(ADHD症状による) 顕著な学習困難」の5要因のいくつかが存在し，DSM-5のいう現在の重症度が「重度」である場合は，治療初期から薬物治療導入の検討をすべきとしている。

薬物治療は，リスクとベネフィットを慎重に検討し，子どもの利益につながると判断された場合にのみ開始されるべきである。

CQ 2. 薬物治療開始前にすべきことは？

▶ 推奨

> 薬物治療を開始する前に，脈拍数，血圧，身長，体重の測定や，心電図，血液検査などを実施し，異常がないことを確認する。また，心疾患などの既往歴や突然死の家族歴を聴取する。

▶ 解説

多くのガイドラインが上記と同様の投与前評価を推奨している。これらは，薬物治療の可否を検討する材料となる。さらに，投与開始後の有害事象を評価する基準となる[1)-11)]。

もちろん，薬物治療の適用を検討する段階では，ADHDの診断に必要な情報，精神的・身体的合併症の評価に必要な情報，既往歴（チック症やてんかん，物質乱用歴など），家族歴などの情報を収集すべきことは言うまでもない。

また，第4版ガイドラインでは，薬物治療の導入に際して，医師は子どもとその親，あるいはそれに代わる保護者に対し，処方薬剤の効果とその根拠，副作用（不眠，眠気，頭痛，食欲不振，悪心，体重減少，成長遅延，心循環器系の異常，チックの増悪など）について十分に説明し，インフォームド・コンセントをとることを必須としている。副作用に関する説明は，子ども本人や保護者などの抵抗感や拒否感を強める可能性があるが，正しい理解と同意を得ることができれば，薬物治療のアドヒアランスを高めるだけでなく，有害事象の早期発見につながり，リスク管理にも有効であろう[1),2)]。近年，インフォームド・アセント概念の普及に伴い，その重要性はより強く認識されている。児童・青年に対してどのようにインフォームド・アセントを行うべきかについては，本紙別章の「発達障害を含む児童・思春期精神疾患患者へのインフォームド・アセントのガイドライン作成と普及についての研究」を参照されたい。

CQ 3. チックや不安症などの併存症がない場合，ADHD患者に対する薬物治療の第一選択薬は？

▶ 推 奨

> チックや不安障害などの併存症がない場合，ADHD患者に対する薬物治療の第一選択薬は，長時間作用型メチルフェニデート製剤であるコンサータと，アトモキセチン製剤であるストラテラのいずれかである。

▶ 解 説

AAPやESCAPのように，MPHを第一選択薬に掲げるガイドラインと，NICEや第4版ガイドラインのように状況に応じてMPHとATXのいずれか一方を選択するよう記したガイドラインがある。両薬剤の効果が同等であるとするメタアナリシス[23]が公表されたためか，新しいガイドラインは，明確な序列を記していないものが多い。ESCAPにおいては，費用対効果も視野に入れて第一選択薬をMPHに決定している。

このような流れから，わが国のガイドラインもどちらか一方を第一選択薬とするのではなく，OROS-MPH，ATX，両薬剤のうち一方を薬剤プロフィールに合わせ，各々の症例に選択できるよう幅をもたせるほうが現実的であろう。早急な効果発現が望まれる場合，主に日中活動に効果を要する場合，剤形として錠剤を望む場合などにはOROS-MPHを選択する。24時間効果を要する場合，剤形としてカプセルや液剤を望む場合，薬物乱用がある場合などにはATXを選択する。不眠，過眠，食欲低下など，対象症例にとってリスクの高い有害事象や，コンプライアンス（内服回数）も考慮に入れて検討するとよいであろう。

添付文書によれば，コンサータは，「てんかん又はその既往歴のある患者」に対して慎重投与とされているが，「てんかんが併存する患者においても，ほとんどの場合安全かつ効果的である。」との報告もみられている。リスクとベネフィットを十分検討し，モニタリングの環境を調整したうえであれば，てんかん合併例に対してMPHを投与することも可能である[24),25)]。

また，コンサータ適正使用ガイド[26)]は，青年期以降（13歳以上）の患者においては，併存障害（反社会的傾向）の有無，患者本人または家族における物質依存傾向の有無，乱用などの危険性に留意し，心理社会的治療を最優先で検討すべきであるとしている。また，複数のガイドラインが，薬物乱用の既往，リスクのある患者や，家族などに薬物の横流しをしそうな者がいる場合には，ATXを第一選択とすべきであるとしている。しかし海外では，「適正量を守って内服すれば，依存形成のリスクはコカインより低い」[27)]，「早期のMPH使用が薬物依存につながりやすいというエビデンスはない」，「MPHにて治療中のほうが未治療のADHD患者より薬物依存が少ない」[28)]などの報告もなされている。海外とわが国とでは薬物乱用を取り巻く環境も異なり，引き続き議論が必要である。ちなみに，ATXに乱用のリスクは報告されていない。

なお，CADDRAのガイドラインは，大うつ病，双極性感情障害，薬物依存症はADHDに優先して治療されるべきであるとしている。

現在，AACAPやCADDRA，NIMHなどがすでに第一選択薬として記述しているリスデキサンフェタミン（商品名：ビバンセ）がわが国でも承認申請されている。今後認可を受けることになれば，

再びガイドラインの改定が必要になるだろう[29),30)]。

CQ 4. 不安症が併存する場合，ADHD患者に対する薬物治療の第一選択薬は？

▶ 推奨

> 不安症が併存する場合，ADHD患者に対する薬物治療の第一選択薬は，ATXである。

▶ 解説

　不安症を併存するADHD患者に対して，IACAPAP，ESCAPはATXを第一選択に推奨している[31),32)]。一方，日本国内のエキスパート・コンセンサスを根拠にした第4版ガイドラインでは，6歳以上13歳未満の年代ではOROS-MPHかATXのいずれかの単剤処方を，13歳以上18歳未満の年代ではATXの単剤処方を推奨している。MPH，ATX両剤がADHD患者の不安の軽減に効果を示したが，ATXがより効果的だったとの報告[33)]があること，また，わが国では過度の不安，緊張，興奮性のある患者へのOROS-MPHの投与は禁忌とされていることより，本推奨文案では上記のとおり，いずれの年代でもATXを第一選択薬とした。

CQ 5. チック症を併存する場合，ADHD患者に対する薬物治療の第一選択薬は？

▶ 推奨

> チック症を併存する場合，ADHD患者に対する薬物治療の第一選択薬は，ATXである。

▶ 解説

　コンサータの添付文書上，「運動性チックのある患者，トゥレット症候群又はその既往歴・家族歴のある患者」は投与禁忌となっているため，チック症を併存するADHD患者に対してはATXが第一選択薬になる。しかし，最近では，「Psychostimulantの投与は，チックに影響を与えない」という研究報告[34)-38)]も公表されており，今後，チック合併症例に対するOROS-MPHの投与に関する報告が増えていくかもしれない。実際，チック症をもつADHD患者に対するOROS-MPHの投与を禁忌としていない国もある。後にCQ11で示す効果判定によりATXが有効と判断されなかった場合，MPHの投与を検討してもよいかもしれない。臨床現場では，OROS-MPH以外に重度のADHD症状を改善できず，投与によりチック症状が悪化しないケースでは，例外的にOROS-MPHを採用することがありうる。その際は，患者本人，保護者にその旨を説明したうえで，インフォームド・コンセントを得て実施する必要がある。

CQ 6. 素行症を併存する場合，ADHD患者に対する薬物治療の第一選択薬は？

▶ 推奨

> 素行症を併存する場合，ADHD患者に対する薬物治療の第一選択薬は，OROS-MPHかATXのいずれかである。

▶ 解説

素行症を併存するADHD患者に対して，ESCAP，NICEは，MPHを第一選択薬に推奨している。だが，OROS-MPH，ATX各々の素行症に対する有効性の報告は複数存在するが，両剤を直接比較した試験はない[39)-42)]。第4版ガイドラインは，エキスパート・コンセンサスを根拠に，OROS-MPHかATXのいずれかの単独処方を第一選択としている。そこで今回は，薬剤プロフィールに合わせ各々の症例に適した薬剤が選択できるよう，第4版ガイドラインの推奨文案を引用した。

CQ 7. 投与量はどのように決定すべきか？

▶ 推奨

> 初期量，増量ペース，最大投与量は各薬剤の添付文書に従い決定する。

▶ 解説

これらは添付文書の記載を遵守する。増量は診察ごとに行う。症状が残存している場合は，有害事象がないかぎり増量する。有害事象が出ても，効果とメリットを比較して同量で継続するか検討する。OROS-MPHに関しては休薬日を設けることも可能だが，一致した指針はない。

CQ 8. OROS-MPH投与に際して注意すべき点は？

▶ 推奨

> 有害事象として，食欲低下，睡眠障害，頭痛，運動チック，いらいら，腹痛などの出現頻度が高い。出現した場合は投与量の減量，中止が原則である。

▶ 解説

有害事象への対応に関して一致した見解は存在しないが，出現してしまった場合は，原則的に処方の減量，中止が望ましいだろう。しかし，効果により得られるメリットが，有害事象のデメリットを上回る場合，その程度と患者本人，保護者の意向などから総合的に判断し，有害事象に対症療法を施しながら処方を継続する場合があろう。上記の有害事象から引き起こされる問題でよく議論に上がる成長遅延と，起こってしまった場合に取り返しのつかない突然死に関して，以下に補足する。

(1) 成長遅延

MPH投与による成長遅延に関する報告は複数存在するが，その結論は一致していない[43)-48)]。投与期間中は，身長の伸びが1年に1〜1.5cm程度少なくなるが，投与終了後2年の間に急成長し，成人

になると未投与群と同等の身長になるとの報告もある[49]。しかし，結論が出ていない以上，ほかのガイドライン同様，年齢相応の身長に比べ成長遅延が著しい場合は投与を中止し，場合によってはATXに置換することを推奨する。食後に内服する，早朝・深夜に食事をする，おやつを摂取する，高カロリーのものを選択する，長期休暇には休薬する，などの工夫も検討すべきだろう。

(2) MPHは突然死のリスクを高めるか？

突然死に関して，依然として議論が展開されている。「MPHが心奇形をもつ患者の突然死のリスクを高めるというエビデンスはない」という報告や，「MPHが心血管系イベントのリスクを高めるというエビデンスはない」という報告がなされているが，引き続き心血管系の合併症がある患者に対しては，適用を慎重に評価し，モニタリングも綿密に予定を組んで実施されるべきであろう（なお，不整頻拍，狭心症のある患者には投与禁忌となっている）[50)-55)]。

CQ 9. ATX投与に際して注意すべき点は？

▶推奨

> 食欲低下，眠気，腹痛，嘔吐，消化不良，眩暈，の出現頻度が高い。出現した場合は投与量の減量，中止が原則である。

▶解説

有害事象が出現した場合の対応は，MPHと同様である。上記のほか，ATXは希死念慮を誘発する可能性が指摘されており[56)]，IACAPAP，ESCAP，NICEなどは，希死念慮，抑うつ気分などの出現に対して注意を喚起している（希死念慮はMPHでも同程度に起こるとする報告もある）。処方に際して，上記の旨を周知すべきである。

また，ATXはMPHに比べ高頻度で食欲低下を引き起こすとの報告[57)]がある一方で，長期的には身長，体重に影響しないとする報告もある[56),58)]。

CQ10. どんなモニタリングが必要か？

▶推奨

> 薬物治療中は，有害事象，および成長のモニターを継続する。定期的にバイタル測定，心電図，血液検査を実施し投与前との変化を評価する。

▶解説

身長，体重に関しては，IACAPAP，ESCAP，NICEなどが3～6カ月に一度の評価を推奨している。そのほか，頻度に関する一致した基準はないが，投与前評価の状態に応じて定期的に上記のモニタリングを継続することが推奨される。特に，処方量を調整している段階においては診察ごとに有害事象，バイタルなどモニターすべきだろう。

CQ11. 効果判定はいかにして行うか？

▶ 推奨

> 効果判定は，患者本人，親，およびその児童が通学する学校の教師による行動評価尺度（ADHD Rating Scale-Ⅳ（家庭版／学校版），Conners 3（保護者用／教師用／本人用）），SNAP-Ⅳ Rating Scale（親用／教師用），Home Situations Questionnaire（家庭状況質問表））や，親や教師の行動の改善状況に関する印象度（Global Assessment；GA），担当医師による総合的な改善状況に関する印象度（Clinical Global Impression；CGI）などを用い，経時的変化を定期的に評価することが望ましい。これらと，診察時の臨床所見，患者本人や保護者，学校の評価をもとに医師が総合的に判断すべきである。

▶ 解説

　MPHは投与後数時間で効果を示すが，ATXは完全に効果を示すのに6～8週間かかると言われている。反応者は4週頃から，何らかの効果が発現するとも言われている。効果判定は，効果発現までの期間を踏まえ，上記のような評価尺度を用いて実施する。ちなみに，DACCPによれば，英国では，未治療のADHD患者のADHD-RS-Ⅳスコアは41.8±8.3と報告されており，11点以上の改善があれば治療効果があったと判定されている[59]。

CQ 12. 各薬剤が推奨される至適最大用量に達しても効果が乏しい場合や，有害事象が著しい場合はどうすればよいか？

▶ 推奨

> 第二選択薬，つまり，第一選択薬として選択しなかったもう一方のADHD治療薬に置換する。置換後も効果が乏しい場合などは，二剤併用，もしくは気分安定薬，抗精神病薬などの第三選択薬の併用を検討する。

▶ 解説

　一剤目と二剤目の併用に関するエビデンスは蓄積がなく[60)-63)]，置換が原則と考えられる。併用により相加的な効果はないとする報告や，高い有効性が得られたとする報告がある。一方，有害事象の発現は増えるとの報告が多く，安全性に関する検討も不十分である。

　第三選択薬に関しては，わが国におけるエビデンスの蓄積はない。海外のガイドラインや論文を引用すると，第三選択薬の候補にあがるのは，グアンファシン，クロニジン，モダフィニル，三環系抗うつ薬（主にイミプラミン）である（日本国内で処方できるもの，今後新薬の承認が見込まれるもののみを引用した）。その優劣は定まっておらず，ガイドラインにより投与順はまちまちである。なお，国内ではグアンファシン（商品名：インチュニブ）以外の薬剤はADHDに対し適応未承認である。

(1) グアンファシン

　海外では，ADHDの子どもに対して，長時間作用型グアンファシン製剤がプラセボに比べ有効であったとするランダム化比較試験が報告されている[64)-67)]。国内でも，2/3相臨床試験にて小児ADHD

患者に対する二重盲検プラセボ対照試験が実施され，その有効性が示された。

グアンファシンはαアゴニストであり，不注意症状より多動性・衝動性に有効である。有害事象として，眠気，口渇が多いと報告されている。また，もともと降圧薬であった背景からも明らかなように，血圧低下・徐脈には注意が必要である。起立性調節障害や循環器疾患の患者には慎重投与を行うべきである。本剤は，OROS-MPHとATXに共通する副作用である食欲低下を来さない。運動性チックのある患者に対してOROS-MPHの投与は禁忌とされているが，本剤はチック症状にも有効性が示されている[68]。

さらに海外では，Psychostimulantと本剤の併用の有効性を示す報告もみられている[69]。

なおAAPは，長時間作用型グアンファシン製剤をATXと併記して第二選択薬としている。

(2) クロニジン

自閉症スペクトラム症，チック症，素行症の子どものADHD症状に対して，クロニジンがプラセボに比べ有効であったとするシステマティックレビューが報告されている[70]。また，クロニジンとMPHのランダム化比較試験も報告されており，その効果に有意差はないとされている[71]。

クロニジンもグアンファシン同様αアゴニストであり，不注意症状より多動性，衝動性に有効である。有害事象として，鎮静，いらいら，口渇，が多いと報告されている[70]。チックのためMPHが投与できない症例，MPHにより不眠が惹起されてしまう症例に対して用いられることが多い。

海外ではすでに長時間作用型クロニジン製剤が販売されており，その有効性と安全性が報告されている[72]。AAPは，長時間作用型クロニジン製剤をATXと併記して第二選択薬としている。

(3) モダフィニル

ADHDの子どもに対して，モダフィニルがプラセボに比べ有意に効果を示したとするランダム化比較試験が報告されている[73]。また，モダフィニルとMPHのランダム化比較試験も報告されており，その効果に有意差はないとされている[74]。

モダフィニルの作用機序の詳細は明らかではないが，GABA遊離抑制作用を介して中枢性$α_1$活性を上昇させ，上行性網様体賦活系を刺激すると考えられている。有害事象として，不眠，食欲低下が多いと報告されている[71]（MPHより有意に多いとの報告あり）[74]。

(4) 三環系抗うつ薬（主にイミプラミン）

イミプラミンの代謝産物であるデシプラミンが，AHDH症状を軽減すると報告したシステマティックレビューがあるが，その効果と安全性の評価は不十分である[75),76)]。

なお，リスペリドンなどの抗精神病薬は，多動への効果は多少期待できても，認知機能を改善することはない[77]。自閉スペクトラム症が併存している場合や，攻撃性，情緒不安定などがある場合にのみ，投与が有効かもしれない。第4版ガイドラインでは，エキスパート・コンセンサスを根拠に，ADHD治療薬と気分安定薬あるいは抗精神病薬の併用を第三選択肢としているが，エビデンスは乏しい。また，上記のとおり主に中核症状にではなく周辺症状に対する効果が期待される。

とはいえ，わが国では適用もなく，処方経験をもつ医師も非常に少ない上記の薬物が，わが国のガイドラインに含まれるべきではない。実際の臨床現場では第4版ガイドラインに即した処方がなされているのが実情であろう。新薬の認可に伴い，日本独自のデータを蓄積し，引き続きエビデンスに基づいたガイドラインを作成していくことが求められる。

CQ13. 薬物治療のやめ時，やめ方は？

▶ **推奨**

> ADHD症状に一定の改善を認め状態が安定したら，まず週末の休薬を試みる。安定した状態が長らく維持されていることが確認できたら，薬物治療終結の検討をすべきである。終結する場合には，長期休暇などに一定期間の休薬を試み，ADHD症状が増悪しないことを確認したうえで終結する。

▶ **解説**

薬物治療の終結時期に関する一致した基準はない。第3版ガイドラインには，「薬物治療が積極的な治療段階から維持治療の段階に至ってから，その水準を持続させる維持治療の持続期間は最低限2，3年間，しばしばそれ以上となるのではないだろうか」とある。OROS-MPHの添付文書には，重要な基本的注意として「本剤を長期間投与する場合には，個々の患者に対して定期的に休薬期間を設定して有用性の再評価を実施すること」との記載があり，ATXを含め定期的休薬日（例えば毎週週末の1日など）を設定することが推奨されている。安定した状態が長らく維持されていることが確認できたら，薬物治療終結の検討をすべきである。休薬を試みる際には，長期休暇などにおおむね2週間程度の休薬期間を設け，終結の可否を検討することを推奨する。休薬期間中でもレスキューとしてコンサータを内服できるように対応するなどの工夫もよいであろう。

おわりに

はじめに示したとおり，本ガイドラインは2016年12月時点で得られる情報をまとめて作成した。2017年3月，わが国でもインチュニブが小児におけるADHDへの適応を承認され，今後も新薬の登場が見込まれている。

これまでわが国のデータに基づくエビデンスの蓄積は乏しい。これからは，新薬を含めた各ADHD治療薬の有効性，認容制などに関してわが国独自のデータを積み重ね，ガイドラインをブラッシュアップしていく必要がある。

（海老島 健）

文献

1) 齊藤万比古，渡部京太・編：注意欠如/多動性障害－ADHD－の診断・治療ガイドライン 第3版．じほう，東京，2008
2) 齊藤万比古・編：注意欠如/多動症－ADHD－の診断・治療ガイドライン 第4版．じほう，東京，2016
3) Rey J, et al：IACAPAP Textbook of Child and Adolescent Mental Health, SectionD, 2012
4) Clinical practice guideline of ADHD, American Academy of Pediatrics（AAP），2011
5) Practice Parameter for the Assessment and Treatment of Children and Adolescents With Attention-Deficit/Hyperactivity Disorder, American Academy of Child and Adolescent Psychiatry（AACAP），2007
6) National Institute of Mental Health（NIMH）. Attention Deficit Hyperactivity Disorder. United States, 2002.
7) European clinical guidelines for hyperkinetic disorder, European Society for Child and Psychiatry（ESCAP），2004
8) Recommendations for the diagnosis and management of ADHD, UK National Institute for Health and Care

Excellence (NICE), 2008
9) Canadian ADHD Practice Guidelines, The Canadian ADHD Resource Alliance (CADDRA), 2014
10) Clinical practice points on the diagnosis, assessment and management of attention deficit hyperactivity disorder in children and adolescents, Australian National Health and Medical Research Council (NHMRC), 2012
11) Management of attention deficit and hyperkinetic disorders in children and young people -A national clinical guideline-, Scottish Intercollegiate Guidelines Network (SIGN), 2009
12) Greenhill L, et al：Efficacy and safety of immediate-release methylphenidate treatment for preschoolers with ADHD. J Am Acad Child Adolesc Psychiatry, 45 (11)：1284-1293, 2006
13) Ghuman JK, et al：Psychopharmacological and other treatments in preschool children with attention-deficit/hyperactivity disorder; current evidence and practice. J Child Adolesc Psychopharmacol, 18 (5)：413-447, 2008
14) Swanson JM, et al：Etiologic subtypes of attention-deficit/hyperactivity disorder; brain imaging, molecular genetic and environmental factors and the dopamine hypothesis. Neuropsychology Review, 17：39-59, 2007
15) Biederman J, et al：Psychopharmacological interventions. Child and Adolescent Psychiatric Clinics of North America, 17：439-458, 2008
16) Faraone SV, Buitelaar J：Comparing the efficacy of stimulants for ADHD in children and adolescents using meta-analysis. European Child & Adolescent Psychiatry, 19：353-364, 2010
17) Santosh PJ, Taylor E：Stimulant drugs. Eur Child Adolesc Psychiatry, 9 (Suppl 1)：I27-I43, 2000
18) Barbaresi WJ, et al： Modifiers of longterm school outcomes for children with attention-deficit/hyperactivity disorder; does treatment with stimulant medication make a difference? Results from a population-based study. J Dev Behav Pediatr, 28 (4)：274-287, 2007
19) Cheng JY, et al：Efficacy and safety of atomoxetine for attentiondeficit/hyperactivity disorder in children and adolescents-meta-analysis and metaregression analysis. Psychopharmacology, 194 (2)：197-209, 2007
20) Michelson D, et al：Once daily atomoxetine treatment for children and adolescents with ADHD; a randomized, placebocontrolled study. Am J Psychiatry, 159 (11)：1896-1901, 2002
21) Shang CY, et al：An Open-Label, Randomized Trial of Methylphenidate and Atomoxetine Treatment in Children with Attention-Deficit/Hyperactivity Disorder. J Child Adolesc Psychopharmacol., 25 (7)：566-573, 2015
22) Raveen H, et al：Comparative efficacy and acceptability of methylphenidate and atomoxetine in treatment of attention deficit hyperactivity disorder in children and adolescents; a meta-analysis BMC Psychiatry, 11：176, 2011
23) Bush CJ, Savill NC：Systematic review of atomoxetine data in childhood and adolescent attention-deficit hyperactivity disorder 2009-2011; focus on clinical efficacy and safety. J Psychopharmacol, 28 (3)：204-211, 2014
24) Gross-Tsur V, et al：Epilepsy and attention deficit hyperactivity disorder： Is methylphenidate safe and effective? Pediatr, 130：670-674, 1997
25) Hemmer SA, et al：Stimulant therapy and seizure risk in children with ADHD. Pediatr Neurol, 24：99-102, 2001
26) コンサータ適正使用ガイド 改訂第2版（2013年12月作成），ヤンセンファーマ株式会社，2013
27) Volkow ND, Swanson JM：Variables that affect the clinical use and abuse of methylphenidate in the treatment of AD/HD. Am J Psychiatry, 160：1909-1918, 2003
28) Wilens TE, et al：Does stimulant therapy of attention-deficit/hyperactivity disorder beget later substance abuse? A meta-analytic review of the literature. Pediatrics, 111：179-185, 2003
29) Coghill D, et al：European, randomized, phase 3 study of lisdexamfetamine dimesylate in children and adolescents with attention-deficit/hyperactivity disorder. Eur Neuropsychopharmacol., 23 (10)：1208-1218, 2013
30) Nagy P, et al：Functional outcomes from a head-to-head, randomized, double-blind trial of lisdexamfetamine dimesylate and atomoxetine in children and adolescents with attention-deficit/hyperactivitydisorder and an inadequate response to methylphenidate. Eur Child Adolesc Psychiatry, 25 (2)：141-149, 2016
31) MTA-Cooperative-Group： A 14-month randomized clinical trial of treatment strategies for attention-deficit/hyperactivity disorder. The MTA Cooperative Group. Multimodal treatment study of children with

ADHD. Arch Gen Psychiatry ,56（12）：1073-1086, 1999
32) Sumner C, et al：Atomoxetine treatment for pediatric patients with ADHD and comorbid anxiety. J AM Acad Child Adolesc Psychiatry, 46（9）：1119-1127, 2007
33) Snircova E, et al：Anxiety reduction on atomoxetine and methylphenidate medication in children with ADHD. Pediatr Int, 58（6）：476-481, 2016
34) Palumbo D et al：Emergence of tics in children with ADHD：impact of once-daily OROS methylphenidate therapy. J Child Adolesc Psychopharmacol,14：185-194, 2004
35) Tourette-Syndrome-Study-Group; Treatment of ADHD in children with tics：a randomized controlled trial. Neurology, 58：527-536, 2002
36) Allen AJ, et al：Atomoxetine treatment in children and adolescents with ADHD and comorbid tic disorders. Neurology 65：1941-1949, 2005
37) Law SF, et al：Do typical clinic doses of methylphenidate cause tics in children treated for attention-deficit hyperactivity disorder? J Am Acad Child Adolesc Psychiatry, 38（8）：944-51, 1999
38) Cohen SC, et al：Meta-Analysis; Risk of Tics Associated With Psychostimulant Use in randomized, Placebo-controlled Trials. J Am Acad Child Adolesc Psychiatry, 54（9）：728-736, 2015
39) Connor DF, et al：Psychopharmacology and aggression. I；a metaanalysis of stimulant effects on overt/covert aggression-related behaviors in ADHD. J Am Acad Child Adolesc Psychiatry, 41（3）：253-261, 2002
40) Wolraich ML, et al： Randomized, controlled trial of oros methylphenidate once a day in children with attention-deficit/hyperactivity disorder. Pediatrics, 108：883-892, 2001
41) Kaplan S, et al：Efficacy and safety of atomoxetine in childhood attention-deficit/hyperactivity disorder with comorbid oppositional defiant disorder. J Atten Disord , 8：45-52, 2004
42) Newcorn JH, et al：Atomoxetine treatment in children and adolescents with attention-deficit/hyperactivity disorder and comorbid oppositional defiant disorder. J Am Acad Child Adolesc Psychiatry, 44：240-248, 2005
43) Pliszka S：Practice parameter for the assessment and treatment of children and adolescents with attention-deficit/hyperactivity disorder. Journal of the American Academy of Child & Adolescent Psychiatry, 46：894-921, 2007
44) Prendergast M, et al：The diagnosis of childhood hyperactivity; A U. S.-UK cross-national study of DSM-III and ICD-9. J Child Psychol Psychiatry, 29：289-300, 1988
45) Spencer T, et al：Growth deficits in ADHD children revisited; Evidence for disorder-associated growth delays? J Am Acad Child Adolesc Psychiatry, 35（11）：1460-1469, 1996
46) Swanson JM, et al：A comparison of once-daily extended-release methylphenidate formulations in children with attention-deficit/hyperactivity disorder in the laboratory school（the Comacs Study）. Pediatrics, 113：e206-e216, 2004
47) Wilens T, et al：ADHD treatment with once-daily OROS methylphenidate; final results from a long-term open-label study. J Am Acad Child Adolesc Psychiatry, 44：1015-1023, 2005
48) Swanson J, et al：Effects of stimulant medication on growth rates across 3 years in the MTA follow-up. J Am Acad Child Adolesc Psychiatry, 46（8）：1015-1027, 2007
49) Methylphenidate：growth retardation. Prescrire Int, 20（120）：238-239, 2011
50) Cooper WO, et al：ADHD drugs and serious cardiovascular events in children and young adults. New England Journal of Medicine, 365：1896-1904, 2011
51) Elia J, Vetter VL：Cardiovascular effects of medications for the treatment of attention-deficit hyperactivity disorder; what is known and how should it influence prescribing in children? Paediatric Drugs, 12：165-175, 2010
52) Stiefel G, Besag FM：Cardiovascular effects of methylphenidate, amphetamines and atomoxetine in the treatment of attention-deficit hyperactivity disorder. Drug Safety, 33：821-842, 2010
53) Perrin JM, et al：American Academy of Pediatrics, Black Box Working Group, Section on Cardiology and Cardiac Surgery; Cardiovascular monitoring and stimulant drugs for attentiondeficit/hyperactivity disorder. Pediatrics, 122（2）：451-453, 2008
54) McCarthy S, et al：Mortality associated with attention-deficit hyperactivity disorder（ADHD）drug treatment; a retrospective cohort study of children, adolescents and young adults using the general practice research database. Drug Saf, 32（11）：1089-1110, 2009
55) Gould MS, et al：Sudden death and use of stimulant medications in youths. Am J Psychiatry, 166（9）：992-

1001, 2009
56) Bangs ME, et al：Meta-analysis of suicide-related behavior events in patients treated with atomoxetine. J Am Acad ChildAdolesc Psychiatry, 47：209-218, 2008
57) Wang Y, et al：Atomoxetine versus methylphenidate in paediatric outpatients with attention deficit hyperactivity disorder; a randomized, doubleblind comparison trial. Aust NZ J Psychiatry, 41：222-230, 2007
58) Spencer TJ, et al：Effects of atomoxetine on growth after 2-year treatment among pediatric patients with attention-deficit/hyperactivity disorder. Pediatr, 116：e74-e80, 2005
59) David Coghill, Sarah Seth：Effective management of attention-deficit/hyperactivity disorder (ADHD) through structured re-assessment; the Dundee ADHD Clinical Care Pathway (DACCP). Child Adolesc Psychiatry Ment Health, 9：52, 2015
60) Carlson GA, et al：A pilot study for augmenting atomoxetine with methylphenidate; safety of concomitant therapy in children with attention-deficit/hyperactivity disorder. Child Adolesc. Psychiatry Ment. Health, 1：10, 2007
61) Hammerness, P, et al：An open study of adjunct OROS-methylphenidate in children who are atomoxetine partial responders II；Tolerability and pharmacokinetics. J. Child Adolesc. Psychopharmacol, 19：493-499, 2009
62) Wilens, T. E., et al：An open study of adjunct OROS-methylphenidate in children who are atomoxetine partial responders；I. Effectiveness. J. Child Adolesc. Psychopharmacol, 19：485-492, 2009
63) Tama's Treuer, et al：A Systematic Review of Combination Therapy with Stimulants and Atomoxetine for Attention-Deficit/Hyperactivity Disorder, Including Patient Characteristics, Treatment Strategies, Effectiveness, and Tolerability. Journal of Child and Adolescent Psychopharmacology, 23 (3)：179-193,2013
64) Scahill L, et al：A placebo-controlled study of guanfacine in the treatment of children with tic disorders and attention deficit hyperactivity disorder. Am J Psychiatry, 158：1067-1074, 2001
65) Sallee FR, et al：Long-term safety and efficacy of guanfacine extended release in children and adolescents with attention-eficit/hyperactivity disorder. J Child Adolesc Psychopharmacol, 19 (3)：215-226, 2009
66) Biederman J, et al：Long-term, openlabel extension study of guanfacine extended release in children and adolescents with ADHD. CNS Spectr, 13 (12)：1047-1055, 2008
67) Biederman J, et al；A randomized, doubleblind, placebo-controlled study of guanfacine extended release in children and adolescents with attention-deficit/hyperactivity disorder. Pediatrics, 121 (1)：e73-84, 2008
68) Whittington C, et al：Practical review；Treatments for Tourette syndrome in children and young people -a systematic review. J Child Psychol Psychiatry, 75 (9)：988-1004, 2016
69) Culter AJ, et al：Response/ remission with guanfasine extended-release and psychostimulants in children and adolescents with attention-deficit/ hyperactivity disorder. Jam Acad Child Adolesc Psychiatry, 57 (9)：1092-1101, 2014
70) Connor DF, et al：A meta-analysis of clonidine for symptoms of attention-deficit hyperactivity disorder. J Am Acad Child Adolesc Psychiatry, 38：1551-1559, 1999
71) Kurlan R, et al：Treatment of ADHD in children with tics；A randomized controlled trial. Neurology, 58：527-536, 2002
72) Jain R, et al：Clonidine extended-release tablets for pediatric patients with attention-deficit/hyperactivity disorder. J Am Acad Child Adolesc Psychiatry, 50 (2)：171-179, 2011
73) Biederman J, et al：A comparison of once-daily and divided doses of modafinil in children with attention-deficit/hyperactivity disorder; a randomized, double-blind, and placebo-controlled study. J Clin Psychiatry, 67：727-735, 2006
74) Amiri S, et al：Modafinil as a treatment for attention-deficit/hyperactivity disorder in children and adolescents; a double blind, randomized clinical trial. Prog Neuropsychopharmacol Biol Psychiatry, 32：145-149, 2008
75) Ghanizadeh A：A systematic review of the efficacy and safety of desipramine for treating ADHD. Curr Drug Saf, 8 (3)：169-174, 2013
76) Singer HS, et al：The treatment of Attention Deficit-Hyperactivity Disorder in Tourette's syndrome; A double-blind placebo-controlled study with clonidine and desipramine. Pediatrics, 95：74-81, 1995
77) Thomson A, et al：Risperidone for attention-deficit hyperactivity disorder in people with intellectual disabilities. Cochrane Datebase of systematic Reviews, 15 (2), 2009

第Ⅰ章　児童・青年期精神疾患の薬物治療ガイドライン

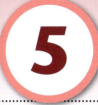

自閉スペクトラム症（ASD）の包括的支援環境下における薬物治療

はじめに——背景と目的

　自閉症スペクトラム症（autism spectrum disorder：以下，ASD）は，DSM-5では，A）複数の状況下における社会的コミュニケーションおよび対人的相互反応の持続的な欠陥，B）行動・興味・活動の限局された反復的・常同的な様式，の2つの主要徴候が幼少期早期に出現する発達障害と定義され，発達早期から生涯にわたる支援を必要とする。ASDを有する児童および成人では，上記の2領域における中核症状に加え，不安障害，注意欠如・多動症（ADHD），チック，強迫症，睡眠障害，カタトニアなどの精神神経症状や，challenging behavior（CQ1にて詳述する）と総称される問題行動などの併発が認められる。これらの併存症は，ASDと独立に出現する場合や，ASD素因と環境リスクの相互作用の結果，出現するものまで，メカニズムはさまざまであり，明らかになっているものは少ない。しかしながら，ASDにほぼ必発である併存症はASDの臨床的多様性を形成し，適応を困難にするなどQOLに大きな影響を及ぼす。したがってASD臨床においてASD児・者の精神科的併存症へのエビデンスに基づく治療が重要であることは強調してもしすぎることはない。現時点でASDの中核症状に対する薬物治療は未確立であるため，本稿ではChallenging behaviorや併存症に対する薬物治療に絞って論じる。

　わが国では，ピモジドのみが保険適用（「小児の自閉性障害に伴う不安，焦燥，興奮，多動，常同行為などの症状」）とされていた時期が長かったため，臨床場面では多数の向精神薬の「適応外使用」が行われてきた。平成29年1月現在では，あらたにリスペリドンとアリピプラゾールの2剤が「小児期のASDに伴う易刺激性」に対して保険適用が承認され，今後，これらの薬剤が使用されるケースが増加することが予想される。

　児童・青年期におけるASDの薬物治療は，国際的に代表的なASD診療ガイドラインである①『The management and support of children and young people on the autism spectrum：NICE clinical guideline 170』[1]，②『Practice Parameter for the Assessment and Treatment of Children and Adolescents With Autism Spectrum Disorder』[2]，③『Management of Children With Autism Spectrum Disorders』[3]に明記されるように，本来はあくまで補助的なもので，まず心理社会的治療や環境調整が試みられるべきものである。一方，わが国のASD児・者に対する包括的診療ガイドラインはまだ存在しておらず，また心理社会的治療を含む包括的診断および治療を提供できる機関が限定されていることから，薬物治療に依存しやすいおそれがある。こうしたわが国の現状を鑑みると，ASD児・者に対する薬物治療の適正かつ共通した手順を定式化する必要がある。そこで本研究の初年度（平成26年度）に，前述の海外の代表的なASD診療ガイドラインはASD診療に

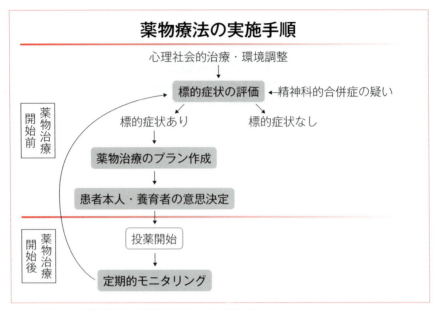

図1 診療の全体的流れの検討（診療アルゴリズム）

おいて薬物治療をどのように位置づけているかを調べ，標的となる症状の成因をできるだけ明確にし，環境調整や行動的介入が有用かどうか十分に検討した後に，包括的支援のなかの"補助的な治療手段"として薬物治療の適否を検討するという基本姿勢が述べられていることを確認した。これらを基本方針としたうえで，わが国においてもASD児・者への多職種連携が推進されていること，本人や養育者を含めた意思決定プロセスの重要性が指摘されている現状を踏まえ，一つの治療選択肢としての薬物治療を選択し，また開始してから終了するまでの基本的な考え方や実施に際しての注意点を取りまとめた（**図1**）。ASDのある患者と養育者が，受ける治療内容に納得したうえで，信頼して継続でき，その結果，QOLの向上につながるために参照指針として活用されることを願っている。

クリニカルクエスチョンと推奨・解説

　前述の目的に沿い，7つのクリニカルクエスチョン（clinical question：CQ）を設定した。各CQに対し，わが国の現状に即した推奨文案と文献を作成し，研究班員との議論のうえ，一定の合意に達した内容を以下にまとめた。参照した文献は，前述の①～③のASD診療ガイドラインに加え，必要に応じてシステマチックレビュー論文，臨床研究論文の順で検索し追加した。臨床研究論文はプラセボ対照二重盲検比較試験を主な検索対象とした。なお，文献は2015年9月までに出版されたものである。

CQ 1. 薬物治療を行う場合の標的症状は何が適切か？

▶ **推 奨**

▶ ASDの中核症状である①複数の状況下における社会的コミュニケーションおよび対人的相互反応の持続的な欠陥，②行動・興味・活動の限局された反復的・常同的な様式 は薬物治療の標的症状とはならない。

▶ 薬物治療の主な標的症状は，"challenging behavior" である。具体的には，癇癪，攻撃性，パニック，自傷行為，興奮，破壊的行動などがこれにあたる。

▶ challenging behavior以外にも，薬物治療による対応が妥当と考えられる疾患（睡眠障害，注意欠如・多動症，強迫症等など）が併存している場合は，病態に応じてそれらの症状も薬物治療の標的となりうる。

▶ **解 説**

『NICE clinical guideline 170』[1]には，「ASDの中核症状への介入を目的に向精神薬（抗精神病薬・抗うつ薬・抗てんかん薬など）を用いてはならず，また「グルテン（またはカゼイン）除去食などの食事療法も用いてはならない」と明記されており，中核症状に対して薬物治療，食事療法が適応にならないことを明示している。同ガイドラインはさらに，「中核症状は薬物治療の対象とならず，主な標的症状は癇癪，攻撃性，パニック，自傷行為などの "behavior that challenges" であり，心理社会的介入やその他の行動介入が効果不十分な場合，もしくは問題行動の重症度が高すぎてこれらの介入が行えない場合に考慮すべきである」との原則を述べている。

challenging behaviorについては2015年3月に出版された『知的障害とchallenging behaviorに関するNICE 診療ガイドライン』[4]に詳述されているが，ASD診療ガイドライン[1-3]にはchallenging behaviorの定義が詳述されていないため，以下に補足する。「知的障害とchallenging behaviorに関するNICE 診療ガイドライン」[4]によると，「challenging behaviorは診断名ではなく，（社会的）サービス，家族，ケアを提供する者にとっては障壁となる行動である一方で，知的障害を有する者にとっては目的ある行動として表出しうるものであり，個々の要因と本人を取り巻く諸要因との相互作用のもとでしばしば生じる行動である」と定義されている。このほかにもいくつかの定義が存在するが，Emerson[4]らは「本人または他者の身体的安全が非常に危険にさらされる行動，もしくは日常のコミュニティへの参加を制限したり遅らせたりする行動」としている。いずれもchallenging behaviorは特定の症状や行動を示すのではなく，「患者本人や周囲の人達に悪影響を及ぼし，生活の質を著しく低下させ，社会生活への参画を阻害する行動」，つまり，癇癪，攻撃性，パニック，自傷行為，興奮，破壊的行動，異食などの総称であるとしている。ASD児・者においてはこうした行動はしばしば問題となることはよく知られており，高機能群にも起こりうる[5,6]。わが国では，二次障害，挑戦的行動などの表現があてられることもあるが，いずれも妥当な定訳とは言えないと考えられるため，本項では，challenging behaviorを原語のまま用いることとする。

『NICE clinical guideline 170』は，challenging behavior以外に薬物治療の標的症状となりうるものとして，"併存する問題（coexisting problems）" をあげている。ADHD，行為障害，便秘，抑うつ気分，てんかん，強迫症，心的外傷後ストレス障害，身体醜形障害などが併存する場合，各々の

『NICE clinical guideline』に従い，必要に応じて薬物治療を行うよう勧めている。さらに同ガイドラインは，睡眠障害が併存する場合，「薬物治療は，ASDのマネージメントや小児の睡眠に関する医療に精通した小児専門医や精神科医へのコンサルテーションを行った後にのみ適用されるべきである。また，非薬物治療的介入とともに併用すべきである。」と述べている。

米国児童青年精神医学会（AACAP）のガイドライン[2]は，「薬物治療は，特定の標的症状や併存症が存在するときに考慮する。重篤な問題行動の対処を通してASD児・者の適応を改善させうる可能性がある。薬物治療の対象になりやすい標的症状や併存症としては，不安・抑うつ，攻撃性，自傷行為，多動，不注意，強迫様行動，反復常同行為，睡眠障害である。」としており，『NICE clinical guideline 170』と相違ない。

米国小児科学会（AAP）のガイドライン[3]は，「薬物治療は，攻撃性・自傷行為・反復行動，睡眠障害，気分変動，イライラ，不安，多動，不注意，破壊的行動，などの不適応行動（maladaptive behavior）がある際に検討される。薬物治療は，治療可能な医学的要因（medical factors）や調整可能な環境要因がすべてルールアウトされ，行動症状（behavioral symptoms）が生活機能にかなりの支障をきたしている場合や，行動的介入が一部有効な場合に考慮されるべきである。」としており，ほかのガイドラインと同様に，challenging behaviorを主な標的症状としている。また，「症例によっては，併存症（うつ病，双極性障害，不安症など）の診断が可能な場合があり，その併存症に一般的に有効とされる薬剤での治療が有効かもしれない」と記述されており，併存する問題もケースに応じて標的症状になりうるとしている。

CQ2-（1）. challenging behaviorに対して薬物治療を開始する際に，どのような事前評価をしておくべきか？

▶ 推奨

> ▶問題の具体的な把握を行う。「どのような状況で，どのような行動として，どのくらいの頻度で，どのくらいの時間出現し，日常生活にどのような影響をもたらしているのか。」
> ▶challenging behaviorの誘因，あるいは増悪因子について評価する。
> ▶薬物治療の効果を確認するために，治療前後の客観的評価を行う（例：ABC-J〔異常行動チェックリスト日本語版〕などの標準化尺度の使用）。

▶ 解説

第一にすべきことは，challenging behaviorがどのような場面でどういった行動として出現しているか，問題の激しさ，頻度や持続時間，本人や周囲の日常生活への影響，症状の推移などに関する具体的な情報を収集する。challenging behaviorが起きていない平常時の状態に関する情報も一緒に収集する。できるだけ家庭だけでなく，学校や家庭外からの情報源からも収集して問題の把握に努める。家庭外での様子については，地域内の発達障害支援のキーパーソンと連携して収集するのが現実的かもしれない。また過去にも同様の問題でなんらかの介入がなされた場合には，その結果はどうであったかを確認しておくことや，challenging behaviorの誘因あるいは増悪因子を知ることは，一人ひとりのASD児・者のchallenging behaviorの意味，その行動の背景にあるASD児・者のニー

ズを理解するために重要である。ASD児・者のどのようなニーズが高まったときにその行動が生じ，その行動をとることで何が変わり，彼らのニーズはどのように満たされたのかが明らかになれば行動的な介入の手がかりが得られる。それ以外にも，次にあげるような誘因や増悪因子のチェックが必要である。

---

challenging behaviorの誘因あるいは増悪因子の例

・マルトリートメント
・児の能力にそぐわない教育または生活上の周囲の期待と押しつけ
・不適切な物理的環境（騒音や明るさ，温度など）
・日常生活の環境の変化
・思春期などの発達的変化
・精神科的問題の併存
・身体疾患の併存

精神科的な問題が隠れている場合には，適切な併存症の治療を行うことによりchallenging behaviorが軽減することもある。また，疼痛や身体的な不快が原因で急激な興奮，自傷行為の発症がみられることもあることに留意する（中耳炎，外耳炎，咽頭炎，副鼻腔炎，歯槽膿漏，便秘，尿路感染，骨折，頭痛，食道炎，胃炎，腸炎，アレルギー性鼻炎など）。女性では，生理周期に一致して一時的に行動上の問題が出現する場合もあり，鎮痛薬や経口避妊薬なども選択肢となりうる。不十分な睡眠が背景にある場合もある。

薬物治療を開始する場合には，継続する場合でも，中止する場合でも，いずれも治療によって何がどの程度変化したかについて，客観的評価が必要である。治療による変化を記録に残すためには，標準化された評価尺度の使用が望ましい（例：ABC-J（異常行動チェックリスト日本語版）。

CQ2-(2). 睡眠障害に対して薬物治療を開始する際に，どのような事前評価をしておくべきか？

▶ **推 奨**

▶睡眠障害は，併存する精神疾患や身体疾患に伴って出現しやすい。ASD児・者の常同行為の増加や社会的スキルの低下，イライラ，衝動性の亢進などの背景に，睡眠障害が存在する可能性に留意する。
▶以下の項目について評価する。
　・睡眠の問題が何であるか（例：入眠の遅れ，頻回な中途覚醒，日中の睡眠や眠気，睡眠時の呼吸関連の問題，睡眠中の異常行動など）
　・睡眠パターンに何らの変化がみられるか
　・就床時刻は一定か

- 睡眠環境はどのようなものか（例：騒音レベル，遮光しているか，寝室にテレビやパソコンがあるか，寝室は他者と共有か）
- 精神科的併存症の有無（特にADHD）
- 日中の身体活動のレベル
- 身体疾患または身体的不快はあるか（例：逆流性食道炎，耳痛，歯痛，便秘，湿疹など）
- 服薬の影響
- 睡眠を阻害するそれ以外の個人的要因（学校での問題や他者との感情的問題）
- 睡眠の問題が家族や周囲の人々にもたらす影響

▶ 解説

　上記の評価の後，規則正しい睡眠習慣を確立できるように，明らかになった問題への対処法について養育者とともにプランを検討する。プランが決まれば，2週間は日中および夜間の睡眠・覚醒に関する記録を養育者にとってもらう。得られた情報をもとに睡眠プランを見直す。このサイクルを規則正しい睡眠習慣が確立するまで継続する。それでも睡眠の問題が持続する場合や，問題が本人および家族などに深刻な影響を及ぼしている場合に，薬物治療を検討することとし，安易に行うべきではない。

CQ2-(3)． その他の併存症に対して薬物治療を開始する際に，どのような事前評価をしておくべきか？

▶ 推奨

- ▶その他の併存症の存在が疑われる場合，ASD児・者においては精神症状の様相が非定型的になる可能性を考慮する。
- ▶「どのような状況で，具体的にどのような行動として出現するか」を把握することが，薬物治療を継続する場合，中止する場合の判断に役に立つ（CQ2-(1) challenging behaviorと同様）。

▶ 解説

　challenging behaviorや睡眠障害以外に薬物治療の対象となりうる併存症の存在が疑われる場合に関して，AACAPのガイドライン[2]は，「ASD児・者における精神症状の現れ方の特徴を考慮した診断基準の修正が必要であるかもしれない」と，根本的な問題を指摘している。しかしながら，現時点ではそのような修正診断基準は存在しないので，ASD児・者における精神症状の評価に伴う問題を意識しつつ，具体的にどのような状況で，どのような行動として出現するのか把握に努めることが重要である。特に知的障害を伴うASD児・者では，睡眠，食事量や体重など食欲，排泄状況などの生理的側面の変化や，活動性の低下や動作の緩慢化の有無，こだわり行動や身辺自立の変化など，普段の様子との相違に敏感である必要がある。

CQ 3. challenging behavior にはどのような薬剤が推奨されるか？

▶ **推奨**

> ▶ challenging behavior に対する推奨薬は特定されていない。
> ▶ わが国での保険適応の有無や，添付文書，医薬品等安全性関連情報を参考に，リスクとベネフィットを考慮して薬剤を選択することが望ましい。

▶ **解説**

challenging behavior の病態が複雑で多様であることから，特定の疾患のように薬剤の特定が難しいため，既存のガイドライン①～③においても抗精神病薬という記載以上には言及がない。

『NICE clinical guideline 170』は，抗精神病薬の選択に際して，副作用，治療にかかるコスト，患者（または養育者）の意向（好み），そして過去に受けた抗精神病薬による治療への反応性を考慮するよう勧めている。

『Practice Parameter for the Assessment and Treatment of Children and Adolescents With Autism Spectrum Disorder（Practice Parameter）』には，ASD 児・者を対象として行われたプラセボ対照二重盲検比較試験（アリピプラゾール，リスペリドンを含む）の概要が参考資料として示されている。米国においてアリピプラゾールとリスペリドンの2剤が「小児の自閉性障害にみられるイライラ（irritability）」に対して米国食品医薬品局より保険適応を有する薬剤として認可されている。わが国ではこれまでピモジドのみが「小児の自閉性障害に伴う不安，焦燥，興奮，多動，常同行為などの症状」に対する保険適応を有してきたが，強く推奨されるだけのエビデンスは乏しい。海外でのプラセボ対照二重盲検比較試験に基づく challenging behavior に対するエビデンスレベルが比較的高いと考えられるアリピプラゾール[4]とリスペリドンについては，わが国では長らく「適応外処方」となっていたが，2017年1月現在「小児期の自閉スペクトラム症に伴う易刺激性」に対する保険適応が追加承認された（詳細については添付文書参照）。わが国で challenging behavior に対する薬物治療を検討する際には，現時点での保険適応の有無を踏まえ，添付文書，先行研究で示された効果・副作用に関するエビデンス，治療にかかるコスト，患者（または養育者）の意向（好み），過去の薬歴，などを参考に，リスクとベネフィットを考慮して使用薬剤の検討を行うことになる。適応外処方を行う場合は，その旨を患者，養育者に説明しなくてはならない。

なお，実際に抗精神病薬を使用する際には，ASD 児では少量使用でも過鎮静などの副作用が出現しやすいことに留意し，極力少量から開始することが望ましい。添付文書に記載された初期用量以下でも効果がみられるケースもあることから，必要最小限の用量を慎重に決めるために，効果と副作用の評価は定期的に行い，漫然と使用することは避けるべきである。

以下に，わが国で処方可能な薬剤に関するプラセボ対照二重盲検比較試験の論文を列挙する（**表 1**）。

表1　プラセボ対照二重盲検比較試験

薬品名	研究	標的症状	投与量	対象の年齢・人数	有害事象	主要結果
抗精神病薬						
Aripiprazole	Macus et al., 2009[7]	イライラ 多動 常同症 引きこもり 不適切発言	5 mg/d 10 mg/d 15 mg/d	6-17歳 218人	傾眠 体重増加 流涎 振戦 疲労感 嘔吐	Aripiprazole 5mg投与群は56％，プラセボ群は35％が陽性反応を示し，イライラ，多動，常同症に有意な改善があった。
	Owen et al., 2009[8]	イライラ 多動 常同症 引きこもり 不適切発言	5-15 mg/d	6-17歳 98人	傾眠 体重増加 流涎 振戦 疲労感 嘔吐	Aripiprazole投与群は52％，プラセボ群は14％が陽性反応を示し，イライラ，多動，常同症に有意な改善があった。
	Ichikawa et al., 2016[9]	自傷 攻撃性 イライラ 癇癪	1-15 mg/d	6-17歳 92人	重大なものはなし	Aripiprazole投与群は，プラセボ群に比べ有意にABC-Jのイライラの下位尺度を改善した。
Haloperidol	Anderson et al., 1984[10]	複数の行動症状 全体機能	0.5-4 mg/d	2-7歳 40人	鎮静 イライラ 錐体外路症状（＞25％）	Haloperidol投与群の行動症状は，Comprehensive Psychopathological Rating Scale（CPRS）14項目中8項目で，プラセボ群に比べ有意に改善した。
	Anderson et al., 1989[11]	複数の行動症状 全体機能	0.25-4 mg/d	2-7歳 45人	鎮静 錐体外路症状	Haloperidol投与群の行動症状は，CPRS14項目中7項目でプラセボ群に比べ有意に改善した。
Olanzapine	Hollander et al., 2006[12]	全体機能 攻撃性 衝動性 イライラ	7.5-12.5 mg/d	6-14歳 11人	体重増加 鎮静	Olanzapine投与群は50％，プラセボ群は20％が顕著に改善した。
Risperidone	Rupp, 2002[13]	イライラ 多動 常同症 引きこもり 不適切発言	0.5-3.5 mg/d	5-17歳 101人	体重増加 食欲亢進 疲労感 眠気 流涎 めまい	Risperidone投与群は69％，プラセボ群は12％が陽性反応を示し，多動，常同症に有意な陽性所見がみられた。
	Shea et al., 2008[14]	イライラ 多動 常同症 引きこもり 不適切発言	0.02-0.06 mg/kg/d	5-12歳 79人	体重増加 傾眠	Risperidone投与群は64％，プラセボ群は31％にイライラの改善が見られた。多動にも有意な陽性所見がみられた。
	McDougle et al., 2005[15]	社会性とコミュニケーションの障害 繰り返し行動 常同症	0.5-3.5 mg/d	5-17歳 101人	体重増加 食欲亢進 疲労感 眠気 流涎 めまい	Risperidone投与にて繰り返し行動，常同症に有意な反応がみられた。

薬品名	研究	標的症状	投与量	対象の年齢・人数	有害事象	主要結果
Risperione vs. haloperidol	Miral et al., 2008[16]	行動領域 社会性領域 感覚領域 言語領域	0.01 – 0.08 mg/kg/d	8 – 18歳 30人	錐体外症状 体重増加 女性化乳房	Risperidoneはhaloperidolに比べ有意にABC合計点を改善した。
気分安定薬						
Valproic acid	Hellings et al., 2005[17]	イライラ	20mg/kg/d	6 – 20歳 30人	食欲亢進 皮疹	Aberrant Behavior Checklist（ABC）のイライラの下位尺度に有意差はみられなかった。
	Hollande et al., 2005[18]	繰り返し行動	500 – 1,500 mg/d	5 – 17歳 12人 40歳 1人	イライラ 攻撃性	Valproic acid投与群はプラセボ群に比べ有意にThe Children's Yale Brown Obsessive-Compulsive Scale（CY-BOCS）の繰り返し行動のスコアが改善した。
	Hollander et al., 2010[19]	イライラ	平均89.8 μg/mL	5 – 17歳 27人	皮疹 イライラ	Valproic acid投与群は62.5％，プラセボ群は9.09％が，CGIにてイライラに陽性反応がみられた。
Lamotrigine	Belsito et al., 2001[20]	イライラ 社会的行動	5mg/kg/d	3 – 11歳 28人	不眠 多動	複数の尺度にて，イライラにも社会的行動にも有意差が認められなかった。
Levetiracetam	Wasserman et al., 2006[21]	イライラ 全体機能	20 – 30 mg/kg/d	5 – 17歳 20人	攻撃性	全体機能にもイライラにも有意差は得られなかった。
セロトニン再取り込み阻害薬						
Clomipramine	Gordon et al., 1993[22]	常同症 繰り返し行動 衝動性	25 – 250 mg/d	6 – 18歳 12人	不眠 便秘 筋痙縮 振戦	CPRSにて繰り返し行動が減った。
	Remington et al., 2001[23]	常同症 イライラ 多動	100 – 150 mg/d	<20歳 31人	無気力 振戦 頻脈 不眠 発汗 嘔気	ABCにて，情同症，イライラ，多動のいずれも有意な変化はみられなかった。

なお，ASDに併存する睡眠障害に対しては，わが国でも現在第2相臨床試験中であるメラトニンの効果が報告されている[26]。

なお，セクレチンやビタミンB6，マグネシウム，グルテンフリーダイエット，カゼインフリーダイエット，ω-3脂肪酸，キレート剤，高圧酸素療法などは，現時点では十分なエビデンスがないため実施すべきではない[1]-[3]。

Parent's Medication Guide

　米国児童青年精神医学会（American Academy of Child and Adolescent Psychiatry：AACAP）は，2016年，『Parent's Medication Guide』を発表した。

　本ガイドラインは，治療者向けのガイドライン『Practice parameter for the assessment and treatment of children and adolescents with autism spectrum disorder』と矛盾のない内容でありつつ，養育者向けにわかりやすい構成となっている。当ガイドでは，薬物治療を，心理社会的治療を含む包括的支援のなかで『emotional and behavioral challenges』を標的症状とする『補助的な治療』として位置づけ，推奨される心理社会的治療として，行動分析，認知行動療法，生活技能訓練，感覚療法，家族療法なども紹介している点で，包括的でバランスのよい内容となっている。このようなガイドを通して患者本人や養育者に薬物治療の位置づけを知ってもらうことで，薬物治療に期待できることとその限界点を共有しやすくなるだろう。

　そのほか，重要であるが日頃臨床のなかで家族や本人への説明が不十分になりがちな以下の点も詳述している。

・ASDへの適用を米国食品医薬品局（Food and Drug Administration：FDA）に承認されているのは，リスペリドンとアリピプラゾールだけであり，その他の薬剤は適応外処方であること
・選択すべき薬剤に関する治験は不十分であり，処方する医師も薬剤選択に関して十分な情報を持ち合わせていないこと
・薬物治療の効果を判定する際には，プラセボ効果の有無を検討すべきこと
・キレート剤やセクレチンの投与は効果がないとの報告が多いこと

　患者本人や養育者はこのガイドの内容をあらかじめ知らされていれば，治療方針の決定に参加しやすくなるだろう。そうすれば，治療者と養育者の考えの間に齟齬が生まれることが減り，治療関係はより円滑に，診察はより患者にとってよいものになるだろう。養育者の視点からの効果の見極めもより的確になるだろう。日本国内でもこのようなガイドラインが作成されることが望まれる。

CQ　4. 薬物治療を選択しようとする患者本人・養育者の意思決定をどのようにサポートする必要があるか？

▶ 推奨

> ▶医師は，患者本人や養育者のニーズや理解力に合わせて，双方向の話し合いのなかで必要な情報を説明して共有したうえで，共有意思決定（shared decision making：SDM）を行うべきである。

共有意思決定の際に共有すべき情報

・薬物治療に対する患者（または養育者）の意向（価値観や好み）
・過去に受けた薬物治療に関する情報
・薬物治療の標的症状と必要性
・薬物治療と並行して行うべき心理社会的介入
・薬剤を選択した際に参考にしたエビデンス
・適応外処方を行う場合，その理由
・標的症状に対して選択した薬剤に期待される効果，および想定される副作用，効果や副作用の評価方針，必要とされる医学的検査（血液検査や心電図検査など），服薬量の調整法，経済的コスト

▶ **解説**

　共有意思決定（SDM）とは，治療法の選択にあたり『医師と患者が情報を共有して一緒に決定する』という意思決定の方法であり，医師が決定する「パターナリズム」，医師が説明し患者が同意，納得して患者が決定する「インフォームド・コンセント」に並ぶ第3の方法である[27]。これらの違いは，パターナリズムでは医師が意思決定を，そしてインフォームド・コンセントでは患者が意思決定をしたのに対し，SDMでは医師と患者が一緒に意思決定を行うという点と，共有する情報の内容や量にある。最近では，医師が多くの情報を患者に提供し，医師と患者が双方向のコミュニケーションをしっかりとりながら，患者の好みに沿って一緒に決めていくというSDMへと移行している[28]。ASD児・者の診療においても，『NICE clinical guideline 170』[1]は，「医師はASD児・者とその養育者に対し，ASDとそのマネージメントに関する情報，利用可能なサポートに関する情報のうち，ASD児・者のニーズや発達レベルに適当なものを提供すべきである」という基本原則に加え，SDMを推奨している。

　診断を受けたASD児の養育者たちは，ASDの治療介入に関する情報を，まずインターネットなどから収集するが，その少なさに唖然とするという。診断の受容の初期段階にあるため，情報に選り好みがあることも影響しているのかもしれない。彼らは，得ることができた限られた情報のなかからわが子の治療を選択し，試行と失敗を繰り返しながら長い時間を過ごすことになる。わが子の状況を受け止められるようになるとともに，アクセスしうる情報量は膨大となっていく。この過程では，治療に関するエビデンスは考慮されていないことが多いことに専門家は留意しておく必要がある[29]。

　エビデンスに基づく治療を押しつけることは患者本人や家族の価値観や好みを無視しているという批判があることを十分に踏まえて[28]，薬物治療を行うかどうかの重要な選択に際して，意思決定のプロセスを双方向的に行う努力が必要と考えられる。つまり，医師は，上掲の薬物治療に関する情報などを，双方向の話し合いのなかで説明し共有したうえで，養育者と，可能であればできるだけ患者本人とともに，一緒に意思決定を行うことが重要である。

CQ 5. 薬物治療を始める前に何をチェックしておくべきか？

▶推奨

- ▶患者は薬物治療を行うのが適切な状態であるか。
- ▶薬物治療の計画には，患者や養育者の意向（価値観や好み）が反映されているか。
- ▶過去に受けた薬物治療の経験から得られた情報は確認したか。
- ▶バイタルサインに異常がないか。
- ▶選択する薬剤によっては，想定される副作用を評価するために必要と考えられる検査（心電図など）を実施する。

▶解説

第一に，標的症状に影響があると考えられる身体疾患や環境要因への対応がなされたかを再確認する。その患者が心理社会的介入やその他の非薬物的介入によって十分な効果が得られないかどうか，もしくは問題行動が深刻すぎてこれらの心理社会的介入やその他の非薬物的介入が行えないような状態であるかどうか，を明確にしておく。さらに薬物治療と並行して行うことが望ましい心理社会的な介入法についても検討する。

第二に，薬物治療に対する患者や養育者の意向（したいか，したくないかではなく，価値観や好み）が反映されているかどうかを確認する。薬物治療に対して患者や養育者が抱く期待や不安，希望がどのようなものかを話し合いで共有し，薬物治療のプラン作成に十分反映させる。

第三に，薬剤の選択にあたり，患者が過去に薬物治療を受けたことがある場合，その詳細情報は貴重なものなので，可能な範囲で聴取すべきである。薬物治療前の経緯や状態像（例：どんな症状があったか），治療によって実際に変化がみられた行動や副作用，およびそれらの効果や副作用はいつ，どのように認められたかについて情報を得て，薬物治療のプラン作成に役立てる。また，心疾患などの既往歴や突然死の家族歴も聴取しておく。

第四に，薬物治療を開始する前に，脈拍数，血圧などのバイタルサインのチェックや身長，体重の測定，血液検査などを実施し，異常がないことを確認する。選択する薬剤によっては，想定される副作用を評価するために必要と考えられる検査を実施する。非定型抗精神病薬を選択する場合には，以下に示すAmeisらの推奨[30]に沿って情報収集，検査をすることが望ましい。

若年ASD者に対し非定型抗精神病薬を投与する前に評価すべきこと

- 既往歴と家族歴（心血管系疾患，代謝異常，痙攣，他の神経疾患，過去に受けた治療への反応性と出現した副作用，ライフスタイル〔食事摂取状況や運動量〕，現在受けている薬物治療と非定型抗精神病薬との併用で起こりうる相互作用〔例：フルオキセチンとパロキセチンはアリピプラゾールとリスペリドンの肝臓での代謝を抑制し，結果的に非定型抗精神病薬の血中濃度を上昇させる可能性がある〕）
- 肝機能，空腹時血糖，糖化ヘモグロビン，脂質をモニタリングするための血液検査を行う。
- 他覚的評価スケールにより（例：Abnormal Involuntary Movement Scale, Simpson-Angus

Rating Scale）運動障害のモニタリングのためのベースラインを把握する。

　最後に，効果がないと判断されたら中止することも事前に養育者と話し合っておくことが大事である。改善がみられないのに漫然と薬物治療を継続することを避けるために，このことは事前に確認しておく必要がある。NICE clinical guideline 170[1]は，challenging behaviorに対して抗精神病薬による薬物治療を行う際に，治療開始3〜4週間後に効果を評価し，6週間後に臨床的な改善がない場合は治療の中止を検討するといった基準を提示している。

CQ 6. 薬物治療中に何をどのようにモニタリングすべきか？

▶ 推奨

▶効果判定に際しては，事前に決定した治療プランに基づき，個別に明確化された標的症状が具体的にどのように変化したのか定期的に確認する。その際，標準化された評価スケールの使用，複数の観察者（養育者，教師など）からの情報，標的症状だけでなく症状と密接に関連する行動の変化（感覚過敏，こだわり，睡眠状況など）についての情報も可能な限り収集し，評価の参考とする。
▶副作用に関しては，過去の薬物治療の際にみられた副作用の情報や，使用中の薬剤で想定される副作用の知見をもとに，定期的に問診，身体診察および医学的検査を行うことが望ましい。

▶ 解説

　効果判定にあたっては，標準化された他覚的な評価スケール（例：the Clinical Global Impression Scale（CGI），Aberrant Behavior Checklist（ABC））を用いて標的症状や関連する行動の変化を定期的に把握することが重要と考えられる。他覚的な評価スケールには，親の評定だけでなく，教師の評定が可能なものが多数開発されており，可能なかぎり，複数の観察者からの行動観察に関する情報を収集することの重要性は前述のガイドラインが強調しているところである。ASD児・者のうち，言語理解が一定水準あり，自己評定が可能な者もいるので，可能であれば本人の評価も行うべきである。

　また，行動変化に関する情報収集をする際，標的症状だけでなく，症状と密接に関連する行動（感覚過敏，こだわり，睡眠状況など）についてもできるかぎり収集したうえで，効果判定の参考とすることが望ましい。

　なお，効果判定に際しては，プラセボ効果の有無を十分に評価すべきである。薬物治療の導入，変更を知らない観察者からの情報収集が役立つであろう[31]。

　副作用のモニタリングについては，本ガイドライン「児童・青年期障害疾患の薬物治療の副作用に関する研究」の章を参照されたい。

　薬物治療の効果判定に用いる評価スケールや，副作用の確認項目に関して，前述のガイドラインに言及がなかったため，以下に文献情報を補足する。

効果判定に用いる評価スケールについて

　Erin[32]らは，2001～2010年の間に行われたASD児・者への介入研究で治療効果判定に用いられた標的症状／スキルや評価ツールに関して調査した。薬物治療の前向き研究だけに限定した場合，1. ABC（10.1％），2. CGI（8.8％），3. Childhood Autism Rating Scale（CARS）（2.7％）の順で使用されており，研究間で用いられる治療評価判定指標はさまざまであり，統一された指標が使用されていない現状が明らかになった。わが国においても薬物治療施行時に使用する特定の評価スケールは規定されていないが，おもな標的症状であるchallenging behaviorの評価において，多くの臨床研究でABCが使用されており，わが国でも日本語版ABC（ABC-J）（異常行動チェックリスト日本語版）が有用かもしれない。

抗精神病薬を用いた治療を行う際の副作用の確認について

　現在，副作用のモニタリングに関する明確なガイドラインは存在しない。Findlingら[33]，Ameisら[30]は，非定型精神病薬による治療のモニタリングに関して，下記のように推奨している。

若年ASD者に対する非定型抗精神病薬使用中のモニタリング

- 1年ごと：既往歴と家族歴
- 受診ごと：(1) 治療効果，(2) 身長，体重，BMI，血圧，(3) 生活スタイルの要素（運動や食事），(4) 眠気や過鎮静，(5) プロラクチン値に関連する副作用（例：乳汁漏出，女性化乳房，稀発月経，無月経：これらの副作用がある場合は血中PRL値を測定する），(6) 新たに導入された薬剤と非定型抗精神病薬との相互作用
- 治療開始3カ月後と6カ月後，およびそれ以降6カ月ごと：血液検査を行う。頻回に血液検査を行うことが極めて困難な場合，または副作用のリスクが低い患者においてはより少ない回数（例：ベースライン，治療開始6カ月後，1年ごと）でのモニタリングが適当かどうかの臨床判断を行う。
- 使用用量の調整中，3カ月後ごと：他覚的評価スケールにより運動障害の程度をモニタリングする。

CQ 7. 専門医が行ってきた薬物治療をプライマリケア医に引き継ぐ際に，どのようなガイダンスが必要か？

▶ 推奨

▶薬物治療を始めた経緯と何を標的症状としているか，そしてモニタリングを含むこれまでの治療経過などを伝える。将来の薬物治療の今後の見通し（例えば，減薬の可能性，薬物治療が不要となる時期や中止を検討すべき場合など）も伝える。

▶ 解説

　わが国では残念ながら，ASD診療に関して，地域内でかかりつけ医や専門医を含む連携体制が必ずしも構築されておらず，いくつかの地域でのみ機能している段階である。しかしながら，今後はますます各自治体における地域内連携は，医療にかぎらず，教育，福祉など多領域で推進されていく方向にあるため，このCQを取り上げることにした。今後，わが国での指針は多くの実践のなかで現実的なものとなっていくことが予測されるが，本項では『NICE clinical guideline 170』[1]で言及されている，challenging behaviorに対する抗精神病薬を用いた薬物治療に関する専門医からプライマリケア医への引き継ぎを紹介するにとどめておく。

薬物治療に関する専門医からプライマリケア医への引き継ぎ

(1) 薬物治療はどのような標的症状に対するものか？

(2) 薬物治療は，標的症状に対してどのような効果と副作用をもたらしたのか？　それはどのような評価に基づいて判断されたのか？

(3) 現在使用中の薬剤を今後減量できるかどうか，さらに少量でも効果が維持できるかどうかについての見通し

(4) いつまで薬物治療が必要と考えられるかについての見通し

(5) 投薬を中止する際のプランの呈示（どのような状態像になったときに薬物治療の中止を検討するか？　実際に投薬中止を行うとき，どのように減薬するか？）

おわりに

　冒頭に述べたとおり，包括的なASD診療ガイドラインが公表されている英米においても，現時点で薬物治療に限定したガイドラインは存在しない。包括的な診療ガイドラインが存在してはじめて，薬物治療のガイドラインの検討がなされるべきという考えが前提となっていると思われる。筆者らも，現時点において，ASD児・者に対する薬物治療のエビデンスは国内外ともに十分ではないこと，薬物治療以外の優先されるべき心理行動的介入のエビデンスも十分でなく，包括的ASD診療ガイドラインがないという現状をしっかり共有しておくことが，ASD児・者に対する薬物治療を適正に行うためには必要不可欠であると考える。薬物治療以前に試みられるべき心理行動的治療や環境調整に対する知識や実施スキルなどがないなかで，ASD児・者への薬物治療への依存が強くなることは最も危惧することである。そうしたことから，今回作成した暫定的な推奨文案は，多くの臨床家がすでに試みているであろうハウツーを提示するのではなく，代表的な英米の包括的ASD診療ガイドラインに共通する原則をわが国の実情に合わせて要約した。今後は，わが国の臨床のなかで生まれた実証的なエビデンスや，エキスパートや当事者の意見を集約し，合意に向けて多方面から十分に検討を加えていく必要があることを強調しておきたい。

　　　　　　　　　　　　　　　　　　　　　　　　　（石飛　信，海老島　健，神尾　陽子）

文献

1) Kendall T, et al : Management of autism in children and young people ; summary of NICE and SCIE guidance. BMJ, 347（28）: f4865, 2013
2) Fred V, et al ; Practice parameter for the assessment and treatment of children and adolescents with autism spectrum disorder. Journal of the American Academy of Child & Adolescent Psychiatry, 53（2）: 237-257, 2014
3) Myers SM, et al : Management of children with autism spectrum disorders. Pediatrics , 120 : 1162-1182, 2007
4) Eric E, Stewart LE : Challenging behaviour 3rd Edition March. Cambridge University Press, 2011
5) Hill AP, et al : Aggressive behavior problems in children with autism spectrum disorders ; Prevalence and correlates in a large clinical sample. Research in Autism Spectrum Disorders, 8（9）: 1121-1133, 2014
6) Rattaz C, et al : Symptom severity as a risk factor for self-injurious behaviours in adolescents with autism spectrum disorders. Journal of Intellectual Disability Research, 59 : 730-740, 2015
7) Marcus R, et al : A placebo-controlled, fixed dose study of aripiprazole in children and adolescents with irritability associated with autistic disorder. J Am Acad Child Adolesc Psychiatry, 48（11）: 1110-1119, 2009
8) Owen R, et al : Aripiprazole in the treatment of irritability in children and adolescents with autistic disorder. Pediatrics, 124（6）: 1533-1540, 2009
9) Ichikawa H, et al : Aripiprazole in the treatment of irritability in children and adolescents with autism spectrum disorder in Japan ; A randomized, double-blind, placebo-controlled study. Child Psychiatry Hum Dev, 48 : 796-806, 2016
10) Anderson LT, et al : Haloperidol in infantile autism : effects on learning and behavioral symptoms. Am J Psychiatry, 141 : 195-202, 1984
11) Anderson LT, et al : The effects of haloperidol on discrimination learning and behavioral symptoms in autistic children. J Autism Dev Disord, 19 : 227-239, 1989
12) Hollander E, et al : A double-blind placebo-controlled pilot study of olanzapine in childhood/adolescent pervasive developmental disorder. J Child Adolesc Psychopharmacol, 216 : 541-548, 2006
13) Research Units on Pediatric Psychopharmacology Autism Network. Risperidone in children with autism and serious behavioral problems. N Engl J Med, 347 : 314-321, 2002
14) Shea S, et al : Risperidone in the treatment of disruptive behavioral symptoms in children with autistic and other pervasive developmental disorders. Pediatrics, 114 : e634-e641, 2004
15) McDougle CJ, et al : Risperidone for the core symptom domains of autism ; results from the study by the Autism Network of the Research Units on Pediatric Psychopharmacology. Am J Psychiatry, 162 : 1142-1148, 2005
16) Miral S, et al : Risperidone versus haloperidol in children and adolescents with AD ; a randomized, controlled, double-blind trial. Eur Child Adolesc Psychiatry, 17 : 1-8, 2008
17) Hellings JA, et al : A double-blinded placebo-controlled study of valproate for aggression in youth with pervasive developmental disorders. J Child Adolesc Psychopharmacol, 15 : 682-692, 2005
18) Hollander E, et al : Divalproex sodium vs. placebo in the treatment of repetitive behaviours in autism spectrum disorder. Int J Neuropsychopharmacol, 9 : 209-213, 2005
19) Hollander E, et al : Divalproex sodium vs. placebo for the treatment of irritability in children and adolescents with autism spectrum disorders. Neuropsychopharmacology, 35 : 990-998, 2010
20) Belsito L, et al : Lamotrigine therapy for autistic disorder; a randomized double-blind placebo-controlled trial. J Autism Dev Disord, 31 : 175-181, 2001
21) Wasserman S, et al : Levetiracetam versus placebo in childhood and adolescent autism ; a double-blind placebo-controlled study. Int Clin Psychopharmacol, 21 : 363-367, 2006
22) Gordon CT, et al : A double-blind comparison of clomipramine, desipramine, and placebo in the treatment of autistic disorder. Arch Gen Psychiatry, 50 : 441-447, 1993
23) Remington G, et al : Clomipramine versus haloperidol in the treatment of autistic disorder; a doubleblind, placebo-controlled, crossover study. J Clin Psychopharmacol, 4 : 440-444, 2001
24) Akhonzadeh S, et al : Cyproheptadine in the treatment of autistic disorder; a double-blind placebocontrolled trial. J Clin Pharm Ther, 29 : 145-150, 2004

25) Chez MG, et al：Donepezil hydrochloride；a double-blind study in autistic children. J Pediatr Neurol, 1：83-88, 2003
26) Cortesi F, et al：Controlled-release melatonin, singly and combined with cognitive behavioural therapy, for persistent insomnia in children with autism spectrum disorders；a randomized placebo-controlled trial. J Sleep Res, 21 (6)：700-709, 2012
27) Cathy C, et al：Shared-Decision Making in the medical encounter; What does it mean? (or it takes at least two to tango). Soc Sci Med, 44 (5)：681-692, 1997
28) Tammy CH, et al：The Connection between evidence-based medicine and shared decision making. JAMA, 312 (13)：1295-1296, 2014
29) Grant N, et al：Intervention decision-making process and information preferences of parents of children with autism spectrum disorders. Child Care Health Dev, 42 (1)：125-134, 2016
30) Ameis SH, et al：Decision making and antipsychotic medication treatment for youth with autism spectrum disorders；applying guidelines in the real world. J Clin Psychiatry, 74 (10)：1022-1024, 2013
31) The American Academy of Child and Adolescent Psychiatry (AACAP)：Autism spectrum disorder；Parents' medication guide, 2017
32) Erin EB, et al：Measurement tools and target symptoms/skills used to assess treatment response for individuals with autism spectrum disorder. J Autism Dev Disord , 43：2491-2501, 2013
33) Findling R, et al：Practice parameters for the use of atypical antipsychotic medications in children and adolescents. AACAP Committee on Quality Issues, 2011 (http：//www.aacap.org/App_Themes/AACAP/docs/practice_parameters/Atypical_Antipsychotic_Medications_Web.pdf)

第Ⅰ章 児童・青年期精神疾患の薬物治療ガイドライン

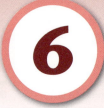

6 自閉スペクトラム症（ASD）の注意欠如・多動症の併存時における薬物治療

はじめに

　自閉スペクトラム症（autism spectrum disorder：以下 ASD）は，視線の合いにくさや共感性の乏しさ，発達の水準に相応した人間関係を築くことの困難などといった社会的コミュニケーションおよび社会的相互作用の障害と，習慣や儀式に頑なにこだわることや感覚の過敏性などといった行動や興味の限局的・反復的なパターンを中核症状とする神経発達症であり，以前は2〜4/10,000人と比較的まれな神経発達症と考えられていたが，最近では1％程度といわれている[1]。注意欠如・多動症（attention-deficit/hyperactivity disorder：以下 ADHD）は，「注意を持続できない」や「必要なものをなくす」といった不注意，「じっと座っていられない」や「しゃべりすぎる」といった多動性，「順番を待つことが難しい」や「他人の会話に干渉する」といった衝動性を中核症状とする神経発達症であり，有病率は小児期では5％，成人期では2.5％程度といわれている[1]。

　これまでの報告では，ASD児の30〜75％にADHD症状が併存し[2)-5)]，ADHD児の20〜60％にASD症状が併存する[6)-8)]とされる。また，わが国での報告では，53名の高機能広汎性発達障害児におけるADHD症状の有無を検討したところ，36名（67.9％）がADHDの診断基準を満たした[9]。これまでの国際的な診断基準においては，ASDとADHD両者の併存は認められていなかったが，DSM-5[1]では両者の併存（ASD＋ADHD）が認められることとなった。しかし，併存が認められるようになってからまだ間もないこともあり，併存時の治療ガイドラインはいまだ明確に示されていない。

　本項では，わが国での現状を提示したうえで，薬物治療に先行して行うべきこと，薬物治療に際して行うべきこと，薬物治療の終結に関することについて順を追って解説し，児童・青年期 ASD＋ADHD 患者に対する薬物治療ガイドラインを示す。

児童・青年期ASD＋ADHD患者の現状と薬物治療のガイドライン

1. わが国の現状[10]

1）質問紙による調査

　著者らは，2015年4月から7月までの期間に，日本児童青年精神医学会の医師会員2,001名に対して，児童・青年期 ASD＋ADHD 患者への薬物治療に関する質問紙を郵送し，回答を求めた。質

問紙の内容は，回答者の診療科や診療経験年数などの背景，児童・青年期ASD + ADHD患者への薬物治療の経験の有無，ADHD治療薬の選択（徐放性メチルフェニデートやアトモキセチンなど），さらに非定型抗精神病薬もしくはほかの向精神薬との併用，ASD + ADHD患者とADHDのみと診断された患者との薬物治療の効果の比較などであった。

2) 質問紙の調査結果

2,001名のうち571名から回答が得られ，有効回答率は25.8%であった。回答者の診療科は，57.3%（327名）が「精神科」，25.9%（148名）が「児童精神科」，16.6%（95名）が「小児科」，そして0.2%（1名）が「その他」であった。回答者の年齢は，22.5%（126名）が「39歳以下」，29.2%（164名）が「40歳台」，そして31.4%（176名）が「50歳台」であり，平均年齢は49.3歳であった。また，性別は58.3%（333名）が「男性」，41.7%（238名）が「女性」であった。そして，回答者の平均診療経験年数は22.6年であった。回答者の主な勤務先は，総合病院，大学病院，精神科病院，診療所といった医療機関であった（87.4%；499名）。回答者が主に診療している患者の年代は，53.4%（305名）が「就学前」，74.4%（425名）が「小学生」，77.6%（443名）が「中学生」，62.3%（356名）が「高校生」，そして59.0%（337名）が「大学生・成人」であり，回答者の88.6%が高校生以下の患者を主に診療していた。

3) 児童・青年期ASD + ADHD患者の診療の現状

回答者の69.4%（396名）が児童・青年期ASD + ADHD患者を「しばしば」経験し，21.4%（122名）が「まれに」経験しており，回答者の90.7%（518名）に児童・青年期ASD + ADHD患者を診療した経験が少なからず認められた。

回答者の85.1%（486名）が児童・青年期ASD + ADHD患者に対する薬物治療を「行ったことがある」と回答した。以下の4) ～8) については，この児童・青年期ASD + ADHD患者に対する薬物治療を「行ったことがある」と回答した486名に関する結果である。

4) 薬物治療の標的となる児童・青年期ASD + ADHD患者の症状および治療薬の選択

薬物治療の標的となる児童・青年期ASD + ADHD患者の症状で最も多いのは「衝動性（88.9%；432名）」であり，続いて74.5%（362名）が「多動」，69.3%（337名）が「不注意」，そして61.5%（299名）が「攻撃性」と回答した。さらに，その際の第一選択薬としては46.1%（224名）が「徐放性メチルフェニデート」，34.0%（165名）が「アトモキセチン」と回答した。第二選択薬としては40.7%（198名）が「アトモキセチン」，27.8%（135名）が「徐放性メチルフェニデート」と回答した。

5) 児童・青年期ASD + ADHD患者とADHDのみと診断された患者との薬物治療の効果の比較

ADHDのみと診断された患者への効果と比較して，ADHD治療薬（徐放性メチルフェニデートおよびアトモキセチン）の児童・青年期ASD + ADHD患者の衝動性への効果は42.6%（207名）が「同じ」，40.9%（199名）が「少ない」と回答した。同様に，多動への効果は51.4%（250名）

が「同じ」，31.5%（153名）が「少ない」と回答し，不注意への効果は48.1%（234名）が「同じ」，33.5%（163名）が「少ない」と回答し，攻撃性への効果は37.9%（184名）が「同じ」，46.3%（225名）が「少ない」と回答した。ADHD治療薬の効果は，児童・青年期ASD＋ADHD患者のいずれの症状に対しても，ADHDのみと診断された患者への効果と比較して「同じ」もしくは「少ない」と8割以上の医師が回答した。

6）児童・青年期ASD＋ADHD患者への薬物治療に伴う有害事象について

ADHDのみと診断された患者と比較して，児童・青年期ASD＋ADHD患者へのADHD治療薬（徐放性メチルフェニデートおよびアトモキセチン）による薬物治療に伴う有害事象は，68.9%（335名）が「同じ」，19.1%（93名）が「多い」，そして2.7%（13名）が「少ない」と回答した。その際に多くみられる有害事象として，食欲低下（73.0%；335名），嘔気（30.7%；149名），睡眠障害（28.8%；140名）があげられた。また，11.7%が「その他」と回答し，その多くが「頭痛」であった。有害事象の有無を調べる医学的検査については，44.9%（218名）が「あまりしていない」，43.2%（210名）が「定期的にしている」，そして7.4%（36名）が「していない」と回答した。実施されている医学的検査として，73.7%（358名）が血液検査と回答し，続いて29.6%（144名）が心電図と回答した。

7）児童・青年期ASD＋ADHD患者に対するADHD治療薬とほかの向精神薬の併用の経験について

児童・青年期ASD＋ADHD患者の薬物治療を行うにあたり，ADHD治療薬とほかの向精神薬の併用を84.8%（412名）が「することがある」，13.0%（63名）が「することがない」と回答した。なお，併用を「ADHD治療薬とほかの向精神薬を，同時に30日間以上連続して使用すること」と定義した。併用する場合の組み合わせとしては，頻度の高い順から「徐放性メチルフェニデートと抗精神病薬」，「アトモキセチンと抗精神病薬」，「徐放性メチルフェニデートと気分調整薬」，「アトモキセチンと気分調整薬」，「いずれかのADHD治療薬と漢方薬」であった。また，ADHD治療薬を使用しているうえで許容される向精神薬の併用は，35.8%（174名）が「1種類」，41.8%（203名）が「2種類」と回答し，約8割の医師が2種類までであった。

8）児童・青年期ASD＋ADHD患者におけるADHD治療薬と非定型抗精神病薬の適応外使用の経験について

児童・青年期ASD＋ADHD患者への薬物治療において，適応外使用となる非定型抗精神病薬とADHD治療薬の併用を94.4%（459名）が「することがある」，5.6%（20名）が「することがない」と回答した。

（なお，適応外使用を「広義の意味で適応症に限らず，およそ薬のラベルに記載されている各種の承認範囲を超えて用いること」と定義した。また，本調査期間において，リスペリドンおよびアリピプラゾールの小児期の自閉スペクトラム症に伴う易刺激性への使用はわが国で承認されていなかったため，リスペリドンとアリピプラゾールの使用についても本調査においては適応外使用となることに留意いただきたい。）

2. 薬物治療に先行して行うべきこと

1）適切な診断・評価を行う

　良好な治療・支援は，適切な診断・評価を前提としている．薬物治療に先行して，適切な診断・評価を行う必要がある．これまでの報告から，ASD＋ADHDではASD特性がより目立つこと[5]，知能指数が低いこと[11]，日常生活スキルなどの適応行動能力が低いこと[12),13)]，知能に見合わないほどの適応行動の問題がみられること[13)]などがわかっている．

　診断・評価は，面接から得られる情報と診察室での行動観察，家族から聞かれる詳しい発達歴，保育や教育機関などの関係者からの評価や集団場面での行動特徴，そして心理検査や医学的検査の結果などを総合的に判断して行われる．つまり，診断・評価の精度を向上させるためには，初回面接時の評価尺度・スクリーニングに始まり，医学的検査，心理検査，そして診断面接といった過程を経ることが必要である．現時点では児童・思春期ASD＋ADHD患者に特化した診断・評価法は存在せず，ASDの診断・評価法とADHDの診断・評価法の両者を活用し，ASD＋ADHD患者の診断・評価を行うということが現実的である．著者らの過去のASDに関する報告[14)]とADHDに関する報告[15)]を総合し，ASD＋ADHDの医学的診断・評価フローチャート（案）を示すと図1のようになる．これはあくまで一つの提案であり，今後妥当性を検証する必要がある．前述したように，現時点では本書別項に示されているASD（63頁）とADHD（50頁）それぞれの診断・評価法を活用すべきである．

　診断に際しては，安易にASD＋ADHDと診断しないように注意しなければならない．DSM-5が使用されるようになる前は，原則的に両者の併存が認められていなかったことにより，入念にADHDとASDを鑑別する臨床姿勢がとられていたが，DSM-5が使用され，併存が認められるようになると，安易に併存診断を行う可能性が高くなる．最も危惧されるのは，行動の成り立ちを検討すればASDの診断のみとなる場合であっても，行動としてADHDが考慮されるような場合に十分な検討を行わず，その行動を操作的に診断基準にあてはめてASD＋ADHDと診断することである．例えば，授業中にあるキャラクターの絵を描いていたことは，「集中が続かずに」起こったことなのか，「そのキャラクターへのこだわりにより，キャラクターの絵を描くことに没頭して」起こったことなのか，であったり，話に割って入ったことは，衝動性によるものなのか，雰囲気を読めない社会性の問題によるものなのかなどについて，丁寧に状況を確認し，本人の感じ方や思いにも注意を払い，子どもの行動の成り立ちをきちんと見立てる臨床姿勢が求められる．

2）心理社会的治療・支援を十分に行う

　治療・支援を考えるうえで重要なことは，治療の標的をASDやADHDの中核症状のみとするのではなく，これら中核症状と関連して生じる有害な影響，例えば度重なる叱責，いじめられ体験，対人関係障害などを最小限に抑え，子どもが本来もっている能力の可能性を開花させ，自己評価あるいは自尊感情を高めることである．つまり，治療・支援の根幹は，心理社会的治療・支援となる．

　環境調整に始まる多様な心理社会的治療・支援から開始し，十分に心理社会的治療・支援を行っても効果が得られない場合や，その治療・支援によっても事態が明らかに深刻化し，親や学校などの対応の限界を超えつつある場合に，薬物治療が患者に与えると予想されるリスクとベネフィット

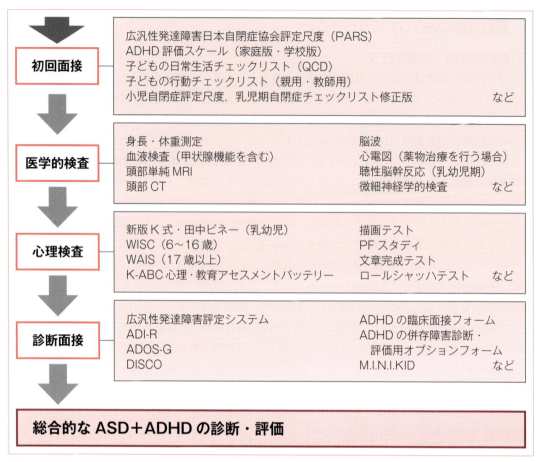

図1　ASD＋ADHDの医学的診断・評価フローチャート（案）
（太田豊作，他：日本における広汎性発達障害の診断・治療の標準化．臨床精神医学，43：927-942，2014．太田豊作，他：子どもの注意欠如・多動性障害の標準的診療指針を目指して．児童青年精神医学とその近接領域，54：119-131，2013を参考に作成）

を慎重に検討し，患者の利益につながると判断した場合にのみ薬物治療を追加して行う．ここで重要な点は，薬物治療の開始が，心理社会的治療・支援の終結ではないことである．薬物治療を要する状態であることを考えると，心理社会的治療・支援の継続あるいは強化が必要といえる．

3．薬物治療に際して行うべきこと

　薬物治療の標的症状を明確にし，本人および家族と薬物治療の標的症状を共有しておくべきである．薬物治療開始時に，その標的症状を本人および家族と共有しておくことで，本人および家族が抱く薬物治療への不安や心配を軽減でき，治療経過中に治療者と確認していく症状が明確になる．本項1の4）に提示したように，児童・青年期ASD＋ADHD患者の薬物治療の標的症状としては，「衝動性」，「多動」，「不注意」，「攻撃性」の順に多い．

　また，薬物治療開始時点における症状重症度の把握や薬物治療の効果判定のために症状評価スケールを用いることになるが，ASD＋ADHDに特化したものは存在せず，ASDおよびADHDそ

れぞれに用いる評価スケールを用いることとなる。本書別項に示されているASD（63頁）とADHD（50頁）それぞれの薬物治療ガイドラインに準じた評価を組み合わせて実施するとよい。薬物治療開始後に評価スケールを用いながら効果判定を行うことは，漫然と薬物治療が継続されてしまうことを防止することにもつながる。以下に児童・青年期ASD＋ADHD患者に対して推奨される薬剤を示す。なお，(1)から(6)は推奨される順番ではない。

(1) 徐放性メチルフェニデート

ADHD症状を併存した児童青年期広汎性発達障害もしくは自閉性障害患者に対するメチルフェニデートの有効性と有害事象に関して，いくつものプラセボ対照比較試験が行われている[16)-18)]。これらの報告ではコナーズ評価尺度および異常行動チェックリスト（Aberrant Behavior Checklist：以下ABC）スコア（易刺激性・多動・不適切な会話・常同行為）で有意な改善を認めている一方で，有害事象として易刺激性を認め，ADHDのみと診断された患者に比べて有効性が低く，有害事象による中断率が高かった。これらの試験のメタ解析によると，ADHD症状を併存した児童青年期広汎性発達障害患者に対してメチルフェニデートの有効性が示され，特に多動において有意な改善を認め，易刺激性や常同性に関しては有意ではないが改善傾向がみられた[19)]。一方で有害事象として，食欲低下，不眠，抑うつ症状および易刺激性の増悪が認められた。これらの結果からメチルフェニデートは，易刺激性や多動のある児童・思春期ASD＋ADHD患者に対して使用することが望ましいといえる。

(2) アトモキセチン

多動もしくはADHD症状を併存した児童青年期自閉性障害患者に対するアトモキセチンの有効性と有害事象に関して，複数のプラセボ対照比較試験が行われている[20),21)]。これらの報告ではABCスコア（多動・無気力）やADHD評価スケール（多動・不注意）で有意な改善が認められ，忍容性は高いものの有害事象として悪心や食欲不振が認められた。これらの結果からアトモキセチンは不注意や多動のある児童・思春期ASD＋ADHD患者に対して使用することが望ましいといえる。しかし，メチルフェニデートおよびアトモキセチンの効果に有意な差はないと報告されているものが多く[22),23)]，どちらを第1選択として最初に使用するという明確なエビデンスは現時点では存在していない。さらに，メチルフェニデートには心血管系のリスク[24)]，アトモキセチンには抗うつ薬使用時のアクチベーションや躁転の既往をそれぞれ注意する必要があり[25),26)]，これらの有害事象のリスクに鑑みて薬剤選択をすることも重要である。

(3) α₂受容体作動薬

わが国で新たに小児期ADHD治療薬として使用可能（2017年3月に適応取得）となったグアンファシン[27),28)]やクロニジン[29)]（適応外使用）といったα₂受容体作動薬は，多動もしくは不注意症状を併存した児童青年期広汎性発達障害患者で衝動性，不注意や多動に対しては効果があることが報告されているが，少人数のプラセボ対照比較試験であることや，オープンラベル試験であるためエビデンスレベルは高いとはいえない。しかし，メチルフェニデートやアトモキセチンで効果が乏しい場合やこれらの有害事象を考慮すると使用しにくい場合などには，α₂受容体作動薬，なかでもADHD治療薬でもあるグアンファシンを使用してみる価値はあると考えられる。

(4) リスペリドン

わが国では2016年2月から「小児期の自閉スペクトラム症に伴う易刺激性」として適応を取得し

た[30]。行動障害もしくは易刺激性を併存した児童青年期広汎性発達障害もしくは自閉性障害患者に対するリスペリドンの有効性はプラセボ対照比較試験で報告されており，臨床全般印象度およびABCスコア（易刺激性・多動・不適切な会話・無気力・常同行為）において有効性が示されている[31)-33)]。これらの結果からリスペリドンは易刺激性のある児童・青年期ASD + ADHD患者に対して使用することが望ましいといえる。

(5) アリピプラゾール

わが国では2016年9月から「小児期の自閉スペクトラム症に伴う易刺激性」として適応を取得した[34]。易刺激性を併存した児童青年期自閉性障害患者に対するアリピプラゾールの有効性もプラセボ対照比較試験で報告されており，臨床全般印象度，ABCスコア（多動・不適切な会話・常同行為）および子どものエール・ブラウン強迫観念・強迫行為スコアにおいて有効性が示されている[35),36)]。これらの結果からアリピプラゾールは多動やこだわりの強い児童・青年期ASD + ADHD患者に対して使用することが望ましいといえる。

(6) バルプロ酸

バルプロ酸（適応外使用）を中枢神経刺激薬に併用することで，中枢神経刺激薬のみでは治療抵抗性であったADHD児における攻撃性に効果があったと報告されており[37]，メチルフェニデートやアトモキセチンで効果がない，もしくは有害事象のため継続することができない場合に使用が考慮される。

児童・思春期ASD + ADHD患者に対する薬物治療は，有効性は認められるものの，ADHDのみと診断された患者と比較して，有効性は低く，有害事象も出現しやすいといわれている[38),39)]。実際に，本項1の5），6）に示したとおり，「衝動性」，「多動」，「不注意」，「攻撃性」に対する効果が少ないと感じている医師は多く，有害事象が多いと感じている医師も少なくないということが現状である。また，各薬剤の投薬量については，患者の個別性に留意しつつ，有効性や忍容性を確認しながら検討していく必要がある。

4. 薬物治療の終結に関すること

薬物治療を行っている期間，それと並行して心理社会的治療・支援も行っていることから，薬物治療の標的症状の改善や評価スケールの改善などがみられれば，心理社会的治療・支援のみでの治療，つまり薬物治療の終結を考慮するべきである。例えば，薬物治療を行う前には母親の言うことを聞かずに叱られ，母親もペアレント・トレーニングによってほめることの重要性を知りつつもほめられなかった場合において，薬物治療を行うことで母親の言うことを聞きやすくなり，母親もペアレント・トレーニングによって身につけたスキルを発揮しやすくなる。このような経過では，単に薬物治療によって症状が軽減したというのではなく，子どもが適応的な行動を新たに身につけ，子どもを取り巻く状況・環境にも変化が生じているため，薬物治療の終結を検討することができる。

海外のADHDに対するガイドライン[40),41)]では，薬物治療の必要性に関する評価を年単位で行うことを推奨している。ASD + ADHD患者においても，薬物治療の終結は，急ぎ過ぎず，漫然とした継続とならないようにするバランス感覚が必要とはいえ，終結の評価を行うタイミングの目安が年単位という期間といえる。

おわりに

　児童・青年期ASD＋ADHD患者に対する薬物治療ガイドラインを示した。本ガイドラインは，安易に薬物治療を開始することにならないように，薬物治療に先行して心理社会的治療・支援を行い，薬物治療の開始後も心理社会的治療・支援を並行して行うことを明記した。ASDとADHDの併存例に関する研究は，まだ十分とはいえず，今後併存例に焦点をあてた研究が求められる。

（太田 豊作，飯田 順三，山室 和彦，辻井 農亜）

文献

1) American Psychiatric Association：Diagnostic and Statistical Manual of Mental Disorders, fifth edition. American Psychiatric Association, 2013
2) de Bruin EI, et al：High rates of psychiatric co-morbidity in PDD-NOS. J Autism Dev Disord, 37：877-886, 2007
3) Simonoff E, et al：Psychiatric disorders in children with autism spectrum disorders；prevalence, comorbidity, and associated factors in a population-derived sample. J Am Acad Child Adolesc Psychiatry, 47：921-929, 2008.
4) Johnston K, et al：Attention deficit hyperactivity disorder symptoms in adults with autism spectrum disorders. Autism Res, 6：225-236, 2013
5) Sprenger L, et al：Impact of ADHD symptoms on autism spectrum disorder symptom severity. Res Dev Disabil, 34：3545-3552, 2013
6) Mulligan A, et al：Autism symptoms in Attention-Deficit/Hyperactivity Disorder；a familial trait which correlates with conduct, oppositional defiant, language and motor disorders. J Autism Dev Disord, 39：197-209, 2009
7) Grzadzinski R, et al：Examining autistic traits in children with ADHD；does the autism spectrum extend to ADHD? J Autism Dev Disord, 41：1178-1191, 2011
8) Cooper M, et al：Autistic traits in children with ADHD index clinical and cognitive problems. Eur Child Adolesc Psychiatry, 23：23-34, 2014
9) Yoshida Y, Uchiyama T：The clinical necessity for assessing Attention Deficit/Hyperactivity Disorder（AD/HD）symptoms in children with high-functioning Pervasive Developmental Disorder（PDD）. Eur Child Adolesc Psychiatry, 13：307-314, 2004
10) 山室和彦，他：日本におけるASDにADHDが併存した児童青年期患者に対する薬物療法．臨床精神医学，46：777-786，2017
11) Craig F, et al：Overlap Between Autism Spectrum Disorders and Attention Deficit Hyperactivity Disorder；Searching for Distinctive/Common Clinical Features. Autism Res, 8：328-337, 2015
12) Yerys BE, et al：Attention deficit/hyperactivity disorder symptoms moderate cognition and behavior in children with autism spectrum disorders. Autism Res, 2：322-333, 2009
13) Ashwood KL, et al：Brief Report：Adaptive Functioning in Children with ASD, ADHD and ASD＋ADHD. J Autism Dev Disord, 45：2235-2242, 2015
14) 太田豊作，他：日本における広汎性発達障害の診断・治療の標準化．臨床精神医学，43：927-942，2014
15) 太田豊作，他：子どもの注意欠如・多動性障害の標準的診療指針を目指して．児童青年精神医学とその近接領域，54：119-131，2013
16) Handen BL, et al：Efficacy of methylphenidate among children with autism and symptoms of attention-deficit hyperactivity disorder. J Autism Dev Disord, 30：245-255, 2000
17) Research Units of Pediatric psychophamacology autism network：Randomized, controlled, crossover trial of methylphenidate in pervasive developmental disorders with hyperactivity. Arch Gen Psychiatry, 62：1266-1274, 2005
18) Ghuman JK, et al：Randomized, placebo-controlled, crossover study of methylphenidate for attention-deficit/hyperactivity disorder symptoms in preschoolers with developmental disorders. J Child Adolesc Psychopharmacol, 19：329-339, 2009

19) Reichow B, et al：Systematic review and meta-analysis of pharmacological treatment of the symptoms of attention-deficit/hyperactivity disorder in children with pervasive developmental disorders. J Autism Dev Disord, 43：2435-2441, 2013
20) Arnold LE, et al：Atomoxetine for hyperactivity in autism spectrum disorders；placebo-controlled crossover pilot trial. J Am Acad Child Adolesc Psychiatry, 45：1196-1205, 2006
21) Harfterkamp M, et al：A randomized double-blind study of atomoxetine versus placebo for attention-deficit/hyperactivity disorder symptoms in children with autism spectrum disorder. J Am Acad Child Adolesc Psychiatry, 51：733-741, 2012
22) van Wyk GW, et al：How oppositionality, inattention, and hyperactivity affect response to atomoxetine versus methylphenidate；a pooled meta-analysis. J Atten Disord, 16：314-324, 2012
23) Su Y, et al：Osmotic Release Oral System Methylphenidate Versus Atomoxetine for the Treatment of Attention-Deficit/Hyperactivity Disorder in Chinese Youth；8-Week Comparative Efficacy and 1-Year Follow-Up. J Child Adolesc Psychopharmacol, 26：362-371, 2016
24) Volkow ND, et al：Cardiovascular effects of methylphenidate in humans are associated with increases of dopamine in brain and of epinephrine in plasma. Psychopharmacology (Berl), 166：264-270, 2003
25) Henderson TA：Mania induction associated with atomoxetine. J Clin Psychopharmacol, 24：567-568, 2004
26) Henderson TA, Hartman K：Aggression, mania, and hypomania induction associated with atomoxetine. Pediatrics, 114：895-896, 2004
27) Scahill L, et al：A prospective open trial of guanfacine in children with pervasive developmental disorders. J Child Adolesc Psychopharmacol, 16：589-598, 2006
28) Handen BL, et al：Guanfacine in children with autism and/or intellectual disabilities. J Dev Behav Pediatr, 29：303-308, 2008
29) Ming X, et al：Use of clonidine in children with autism spectrum disorders. Brain Dev, 30：454-460, 2008
30) ヤンセンファーマ：リスパダール，医薬品添付文書（第14版，2016年2月改訂）
31) McCracken JT, et al：Risperidone in children with autism and serious behavioral problems. N Engl J Med, 347：314-321, 2002
32) Shea S, et al：Risperidone in the treatment of disruptive behavioral symptoms in children with autistic and other pervasive developmental disorders. Pediatrics, 114：e634-641, 2004
33) Nagaraj R, et al：Risperidone in children with autism；randomized, placebo-controlled, double-blind study. J Child Neurol, 21：450-455, 2006
34) 大塚製薬：エビリファイ，医薬品添付文書（第7版，2016年9月改訂）
35) Marcus RN, et al：A placebo-controlled, fixed-dose study of aripiprazole in children and adolescents with irritability associated with autistic disorder. J Am Acad Child Adolesc Psychiatry, 48：1110-1119, 2009
36) Owen R, et al：Aripiprazole in the treatment of irritability in children and adolescents with autistic disorder. Pediatrics, 124：1533-1540, 2009
37) Biederman J, et al：Age-dependent decline of symptoms of attention deficit hyperactivity disorder；impact of remission definition and symptom type. Am J Psychiatry, 157：816-818, 2000
38) Murray MJ：Attention-deficit/Hyperactivity Disorder in the context of Autism spectrum disorders. Curr Psychiatry Rep, 12：382-388, 2010.
39) 山室和彦：ADHD症状を伴う自閉スペクトラム症に対する薬物療法．精神神経学雑誌, 118：391-398, 2016
40) Pliszka S, AACAP Work Group on Quality Issues：Practice parameter for the assessment and treatment of children and adolescents with attention-deficit/hyperactivity disorder. J Am Acad Child Adolesc Psychiatry, 46：894-921, 2007
41) National Institute for Health and Clinical Excellence：Attention deficit hyperactivity disorder；Diagnosis and management of ADHD in children, young people, and adults. National Clinical Practice Guideline Number 72. Leicester, The British Psychological Society and The Royal College of Psychiatrists, 2009

第Ⅰ章　児童・青年期精神疾患の薬物治療ガイドライン

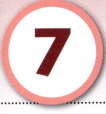

チック症および強迫症の薬物治療

はじめに

　児童・青年期にはチック症と強迫症（obsessive-compulsive disorder：OCD）はしばしばお互いに併発する。また、両者は、皮質-線条体-視床-皮質回路（cortico-striato-thalamo-cortical circuit：CSTC回路）の異常が想定されているなどの生物学的な基盤に加えて、治療をどのように構成していくかでも類似している[1]。

　これらの特徴を考慮しつつ、両者に対する薬物治療に関する文献を検討すると同時に、十分な診療経験のあるわが国の医師による薬物治療について堅固な合意形成を図り、それらを総合してわが国における薬物治療ガイドラインの作成を目指した。

チック症の薬物治療

1. 薬物治療の検討にあたって

　最近、児童・青年期におけるチック症の薬物治療を中心とする治療ガイドラインまたはそれに準ずるものが国内外で発表されている。米国、カナダ、ヨーロッパからは、2011年以後に相次いで出版された[2)-4)]。同時期に、わが国でも標準的な治療に向けた提案がされた[5),6)]。また、その後も、薬物治療を中心とする治療に関するシステマティック・レビューが発表されている。これらのほかに、2011年以降に発表されたチック症の薬物治療に関する文献も検討対象とし、その際には、PubMedでの検索でticsまたはTouretteとguidelineまたはmedicationを掛け合わせて得られた論文も含めた。

　このような文献検討に加えて、児童・青年期におけるチック症およびOCDの診療を継続的に行っていて専門家と考えられる医師を対象として薬物治療に関する調査を2015～2016年に行った。第一段階での調査を踏まえて意見を集約できるような調査票を作成して、調査を繰り返して合意形成を目指した。

2. チック症の治療の概要と薬物治療の位置づけ

　米国児童青年精神医学会（American Academy of Child and Adolescent Psychiatry：AACAP）によるチック症の子どもと若者の評価と治療の実践パラメータにおいて、推奨される治療の要点は、以下のようにまとめられていた[2)]。

- 慢性チック症に関する教育では経過と予後の予測について伝えられるべきであり，治療プランは教室への適応を考慮すべきである。
- 慢性チック症の治療は，チックおよび併発症によって引き起こされる障害と苦痛の程度に対応するべきである。
- 慢性チック症の行動的介入は，チックが引き起こす症状が中等症であるときに，または行動療法に反応性のある精神科的併発症を有すると，考慮されるべきである。
- 慢性チック症の薬物治療は，生活の質に重度の障害を引き起こしている中等症から重症のチックに対して，または薬物治療に反応性のある精神科的併発症が存在するときに，考慮されるべきであり，チックおよび併発症を標的とする。

わが国のトゥレット症候群の治療・支援のためのガイドブック（厚生労働科学研究費補助金障害者対策総合研究事業（身体・知的等障害分野）「トゥレット症候群の治療や支援の実態の把握と普及啓発に関する研究」班，2011)[6]では，チックおよび併発症が軽症か重症かの組み合わせで4群別にして治療方針を整理していた。チックと並んで併発症に配慮すべきことを強調するとともに，チックも併発症も軽症の場合には，薬物治療を推奨していなかった。

以上を総合すると，治療全体の構成としては，心理教育や認知行動療法など薬物治療以外の方法も組み合わせること，併発症についても考慮することが重要と考えられる。

3．チック症の薬物治療

海外の治療ガイドライン類では，中等症から重症のチック症に対して，α_2アドレナリン受容体作動薬（クロニジン，グアンファシン），抗精神病薬の有用性が報告されていた。また，ごく最近の複数のシステマティック・レビューでは，薬物治療の効果は限定的としつつも，α_2アドレナリン受容体作動薬，アリピプラゾールの有用性の高さを指摘していた[7)-9)]。ただし，α_2アドレナリン受容体作動薬の有用性については，システマティック・レビューにおける不均一性を指摘して，特にADHDを合併するチック症にα_2アドレナリン受容体作動薬が有効ではないかとの意見がある[10]。

わが国のトゥレット症候群の治療・支援のためのガイドブックでは，米国トゥレット協会医療アドバイス委員会がエビデンスの程度を加味してまとめた薬物治療のガイドライン[11]を踏まえつつわが国の実情に合わせた薬物治療が示されていた。わが国で使用できる薬物のなかで，十分にエビデンスがある抗精神病薬として，ハロペリドール，ピモジド，リスペリドンがあげられていた。

なお，米国では，トゥレット症候群の薬物治療として従来はハロペリドールとピモジドが米国医薬品食品局（FDA）から認可されていたが，2014年12月にアリピプラゾールも追加された。服用量については，体重50kg未満では開始量が2mg/day，推奨量が5mg/day，最大量が10mg/dayであり，体重50kg以上では開始量が2mg/day，推奨量が10mg/day，最大量が20mg/dayであった。

わが国の専門家の調査では，チックおよび併発症に対する薬物や服用量に加えて，薬物治療の開始の際に重視することや薬物治療を行う年齢の下限も検討しており，薬物治療の開始にあたっては機能の障害が最も重視されていること，年齢の下限を6歳とする場合が多いことが確認された。

チックに対する薬物治療としては，第一選択薬がアリピプラゾール，第二選択薬がリスペリドンとなっていた[2]。海外のガイドライン類と比べると，アリピプラゾールの優位がやや目立っているとともに，服用量は海外よりも少ない傾向が認められた。アリピプラゾールが比較的支持されたのは，2014年にトゥレット症候群の治療薬としてFDAに認可されたことや最近の複数のシステマティック・レビューで有用性の高さが指摘されていることが関連しているかもしれない。海外に比べると$α_2$アドレナリン受容体作動薬の支持は高くなかった。

併発症に対する薬物治療としては，OCDについてはフルボキサミンと並んでアリピプラゾールがあげられていた。ADHDについてはアトモキセチンが高率に支持された。なお，2017年3月にグアンファシンが子どものADHDの治療薬としてわが国で認可されたので，今後，チック症に併発するADHDに対する使用が増える可能性がある。また，怒りや攻撃行動についてはリスペリドンがよく用いられることが示された。

強迫症の薬物治療

1．検討方法

児童・思春期における強迫症（以下OCD）の薬物治療を中心とする治療ガイドラインまたはそれに準ずるものとして，海外では，英国のNICE clinical guideline（OCD）（https://www.nice.org.uk/guidance/cg31）およびAACAPによるOCDの子どもと若者の評価と治療の実践パラメータ[13]がある。同時期に，わが国でも標準的な治療に向けた提案がされた[5),14),15)]。また，その後も，薬物治療を中心とする治療に関するシステマティック・レビューやメタアナリシスが発表されている。これらのほかに，チック症と同様にOCDの薬物治療に関する文献も検討対象とし，文献検索にあたってはticsまたはTouretteの代わりにOCDを用いた。

このような文献検討に加えて，チック症の項で述べたわが国の専門家の調査も総合して検討した。

2．OCDの治療の概要と薬物治療の位置づけ

NICE guidelineによると，OCDの子どもと若者の治療では，中等症から重症の機能的障害を来していたり，セルフヘルプの指導に反応しない軽症の機能障害を有していたりすると，曝露反応妨害法を含めた認知行動療法を行うべきであるとされていた。そして，認知行動療法への反応が得られないと，子ども（8〜11歳）では選択的セロトニン再取り込み阻害薬（SSRI）の付加が考慮されるかもしれず，若者（12〜18歳）ではSSRIの付加が提示されるべきであるとされていた。

AACAPによるOCDの実践パラメータにおいて，推奨される治療の要点は，以下のようにまとめられていた[3]。

> - 可能であれば，軽症または中等症の子どものOCDに対しては，認知行動療法が第一選択の治療である。
> - 中等症から重症のOCDに対しては，薬物治療が認知行動療法に追加して適応となる。
> - セロトニン再取り込み阻害薬（SRI，SSRIとクロミプラミンを含む）が子どものOCDに対する第一選択薬として推奨されており，反応，忍容性および安全性を監視するAACAPのガイドラインに従うべきである。
> - 割り当てられた治療のモダリティは，治療反応の調節因子および予測因子に関する経験的エビデンスに導かれるべきである。
> - 認知行動療法を数カ月行っても臨床的な反応が得られなかったり重症な事例であったりしたら，複数のモダリティの治療が推奨される。
> - 薬物増強法は，適切な単一療法にもかかわらず機能の少なくとも一つの重要な領域で障害が中等症であるとみなされる治療抵抗性の事例のものである。
> - 併発症に対して，経験的に妥当とされる薬物治療および心理社会的治療が考慮されるべきである。

　なお，ごく最近のメタアナリシスでは，治療反応性および症状寛解のための治療必要数（number needed to treat：NNT）が認知行動療法では3であるのに対してSRIでは5であり，認知行動療法より効果が低いと指摘されている[16]。

　わが国の子どものOCDの診断・治療ガイドライン[15]では，治療の中心は，行動療法理論に基づいた家族・本人への心理教育，認知行動療法，SRIを中心とした薬物治療という基本セットとされていた。

　以上を総合すると，少なくとも行動療法理論に基づく心理教育および認知行動療法への反応が不十分なときに薬物治療を付加することが望ましいと思われた。

3．OCDの薬物治療

　海外のガイドライン類のなかで，NICE guidelineではOCDに対する認可された薬物としてセルトラリンとフルボキサミンをあげて，クロミプラミンは項を分けて述べていた。AACAPによるOCDの実践パラメータではセルトラリン，フルボキサミン，パロキセチン，クロミプラミンをまとめて，推奨する服用量を示していた。より最近のシステマティック・レビューやメタアナリシスにおける薬物治療の比較をみると，クロミプラミンはSSRIよりも効果量が大きいものの（各々d=1.305，d=0.644），副作用が重いと指摘されており[17]，プラセボと比較した効果がクロミプラミンではSSRIよりも大きい一方，SSRI間の相違は認められなかったともされている[18]。

　わが国の子どものOCDの診断・治療ガイドラインでも米国と同様に4種類のSRIを並列に推奨していた。なお，このガイドラインの出版とほぼ時期を同じくして，うつ病・うつ状態に対してではあるもののエスシタロプラムというSSRIがわが国で新たに認可された。しかもこの薬物は2013年3月に，12歳以上のうつ病・うつ状態においてほかのSSRIより安全性が高いと日本児童青年精神医学会の声明で示唆された。いまだOCDの認可は得ていないが，2015年11月に社会不安障害に

ついて認可されており，少なくとも思春期のOCDにおいて検討される可能性がある。さらに，より最近の特記事項としては，2017年7月にフルボキサミンが子どものOCDに対して認可されたことがあげられる。

わが国の専門家の調査では，薬物治療の開始にあたって機能の障害が最も重視されていることはチック症と同様であった。薬物治療を行う年齢の下限については6歳が最も支持されたが，7歳および10歳という意見も一定程度認められ，チック症よりも低年齢での薬物治療の開始に慎重な傾向がうかがわれた。

併発症がないまたは併発症がうつ症状・不安症状に限られるOCDに対する薬物治療としては，第一選択薬がフルボキサミンおよびセルトラリン，第二選択薬がセルトラリンであった。調査が行われたのは先述したわが国でのフルボキサミンの認可以前であったが，わが国に最初に導入されたSSRIとして定着していることがうかがわれた。一方，フルボキサミンへの支持の科学的根拠は明らかではなかった。

チックを併発するOCD（チック関連OCD）に対する薬物治療としては，第一選択薬がフルボキサミン，第二選択薬がフルボキサミンおよびアリピプラゾールであった。チック関連OCDの薬物治療については，SRIにアリピプラゾールまたはリスペリドンを付加することによって約半数で効果を認めた[19]というのみならず，難治性OCDに対してアリピプラゾール単剤治療が奏効したという最近の報告[20]がある。チック関連OCDにおけるアリピプラゾールの使用は，これらの傾向と合致していると思われた。

おわりに

国内外のガイドライン類および海外を中心とする文献の検討およびわが国の専門家の堅固な合意を踏まえると，児童・青年期におけるチック症とOCDでは，認知行動療法を含めた包括的な治療のなかで薬物治療に一定の効果が期待できると確認された。包括的な治療の枠組みの下で，機能の障害を生じた場合に薬物治療が開始されると考えられた。

わが国における薬物の選択としては，チック症に対して，第一選択はアリピプラゾール，第二選択はリスペリドンであった。海外のガイドライン類や最近のシステマティック・レビューなどとも矛盾はなかった。また，α_2アドレナリン受容体作動薬は海外ほど選択されていなかったが，今後グアンファシンの使用経験がわが国で蓄積されるにつれてその位置づけが変わる可能性があり，さらなる検討が必要と思われた。また，OCDに対して，第一選択はフルボキサミンであった。これについてもSRIに一定の有用性があるとする海外の知見と矛盾していなかった。ほかのSRIとの差異については検討の余地があると同時に，わが国での認可に伴って引き続き使用される可能性があると思われた。チック関連OCDに対しては，増強療法を含めてアリピプラゾールを使用する可能性があると思われた。

（金生 由紀子，濱本 優）

文献

1) 金生由紀子:子どものチック障害および強迫性障害.児童青年精神医学とその近接領域,54:175-185,2013
2) Murphy TK, et al:Practice parameter for the assessment and treatment of children and adolescents with tic disorders. J Am Acad Child Adolesc Psychiatry, 52(12):1341-1359, 2013
3) Pringsheim T, et al:Canadian guidelines for the evidence-based treatment of tic disorders;pharmacotherapy. Can J Psychiatry, 57(3):133-143, 2012
4) Roessner V, et al:European clinical guidelines for Tourette syndrome and other tic disorders. Part II;pharmacological treatment. Eur Child Adolesc Psychiatry, 20(4):173-196, 2011
5) 金生由紀子:子どものチック障害・強迫性障害の診断・治療の標準化に関する研究.厚生労働科学研究費補助金障害者対策総合研究事業「児童青年精神科領域における診断・治療の標準化に関する研究」班(研究代表者:齊藤万比古)平成22年度総括・分担研究報告書.pp.13-19,2011
6) 厚生労働科学研究費補助金障害者対策総合研究事業(身体・知的等障害分野)「トゥレット症候群の治療や支援の実態の把握と普及啓発に関する研究」班(研究代表者:金生由紀子):トゥレット症候群の治療・支援のためのガイドブック.同班平成22年度総括・分担研究報告書.pp.119-185, 2011
7) Hollis C, et al:Clinical effectiveness and patient perspectives of different treatment strategies for tics in children and adolescents with Tourette syndrome;a systematic review and qualitative analysis. Health Technol Assess, 20(4):1-450, 2016
8) Whittington C, et al:Practitioner Review;Treatments for Tourette syndrome in children and young people-a systematic review. J Child Adolesc Psychopharmacol, 57(9):988-1004, 2016
9) Zheng W, et al:Aripiprazole for Tourette's syndrome;a systematic review and meta-analysis. Hum Psychopharmacol, 31(1):11-18, 2016
10) Bloch MH:Commentary;Are alpha-2 agonist really effective in children with tics with comorbid ADHD? A commentary on Whittington et al. J Child Psychol Psychiatry, 57(9):1005-1007, 2016
11) Scahill L, et al;Contemporary assessment and pharmacotherapy of Tourette syndrome. NeuroRx, 3(2):192-206, 2006
12) 濱本優,金生由紀子:Tourette症に対する薬物療法のエビデンスと治療ガイドライン.臨床精神薬理,20:665-670, 2017
13) Geller DA, et al;Practice parameter for the assessment and treatment of children and adolescents with obsessive-compulsive disorder. J Am Acad Child Adolesc Psychiatry, 51(1):98-113, 2012
14) 厚生労働省精神・神経疾患研究開発費20委-6「児童思春期強迫性障害(OCD)診断・治療ガイドラインの検証および拡充に関する研究」班(主任研究者:金生由紀子):子どもの強迫性障害診断・治療ガイドライン.同班平成20年度~平成22年度総括・分担研究報告書.pp.113-305, 2011
15) 齊藤万比古,金生由紀子(編):子どもの強迫性障害診断・治療ガイドライン.星和書店,2012
16) McGuire JF, et al:A META-ANALYSIS OF COGNITIVE BEHAVIOR THERAPY AND MEDICATION FOR CHILD OBSESSIVE-COMPULSIVE DISORDER:MODERATORS OF TREATMENT EFFICACY, RESPONSE, AND REMISSION. Depress Anxiety, 32(8):580-593, 2015
17) Sánchez-Meca J, et al:Differential efficacy of cognitive-behavioral therapy and pharmacological treatments for pediatric obsessive-compulsive disorder;a meta-analysis. J Anxiety Disord, 28(1):31-44, 2014
18) Varigonda AL, et al:Systematic Review and Meta-Analysis;Early Treatment Responses of Selective Serotonin Reuptake Inhibitors and Clomipramine in Pediatric Obsessive-Compulsive Disorder. J Am Acad Child Adolesc Psychiatry, 55(10):851-859, 2016
19) Masi G, et al:Antipsychotic augmentation of selective serotonin reuptake inhibitors in resistant tic-related obsessive-compulsive disorder in children and adolescents;a naturalistic comparative study. J Psychiatr Res, 47(8):1007-1012, 2013
20) Ercan ES, et al:A Promising Preliminary Study of Aripiprazole for Treatment-Resistant Childhood Obsessive-Compulsive Disorder. J Child Adolesc Psychopharmacol, 25(7):580-584, 2015

第Ⅰ章 児童・青年期精神疾患の薬物治療ガイドライン

8 心的外傷後ストレス障害（PTSD）の薬物治療

はじめに

　国際トラウマティック・ストレス学会による『PTSD治療ガイドライン（第2版）』の児童青年期の薬物療法の章には，「子どもは単に小さな大人ではない」と記されている[1]。DSMでのPTSD（心的外傷後ストレス障害）の診断基準は，初めて収載された第3版，第4版では主に三徴（再体験，麻痺，過覚醒）で診断されており[2]，もっぱら成人のPTSDを対象にデザインされてきた。第5版DSM-5になって，子どものストレスへの反応の多様性や言語表現スキルの幼さなどの発達の側面が考慮に入れられ，6歳以下（就学前）の診断基準がようやく作られた。

　6歳以上のPTSD診断項目は，以下の4領域を評価する。
（1）トラウマに関する侵入症状―子どもの場合，夢や繰り返される外傷的遊び
（2）回避
（3）認知と気分の変化
（4）過覚醒―子どもでは，ひどいかんしゃくや注意集中困難，自己破壊的行動など

　一方6歳以下では回避と認知と気分の変化はまとめて一つの領域とされ全体では3領域で評価することとなった[3]。また，WHOによるICD疾患分類は，2018年に第11版が発行された。従来のPTSDに加え，複雑性心的外傷後ストレス障害（complex PTSD）やDSM-5と同様に児童期の反応性発達性アタッチメント障害，脱抑制性型対人交流障害などの診断名が新たに加えられた。これらは，虐待や拷問のような持続性で回避不能のストレス体験後の，怒りや暴力，自傷などの感情のコントロール障害，無力感や空虚感，対人関係の維持困難などを特徴としている[4]。

　児童・青年期の薬物治療に関してはいまだ十分なエビデンスが集積されておらず，日々の臨床場面では，成人PTSD治療の知見を前提として―小さな大人である子どもとして―，種々の薬剤が処方されているのが現状である。

　PTSDの罹患率については報告者によってばらつきがあり，米国の全国調査（National comorbidity survey：NCS）では，PTSDの生涯罹患率は7.8％であった[5]。Copelandらの1,420人の子どもを対象とした縦断研究では，子どもが16歳になるまでの追跡期間中（約3～7年），その約2/3以上が少なくとも一つ以上の外傷体験を経験し，そのうちの13.4％で何らかのPTSD症状を示したが，診断基準を満たしたのはわずかに0.5％以下であったと報告されている[6]。このように，「トラウマがあること」，「PTSD様症状（トラウマ後の心的反応）があること」，「PTSDであること」は同義ではない。

　またPTSD発症の予測因子は，非常に多岐であり，トラウマ前の因子に関しての27本の研究

（22,630人）を対象としたシステマティック・レビュー（systematic review：SR）によれば，①認知，②コーピングスタイルや反応スタイル，③パーソナリティ特性，④精神病理，⑤精神生理学的因子，⑥社会経済学的要因，に分類して検討されている[7]。これには，過去のトラウマの有無，本人や家族の精神疾患の既往歴，薬物依存，知的能力の乏しさなどが含まれている。もちろん，トラウマ後にどのような支援・理解が得られたかも重要である。

　生物学的には，視床下部－下垂体－副腎系（HPA系）へのストレスの影響（内分泌性反応）や，神経性反応──例えば前頭前野でのアセチルコリンやノルアドレナリン系の上昇，扁桃体でのドーパミン系，セロトニン系の上昇，海馬でのアセチルコリンの上昇など──の生化学的研究や，脳画像による海馬や扁桃体の体積や機能研究が活発に行われ，PTSDの生物学的基盤が調べられてきた。一方，児童・青年期の場合，年齢や性別による生物学的基盤の異同や，発達途上の脳神経へのストレスの影響，心的外傷の種類や強度，頻度，時期等による違いが脳に与える影響など，いまだわかっていないことは多い。

　また，PTSDの発症や回復には，心理社会的要素を無視できない。例えば，沖縄戦を体験した75歳以上の257名を対象とした研究では，出来事インパクト尺度（Impact of Event Scale-Revised：IES-R）でPTSDハイリスク群とされる25点以上の人が，4割存在し，全体の2～3割はPTSDと予測された。その一方で，精神的健康状態が良好な人が9割を超えていた[8]。一般に，災害や緊急事態にさらされた大多数の成人はレジリエンスを示し，トラウマ関連の病理を発展させない[1]。これは，個人が後天的に身につけた行動特徴やパーソナリティと，トラウマや環境との相互作用の結果とも考えられる[9]。先の研究では，沖縄に息づく相互扶助の精神や地域共同体とのつながりの影響が考察されている[8]。

　最後に，文化的側面について述べる。東日本大震災後に出版された『呼び覚まされる霊性の震災学──3.11生と死のはざまで』（2016）には，東日本大震災後，被災地で津波犠牲者の"霊"を乗せたとする何人ものタクシードライバーへのフィールドワーク調査が収められている[10]。死者の思いを汲み，語りかけ，祀ることなどは，共同体の中での心的外傷を「心に収める」過程と考えることもでき，歴史の中で醸成されてきた，文化的に装置されたレジリエンスの一つの形ということもできる。菊地（2013）によれば，日本での最初のPTSD様症状の記載は古事記まで遡り，火の神を生んで黄泉の国に行った伊邪那美の腐乱死体を見て恐怖し，そこから逃げ出す伊邪那岐の描写がそれに相当するという[11]。PTSDがわが国で広く受け入れられるようになったのは，1995年の阪神・淡路大震災と地下鉄サリン事件以降であり，外傷後の心理的症候群を疾患としてとらえ[11]，しかも文化や人種を超え[12]，だれにでも生じるものとして脱スティグマ化され，「治す」ものとなった[10]。

　本項では，要請に従い，可能な限り「エビデンスに基づく（Evidence-based）」知見のみを概観した。前述のように，PTSDが社会心理学的要素，文化的側面を含むなかで，「PTSDが治る」とはどういうことかを議論することは重要である。というのも，これまでのトラウマ研究では，ネガティブな結果や影響に関するものが主であったが，近年では，トラウマ後に起こりうるポジティブな変化（"外傷後成長"もしくは"逆境による成長"と言われる）も評価されるようになってきている[1]。残念ながら，これ以上は本論の範疇を超えている。ここでの「PTSDが治る」とは，数値化された診断基準上の症状が有意に減少したことと定義されることになる。このことが，同時に本項の限界でもあることを申し添えておく。

〈ガイドライン〉

　確立された治療法がある領域では，ガイドランは臨床家の行動規範となるべきである。しかし後述のように，児童・青年期PTSDの薬物療法に関するエビデンスは極めて乏しい。したがって，患者・患者家族と臨床家の最善の"decision-making（意思決定）"への手がかりを提供することが，過渡期になる領域のガイドランの，一つの暫定的役割と考えられる。

　本ガイドラインでは，以下のクリニカル・クエスチョン（Clinical Question：CQ）を設定し，文献検索を行った。文献検索では，既存のガイドラインを概観（表1）した後，Medlineと医学中央雑誌，Cochrane libraryにおいて，システマティック・レビュー，二重盲検比較試験を主に検索し，必要に応じてオープン試験や症例報告を検索した（文献は，2016年12月までに出版されているものとした）。エビデンスが不十分な領域について，わが国での臨床実態を知るために，臨床家を対象としたアンケート調査や多施設による後方視的研究を検索した。CQ-3.からCQ-10.までは，診断基準にてPTSDを満たすことが前提となっている。

CQ-1. 児童・青年期PTSD治療で，いつ薬物治療を始めるべきか（1）？──諸外国での現状
CQ-2. 児童・青年期PTSD治療で，いつ薬物治療を始めるべきか（2）？──精神療法との比較
CQ-3. 児童・青年期PTSD治療に，SSRI（選択的セロトニン再取り込み阻害薬）/SNRI（セロトニン・ノルアドレナリン再取り込み阻害薬）は有効か？
CQ-4. 児童・青年期PTSD治療に，三環系・四環系抗うつ薬は有効か？
CQ-5. 児童・青年期PTSD治療に，抗精神病薬は有効か？
CQ-6. 児童・青年期PTSD治療に，ベンゾジアゼピン系薬剤は有効か？
CQ-7. 児童・青年期PTSD治療に，α・β拮抗薬は有効か？
CQ-8. 児童・青年期PTSD治療に，抗てんかん薬は有効か？
CQ-9. 児童・青年期PTSD治療に，漢方薬は有効か？
CQ-10. 児童・青年期PTSDの発症予防に，薬物治療は有効か？
CQ-11. 診断基準に満たない児童・青年期PTSD（subthreshold PTSD）に対し，薬物治療は有効か？
CQ-12. 児童・青年期PTSD治療の日本の現状はどうなっているのだろうか？（アンケート調査結果）

クリニカルクエスチョンと推奨・解説

CQ 1. 児童・青年期PTSD治療で，いつ薬物治療を始めるべきか（1）？──諸外国での現状

▶推奨

・児童・青年期PTSDに薬物治療を推奨しない国もあり，若年PTSDへの薬物治療の有効性・意義に関して国際レベルで統一見解に至っていない。

▶解説

　児童・青年期のPTSD薬物治療に関する知見は，成人よりもかなり遅れており，エビデンスの極めて乏しい領域である。2000年以降に発行された，国内外の主なガイドラインを概観（表1）しても——どのガイドラインも，作成の際にはほぼ同じようなデータベースが用いられているにもかかわらず——ガイドランの作成方法や目的，対象などにより，その推奨内容にも大きな隔たりがある[13]。イギリスやオーストラリアでは，現時点ではエビデンスが乏しいと判断し，児童・青年期PTSDへの薬物治療を治療の第一選択として推奨しない姿勢を明確にしており，臨床家のコンセンサスによるガイドラインとは大きく立場を異にしている[14]。NICEガイドラインでは，薬物治療を検討する場合として，以下の4つの状況をあげている[15]。

（1）患者が心理治療を拒否
（2）心理的な介入に反応しない。
（3）睡眠や過覚醒に関連して重大な問題を有している。
（4）さらなるトラウマによる重篤な脅威が続いていて（例えば，DVが継続している場合など），安全性への配慮から心理療法を開始できない。

　このように，特に児童・青年期PTSDへの薬物治療の治療上の意義に関しては，国際レベルにおいても統一見解には至っているとは言えない。児童・青年期PTSDへの薬物治療についての国内外の主要なガイドランを表2にまとめた[2]。

表1　主なガイドラインの作成方法

	APA実践ガイドライン	NICE診療ガイドライン	NHMRCガイドライン	ISTSSガイドライン	AACAPAP (practice parameter)	PTSD薬物治療アルゴリズム	JSTSS薬物治療ガイドライン
国	米国	英国	オーストラリア	国際組織	米国	国際組織	日本
年	2004	2004（2015改訂）	2016	2008	2010	2006	2013
対象	成人	成人／子ども	成人／子ども	成人／子ども	子ども	成人	成人
検討した研究エビデンスレベル	精神科医によるRCT，なければ低レベルの研究も	cross-disciplinary RCT	cross-disciplinary RCT	cross-disciplinaryのすべてのレベルの研究	精神科医によるすべてのレベルの研究	すべてのレベルの研究	
効果判定	専門家によるレビュー	メタ解析	メタ解析	専門家によるレビュー	専門家によるレビュー	専門家によるレビュー	専門家によるレビュー
効果判定の際に重視される情報	データとコンセンサス	データ	データ	データとコンセンサス	データとコンセンサス	データとコンセンサス	
他の治療法	網羅的	網羅的	網羅的	網羅的	網羅的	薬物治療に特化	主に薬物治療
PTSD初期治療の推奨	精神療法と薬物治療の両方	薬物治療を第一選択としてルーチンに行うべきではない	薬物治療を第一選択としてルーチンに行うべきではない	学齢期や青年期はCBTが第一選択	包括的な治療アプローチを考慮。子どもではTF-CBTが第一選択	「薬物治療，心理社会療法，その両方を行うのかを選択」	

APA：American Psychological Association, NICE：National Institute of Clinical Excellence. NHMRC：National Health and Medical Research Councils, I（J）STSS：International（Japanese）Society for Traumatic Stress Studies, AACAPAP：Academy of Child and Adolescent Psychiatry, RCT：randomized controlled trial, CBT：cognitive behavior therapy, TF-CBT：trauma-focused cognitive behavior therapy
（Forbes D, et al：A guide to guidelines for the treatment of PTSD and related conditions. Journal of Traumatic Stress, 23：537-552, 2010をもとに作成）

表2 各ガイドラインにおける児童・青年期PTSDへの薬物治療の推奨

	NICE診療ガイドライン	NHMRCガイドライン	ISTSSガイドライン	AACAPAP (practice parameter)
ASD薬物治療	記載なし（推奨されない）	薬物治療は推奨されない。予防的介入として薬物治療を用いるべきではない（子ども）		
PTSD薬物治療・第一選択	記載なし（推奨されない）	記載なし（推奨されない）	フルオキセチン，セルトラリン，シタロプラム（子ども）	SSRI
PTSD薬物治療・第二選択	記載なし（推奨されない）	記載なし（推奨されない）	クロニジン，グアンファシン，プロプラノロール（子ども）	クロニジン，プロプラノロール

NICE：National Institute of Clinical Excellence．NHMRC：National Health and Medical Research Councils，ISTSS：International Society for Traumatic Stress Studies，AACAPAP：Academy of Child and Adolescent Psychiatry，ASD：acute stress disorder，PTSD：post-traumatic stress disorder
(Forbes D, et al：A guide to guidelines for the treatment of PTSD and related conditions. Journal of Traumatic Stress, 23：537-552, 2010をもとに作成)

CQ 2. 児童・青年期PTSD治療で，いつ薬物治療を始めるべきか（2）？
──精神療法との比較

▶推 奨

- 薬物治療を第一選択としてルーチンに導入するのではなく，ほかのあらゆる治療法を考慮し，ベネフィットがリスクを上回る場合に，薬物治療を導入することが望ましい。
- 薬物療法を漫然と行わず，症状や回復の程度に合わせ，心理教育や環境調整，他機関や教育現場との連携など，心理社会的治療を併用し，また患者，患者家族が治療を自ら選択できる工夫が望ましい。
- 薬物を適応外使用する際には，患者や患者家族に十分に説明し，同意を得る。
- 重篤な副作用を起こしうる薬剤もあり，副作用のモニターは定期的に行う。

▶解 説

　成人患者を対象としたメタ解析によれば，トラウマに焦点化された認知行動療法（trauma-focused cognitive behavioural therapy：TF-CBT）の治療効果が薬物治療やトラウマに焦点化しない精神療法を有意に上回っており[16]，各ガイドラインでPTSD治療の第一選択と考えられている（表1，2）。児童・青年期では，薬物治療を対照としたこの類の無作為対照化試験（randomized controlled study：RCT）やメタ解析は，まだない。

　PTSD治療における精神療法と薬物治療の併用についてのコクランレビューによれば，これまでの研究報告では，効果の評価方法や結果にばらつきが大きく，併用したほうがよいとの結論に至るエビデンスは得られなかったとしている[17]。2010年のこの報告以降，状況は大きく変わっていない。例えば，柔軟性の高いCBTと薬物治療[18]，長時間曝露療法（prolonged exposure therapy：PE）とパロキセチン[19]，不安や恐怖への効果が期待されている抗生物質のd-サイクロセリンとCBT[20]などの組み合わせでRCTが行われたが，いずれも効果なし[18]，併用してもしなくても同じ[19]，プラセボと同等との結果が得られている[20]。児童・青年期患者にTF-CBTとセルトラリンを併用した研究で

は，薬剤の有無はTF-CBTの治療効果に影響を与えなかった[21]。

　日本人を対象としたPTSD研究では，PTSD治療（成人例も含む）として薬物治療，もしくは精神療法と薬物治療が併用された研究報告の大半が症例報告である。いずれも，重篤な症例（震災，重大事件被害者，鉄道事故や水難事故等の破局的なトラウマ）や希少な症例（戦争や原爆被害者等）の治療過程が報告されているが，PTSD診断や治療効果に標準化された手法（質問紙もしくは構造化面接）が用いられていないこと，多剤併用，ほかの治療法との併用，追跡期間などから，若年層における薬物治療の有効性に関するエビデンスとして採用できる研究はほぼ存在しない。

　わが国におけるPTSDの薬物治療では，成人PTSD患者へのパロキセチン処方に関する多施設後方視調査研究がある。これによれば，国内11の施設のパロキセチン治療歴のある患者185名を調査し，そのうちの86.5％でパロキセチンに向精神薬（58.4％が抗不安薬，42.3％が非定型抗精神病薬）が併用されていたのに対し，パロキセチンに定型化された精神療法が併用された率は低く，認知行動療法が1.1％，EMDRでは0.5％であった[22]。児童・青年期分野では，日本児童青年精神医学会の医師会員1,723名を対象とした研究によれば，回答を得た486名（回収率は28.2％）の62.8％に，トラウマ関連症例の治療経験があった。治療法として支持的精神療法や薬物治療を採用していた医師が，それぞれ8割程度存在した。薬物治療の標的症状は順に，睡眠障害（81.6％），不安症状（81.3％），PTSD症状（50.8％），抑うつ症状（48.5％）で，薬剤は処方しないと答えた医師が13名（4.3％）であった[23]。

　患者の治療選択に注目した研究では，成人を対象とした方法論的限界（被験者の不均質，サンプル数の少なさ，治療の選択肢の乏しさなど）のある研究ではあるが，心的外傷体験を有する患者の治療の嗜好調査において，患者は薬物治療よりも精神療法で自分のトラウマを語ることを好ましく思っていた[24]。また，患者を自分で治療を選べる群とそうでない群の2群に分け，PEとセルトラリンによる治療を比較したRCTでは，自分で治療を選べた群で対費用効果が高く，治療を選べない群では，PEのほうがセルトラリンよりも対費用効果が高かった[25]。

　なお，ここに記した薬剤はわが国において，いずれも児童・青年期患者のPTSDに対して適用外であり，臨床的判断に基づいて使用する場合には，その旨を患者，家族・養育者に伝え，同意を得ておく必要がある。

CQ 3. 児童・青年期PTSD治療に，SSRI/SNRIは有効か？

▶ 推奨

- PTSD症状に対して薬物治療を開始する際には，SSRIs（選択的セロトニン再取り込み阻害薬）を第一選択薬とすることが望ましい。
- 適応外処方の際には，患者，患者家族にその旨を説明し，同意を得る。
- activation syndrome（賦活症候群）などのSSRIsの有害事象の観察を怠らない。

▶ 解説

　成人のPTSD治療の詳細については他の成書に譲るが，フルオキセチン，パロキセチン，セルトラリン，ベンラファキシンにPTSD症状を改善するとのデータが集積している[26]。一方，2006年以降に順次公開されてきた米国医学研究所（Institute of Medicine：IOM）からの報告書では，バイア

スを排除した公平かつ厳密なレビュー[14]の結果，研究対象の非均一や研究デザインの欠陥を理由に，SSRIsを含むどの薬物も有用性を証明できないとしている[27]。これ以降，SSRIsやSNRIsの有効性を以前よりも慎重に評価する動きがある[28),29)]。

　薬剤による効果の違いを直接的に比較検討したエビデンスはなく，メタ解析によって各薬剤の効果は異なっている。例えばLeeによるメタ解析では，セルトラリン，ベンラファキシン，ネファゾドンでエフェクトサイズが高く，フルオキセチンやパロキセチンは低く，シタロプラム，ミルタザピンはプラセボと同等であったとしている[16]が，Wattsは，パロキセチン，セルトラリン，フルオキセチン，ベンラファキシンに同効果があったとしている[30]。

　以下，若年層を対象とした研究を概観する。Seedatらの，12～18歳の中等から重症のPTSD患者を対象としてシタロプラム（20mg/day）を用いた12週間のオープン試験では，自覚的うつ症状に効果を認めなかったものの，38％のPTSD症状が改善していた[31]。Seedatらの児童・青年期患者24例と成人14例に対するシタロプラムを用いた8週間のオープン試験では，若年層と成人で効果に差がないと報告されている[32]。Cohenらは24例を対象として，TF-CBTにセルトラリンもしくはプラセボを併用するRCTを行ったパイロット研究を行い，PTSD症状の改善は両者ともに同程度であったと報告している[21]。Robbらによるセルトラリンを用いたRCTでは，セルトラリン（最終処方の平均は児童で96.2mg±48.8mg/day，青年期では114.8mg±52.1mg/day）とプラセボを比較して100名程度の規模で行われたが，10週後の両者に効果の差は検出されず，症例減少率ではセルトラリンで29.9％，プラセボで17.7％，副作用による脱落率はセルトラリンで7.5％，プラセボで3.2％であった[33]。若年層では，SSRIs/SNRIs間で直接比較したRCTやメタ解析もまだなく，各薬剤の優劣をつけることは困難である。

　わが国の現状に目を向けると，2004年の日本トラウマティック・ストレス学会会員を対象としたアンケート調査では，PTSD治療経験がある医師会員（症例の年齢問わず）134名の中で，使用経験のある薬剤は，パロキセチン82.4％，抗不安薬81.7％，睡眠導入剤80％，フルボキサミン76％であり，第一選択薬は，パロキセチン82.4％，フルボキサミン19％であった[34]。児童・青年期精神医学領域において，亀岡らが行ったアンケート調査によれば，児童精神科医が薬物治療の標的とする症状は順に，睡眠障害（81.6％），不安症状（81.3％），PTSD症状（50.8％），抑うつ症状（48.5％）で，使用薬物はSSRIs（76.7％），抗不安薬（74.0％），睡眠薬（62.6％），抗精神病薬（44.9％）の順で，薬剤は処方しないと答えた医師が13名（4.3％）であった[23]。

　2005年の網島らによる電話調査では，医師総数3,267人の中でPTSD治療歴のある201人のうち，治療に抗うつ薬を使う医師は90.5％で，SSRIsの使用比率が83.1％となっており，パロキセチン72.1％，フルボキサミン41.3％の順であった。83.6％の医師が薬剤を併用しており，SSRIsとベンゾジアゼピンを併用する医師が39.9％だった[35]。2013年の多施設間後方視調査では，国内12施設でのPTSDの治療実態調査が行われ，研究期間中にPTSDと診断されて薬物治療が行われた患者58例のうち，65.5％の患者に第一選択薬としてSSRIsが処方されていた[36]。

　これらの研究以降に日本で発売開始となったSSRI/SNRI/NaSSA（ノルアドレナリン作動性・特異性セロトニン作動性抗うつ薬，Noraderenergic and specific serotonrgic antidepressants：NaSSA）は複数あり，例えば，セルトラリンは2006年，シタロプラムは2011年，ベンラファキシンは2015年に発売されている。こういった薬剤を含んだPTSDの薬物治療の大規模調査報告は，まだ

ない。
　以上より，児童・青年期PTSD治療へのSSRIsの効果や，SSRIsの中でもどの薬剤を用いるかに関してのエビデンスに基づく知見は不充分であるが，日本の臨床家の間では，SSRIsを用いることが一般的になりつつあると言えよう。
　ただしSSRIsの使用に際して，その有害事象には慎重を期すべきである。2011年に行われた宇佐美らによる全国206施設での調査では，SSRIs/SNRIsを投与された児童・青年期患者483例のうち17％に何らかの副作用が，4％に薬物開始後に自殺企図がみられている[37]。activation syndromeなどを含むSSRIsの有害事象に対する観察，警戒を怠らないことが求められる。
　ここに記した薬剤は，わが国においていずれも児童・青年期患者のPTSDに対して適用外であり，臨床的判断に基づいて使用する場合には，その旨を患者，家族・養育者に伝え，同意を得ておく必要がある。

CQ 4. 児童・青年期PTSD治療に，三環系・四環系抗うつ薬は有効か？

▶ **推　奨**

・PTSD治療に，三環系・四環系抗うつ薬は使用しないことが望ましい。

▶ **解　説**

　児童・青年期のPTSDを対象とした三環系・四環系抗うつ薬のRCTの報告はない。火傷を負った子どものPTSD症状に対してイミプラミンを用いた二重盲検研究では平均年齢8歳の火傷（体表面積の平均45％）を負った25名の子どもが参加し，7日間のイミプラミン服用群がプラセボ群より症状を有意に改善した[38]。同じ研究者によるイミプラミンとフルオキセチンでの比較対照研究では，群間差が認められなかった[39]。PTSDの睡眠障害にトラゾドンが有効との成人領域での文献レビューがある[40]が，若年層での報告はない。まれではあるが重篤な循環器系の副作用があることから，米国児童青年精神医学会では，小児患者に三環系抗うつ薬を投与する際には定期的な心電図検査を推奨しており，PTSD児童に三環系抗うつ薬を予防的介入の第1選択として使うことも勧めていない[41]。
　なお，ここに記した薬剤はわが国においていずれも児童・青年期患者のPTSDに対して適用外であり，臨床的判断に基づいて使用する場合には，その旨を患者，家族・養育者に伝え，同意を得ておくことが必要である。

CQ 5. 児童・青年期PTSD治療に，抗精神病薬は有効か？

▶ **推　奨**

・単剤療法，増強療法のいずれにせよ，第一選択薬を十分量使用し，一定期間経ても改善がみられない場合に，補助的に用いられることが望ましい。

▶ **解　説**

　抗精神病薬の中でも非定型抗精神病薬は，ドーパミン系とセロトニン系に作用するが，これらの2

つの系はPTSDの発症に関与すると考えられている[42]。また，αアドレナリン系の過活動が，過覚醒や怒り，パニックなどの臨床症状を引き起こすと考えられている[1]が，非定型抗精神病薬の中にはこれらの受容体を阻害するものもある。また抗ヒスタミン作用は，不眠や睡眠に関連したPTSD症状に有効かもしれない[42]。

しかし，成人領域での最近のシステマティックレビューでも，その有効性が確立している訳ではない[43]。例えば，Pauは，プラセボと比較し，非定型抗精神病薬（リスペリドンとオランザピンの区別なし）に効果があった[44]とする一方，Ahearnらのレビューによれば，リスペリドンやクエチアピンでわずかに効果があったものの，オランザピンの有効性では意見が分かれた[45]。また，Maglioneらは，男性退役軍人患者には，非定型抗精神病薬が増強療法として有効であったが，虐待された女性への単剤療法には効果がなかった[43]としている。このように，抗精神病薬の効果についての評価は一定していない。性別や年齢，トラウマの強度（種類や頻度・蓄積度）により非定型抗精神病薬の効果に差があるかどうかについては，比較検討できるほどのデータはない[43]。抗うつ薬や抗てんかん薬などの他領域の薬剤まで含めたメタ解析では，リスペリドンにセルトラリンと同等の効果があるとする[16]ものもあれば，抗うつ薬と併用した場合，アリピプラゾール，オランザピンにプラセボとの差は認めないとする研究もある[30]。

児童・青年期では，就学前の3名の急性ストレス障害（acute stress disorder：ASD）に対してリスペリドン[46]が，6名の16〜17歳のPTSDに対してやクエチアピン（50〜200mg/day）[47]が有効であったとのオープンラベル研究がある。後者では，クエチアピンでの6週間の治療で，解離，不安，うつ，怒りが有意に改善したと報告されている。また，アリピプラゾールのSSRIに対する増強効果が，14歳の女性1名で報告されている[48]。PTSD症状と精神症状を有する思春期6名にクロザピンを使用し，4名で簡易精神症状評価尺度（Brief psychiatric rating scale：BPRS）が改善したとする報告[49]もみられる。また，19名のPTSDを含む39名の思春期患者で，すでに服用している気分調整薬や抗うつ薬などをクロザピンに置換すると，単剤処方が増えた[50]と報告されている。

さらに，米国退役軍人局の調査によればPTSDに対して最もよく処方されている適用外処方薬は，リスペリドンとクエチアピンであった[43]。日本でも，63％の医師が，これまでPTSDに抗精神病薬を処方したことがあり，4.4％の患者にリスペリドンが処方されていた[34]。

このような少数例での有効性の報告はあるものの，抗精神病薬のPTSDへの有効性は確立していない。SSRIsを第一選択薬として十分量使用し，一定期間経ても改善がみられない場合に補助的に用いることが望ましい。

なお，ここに記した薬剤は，わが国においていずれも児童・青年期患者のPTSDに対して適用外であり，臨床的判断に基づいて使用する場合には，その旨を患者，家族・養育者に伝え，同意を得ておく必要がある。

CQ 6. 児童・青年期PTSD治療に，ベンゾジアゼピン系薬剤は有効か？

▶ **推奨**

- PTSDの中核症状に対して，ベンゾジアゼピン系薬剤（Benzodiazepines：BZDs）は推奨されない。
- PTSDに合併する不安症や睡眠障害，うつに対して，短期的な症状改善や予防目的で用いることも推奨されない。
- 副作用，特にPTSD症状の悪化など特異的な副作用の可能性や依存について患者・家族に十分に説明する必要がある。

▶ **解説**

その効果を支持するデータがないことを理由に，複数のガイドラインでBZDsはPTSDの中核症状の治療として推奨されていない。NICEガイドラインでは，BZDsの単剤療法は推奨されず，BZDsを処方する前に抗うつ薬を検討すべきである[51]とし，ISTSSガイドライン（成人）では，PTSDに有効性を認める治療薬がいくつもある現在，BZDを治療薬として処方する根拠はほとんどない[1]，と明記している。

2015年にPTSDの治療や予防へのBZDsに関するシステマティックレビューが初めて出版された。9,000を超える検索結果を検討し，最終的に5,236名を対象とした18の臨床試験や観察研究を解析した結果，BZDsには症状改善や予防に効果が認められなかった。不安や睡眠に短期的に効果があるとする症例報告が複数みられたが，PTSDの重症度やうつ，不眠，悪夢，不安，攻撃性のいずれに対しても有効性を否定するエビデンスがあった。また，PTSD特異的な副作用を認め，PTSD症状の悪化，トラウマ後に服用するとPTSD発症のリスクが有意に上昇，精神療法の転帰の悪化，攻撃性，うつ，薬物依存などが認められた。結果的にみれば，長期的な不都合が，短期的なメリットを上回っていた[52]。

とはいえ，アメリカにおいても実際にはPTSD患者の30％から74％にBZDsが処方されており[52]，日本でもPTSD治療にBZDsを主に使用する割合は56.2％（うち睡眠薬17.9％）[35]で，PTSDへのBZDs使用経験は82％[34]であった。薬剤を併用して処方する医師は83.6％で，SSRIsと抗不安薬の組み合わせが39.9％であった[35]。日本の児童・青年期PTSD治療で使用される薬物としても，抗不安薬（74.0％），睡眠薬（62.6％）があげられており，児童領域でもBZDsが日常的によく用いられている[23]。BZDsに関しては，ガイドラインと実臨床との間に著しい隔たりがある。

BZDsを児童・青年期に使用する際には，子どもでは成人と比して速やかに代謝・吸収されることに留意する必要がある[53]。日本の症例報告でも，その効果同様，BZDs服用後にフラッシュバックが悪化したとの症例報告も複数認められている。

ここに記した薬剤は，わが国においていずれも児童・青年期患者のPTSDに対して適用外であり，臨床的判断に基づいて使用する場合には，その旨を患者，家族・養育者に伝え，同意を得ておく必要がある。

CQ 7. 児童・青年期PTSD治療に、α・β拮抗薬は有効か？

▶推奨

- PTSDの中核症状に対するα・β拮抗薬は一般的とは言えない。
- 第一選択薬を十分量使用し、改善がみられない場合に、補助的に用いられることが望ましい。

▶解説

Bergerによれば、危機的状況でノルアドレナリン系が亢進すると、扁桃体での記憶の過定着が生じる可能性があり[42]、ノルアドレナリン系の過活動は、PTSD患者の過覚醒、外傷的悪夢、睡眠障害に関連すると考えられている[54]。プラゾシン（ミニプレス）は、成人期では広く研究されており、2016年のシステマティックレビューでは、検討された研究数は多くはないが、PTSDの全般症状や睡眠障害に対してプラセボよりも中等度以上に効果があったと報告している[55]。若年層では、これまで非盲検もしくは二重盲検でプラセボを対照とした研究は行われていない[56]。

プラゾシンに比して、プロプラノロール、クロニジンをPTSD治療に用いた研究は多くない。PTSDの7人の就学前の子どもにクロニジンの貼り薬が用いられ、情緒不安定、爆発的な怒り、衝動性、不眠等などが改善したとのオープン試験があるが、効果判定は主治医や教師の主観であった[57]。虐待例歴を有する11例の子どもにプロプラノロール（2.5mg/kg/day）を使用し、薬物使用中はPTSD症状が改善したとの報告がある[58]。

ここに記した薬剤は、わが国においていずれも児童・青年期患者のPTSDに対して適用外であり、臨床的判断に基づいて使用する場合には、その旨を患者、家族・養育者に伝え、同意を得ておく必要がある。

CQ 8. 児童・青年期PTSD治療に、抗てんかん薬は有効か？

▶推奨

- 再体験症状、侵入症状、攻撃性・衝動性に対し、他剤を十分量、一定期間服用しても効果が得られない場合に、補助的に用いることが望ましい。

▶解説

Bergerによると、恐怖などの感情やストレスへの反応に関わる扁桃体などの辺縁系で、キンドリング現象が生じることが知られており、抗てんかん薬はキンドリングを抑えることから、PTSD治療への可能性が示唆されてきた。バルプロ酸は、GABA系やセロトニン系にも作用するため、不安やうつ、過覚醒や侵入症状が改善する可能性がある。ラモトリギン（ラミクタール）は、グルタミン酸作動性の神経伝達を抑制するため、双極性のうつ状態に対する抗うつ効果が報告されてきた[42]。

成人領域では、バルプロ酸ナトリウム、フェニトイン、レベチラセタム（イーケプラ）で多くのオープン試験があり、主に再体験症状、侵入症状、攻撃性、衝動性、不眠（悪夢）の領域での効果が議論されてきた。ラモトリギン、バルプロ酸ナトリウム、トピラマート（トピナ）で複数の二重盲検によるRCTがある[59]。これまでのメタ解析は意見が分かれており、Leeによるシステマティッ

クレビューによれば，バルプロ酸ナトリウムとトピラマートの各単剤療法，バルプロ酸ナトリウムの抗うつ薬との併用療法にはプラセボと差を認めない[16]が，他領域の薬剤を含めてトピラマートの効果量を最大とするレビューもみられる[30]。Wangの文献レビューでは，ラモトリギンの有効性が指摘されている[60]。ガバペンチンをPTSD治療に用いた症例報告も複数あるが，Keeshinらによるレビューではその効果は示されなかった[56]。

　成人領域に比し，児童・青年期領域の文献は非常に乏しい[61]。カルバマゼピンのオープン試験は1995年の1本で，性的虐待に関連したPTSDを有する28人（6〜17歳）に対し，カルバマゼピンを投与（血中濃度は10〜11.5μg/mL）し，79％で症状が消失した[62]。バルプロ酸ナトリウムを用いたRCTが，素行障害のある男性青年期患者（平均年齢16歳）を対象として行われ，うち12名がPTSDであった。高容量群（500〜1500mg/dayもしくは血中濃度が50〜120ng/mL）が，低容量群（最大容量250mg/day）に比し，臨床的総合印象尺度（Clinical Global Impressions：CGI）でPTSD症状が有意に改善した[63]としている。

　ここに記した薬剤は，わが国においていずれも児童・青年期患者のPTSDに対して適用外であり，臨床的判断に基づいて使用する場合には，その旨を患者，家族・養育者に伝え，同意を得ておく必要がある。

CQ 9. 児童・青年期PTSD治療に，漢方薬は有効か？

▶ 推奨

- ベネフィットとリスクを十分検討し，患者・患者家族に説明，同意のうえで使用することが望ましい。

▶ 解説

　不安障害や全般性不安に対し，薬草やハーブ，漢方薬などで，二重盲検RCTを含むさまざまな臨床研究が行われてきた[64]。PTSD領域では，東日本大震災後の成人患者に対して，非介入群に比して柴胡桂枝乾姜湯が，PTSD中核症状に効果が認められ[65]，柴胡，当帰，茯苓など8剤からなる中国の合剤が，PTSDの精神症状全般を改善したとの報告[66]がある。ただし，観察期間が短期であること，PTSDの診断や中核症状の評価法などに限界がある。その他，わが国の研究には，桂枝加芍薬湯，四物湯，桂枝加竜骨牡蠣湯などの症例報告や解説[67]があり，児童・青年期領域では，桂枝加芍薬湯，四物湯の会議録[68]があるが，臨床医の経験というエビデンスレベルを超える研究はない。日本独自に育まれてきた領域であり，自国内でエビデンスや知見を集積していくほかない。

　ここに記した薬剤は，わが国においていずれも児童・青年期患者のPTSDに対して適用外であり，臨床的判断に基づいて使用する場合には，その旨を患者，家族・養育者に伝え，同意を得ておく必要がある。

CQ 10. 児童・青年期PTSDの発症予防に，薬物治療は有効か？

▶ 推奨

・PTSD発症予防のための薬物治療は，推奨されない。

▶ 解説

　PTSD治療のなかでも注目されている分野で，新たな論文が次々に投稿されているが，そもそも児童・青年期PTSDの自然経過は，どうなっているのだろうか。Hillerらによるメタ解析によれば，5〜18歳を対象とした研究では，外傷後の1〜6カ月の間にPTSD発生率は50％減少し，症状も最初の3カ月で減少したが，外傷後6カ月以降になると，PTSD発生率や症状の重症度に変化がみられなかった[69]。また，Perkoniggらによるドイツ・ミュンヘンの地域研究では，2,548名の14〜24歳のうち，125名（5.7％）がPTSDもしくは閾値以下のPTSD（**CQ-11.** 参照）と診断された。34〜50カ月の追跡期間のうち，52％が寛解し，48％で十分な改善を認めなかった。寛解群に比して慢性化した群では，新たな外傷的出来事の体験，回避症状の悪化，頻繁な援助希求行動が認められた[70]。トラウマ後にPTSDを発症する群と自然寛解する群を見分ける指標は，今のところない。

　これまでの複数のシステマティックレビューでは，ヒドロコルチゾン，β拮抗薬（プロプラノロール），ガバペンチン，エスシタロプラム，テマゼパム，モルヒネなどのPTSD発症予防が検討され，ヒドロコルチゾンにプラセボ以上の効果があるとする[71]報告や，薬物治療に非介入やプラセボ以上の効果があるとしつつも，RCTのみで解析し直すとその効果が認められなかったと報告されている[72]。

　児童・青年期領域ではヒドロコルチコイド，抗うつ薬，βブロッカー，オピオイドでの報告がある[71]。Maccaniによれば，児童・青年期と成人で，トラウマに対するグルココルチコイドの反応が同じでない可能性があり[73]，成人ではトラウマ前後のコルチゾールレベルの低値がPTSDのリスクに関連するのに対し，児童では高値がPTSD発症のリスクに関連していた[74]という。抗うつ薬では，イミプラミン，フルオキセチン，セルトラリンを用いたRCTがある。Robertらのグループは，イミプラミン，フルオキセチン，プラセボを火傷受傷後の児童を対象としての1週間の研究を複数行って，60名が参加したRCTでは，フルオキセチンに（体重が40〜60kgでは10mg/day，60kg以上では20mg/day）にはプラセボと同等の効果しかなかったものの，抱水クロラールよりもイミプラミンに効果を認めた[39]としている。Stoddardらによれば，6〜20歳の26名に対して24週間のセルトラリンを用いたRCTを行い，児童の自覚的症状には有意な差は認めなかったものの，親の報告では8週間目からセルトラリンが有意に症状を改善した[75]という。プロプラノロールでは，効果がないとするRCTがある一方[76]，プロプラノールの有効性に性差があり，女性患者ではプラセボよりも有効であったのに対し，男性患者では有意差がみられなかったとする報告もある[77]。Olffらは，性差による生物学的差異がPTSD発症に影響する可能性を指摘している[78]。

　PTSDの発症や症状の持続には，家族環境や外傷的出来事への認知などのさまざまな要因が大きな影響を及ぼすことから，若年層の場合には特に，多面的なアプローチが必要と考えられる[4]。心理社会的手法を用いたPTSD発症予防の研究も豊富にあるが，薬物治療と直接的に効果比較をした研究はない。なお，本ガイドラインの範疇を超えるが，予防投与に関しては倫理的な問題も含まれている。慎重な対応が必要である。

CQ 11. 診断基準に満たない児童・青年期PTSD（subthreshold PTSD）に対し，薬物治療は有効か？

▶ 推 奨

・閾値以下のPTSD（subthreshold PTSD）の定義そのものが現段階では存在せず，薬物治療は推奨されない。

▶ 解 説

閾値以下のPTSD（subthreshold PTSD）の定義に関する議論が続いているが，結論に至っていない[79]。WHOは，さまざまな外傷体験からなる13カ国の23,936名を対象にした調査研究を行い，閾値以下のPTSD（subthreshold PTSD）を，DSM-5のクライテリアB-Eを2ないし3満たす状態と定義することを提案している[80]。正確な罹患率はわかっていないが，Brancuらのメタ解析によれば，これまでの定義のばらつきを考慮したうえで，13.7〜16.4％と見積もられた[81]。12名の成人を対象としたRCTでパロキセチンが有効との報告[81]があるが，閾値以下のPTSDとPTSDでは，治療への反応性が異なる可能性を示唆する研究もある[82]。このように，概念自体がまだ定まっておらず，よって治療方法にも定説はない。

CQ 12. 児童・青年期PTSD治療の日本の現状はどうなっているのだろうか？（アンケート調査結果）

【対象と方法】日本児童青年精神医学会に所属する医師会員（小児科，精神科）2,049名を対象とし，郵送によるアンケート調査を行った。研究期間はH27年7月1日から同年8月31日までとした。本研究は，「発達障害を含む児童・思春期精神疾患の薬物治療ガイドラン作成と普及」（研究開発代表：中村和彦）の一環として行われた。

【結果】330名（精神科医が81.4％，小児科医が5.2％）より回答を得た（回収率16.1％）。56.7％の医師に児童・青年期のPTSD治療経験があった。

児童・青年期PTSD治療に際し，どの治療法を最もよく使用しているかとの問いに対して，52.9％が支持的精神療法を，17.1％が親への心理教育，14.4％が薬物治療を選択した。一方で，約10％の医師が，未成年のPTSD患者に薬物を使用したことがないと答えていた。心的トラウマに特化された治療法を用いた経験がある割合は，TF-CBTが17.1％，EMDRが21.9％，曝露療法が10.7％であった。

PTSD各症状への薬物効果の印象は，侵入症状に対してはSSRI（改善が9.6％，少しは改善が52.9％）と非定型抗精神病薬（「改善」が11.3％，「少し改善」が54.8％）が，過覚醒に対してはベンゾアゼピン系抗不安薬（「改善」35.3％，「少し改善」3.7％，「少し悪化」＋「悪化」が4.3％）と非定型抗精神病薬（「改善」19.3％，「少し改善」55.1％）が，認知や気分の変動に関しては，それぞれ6割程度，軽度もしくは十分な効果が期待されていた。約1％の医師が，SSRIやベンゾジアゼピン系抗不安薬で症状が悪化すると答えていた。

薬物治療を実施するなかで，医師の90％が薬物以外の治療法も検討していた。約1/3は診断基準

を重要視しないと回答した。またそれぞれ1/3の医師が，臨床ガイドラインとの乖離やエビデンスの質や不十分さに懸念を抱いていた。

おわりに

諸外国のガイドラインがトラウマに特化された治療（TF-CBT）を強く推奨するなかで，わが国では，支持的精神療法，心理教育（対親，対子ども），薬物治療などの一般的な治療法が複数併用される形で治療が行われており，諸外国（ガイドライン）と日本の現場における臨床判断に乖離が示唆された。薬物は，PTSD中核症状や併存する症状に対し，対処療法的に選択される傾向があったが，薬物治療へのエビデンスの質に懸念を抱く臨床家も少なくなかった。日本の現状に則した治療ガイドラインの早急な整備が望まれる。

（補永 栄子，田中 究）

文献

1) Foa EB, et al：Effective treatments for PTSD second edition；practice guidelines from the international society for Traumatic Stress Studies. Guilford Press, New York, 2009（飛鳥井望・監訳：PTSD治療ガイドライン［第2版］．金剛出版，東京，2013）
2) American Psychiatric Association：Diagnostic and Statistical Manual of Mental Disorders, Forth Edition. 2000
3) American Psychiatric Association：Diagnostic and Statistical Manual of Mental Disorders, Fifth Edition. 2013 (DSM-5)
4) 田中究：子ども虐待とケア：児童青年精神医学とその近接領域．57：705-718，2016
5) Nemeroff CB, et al：Posttraumatic stress disorder；A state-of-the-science review. J Psychiatr Res, 40：1-21, 2006
6) Copeland WE, et al：Traumatic events and posttraumatic stress in childhood. Arch Gen Psychiatry, 64：577-584, 2007
7) DiGangi JA, et al：Pretrauma risk factors for posttraumatic stress disorder：a systematic review of the literature. Clin Psychol Rev, 33：728-744, 2013
8) 當山冨士子，他：終戦から67年目にみる沖縄戦体験者の精神保健—介護予防事業への参加者を対象として—．沖縄県立看護大学紀要，14：1-12，2013
9) 平野真理：生得性・後天性の観点からみたレジリエンスの展望．東京大学大学院教育学研究科紀要，52：411-417，2013
10) 金菱清（ゼミナール）・編：呼び覚まされる霊性の震災学：3.11 生と死のはざまで．新曜社，2016
11) 菊地浩光：わが国における心的外傷概念の受けとめ方の歴史．北海道大学大学院教育学研究院紀要，119：105-138，2013
12) Ethan Watteres：The Globalization of the American Psyche.Sterling Lord Literistic, New York, 2010（イーサン・ウォッターズ・著，阿部宏美・訳：クレイジー・ライク・アメリカ．紀伊国屋書店，東京，2013）
13) Forbes D, et al：A guide to guidelines for the treatment of PTSD and related conditions . Journal of Traumatic Stress, 23：537-552, 2010
14) 前田正治，他：PTSDの薬物療法に関する各種ガイドライン．臨床精神薬理,14：1033-1039, 2011
15) National Institute for Clinical Excellence (NICE)：Post-traumatic stress disorder：The management of PTSD in adults and children in primary and secondary care. NICE Clinical Guidelines, No26
16) Lee DJ, et al：Psychotherapy versus pharmacotherapy for posttraumatic stress disorder：systematic review and meta-analysis to determine first-line treatments. Depression and Anxiety, 33：792-806, 2016
17) Hetrick SE, et al.：Combined pharmacotherapy and psychological therapies for post traumatic stress disorder（PTSD）（review）. The Cochrane Library Issue, 7, 2010
18) Buhmann CC, et al：The effect of flexible cognitive-behavioral therapy and medical treatment, including

antidepressants on post-traumatic stress disorder and depression in traumatized refugees ; pragmatic randomized controlled clinical trial. The British Journal of Psychiatry, 208 : 252-259, 2016

19) Popiel A, et al : Prolonged exposure, paroxetine and the combination in the treatment of PTSD following a motor vehicle accident ; A randomized clinical trial- The "TRAKT" study. J Behav. Ther. & Exp. Psychiat., 48 : 17-26, 2015

20) Ori R, et al : Augmentation of cognitive and behavioural therapies (CBT) with d-cycloserine for anxiety and related disorders (Review). Cochrane Database of Systematic Reviews,10 (5) : CD007803,2015

21) Cohen JA, et al : A pilot randomized controlled trial of combined trauma-focused CBT and Sertraline for childhood PTSD symptoms. J. Am. Acad. Child Adolesc. Psychiatry, 46 : 811-819, 2007

22) 大江美佐里, 他：PTSD患者に対するparoxetine使用の現状—多施設間後方視調査. トラウマティック・ストレス, 5 (2), 167-174, 2007

23) 亀岡智美, 他：子どものトラウマへの標準的診療に関する研究. 平成20年度厚生労働科学研究（子ども家庭総合研究事業）報告書, 275-292, 2009

24) Simiola V, et al : Preferences for trauma treatment ; A systematic review of the empirical literature. Psychol Trauma, 7 : 516-524, 2015

25) Lee QA, et al : Cost-effectiveness of prolonged exposure therapy versus pharmacotherapy and treatment choice in posttraumatic stress disorder (the Optimizing PTSD Treatment Trial) ; a doubly randomized preference trial. J Clin Psychiatry 75 : 222-239, 2014.

26) Friedman MJ, Davidoson JRT, Stein DJ : Psychopharmacotherapy for Adults. pp245-268. Effective Treatments for PTSD. Guilford, New York, 2009

27) Institution of Medicine of the National Academies : Treatment for posttraumatic stress disorder in military and veterans populations. Final assessment, 2014

28) Benedek DM, et al : Guideline Watch (March 2009) ; Practice guideline for the treatment of patients with acute stress disorder and posttraumatic stress disorder. APA guideline watch, 2009

29) Bajor LA, et al : The psychopharmacology Algorithm project at the Harvard South Shore Program ; an update on posttraumatic stress disorder. Harv Rev Psychiatry, 19 : 240-258, 2011

30) Watts BV, et al : Meta-analysis of the Efficacy of treatments for posttraumatic stress disorder. J Clin Psychiatry ,74 : 6, e451-e550, 2013

31) Seedat S, et al. : An open trial of citalopram in adolescents with post-traumatic stress disorder. Int Clin Psychopharmacology, 16 : 21-25, 2001

32) Seedat S, et al. : Comparison of response to a selective serotonin reuptake inhibitor in children, adolescents, and adult with posttraumatic stress disorder. J Child Adolesec Psychopharmacol, 12 : 37-46, 2002

33) Robb AS, et al : Sertraline treatment of children and adolescents with posttraumatic stress disorder ; A double-blind, placebo-controlled trial. J Child and Adolescent Psychopharmacology, 20 : 463-471, 2010

34) 飛鳥井望, 他：PTSD治療に関する会員アンケート調査. トラウマティック・ストレス学会, 3 (2) : 205-211, 2005

35) 網島浩一, 他：わが国におけるPTSDの治療の薬物治療に関する実態調査. Therapeutic Research, 26 (9) : 1901-1909, 2005

36) 重村淳, 他：大規模震災後の外傷後ストレス障害（PTSD）の薬物療法実態調査—多施設間後方視調査—. トラウマティック・ストレス, 11 (1) : 51-61, 2013

37) Usami M, et al : A survey on the use and safety of SSRI/SNRI in children and adolescents in Japan. J. Child Adolesce. Psychiatr, 52 (Supplement) : 1-17, 2011

38) Robert R, et al : Imipramine treatment in pediatric burn patients with symptoms of acute stress disorder ; A pilot study. J Am Acad Child Adolesc Psychiatry, 38 : 873-882, 1999

39) Robert R, et al : Treating thermally injured children suffering symptoms of acute stress with imipramine and fluoxetine ; a randomized, double-blind study. Burns, 34 : 919-928, 2008

40) Brownkow JA, et al : reatment of sleep disturbances in post-traumatic stress disorder ; A review of the Literature. Curr Psychiatry Rep, 17 : 41-52, 2015

41) Cohen JA, et al : Practice parameter for the assessment and treatment of children and adolescents with posttraumatic stress disorder. J. Am. Acad. Child. Adolesc. Psychiatry, 49 : 414-430, 2010

42) Berger W,et al : Pharmacologic alternatives to antidepressants in posttraumatic stress disorder ; A systematic review. Prog Neuropsychopharmacol Biol Psychiatry, 33 : 169-180, 2009

43) Maglione M, et al：Off-label of atypical antipsychotics：An update. AHRQ Comparative Effectiveness Reviews,11-EHC087-EF, 2011.
44) Pau CU, et al：The atypical antipsychotics olanzapine and risperidone in the treatment of post-traumatic stress disorder；a meta-analysis of randomized, double-blind, placebo-controlled clinical trials. Int Clin Psychopharmacology, 23：1-8, 2008
45) Ahearn EP, et al：A review of atypical antipsychotic medications for post-traumatic stress disorder. Int Clin Psychopharmacol, 26：193-200, 2011
46) Meighen KG, et al：Risperidone treatment of preschool children with thermal burns and acute stress disorder. J Child Adolesce Psychopharmacol, 17：223-232, 2007
47) Stathis S, et al：A preliminary case series on the use of quetiapine for posttraumatic stress disorder in juveniles within a youth detention center. J Clinical Psychopharmacotherapy, 25：539-544, 2005
48) Yeh CC, et al：Aripiprazole augmentation for the treatment of an adolescent with posttraumatic stress disorder. Progress in Neuro-Psychopharmacology & Biological Psychiatry, 34：722-723, 2010
49) Wheatley M, Brown G：Clozapine treatment of adolescents with posttraumatic stress disorder and psychotic symptoms. J Clin Psypharmacology, 24（2）：167-173, 2004
50) Kant Ravi, et al：The off-label use of clozapine in adolescents with bipolar disorder, Intermittent explosive disorder, or posttraumatic stress disorder. J Child and adolescent psychopharmacology, 14：57-63, 2004
51) National Institute for Clinical Excellence（NICE）：Surveillance report for Guidance Executive. CG26：Post-traumatic stress disorder：The management of PTSD in adults and children in primary and secondary care 2015.
52) Guina J, et al：Benzodiazepines for PTSD；A systematic review and meta-analysis. J Psychiatric Practice, 21：281-303, 2015
53) Simeon JG：Use of anxiolytics in children. Encepale, 19：71-74, 1993
54) Berger W, et al：Antipsychotics, anticonvulsants, antiadrenergic agents and other drugs；what to do when posttraumatic stress disorder does not respond to selective serotonin reuptake inhibitor? Rev Bras psiquitar, 29：S61-S65, 2007
55) Berardis DD, et al：Targeting the noradrenergic system in posttraumatic stress disorder；A systematic review and meta-analysis of prazosin trials. Current Drug Targets, 16：1-15, 2015
56) Keeshin BR, Strawn JR：Psychological and pharmacologic treatment of youth with posttraumatic stress disorder. An evidence-based review. Child Adolesc Psychiatr Clin North America, 23：399-411, 2014
57) Harmon RJ, Riggs PD：Clonidine for posttraumatic stress disorder in preschool children. J Am Acad Child Adolesce Psychiatry, 35：1247-1249, 1996
58) Famularo R, et al：Propranolol treatment for childhood posttraumatic stress disorder, acute type. A pilot study. Am J Dis Child, 142：1244-1247, 1998
59) Strawn JR, et al：Psychopharmacologic treatment of posttraumatic stress disorder in children and adolescents；A review. J Clin Psychiatry, 71：932-941, 2010
60) Wang HR, et al：Anticonvulsants to treat post-traumatic stress disorder. Hum Psychopharmacol, 29：427-433, 2014
61) Berlin RK, et al：Gabapentin therapy in psychiatric disorders；A systematic review. Prim Care Companion CNS Disord ,17：2015.
62) Looff D, et al.：Carbamazepine for PTSD. J Am Acad Child Adolesc Psychiatry, 34：703-704, 1995
63) Steiner H, et al.：Divalproex sodium for the treatment of PTSD and conduct disordered youth：a pilot randomized controlled clinical trial. Child Psychiatry Hum Dev, 38：183-193, 2007
64) Sarris J, et al：Plant-based medicines for anxiety disorders, Part 2；A review of clinical studies with supporting preclinical evidences. CNS Drugs, 27：301-319, 2013
65) Nakamura T, et al：Treatment of Posttraumatic Stress Disorder Using the Traditional Japanese Herbal Medicine Saikokeishikankyoto；A Randomized, Observer-Blinded, Controlled Trial in Survivors of the Great East Japan Earthquake and Tsunami. Evidence-Based Complementary and Alternative Medicine, 2014：683293, 2014
66) Meng XZ, et al：A Chinese Herbal Formula to Improve General Psychological Status in Posttraumatic Stress Disorder；A Randomized Placebo-Controlled Trial on Sichuan Earthquake Survivors. Evidence-Based Complementary and Alternative Medicine, 2012：691258, 2012

67) 山村淳一,他：心的外傷後ストレス障害（PTSD）の薬物療法における漢方薬（桂枝加芍薬湯,四物湯）の有効性に関する研究. 小児の精神と神経, 53（1）, 82-83, 2013
68) 神田橋條治：PTSDの治療. 臨床精神医学36（4）, 417-433, 2007.
69) Hiller RM, et al：Research review：Changes in the prevalence and symptom severity of child post-tramatic stress disorder in the year following trauma-a meta-analytic study. J Child Psychol Psychiatry, 57：884-898, 2016
70) Perkonigg A, et al：Longitudinal course of posttraumatic stress disorder and posttraumatic stress disorder symptoms in a community sample of adolescents and young adults. Am J Psychiatry, 162：1320-1326, 2005
71) Amos T, et al：Pharmacological interventions for preventing post-traumatic stress disorder (PTSD) (Review). Cochrane Database of Systematic Reviews,7：CD006239,2014
72) Sijbrandih M, et al：Pharmacological prevention of post-traumatic stress disorder and acute stress disorder：A systematic review and meta-analysis. Lancet Psychiatry, 2：413-421, 2015
73) Maccani MA, et al：Pharmacological secondary prevention of PTSD in youth；Challenges and opportunities for advancement. J Trauma Stress, 2012：543-550, 2012
74) Dehalty DL, Nugent NR：Predicting PTSD prospectively based on prior trauma history, trauma severity, and immediate biologic responses. Annals of the New York Academy of Sciences, 1071：521-534, 2010
75) Stoddart FJ, et al：A randomized controlled trial of sertraline to prevent posttraumatic stress disorder in burned children. J Chi Adoles Psychopharamacol, 21：469-477, 2011
76) Sharp S, et al.：Propranolol does not reduce risk for acute stress disorder in pediatric burn trauma. J. Trauma, 68：193-197, 2010
77) Nugent NR, et al., The efficacy of early propranolol administration at reducing PTSD symptoms in pediatric injury patients：a pilot study. J Trauma Stress 23：282-287, 2010
78) Olff M, et al：Gender differences in posttraumatic stress disorder Psychol Bull, 133（2）：183-204, 2007
79) Brancu M, et al：Subthreshold posttraumatic stress disorder；A meta-analytic review of DSM-Ⅳ prevalence and a proposed DSM-5 approach to measurement. Psychological Trauma：Theory, Research, Practice and Policy ,8：222-232, 2016
80) McLaughlin KA, et al：Sub-threshold post traumatic stress disorder in the WHO World Mental Health Serveys. Biol Psychiatry, 77：375-384, 2015
81) Naylor JC, et al：A pilot randomized controlled trial with paroxetine for subthreshold PTSD in operation enduring freedom/operation Iraqi Freedom era veterans. Psychiatry Res ,206：318-320, 2013.
82) Korte KJ, et al.：Differential treatment response trajectories in individuals with subclinical and clinical PTSD. J Anxiety Disord. 38：95-101, 2016

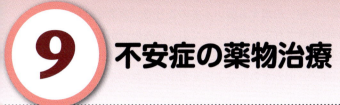

はじめに

　DSM-5では、「不安症群/不安障害群（anxiety disorders）」は新たに再編成された。強迫性障害（強迫症：obsessive-compulsive disorder：OCD）が「強迫症および関連障害」へ、心的外傷後ストレス障害と急性ストレス障害が「心的外傷およびストレス因関連障害群」へと分かれ大分類をもつようになり、また「分離不安症/分離不安障害」や「選択性緘黙」が「不安症群/不安障害群」に加わることになった[1]。

　不安症は幼児期から青年期にかけて発症することが多く、しばしば重篤な機能障害を引き起こす。両親の不和、親の精神病理、親の犯罪性、暴力への暴露、貧困といった慢性の困難を経験している児童や青年は、不安症を発症していることが多い。不安症は、互いに併存しやすく、不登校などの機能障害を引き起こし、自殺関連行動や自傷のリスクを高め、いくつかのパーソナリティ障害の寛解を阻害する。薬物治療の有効性がよく検討されているのは、分離不安症（separation anxiety disorder）、全般性不安症（generalized anxiety disorder：GAD）、社交不安症（social anxiety disorder：SAD）という3つの障害であろう。鈴木ら[2]は、子どもの不安症治療における薬物治療に関する論文において、わが国では不安症は診断されることは少なく、不安症を発症した子どもや家族が認知行動療法（Cognitive Behavioral Therapy：CBT）といった標準的な治療にいまだアクセスが得られにくい状況であることを指摘している。このような状況を踏まえて本項では、不安症の子どもへの薬物治療について述べたいと思う。

子どもの不安症と薬物治療の実態・推奨

1．子どもが感じる不安と抑うつ

　子どもが感じる不安は、分離不安症の主症状としての分離不安、全般性不安症の予期不安、社交恐怖の社交不安、そして抑うつ不安があげられる[3]。

1）分離不安

　分離不安は小学校入学まもなくに出現するといった年少者の不登校では一次的な発現要因そのものとして強まっている例が多い。また、前思春期年代の不登校においても、その経過中に進行する心理的退行に伴って二次的に分離不安が強まっている状態もよくみられる。

2）予期不安

　予期不安は未来に起こりうる出来事を予測した際に出現する強い不安のことで，学業成績が下がる，授業中やスポーツ活動で失敗する，教師に叱責されるなどによって引っ込みのつかない，あるいは面目丸つぶれとなるような恥をかく事態の予測に伴う強い不安を典型的なものとあげられる。予期不安の強い子どもは，環境に過剰適応気味で，弱みをみせることが苦手で，強がる子どもが多い。

3）社交不安

　社交不安は，過剰に内気ととらえられるように，人前で何かを行うこと（授業での発表など）をひどく恥ずかしがり，かつ恐れ，それを回避することに懸命になっている状態が想定されるだろう。社交不安の強い子どもは消極的でかつ受け身的な傾向が強く，人前で何かをしなければならない状況を恐れる内気な子どもが多く，学校生活の中では周囲の迫力に圧倒されている場合が多く，緊張の強い萎縮した心性が強いと考えられる。

4）抑うつ不安

　子どもの抑うつは，成人と同様に悲哀感や活動性の減退が前景に立つこともあれば，にわかに抑うつとは思えないようないらいら感や焦燥感，あるいは不機嫌さが目立つことが指摘されている。DSM-5では，重篤気分調節症（disruptive mood dysregulation disorder：DMDD）という概念が導入された。DMDDの第一の臨床的特徴は，通常のストレッサーに対する重度の反復するかんしゃく発作である。そのかんしゃく発作は発達レベルに相応しないものであり，週に3回以上という高頻度で起きる。もうひとつの特徴は，かんしゃく発作の間欠期においても，いらいら感あるいは怒りの感情はほとんど毎日，ほとんど1日中持続することである。DMDDは，注意欠如・多動症（attention-deficit/hyperactivity disorder：ADHD），反抗挑戦症（oppositional defiant disorder：ODD），秩序破壊的行動，抑うつ障害群，不安症，自閉スペクトラム症（autism Spectrum Disorder：ASD）というように広範囲にわたっている。併存診断ができない疾患は，ODD，双極性障害，間歇性爆発症である。DMDDには，ADHDが併存している場合もあり，そのときには抗ADHD薬の投薬を考慮するなど，抑うつ障害群とDMDDの鑑別は重要となる。

　身体表現性障害に含まれる転換性障害は内面に不安を抱えながら不安を認めず，すべての問題は身体症状から生じていると主張する。このため身体表現性障害は不安のない障害ではなく，不安を否認している障害といえるかもしれない。さらにわが国では，不安を呈して不登校になった児童や青年が小児科を受診したときには，起立性調節障害（Orthostatic Dysregulation：OD）と診断されることが多い[4]。昇圧薬に反応しなかったり，重篤かつ広汎な社会的機能障害が持続したときに「専門医」を紹介するように勧められており，ODと診断された児童や青年は，昇圧薬，漢方薬，ベンゾジアゼピン系抗不安薬などを処方された状態で，次の医療機関を訪れることが多い。

　選択性緘黙のDSM-5における大きな変更点は，選択性緘黙が「不安症群／不安障害群」として分類されたことである。DSM-Ⅳでは「通常，幼児期，小児期，または青年期に初めて診断される障害」に含まれ，さらにはそのなかでも「幼児期，小児期，または青年期の他の障害」のなかで記述されており，系統的な位置づけが不明瞭な診断分類であったが，選択性緘黙の子どもの大半は不

安症状を有することから，DSM-5では分離不安症とともに不安症として明確に位置づけられることになった。選択性緘黙を不安症の一型として理解することは，すでに"selective mutism"という用語を採択したDSM-Ⅳの段階でもコンセンサスは得られていたが，DSM-5ではそれがさらに明確にされたことになる。

2. 不安症の診断・評価について

子どもの不安症の診断は，世界保健機構によるICD-10と米国精神医学会によるDSM-5といった診断基準に基づいて行うのが標準的であり，現在どの不安症が存在しているのかを判断すること，不安症の重症度を評価すること，併存症については併存しているほかの不安症，抑うつ障害群，そしてADHD，ASD，学習症といった発達障害を適切に評価することが必要である。図1には，子どもの不安症の評価・診断過程を示した[3]。

1）子ども，家族を見立てること

診断面接では疾患の診断だけではなく，多元的なアセスメントを行うことが重要であり，アセスメントの基本は子ども自身と家族への十分な問診である。困っていることについて話してもらうことから始めて，自由な話の流れを尊重しつつ，適宜質問を行っていく。子ども，親との問診を通して，乳幼児期からの生育歴，現在の症状や問題行動とその背後にある葛藤やパーソナリティの特徴，家族状況などを聴いていく。それと同時に診察場面での診察者との関わり方を観察する。多くの場合，不安を強める状況や刺激があり，その不安を避けるためのさまざまな行動をするというパターンがある。「不安がどのような刺激の後に，あるいはどのような場面で生じやすいのか」，「不安を静めるためにどのような行動をとるのか」といったことを丁寧に聞き取る必要がある。不安症状が

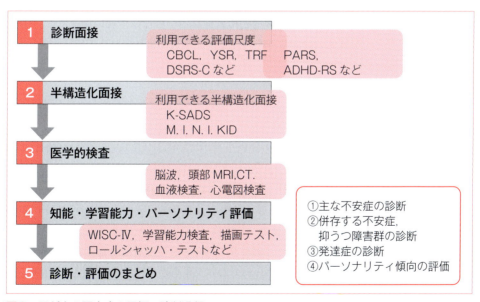

図1　子どもの不安症の評価・診断過程
（渡部京太，齊藤万比古：子どもの不安障害；現在の児童精神科臨床における標準的診療指針を目指して．児童青年精神医学とその近接領域，54（2）：150，2013をもとに作成）

出現し始める直前の時期に外傷的な体験をしていたかを確認しておくことも大切である。子どもが現在どのような問題に直面しているのか、それらの問題がどのような発達課題と関連しているのか、その子どもがどのような環境の中で育ち、家族や自分自身についてどのような思いや願いを抱いてきたのか、についての理解を得るようにする。

2）質問紙評価尺度と半構造化面接

子どもの精神的健康状態を総合的に評価する親記入用の子どもの行動チェックリスト（Child Behavior Checklist：CBCL），本人が回答する自記式の質問紙であるYouth Self Report（YSR），教師が回答するTeacher's Report Form（TRF）がある。CBCL，YSR，TRFは，もともと異なる情報源からの評価を組み合わせることで，子どもについてより理解が得られるとして開発されたものである。さらに，子どもの抑うつ状態のアセスメントとして自記式評価尺度にはDepression Self Rating Scale for Children（DSRS-C）がある。子どもの精神症状を広く評価するための半構造化面接としてK-SADS（Kiddie Schedule for Affective Disorders and Schizophrenia）とM.I.N.I. KID（Mini-International Neuropsychiatric Interview KID）があるが，このような半構造化面接によって併存障害を評価することができるため，その子どもの全体像をより正確に把握できるという利点がある。

3）医学的検査

身体症状を認める場合には，頭部MRI検査，脳波検査，血液検査などを行う。薬物治療を行う際には血液検査，心電図検査を定期的に行うことが望ましい。

4）心理発達検査

治療方針の決定，治療経過の予測，発達障害との鑑別などを目標に全般的発達水準，学習能力，パーソナリティ傾向などを客観的に評価する心理発達検査を適宜組み合わせて実施する。

5）診断面接のまとめ

子ども，家族の問診から，①主な不安症の診断，②併存する不安症やうつ病性障害の診断，③パーソナリティ傾向の評価を行う。

発達障害が疑われる場合には，発達障害の評価を進めていく。ASDの評価尺度には，日本自閉症協会版広汎性発達障害評定尺度（PDD-Autism Society Japan Rating Scales：PARS）がある。PARSは，養育者に面接して評価を行うが，幼児期から成人期のいずれの年齢段階でも対応可能であらゆる認知発達水準のASD者を捉えうる。自閉症診断面接改訂版（The Autism Diagnostic Interview Revised：ADI-R）と自閉症診断観察検査第2版（Autism Diagnostic Observation Schedule：ADOS-2）が翻訳されているが，ADI-R，ADOS-2の使用は開発者との信頼性を確立した臨床家，開発者に限るよう開発者から求められており，誰もが使用できる状況ではない。ADHDの評価として親記入用のADHD Rating Scale-Ⅳ（ADHD-RS），半構造化面接としては「臨床面接フォーム」と「併存障害診断・評価用オプション・フォーム」が用いられる。

3. 子どもの不安症への薬物治療

　子どもの不安症の治療では，その重症度，併存障害を考慮して組み立てていく。米国児童青年精神医学会の臨床指針では，親への心理教育を十分に行うこと，軽症では薬物治療よりもCBTを推奨している[5]。鈴木ら[2]は，児童思春期の不安症治療における薬物治療に関する論文において，わが国では不安症は診断されることは少なく，不安症を発症した子どもや家族がCBTといった標準的な治療にまだまだアクセスが得られにくい状況であることを指摘している。

　海外で行われてきた不安症に対する選択性セロトニン再取り込み阻害薬（selective serotonin reuptake inhibitor：SSRI），ノルアドレナリン・セロトニン再取り込み阻害薬（serotonin and norepinephrine reuptake inhibitor：SNRI）に関する無作為化試験（randomized controlled trial：RCT）を中心に振り返ってみる。なお，本項では，わが国で投薬可能な薬物については下線をつけた。

1）不安症の子どもへのRCTデザインの薬物治療の臨床試験の結果

　2001年以降に子どもの不安症に対するSSRIのRCTデザインの臨床試験が行われるようになった。不安症の子どもへのRCTデザインのSSRIの臨床試験の結果について，それぞれの薬物のeffect size，薬物の治療効果発現必要症例数（numbers needed to treat：NNT〔一つの薬物が何人に1人有効かを示す数値〕）を示した（表1）。NNTが低い数値であると効果が高いということになる。不安症に対するSSRIの短期的な有効性は高く，フルボキサミン，セルトラリン，パロキセチンのいずれかを使用したRCTでは，プラセボに対するnumber need to treatは1.0から3.2の範囲にあり，effect sizeは0.45から1.9の範囲にある。SNRIのひとつであるベンラファキシンでも，プラセボに対するeffect sizeは0.42から0.45の範囲にある。

　これらのなかでも，RUPP Anxiety Study Groupが代表的な試験である[6]。フルボキサミンがプラセボに対して有意な改善率を示した。さらに6カ月のopen label phaseでは，フルボキサミン レスポンダーの94％は改善が持続していた。フルボキサミンが有効でないときには次にフルオキセチンを選択することがよいとされている。経過がよくないことに関連した要因は，症状が重症であること，不安症の家族歴があることだったが，全般性不安や社交不安の子どもは分離不安症の子どもよりも薬物治療の反応は良好だったと報告されている。Walkupらによる「Child/Adolescent Anxiety Multimodal Study（CAMS）」については後述する。

2）不安症の子どもへのRCTデザインの薬物治療と精神療法（主にCBT）による治療の効果

　不安症の子どもへのRCTデザインの薬物治療と主にCBTによる治療の効果については表2に示した。Bernsteinら[12]は，12～18歳の不登校の子どもをCBT＋イミプラミン群，CBT＋プラセボ群に分け，CBT＋イミプラミン群が有意に有効だったことを報告した。1年後に対象の64.1％は不安症，33.3％はうつ病性障害の診断基準を満たしていた。

　Beidelら[13]は，7～17歳の社交恐怖を対象にsocial effectiveness therapy for children（SET-c）群，フルオキセチン単独群，プラセボ群に分け，SET-c群，フルオキセチン群はプラセボ群よりも有意に有効であり，SET-c群はフルオキセチン群よりも有意に有効だったと報告している。そ

表1 不安症の子どもへのRCTデザインのSSRIの臨床試験の結果

研究	RUPP Anxiety Study Group (2001)[6]	Rynn et al. (2001)[7]	Walkup et al. (2008)[8] CAMS	Wagner et al. (2004)[9]	March et al. (2007)[10]	Rynn et al. (2007)[11]
対象	6-17歳 GAD SAD 分離不安症	5-17歳 GAD	7-17歳 GAD SAD 分離不安症	8-17歳 SAD	8-17歳 SAD	6-17歳 GAD
例数	128	22	488	322	293	320
薬物と用量	FLV weightbased, flexible (4.0mg/kg/日)	SER fixed (50mg)	SER fixed-flexible (平均146.0mg)	PAR fixed-flexible (10-50mg, 平均24.8mg)	VFX weightbased, flexible (平均141.5mg)	VFX weight-based, flexible
期間（週）	8	9	12	16	16	8
effect size / NNT	1.1/2	1.9/2	0.45/3.2	n.a./2	0.46/5	00.42/n.a.
反応率（*2）	FLV 76% PBO 29%	SER 90% PBO 10%	SER 55% PBO 24%	PAR 78% PBO 38%	VFX 56% PBO 37%	VFX 69% PBO 48%

GAD= generalized anxiety disorder, SAD=social anxiety disorder
FLV=fluvoxamine, SER=sertraline, PAR=paroxetine,
VFX venlafaxine extended release, PBO= プラセボ
CAMSについてはsertraline単剤療法の平均用量，effect size, NTTを示した．
（渡部京太，齊藤万比古：子どもの不安障害；現在の児童精神科臨床における標準的診療指針を目指して．児童青年精神医学とその近接領域，54（2）：154，2013をもとに作成）

表2 不安症の子どもへのRCTデザインの薬物治療と精神療法（主にCBT）による治療の効果

研究	Bernstein et al. (2000)[12]	Beidel et al. (2004)[13]	Child anxiety multimodal study (CAMS)：Walkup et al. (2008)[8]
対象	12-18歳 不登校	7-17歳 社交恐怖	7-17歳 GAD SAD 分離不安症
例数	63	122	488
期間（週）	8	12	12
結果	CBT+imipramine (Mean182.3mg/day) >CBT+PBO	Social effectiveness therapy for children (SET-c) >fluoxetine (10-40mg/day) >PBO	CBT+sertraline (25-200mg/day) >CBT=Sertraline >PBO
フォローアップ	1年後，64.1%は不安症の基準を満たしていた。33.3%はうつ病性障害の基準を満たしていた	1年後，効果は持続。	36週にてcombined treatmentの有効性は持続。

PBO= プラシボ
（渡部京太，齊藤万比古：子どもの不安障害；現在の児童精神科臨床における標準的診療指針を目指して．児童青年精神医学とその近接領域，54（2）：148-158，2013をもとに作成）

して1年後も治療効果は持続していた。

　Walkupら[8]による「Child/Adolescent Anxiety Multimodal Study（CAMS）」は，児童青年期の不安症を対照とした過去最大のRCTであり，その追跡調査が「Child/Adolescent Anxiety Multimodal Extended Longterm Study（CAMELS）」である。「CAMS」は7〜17歳の分離不安症，全般性不安症，社交不安症の子ども488名を対象に，セルトラリン群，CBT群（60分間の個人CBT），セルトラリン＋CBT群，プラセボ群に分け，治療群である3群ともにプラセボ群よりも有意に有効だったこと，セルトラリン＋CBT群はセルトラリン群，CBT群よりも有意に有効だったことを報告した。そしてセルトラリン＋CBT群の治療効果は36週後も有効だった。「CAMS」の対象では，78.6％が分離不安症，全般性不安症，社交不安症のうち2つ，35.9％が3つの診断を満たしており，併存障害としては46％が内在化障害，11.9％がADHD，9.4％が反抗挑発症（ODD）を認めた。経過が良好であることと関連した要因としては，年齢が若いこと，複数の不安症や抑うつ障害群を認めないこと，治療開始時の不安の重症度が低いこと，社交不安症を認めないことがあげられている。

　「CAMELS」は，急性期の12週間の「CAMS」治療試験の完了後，セルトラリン群の79人　セルトラリン＋CBT群の82人，CBT群の83人，プラシボ群の44人，計288人，「CAMS」のおよそ60％を追跡調査した[14]。初期のランダム化からの平均期間が6年間であるにもかかわらず，対象のほぼ半分（47％）が寛解していた。急性期治療のレスポンダーが寛解状態にある可能性がより高いことが示された。しかし，再発は急性期治療のレスポンダーのほぼ半数（48％）で認められた。これらの結果は，子どもの不安症の一進一退の経過を示しており，急性期治療の重要性が指摘されている。

3）SSRIやSNRIの有効性を再現するために

　Jeffreyら[14]は，不安症の抗うつ薬の治療反応予測因子を次のようにまとめている。①年齢が高いこと，②女性であること，③マイノリティであること，④社会経済的地位が低いことは薬物治療に続く寛解の可能性が低いこと，⑤大きな養育者の負担，⑥不安の家族歴は急性期の治療に対する反応が乏しくなること，⑦家族の機能不全は寛解の可能性が低いことと関連していることが示されている。ベースラインの不安症の重症度は，治療反応性に強く結びついており，重度の不安は機能不良が予後不良であり，急性期の治療への反応の可能性が低く，治療後の寛解の可能性が低い。さらにいくつかの研究から，社交不安症の存在が治療効果の不良の予測因子として同定され，子どもの社交不安症では，CBTでの改善を得るために薬物治療の併用が必要になる可能性が示されている。「CAMS」では，高用量のセルトラリンを使用している点や，不登校を伴う症例が除外されている点など，わが国の臨床にその知見を適用するには慎重さが必要であるが，「CAMS」や「CAMELS」は臨床的に重要な因子について検討されており，参考になることが多い。

　さらに鈴木ら[2]は，臨床試験で報告されたSSRIやSNRIの有効性を再現するためには，SSRIやSNRIの投薬がより有効な一群を同定して適切に使用することが必要であると述べており，次のようなことをあげている。

(1) 重症である

社会的機能の障害が重症であるとき，SSRIやSNRIの使用が適切かもしれない。研究によって一貫しないが，SSRIやSNRIのRCTでは，社会的機能の障害が軽度である被験者が何らかの方法で除外されていることが多い。「RUPP Anxiety Study Group」によるRCTでは，機能の全体的評価尺度（Global Assessment of Functioning：GAF）が60を超える被験者は除外されていた。「CAMS」では，治療開始時の不安の重症度が高いと，短期間の治療では寛解しにくいことも示されている。

(2) 青年である

児童と青年ではCBTに有効性は差がないが，青年期の併存症としてよくある抑うつ障害は，CBTの有効性を弱めるようである。「CAMS」では，7歳以上の児童や青年が研究に参加したが，青年の不安症は短期間の治療では寛解しにくいということが明らかになった。

(3) 治療者−患者関係がよくない

「CAMS」では，セルトラリンを治療に使用した場合，治療者−患者関係は不安症状や全般的な精神病理の改善を予測しなかった。良好な患者−治療者関係を構築するように治療者は努めるべきだが，何らかの理由でそれが妨げられるときは，CBTよりもSSRIやSNRIの方が有利と思われる。

(4) プラシボに反応しない

小児科でODと診断された子どもが昇圧剤に反応しなかったり，不登校状態に陥ったりするなど重篤な社会的機能障害が持続したときに，精神科や児童精神科への紹介がなされる。前医での治療によって症状が寛解しなかったということは，診断や治療が適切でなかったということだけでなく，その症状がプラシボに反応しにくいということも示唆する。プラシボに反応しにくいときには，SSRIやSNRIの使用が適切かもしれない。SADを対象に含めたRCTでは，プラシボ反応率は24〜38％と低い。

(5) 注意欠如・多動症（ADHD）ではない

不安症に対するSSRIやSNRIのRCTでは，ADHDが除外されていることが多い。ADHDを伴う症例では，ADHDをまず治療するのが適切である。分離不安症，GAD，SADのいずれかを併存した8〜17歳のADHD児176例を対象として，1.2〜1.8mg/kg/日のアトモキセチンとプラシボを比較したRCTでは，アトモキセチンでは不安症状に対して有効であったという報告がなされている[15]。

(6) 主診断が社交不安症である

子どものSADでは，集団CBTはおそらく有効であり，個人CBTが有効であるというエビデンスは乏しい。個人CBTが介入として用いられたCAMSでは，SAD併存例は短期間では寛解しにくく，セルトラリンは個人CBTよりも有効であった。その診療環境で，集団CBTなどのSADに適した高強度の治療をできないとき，SSRIやSNRIは相対的に有利であるかもしれない。

4）不安症の子どもに対する三環系抗うつ薬の位置づけ

Gittelman-Klein and Klein[16]は，学校恐怖症の子どもを対象にイミプラミンの有効性を示したが，不安症の子どもへのRCTデザインの三環系抗うつ薬による治療の効果については表3に示した。

表3 不安症の子どもへのRCTデザインの三環系抗うつ薬の臨床試験の結果

研究	Gittleman-Klein and Klein (1971)[16]	Berney et al. (1981)[17]	Klein et al. (1992)[18]
対象	8-17歳 学校恐怖症	9-14歳 不登校	6-17歳 分離不安症
薬物と容量	imipramine 100～200（平均159mg/日）	clomipramine 9歳には40mgまで 15歳には75mgまで	imipramine 平均153mg/日
例数	34	51	20
期間（週）	6	12	6
effect size/NNT	/3		/100

　Gittleman-Klein and Klein[16]は，学校恐怖症の子ども35人の6週間のRCTにおいて，イミプラミン100～200mg/日（平均159mg/日）の方がプラシボ群よりも優れていることを報告した。イミプラミン群は，プラシボ群よりも有意に多く復学することができた（イミプラミン群：81％ v.s. プラシボ群47％）。

　Berneyら[17]は，不登校の子どもの12週間のRCTにおいて，クロミプラミンの少量投与群（9歳には40mg/日，15歳には75mg/日）は，プラシボ群と比較して有意という結果は得られなかった。Kleinら[18]は，分離不安症の子ども20人（6～15歳）で，イミプラミン群とプラシボ群とを比較するための6週間のRCTを行った。すべての対象は1ヵ月間の行動療法に対して反応はなかった。イミプラミン群の平均投与量は153mg/日であった。治療終了時点では，イミプラミン群とプラシボ群の間に有意差はなく，それぞれの50％が改善を示した。もうひとつ三環系抗うつ薬を用いたRCTには，前述したBernsteinら[12]の報告がある。

　三環系抗うつ薬をめぐっては，Gittleman-Klein and Klein[16]は不登校の有無にかかわらず分離不安症を治療するために三環系抗うつ薬を使用することを支持し，Bernsteinら[12]は不安と抑うつのある青年の不登校の治療に三環系抗うつ薬とCBTの組み合わせが有効であることを支持している。Berneyらの報告は薬物投与量が少ないこと，Kleinら[18]の報告は症例数が少ないことにより三環系抗うつ薬の効果は支持されなかった。三環系抗うつ薬は，心電図のモニタリングを必要とし，過剰摂取の際の危険性が高く，副作用として便秘および鎮静作用を有するため，不安症の子どもの第二選択薬という位置づけとされている。

5）不安症の子どもに対するベンゾジアゼピン系薬物の位置づけ

　不安症の子どもに対するベンゾジアゼピン系薬物の位置づけについて，泉本[19]がまとめている。不安症の子どもに対するベンゾジアゼピン系抗不安薬の効果は，オープン試験では確認されている。RCTに関しては，Simeonら[20]によってアルプラゾラムの過剰不安障害と回避性障害に対するプラシボ対照RCT，Bernsteinら[21]によって学校恐怖症に対するイミプラミンとのRCTが行われているが，有効性は証明されなかった。また，Graseら[22]によるクロナゼパムの不安症に対するプラシボを対照とした二重盲検クロスオーバー試験があるが，効果に有意差は認めなかった。さらに，ベンゾジアゼピン系抗不安薬の短期の副作用は，過鎮静，脱抑制がある。長期の使用で耐性と依存が

起こる可能性があり，さらに認知機能障害と離脱障害のリスクがある。SSRIにも賦活化症候群と中断症状があり，自傷があるなど衝動性が高い症例には使用しにくくベンゾジアゼピン系抗不安薬が選択されることもあり得るが，その際にはベンゾジアゼピン系抗不安薬は短期間の使用を前提として用いるべきと考えられる。

6）選択性緘黙の子どもへの薬物治療

現在までのところ，選択性緘黙に対する特異的な治療法は確立していない。

選択性緘黙の薬物治療に関しては，フルオキセチンをふたつの系統的研究がある。ひとつはBlack and Uhde[23]によるRCTであり，もうひとつはDummitら[24]によるオープントライアルである。このRCTでは，16人の児童を対象としてフルオキセチン群はプラシボ群よりも有効だったことを報告している。フルオキセチン群は，12週の時点で緘黙の変化と全体的な変化において改善していた。フルオキセチン群の6人中4人は，両親の評価では12週後に改善していると評価していたが，プラシボ群の9人のうち1人が12週後に有意に改善していた。12週の時点にてフルオキセチンに反応した4人の中で4週の時点で効果が現れた者はなく，治療後8週後に効果が現れた者は1人だけだった。臨床家と教師の評価では，フルオキセチン群とプラシボ群では有意差は認められなかった。フルオキセチン群では改善は認められたものの，研究期間の終わりにおいて両群の多くの被験者に症状の残存を認めた。さらにManassisら[25]は，SSRIを投薬した選択性緘黙の子どもの機能の改善を認めたことを報告している。

4．不安症の子どもへの薬物治療のアルゴリズム

これまでの報告から，①不安症の子どもへの薬物治療のfirst-lineはSSRIであること，②CBTと薬物治療の併用療法はCBT単独，薬物治療単独よりも有効で，併用療法の治療効果は持続していること，とまとめられるだろう。最近では，7〜17歳のGADを対象にデュロキセチン群（135人）とプラセボ群（137人）に分け，デュロキセチン30〜120mg／日を10週間投与した後，続いてオープンラベルのデュロキセチン30〜120mg／日）を18週間投与したRCTが報告されている[26]。プラセボ群と比較して，デュロキセチン群ではベースラインから10週までの改善が有意であった。

Kodishら[27]は，子どもの不安症への薬物治療のアルゴリズムを提案している（図2）。①SSRIを選択し，2〜4週ごとに効果，副作用を観察しながら増量する。全般性不安症ではセルトラリン，社交不安で抑うつ症状を認めない場合にはパロキセチンの投与を考慮する。②効果がなかったり副作用が出現したときには，ほかのSSRIを試す。③2種類のSSRIを試して効果がみられなかったときには，診断について再評価したり，コンサルトを求める。強迫性障害（OCD）であればクロミプラミン，OCDでなければSNRIであるベンラファキシンXRの投薬を考慮する。④効果がないときには，セロトニン作動性抗不安薬であるブスピロン，あるいはノルアドレナリン作動性・特異的セロトニン作動性抗うつ薬（NaSSA）であるミルタザピンを単独，もしくは増強療法（augmentation）として投薬する。⑤さまざまな試みで効果がないときには，ベンゾジアゼピン系抗不安薬で急速な症状軽減を目指すとなっている。薬物治療は効果的な用量で症状が軽減した後も，再発があれば効果的に用量に戻すように観察しながら徐々に減量し，1年間は継続することが推奨されている。

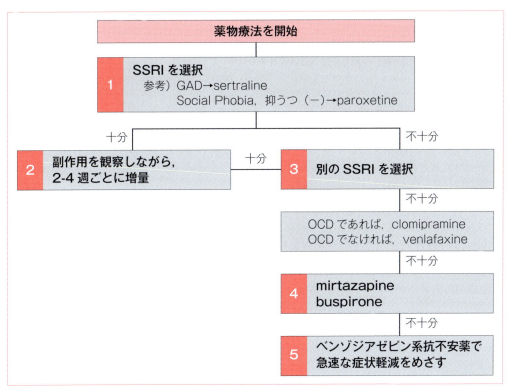

図2 子どもの不安症への薬物治療のアルゴリズム
(Kodish I, et al : Pharmacotherapy for anxiety disorders in children and adolescents, Dialogues Clin Neurosci, 13, 444-445, 2011 より)

おわりに

わが国では，SSRIやSNRIのフルボキサミンやパロキセチンは社交不安症に保険適応があるが，セルトラリンとベンラファキシンは不安症に保険適応がない。フルボキサミンは，8歳以上の強迫性障害(OCD)において承認されたが，小児に対する安全性が確認されていないのが現状である。適応外使用について，患児や保護者と話し合うことは重要である。

「CAMELS」では，セルトラリンを処方するか否かということは長期的な寛解に影響しないことが示されている。不安症の子どもに対して薬物治療を始める際には，SSRIやSNRI，そしてプラシボに対する反応する確率，そして薬物治療の有害事象について丁寧に子どもと家族に説明することが求められる。

(渡部 京太)

文献

1) American Psychiatric Association : Diagnostic and Statistical Manual of Mental Disorders Fifth Edition. American Psychiatric Publishing, 2013
   (高橋三郎, 大野裕・監訳：DSM-5 精神疾患の診断・統計マニュアル. 医学書院, 2014)
2) 鈴木 太, 牧野拓也：児童青年期の不安障害治療における薬物療法―抗うつ薬を中心に―. 臨床精神薬理, 20

(7)：797―806，2017
3) 渡部京太，齊藤万比古：子どもの不安障害；現在の児童精神科臨床における標準的診療指針を目指して．児童青年精神医学とその近接領域，54（2）：148-158,2013
4) 日本小児心身医学会・編：小児心身医学会ガイドライン集　改訂第2版．南江堂，2015
5) Connolly, SD, Bernstein, GA：Work Group on Quality Issues；Practice parameter for the assessment and treatment of children and adolescents with anxiety disorder. Journal of the American Academy of Child & Adolescent Psychiatry, 46, 267-283, 2007
6) RUPP Anxiety Study Group：Fluvoxamine for the treatment of anxiety disorders in children and adolescents；The Research Unit on Pediatric Psychopharmacology Anxiety Study Group. N Engl J Med, 344（17）：1279-1285, 2001
7) Rynn MA, et al：Placebo-controlled trial of sertraline in the treatment of children with generalized anxiety disorder. Am J Psychiatry, 158（12）：2008-2014, 2001
8) Walkup JT, et al：Cognitive behavioral therapy, sertraline, or a combination in childhood anxiety. N Engl J Med, 359（26）：2753-2766, 2008
9) Wagner KD, et al：A multicenter, randomized, double-blind, placebo-controlled trial of paroxetine in children and adolescents with social anxiety disorder. Arch Gen Psychiatry, 61（11）：1153-1162, 2004
10) March JS, et al：A Randomized controlled trial of venlafaxine ER versus placebo in pediatric social anxiety disorder. Biol Psychiatry, 62（10）：1149-1154, 2007
11) Rynn MA, et al：Efficacy and safety of extended-release venlafaxine in the treatment of generalized anxiety disorder in children and adolescents；two placebo-controlled trials. Am J Psychiatry, 164（2）：290-300, 2007
12) Bernstein GA, et al：Imipramine plus cognitive-behavioral therapy in the treatment of school refusal. J Am Acad Child Adolesc Psychiatry, 39（3）：276-283, 2000
13) Beidel DC, et al：SET-C versus fluoxetine in the treatment of childhood social phobia. J Am Acad Child Adolesc Psychiatry, 46（12）：1622-32, 2007
14) Jeffrey R, et al：Primary Pediatric Care Psychopharmacology；Focus on Medications for ADHD, Depression, and Anxiety. Curr Probl Pediatr Adolesc Health Care, 47：3-14, 2017
15) Geller D, et al：Atomoxetine treatment for pediatric patients with attention-deficit/hyperactivity disorder with comorbid anxiety disorder. J Am Acad Child Adolesc Psychiatry, 46（9）：1119-1127, 2007
16) Gittelman-Klein R, Klein DF：Controlled imipramine treatment of school phobia. Arch Gen Psychiatry, 25：204-207, 1971
17) Berney T, et al：School phobia；a therapeutic trial with clomipramine and short-term outcome. Br J Psychiatry, 138：110-118, 1981
18) Klein RG, et al：Imipramine treatment of children with separation anxiety disorder. J Am Acad Child Adolesc Psychiatry, 31：21-28, 1992
19) 泉本雄司：児童青年期患者における薬物療法の実際；気分安定薬，抗不安薬．児童青年精神医学とその近接領，58（1）：157-161，2017
20) Simeon JG, et al：Clinical, cognitive, and neuro-physiological effects of alprazolam in children and adolescents with over-anxious and avoidant disorders. J Am Acad Child Adolesc Psychiatry, 31：29-33, 1992
21) Bernstein GA, et al：Comparative studies of pharmacotherapy for school refusal. J Am Acad Child Adolesc Psychiatry, 29：773-781, 1990
22) Graae F, et al：Clonazepam in childhood anxiety disorders. J Am Acad Child Adolesc Psychiatry, 33：372-376, 1994
23) Black B, Uhde TW：Treatment of elective mutism with fluoxetine；a double-blind, placebo-controlled study. J Am Acad Child Adolesc Psychiatry, 33：1000-1006, 1994
24) Dummit ES, et al：Fluoxetine treatment of children with selective mutism；an open trial. J Am Acad Child Adolesc Psychiatry, 35：615-621, 1996
25) Manassis K, Tannock R：Comparing interventions for selective mutism；a pilot study. J Can Psychiatry, 53：700-703, 2008
26) Strawn JR, et al：A randomized, placebo-controlled study of duloxetine for the treatment of children and adolescents with generalized anxiety disorder. J Am Acad Child Adolesc Psychiatry, 54（4）：283-93, 2015
27) Kodish I, et al：Pharmacotherapy for anxiety disorders in children and adolescents. Dialogues Clin Neurosci, 13, 439-452, 2011

第Ⅰ章 児童・青年期精神疾患の薬物治療ガイドライン

10 睡眠障害の薬物治療
──小児の不眠症を中心として

はじめに──背景と目的

　一般人口を対象とした調査によれば，日本成人の21.4%が不眠の訴えをもち，14.9%が日中の眠気に悩み，6.3%が寝酒あるいは睡眠薬を常用していることが報告[1]されている。睡眠障害は，うつ病などの精神疾患だけでなく糖尿病や高血圧といった生活習慣病などとも密接な関係があり，併存症状であるとともに発症の危険因子である。こうしたことから近年になって成人では睡眠障害に対する認識が高まり，適切な診断・治療が必要であると考えられるようになった。

　小児においても成人と同様に，睡眠状態の悪化が身体面および精神面に影響を及ぼすことが知られている[2)-5)]が，成人と比較してまだ睡眠障害に対する認識が十分であるとはいえない。小児の睡眠は発達段階によって変化すること，小児の睡眠障害は成人と異なる病状を示すことなどから，睡眠障害が認識されにくいことがその理由として考えられる。したがって児童・青年期臨床のなかにおいても多くの子どもの睡眠の問題が見過ごされている可能性があり，治療ガイドラインも存在しないのが現状である。後述するが特に小児の不眠症においてはそのニーズが高いのにもかかわらず，海外でも明確な薬物治療ガイドラインは存在しない[6]。このような状況のなか児童・青年期における睡眠障害の薬物治療は各医師が個人の経験則に基づきながら処方適応および薬剤決定をしているのが現状である。

児童・青年期における睡眠障害と薬物治療の実態・推奨

1. 疾患の基本的特徴

　小児期の主な睡眠障害には図1のようなものがある。このうち薬剤治療が治療選択肢となりうるものは不眠症，概日リズム睡眠障害，むずむず脚症候群，ナルコレプシーなどの過眠症等であろう。このような疾患は児童精神科医，精神科医，小児科医，睡眠専門医などを中心とするさまざまな診療科の医師が診療にあたっていると考えられる。このうち児童精神科医療が主な治療対象としているものは不眠症，概日リズム睡眠障害である。本稿では小児の不眠症を主として取り扱っていきたい。

■不眠症

　睡眠障害国際分類第2版（International Classification of Sleep Disorders, SecondEdition：ICSD-2）では不眠症群を11の下位分類に分けている[7]。そのなかにおいて小児と関連が深いのは，

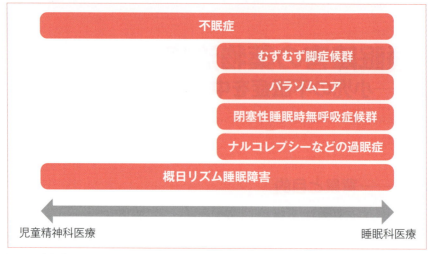

図1　小児期の主な睡眠障害

1）小児期の行動性不眠症, 2）不適切な睡眠衛生, 3）特発性不眠症, 4）精神生理性不眠症, 5）精神疾患による不眠症である。(2018年7月に日本語翻訳版が発行された第3版（ICSD-3）では，不眠症（Insomnia）から不眠障害（Insomnia disorder）へ名称が変更され，下位分類も3つ〔Insomnia disorder（慢性不眠障害）／Short-term insomnia disorder（短期不眠障害）／Other insomnia（他の睡眠障害）〕となっている。）

1）小児期の行動性不眠症（Behavioral Insomnia of childhood：BIC）

小児の行動性不眠症は（1）入眠時関連型（sleep onset type），（2）しつけ不足型（limit setting type）に分類される。地域（国）によって差はあるものの就寝時の問題や夜間覚醒にある就学前の子どもは20〜30％といわれ，乳幼児期の睡眠の問題がその後も継続するという報告もある[8]。夜間を通して眠ることが可能になるのは生後6カ月以降であり，それ以降に診断が可能となる。

(1) 入眠時関連型（sleep onset type）

好発年齢は乳幼児（生後6〜36カ月）である。入眠や中途覚醒後の再入眠の際に特定の条件がないと入眠が困難になる状態をいう。特定の条件とは刺激（揺り動かす，テレビをみる）や物（おしゃぶり，おもちゃ），保護者の介入（添い寝など）などである。条件が整備されれば，子どもは速やかに寝つくことが可能となる。

添い寝などの保護者の介入は年少児においてわが国では普通に行われており，文化的背景の差が大きいため米国の診断基準をそのまま当てはめることは適切でない。寝入るための条件が問題で保護者の手がかかる場合（長時間車に子どもを乗せないと寝つかないなど）に本診断を行うのが妥当であろう[9]。

(2) しつけ不足型（limit setting type）

好発年齢は就学前の幼児期（2〜5歳）である。就床前にぐずり，就床を拒む（寝室やベッドに行くことを拒むなど）ことが特徴である。そのために入眠開始が遅れることが多い。入眠後の睡眠の質や量には問題がない。入眠に対しての子どもに対するしつけがされていない環境下で生

じる場合もある。養育者の入眠に関するしつけに一貫性がない場合に入眠前にぐずることが間歇的強化となり症状が固定化する[7]。

日本の住宅事情では保護者と子どもが同室で就寝することが多い。また夜遅くまで働かざるを得ない場合や夜勤で勤務時間が不規則な保護者も多い。そのような環境下では子どもが就寝時刻を一定にするのは非常に困難であり，保護者の努力だけでなしうるものではない。したがって，しつけの問題だけではなく保護者自身が規則正しく，安定した睡眠をとれないわが国の社会（労働）環境などにも問題がある場合も多いと考えられる。

2）不適切な睡眠衛生

ICSD-2によれば不適切な睡眠衛生による不眠とは「良質の睡眠および昼間の十分な覚醒水準の維持に適さない日常生活行動に随伴して不眠が認められること」としている。自分で制御できる行為（夜間の電子機器の利用やカフェイン摂取過剰など）により，睡眠に有害な影響を与えている場合に本診断を行う。したがって生活の自立が確立されていない幼少期の児童において本診断は該当しない。

一方で思春期以降の児童が睡眠の問題を訴える場合には，常に「不適切な睡眠衛生」の問題を意識する必要がある。不適切な睡眠衛生が主となって，睡眠の問題を引き起こしている場合もあるし，ほかの睡眠障害に睡眠衛生の問題が併発している場合もある。実際にはその境界が不鮮明な場合も少なくない。

3）特発性不眠症

ICSD-2の診断基準では以下のようになる[7]。「乳児期あるいは小児期のはじめに発症し長年にわたり不眠を訴える。不眠により苦悩や機能障害が生じ，かつ不眠は他の睡眠障害，身体疾患または神経疾患，精神障害，薬物使用，あるいは物質使用では説明できない」小児期に発症し，症状は生涯持続するといわれている。本障害の誘因や原因についてはほとんど分かっていない。

4）精神生理性不眠症

「覚醒レベルの上昇と睡眠妨害的な学習された連想で，その結果不眠を訴え，それとともに覚醒時の機能性が低下する」状態である[7]。準備因子（遺伝的脆弱性や性格傾向）を基盤として誘発因子（心理的ストレスや環境の変化）が関与することで不眠を発症し，維持因子（不適切な睡眠習慣や，睡眠に対しての偏った認知）が加わることでその症状が遷延化する。思春期前の発症はまれである。思春期以降は女児にその頻度が高く，低い社会経済的地位と関連するといわれている[10]。

5）精神疾患による不眠症

さまざまな精神疾患に睡眠の問題が併発することは周知のとおりである。典型的には原因となる精神疾患の発症とともに不眠症が始まり，精神疾患の症状のひとつとして症状が悪化および寛解していく。不安障害や気分障害，精神病性障害がその代表的なものであろう。小児に関連が深い不眠を伴いやすい精神疾患としては（1）注意欠如・多動症（Attention Deficit Hyperactivity Disorder：ADHD）と（2）自閉スペクトラム症（Autism Spectrum Disorder：ASD）があげられる。

(1) 注意欠如・多動症（Attention Deficit Hyperactivity Disorder：ADHD）

ADHDには睡眠の問題が多く認められることは以前より知られており，CorkumらによればADHDの25～55％がなんらかの問題を有していると言われている[11]。質問紙票を使用した調査では就床への抵抗，入眠困難，夜間覚醒，起床困難，睡眠時呼吸障害，日中の眠気などがADHD児で問題となり[12]，終夜睡眠ポリグラフ検査（Polysomnography：PSG）やアクチグラフィーなどを使用した調査では睡眠効率の低下，夜間睡眠中の体動の増加[12]，無呼吸・低呼吸指数が高いことが分かっている[13]。睡眠潜時反復検査（Multiple Sleep Latency Test：MSLT）では，日中の眠気が強い[14),15)]という結果が出ている。ADHDに睡眠覚醒リズム障害が合併する場合もあるとされ，その背景にはメラトニン分泌異常が示唆されている[16]。

(2) 自閉スペクトラム症（Autism Spectrum Disorder：ASD）

ASDでは睡眠に問題を有する割合は，44～83％と報告によって幅はあるが[14]，健常児に比して高率に睡眠の問題があることは間違いない。報告のほとんどが知的障害を伴う古典的な自閉症に関してのものであるが，知的障害を伴わないASDでも睡眠の問題を伴うとするものある[15]。睡眠に問題の多いASD児では，睡眠に問題がないASD児と比較して，情緒面や行動面の問題が多いことが報告されている[16),17)]。

■概日リズム睡眠障害

概日リズム睡眠障害は不眠症と誤診されることも多く，特に後述する睡眠相後退型は思春期発症の例が多いことからあえて取り上げた。

睡眠自体には異常がないものの，睡眠が現れる時間帯に異常が生じるために社会生活に大きな支障をきたすタイプの睡眠障害である[18]。その診断定義は以下の①～③を満たす場合とする[7]。

①「概日時間調節系の変化」もしくは「睡眠の時間調節や持続時間に影響を与える内因性概日リズムと外因性要因の調整不良」のために持続型の睡眠障害や反復型の睡眠障害と認められる。
②概日性に関連した睡眠の乱れにより，不眠症，日中の強い眠気，またはその両方が生じる。
③社会的，職業的障害，またはその他の生活上の支障を伴う。

診断分類は内因型（睡眠相前進型，睡眠相後退型，不規則睡眠−覚醒型，非同調型），外因型（時差障害，交代勤務障害）に分けられる。児童精神科臨床で問題となるのは内因型であり，不登校を主訴として受診することが多いと思われる。内因型は生物時計機能異常によるものと考えられている。以下に内因型についての簡単な特徴を記す。

(1) 睡眠相前進型

主要睡眠時間が安定的に前進し，その特徴は習慣的な睡眠開始時刻と起床時刻が，慣習的で望ましい時刻より数時間早い。典型的には中年期に始まり生涯にわたって持続する。

(2) 睡眠相後退型

習慣的な睡眠−覚醒時間が，慣習的・社会的に受け入れられる時間帯と比べて，通常2時間以上遅れている状態である。思春期から青年期にかけて好発する。不安障害や気分障害が併発することも多い。

(3) 不規則睡眠−覚醒型

睡眠が一定の時間帯にまとまらず，昼夜を問わず出現し，1日3回以上の短時間睡眠エピソード

が生じる。したがって不眠症と強い眠気または，その両方について慢性的な訴えがある。あらゆる年齢で認められる。

(4) 非同調型

内因性概日ペースメーカーが24時間周期に同調しない，または24時間ではない周期で自由継続しているために生じる睡眠障害である。日ごとに入眠時刻と覚醒時刻が遅れていくのが特徴である。全盲などの視覚障害者に多いと言われている。思春期・青年期に発症することが多い。

2. 評価・診断

不眠症の主な鑑別診断は概日リズム睡眠障害，不安障害，閉塞性睡眠時無呼吸，むずむず脚症候群，身体疾患を基礎とした入眠障害である。病歴聴取を行いながら下記にあげるようなツールを利用しつつ診断を行っていく。

(1) BEARS（睡眠診断アルゴリズム）

BEARSは睡眠障害のスクリーニング目的で作成された臨床面接で簡易に使用できる睡眠に関しての質問である[19]。①就寝時の問題（bedtime issues），②日中の眠気（Excessive daytime sleepiness），③夜間覚醒（Awaking at night），④睡眠の規則性・持続性（Regularity and duration of Sleep），⑤いびき（Snoring）といった領域の年齢（2～18歳）に合わせた質問項目から構成され，それぞれの頭文字をとってBEARSとしている。現時点で日本語版はないものの，このような臨床フォームに従ってまずおおよその睡眠に関しての病歴聴取を行うことが望ましい。

(2) CSHQ（子どもの睡眠習慣質問票）

保護者記入式の質問紙票としてCSHQ（The Children's Sleep Habits Questionnaire）がある[20]。わが国においては土井らによってthe Japanese version of Children's Sleep Habits Questionnaire（以下CSHQ-J）としてCSHQの日本語版が作成されている[21]。CSHQは，過去1週間の子どもの睡眠習慣や睡眠状態に関する52の質問項目から構成され，養育者がリカート式の選択肢から回答を1つ選んで回答用紙に記入する。各項目を計算して8つの下位項目（就床への抵抗，入眠遅延，睡眠持続時間，睡眠に対する不安，夜間覚醒，パラソムニア，睡眠時呼吸障害，日中の眠気）の値が得られる。子どもの睡眠の状態を全般にわたって把握できるのが特徴である。質問項目が多く，採点もやや時間がかかるのが欠点である。

(3) その他

睡眠日誌やアクチグラフィーは小児の睡眠パターンを把握し，概日リズム睡眠障害の鑑別をする際に有用な手段となる[22]。概日リズム睡眠障害では本人の体内リズムに合わせた就寝時刻においてはスムーズに入眠できること，いったん寝ついてしまえばむしろ良眠できることが特徴であり，不眠症との鑑別点となる[18]。

臨床面接や質問紙票などで睡眠時無呼吸症候群やむずむず脚症候群が強く疑われる場合などはポリソムノグラフィーなどが必要になる。

3. 海外および成人のガイドライン

1）海外のガイドラインの現状

前述したように国内外を問わず現時点において小児の睡眠障害の薬物治療に関するガイドライン

は存在しない。米国では米国睡眠医学会（American Academy of Sleep Medicine：AASM）による小児睡眠薬使用に関しての提言が2005年になされている[23]。これの要旨をまとめると以下のようになる。

①米国食品医薬品局（Food and Drug Administration：FDA）では小児に推奨される睡眠薬は存在しない。
②小児の睡眠障害の治療はまずその診断が重要である。
③乳児や幼児の場合に薬物治療を開始することは極めてまれである。
④睡眠薬が治療の第一選択になることはなく，唯一の治療選択でない。
⑤薬物治療は必ず他の非薬物治療と合わせて行う。
⑥睡眠衛生の見直しは薬物治療の前に必ず見直す。
⑦処方開始前に家族や本人と治療の最終的なゴールについて具体的に協議する。
⑧薬剤の投与期間はできるだけ短期にする。
⑨思春期の患者においてはアルコール／薬物／妊娠の有無を必ず確認する。
⑩必ずOTC薬の服用の有無を確認する。
⑪処方は薬剤の作用時間を十分に留意する。
⑫すべての薬剤は副作用を十分にモニターしながら使用する。

2）成人のガイドライン

成人のガイドライン[24]においては不眠症状の特徴（入眠困難，中途覚醒，早朝覚醒）に加えて，過覚醒（例：不安・抑うつによる緊張），リズム異常，恒常性（例：午睡による睡眠ニーズの減少）など患者の不眠症の病理を正確に捉え，薬剤選択に反映させるべきとされている。ベンゾジアゼピン系および非ベンゾジアゼピン系睡眠薬に加えて，メラトニン受容体作働薬，スボレキサントがその薬剤選択としてあげられる。しかし小児において安全性が確認されている睡眠薬は現時点では存在しない。したがって，成人のガイドラインを小児に当てはめることはできない。

3）海外における小児の睡眠薬使用

海外において小児に使用されている睡眠薬には以下のものがある[25),26)]。

①一般用医薬品（over the counter drug）として抗ヒスタミン薬，メラトニン，ハーブ（セイヨウコノコソウ（Valerian）など）
②成人において推奨される睡眠薬である，ベンゾジアゼピン系および非ベンゾジアゼピン系睡眠薬に加えて，メラトニン受容体作働薬
③小児領域で適応外使用されているα-受容体作動薬，抗うつ薬（trazodoneなど），抗精神病薬など

小児の睡眠薬使用においてのRCT研究もほとんどないのが現実であるが，メラトニンにおいてはいくつかメタアナライシスが存在する[27)-32)]。いずれの報告も対象者が成人も含まれるものであり，メラトニンの内服量が500μg～5mgと幅広いという問題点はあるが，睡眠潜時の短縮や総睡眠時間の増加，特に睡眠相後退症候群に効果があったという結果がでている。わが国でもメラトニン／ラメルテオン小児使用例に関する全国調査が行われているが，小児科医主体の研究であり睡眠専門

医や児童精神科医の使用状況が反映されているとは言い難い[33]。

米国では米国青少年児童心理学会（American Academy of Child and Adolescent Psychiatry：AACAP）に所属する6,018人の医師による全国調査が行われている[34]。本調査では合併する精神疾患別に処方調査が行われている。発達障害ではADHDが睡眠薬の処方を受ける場合が多く，その内訳はαアゴニスト，トラゾドン，鎮静系抗うつ薬となっている。それ以外の疾患（不安症，気分障害）では処方内容は鎮静系抗うつ薬やトラゾドンが主体となっており，αアゴニストの割合は減少する。

4．推奨される治療

1）睡眠衛生指導[23),24)]

成人向けではあるが，厚生労働科学研究・障害者対策総合研究事業「睡眠薬の適正使用及び減量・中止のための診療ガイドラインに関する研究班」および「日本睡眠学会・睡眠薬使用ガイドライン作成ワーキング・グループ」により発表されている『睡眠薬の適正な使用と休薬のための診療ガイドライン ―出口を見据えた不眠医療マニュアル―』[24]で提言されている睡眠衛生のための指導内容を参考にされたい。Owensらは小児用の睡眠衛生指導を作成しており，以下のような内容が含まれる[23]。

- 睡眠スケジュール（就寝時刻と起床時刻）は毎日同じ時間にする。
- 寝る前20〜30分のルーチン（読書などの落ち着く活動）を確立する。
- 寝室は居心地がよく，静かで常夜灯（night light）を除いて暗くする。
- 寝室の室温は少し低め（23〜24℃）にする。
- 寝室には寝ることとは無関係のものは置かない。
- 寝る前2時間以内の食事は睡眠を妨害するため避ける。
- 空腹で就寝しがたい場合はミルクやクッキーなど軽めのものにする。
- 就寝前少なくとも3〜4時間のカフェインは避ける。
- 喫煙やアルコールを避ける。
- 就寝する前の数時間は激しい運動や興奮を誘発すること（コンピューターゲームなど）は避け，静かに過ごす。

2）行動療法的介入（behavioral intervention）[23),35),36)]

乳幼児に対してはエビデンスがあるものの，思春期や精神疾患と合併した不眠に対してエビデンスのある報告はなく，今後の課題とされている[37]。以下にあげる5つが代表的な介入法である[38]。

①消去法（extinction）
②入眠儀式/積極的儀式（Bedtime routine/positive routines）
③小児への睡眠制限法（faded bedtime with response cost）
④計画的覚醒（Scheduled awakings）
⑤睡眠の予防的親教育（Parent Education/prevention）

成人では不眠に対する認知行動療法（Cognitive Behavioral Therapy for Insomnia：CBT-I）のエビデンスが集積してきている[39)-42)]。しかし児童領域においてはパイロットスタディが存在するの

みであり[43] 現時点では有効性は確認されていない。

5．推奨されない治療

小児の睡眠障害において薬物治療のエビデンスはなく，推奨されない。

海外では睡眠衛生指導や行動療法的介入で改善のない小児の不眠症に対してメラトニン[44,45]が推奨されているものの，至適用量は幅が大きく不明である[46]。5mgを超える高容量では鎮静作用があるともいわれている[47]。メラトニンは海外でサプリメントとして一般販売されている製品である。しかし，日本では医薬品に該当するため一般販売されていない。わが国の成人のガイドラインにおいて「不眠症におけるメラトニンの効果は比較的弱く，主たる治療薬として推奨することは難しい」としている[24]。メラトニン受容体作働薬であるラメルテオンは日本で使用可能であるが，小児に対してのエビデンスはなく今後の研究が望まれる。

おわりに

小児の睡眠障害における薬物治療においてエビデンスのある薬剤は存在せず，調査もほとんど行われていない。睡眠衛生の指導と行動療法では改善しない小児の睡眠障害は無視できない割合[23]で存在するため，今後の研究が望まれる。海外ではこのような小児の不眠症においてメラトニンの使用が推奨されているものの，十分なエビデンスがあるとは言い難い。

（岩垂 喜貴）

文献

1) Kim K, et al：An epidemiological study of insomnia among the Japanese general population. Sleep, 23：41-47, 2000
2) Nixon GM, et al：Short sleep duration in middle childhood；risk factors and consequences. Sleep, 31：71-78, 2008
3) Ng EP, et al：Sleep duration, wake/sleep symptoms, and academic performance in Hong Kong Secondary School Children. Sleep Breath, 13：357-367, 2009
4) Sampei M, et al：Impact of total sleep duration on blood pressure in preschool children. Biomed Res, 27：111-115, 2006
5) Owens JA, et al：Sleep disturbance and injury risk in young children. Behav Sleep Med, 3：18-31, 2005
6) Mindell JA, et al：Pharmacologic management of insomnia in children and adolescents；consensus statement. Pediatrics, 117：e1223-1232, 2006
7) 米国睡眠医学会 & 日本睡眠学会診断分類委員会：睡眠障害国際分類第2版；診断とコードの手引. 日本睡眠学会，2010
8) Honaker SM & Meltzer LJ：Bedtime Problems and Night Wakings in Young Children；An Update of the Evidence. Paediatr Respir Rev, 15：333-339, 2014
9) 神山 潤：小児の不眠；特集 不眠症--基礎・臨床の最新研究；不眠症の臨床的分類と概念. 日本臨牀, 67：1543-1547, 2009
10) Owens J & Mindell JA,：Sleep in Children and Adolescents, An Issue of Pediatric Clinics. Pediatric Clinics of North America, 58：2011
11) Owens JA：Sleep disorders and attention-deficit/hyperactivity disorder. Curr. Psychiatry Rep, 10：439-444, 2008
12) Konofal E, et al：Sleep and ADHD. Sleep Med, 11：652-658, 2010
13) Konofal E, et al：High levels of nocturnal activity in children with attention-deficit hyperactivity disorder；

a video analysis. Psychiatry Clin Neurosci, 55：97-103, 2001
14) 亀井雄一, 他：児童精神科疾患に併存する睡眠障害の特徴. 精神雑誌, 112：921-926, 2010
15) Couturier JL, et al：Parental perception of sleep problems in children of normal intelligence with pervasive developmental disorders ; prevalence, severity, and pattern. J Am Acad Child Adolesc Psychiatry, 44：815-822, 2005
16) Gail Williams P, et al：Sleep problems in children with autism. J Sleep Res, 13：265-268, 2004
17) Andersen I M, et al：Melatonin for insomnia in children with autism spectrum disorders. J Child Neurol, 23：482-485, 2008
18) 三島和夫, 他：概日リズム睡眠障害. 内科, 111：289-295, 2013
19) Owens JA & Dalzell V：Use of the 'BEARS' sleep screening tool in a pediatric residents' continuity clinic ; A pilot study. Sleep Med, 6：63-69, 2005
20) Owens JA, et al：The Children's Sleep Habits Questionnaire (CSHQ) ; psychometric properties of a survey instrument for school-aged children. Sleep, 23：1043-1051, 2000
21) 土井由利子, 他：子供の睡眠習慣質問票日本語版 the Japanese version of Children's Sleep Habits Questionnaire (CSHQ-J) の作成. 睡眠医療, 2：83-88, 2007
22) Meltzer LJ, et al：Use of actigraphy for assessment in pediatric sleep research. Sleep Med Rev, 16：463-475, 2012
23) Owens JA, et al：The use of pharmacotherapy in the treatment of pediatric insomnia in primary care ; rational approaches. A consensus meeting summary. in Journal of clinical sleep medicine : JCSM official publication of the American Academy of Sleep Medicine, 1：49-59, 2005
24) 厚生労働科学研究・障害者対策総合研究事業「睡眠薬の適正使用及び減量・中止のための診療ガイドラインに関する研究班」, 他（編）：睡眠薬の適正な使用と休薬のための診療ガイドライン：出口を見据えた不眠医療マニュアル. 1-37：2013（http://www.jssr.jp/data/pdf/suiminyaku-guideline.pdf）
25) Sheldon SH, et al：Principles and Practice of Pediatric Sleep Medicine. Elsevier Health Science, 2014
26) Ivanenko A & Johnson K：Sleep disturbances in children with psychiatric disorders. Semin Pediatr Neurol, 15：70-78, 2008
27) Meta-Analysis A, et al：The efficacy and safety of exogenous melatonin for primary sleep disorders ; A meta-analysis. Journal of General Internal Medicine, 20：1151-1158, 2005
28) Buscemi N, et al：Efficacy and safety of exogenous melatonin for secondary sleep disorders and sleep disorders accompanying sleep restriction ; meta-analysis. BMJ, 332：385-393, 2006
29) Ferracioli-Oda E, et al：Meta-Analysis：Melatonin for the Treatment of Primary Sleep Disorders. PLoS One, 8：2013
30) Braam W, et al：Exogenous melatonin for sleep problems in individuals with intellectual disability ; A meta-analysis. Developmental Medicine and Child Neurology, 51：340-349, 2009
31) Rossignol DA & Frye RE：Melatonin in autism spectrum disorders ; A systematic review and meta-analysis. Developmental Medicine and Child Neurology, 53：783-792, 2011
32) van Geijlswijk IM, et al：The use of exogenous melatonin in delayed sleep phase disorder ; a meta-analysis. Sleep, 33：1605-1614, 2010
33) Fukumizu M, et al：A nationwide survey on the uses of melatonin and ramelteon in Japanese children. No To Hattatsu, 47：23-27, 2015
34) Owens JA, et al：Use of pharmacotherapy for insomnia in child psychiatry practice ; A national survey. Sleep Med, 11：692-700, 2010
35) Kuhn BR & Elliott AJ：Treatment efficacy in behavioral pediatric sleep medicine. Journal of Psychosomatic Research, 54：587-597, 2003
36) Mindell JA：Empirically supported treatments in pediatric psychology ; Bedtime refusal and night wakings in young children. J Pediatr Psychol, 24：465-481, 1999
37) Meltzer LJ & Mindell JA：Systematic review and meta-analysis of behavioral interventions for pediatric insomnia. J Pediatr Psychol, 2014 doi：10.1093/jpepsy/jsu041
38) 羽山順子 & 津田彰：小児の睡眠問題に対する行動科学的アプローチ. 久留米大学心理学研究, 150-158, 2011
39) Okajima I, et al：A meta-analysis on the treatment effectiveness of cognitive behavioral therapy for primary insomnia. Sleep Biol Rhythms, 9：24-34, 2011

40) Trauer JM, et al：Cognitive behavioral therapy for chronic insomnia；A systematic review and meta-analysis. Ann. Intern. Med, 163：191-204, 2015
41) Murtagh DR & Greenwood KM：Identifying effective psychological treatments for insomnia；a meta-analysis. J Consult. Clin Psychol, 63：79-89, 1995
42) Montgomery P & Dennis J：Cognitive behavioural interventions for sleep problems in adults aged 60+. Cochrane Database Syst Rev, CD003161：2003 doi：10.1002/14651858.CD003161
43) Clarke G, et al：Cognitive-Behavioral Treatment of Insomnia and Depression in Adolescents；A Pilot Randomized Trial HHS Public Access. Behav Res Ther, 69：111-118, 2015
44) Heussler H, et al：Pharmacological and non-pharmacological management of sleep disturbance in children；An Australian Paediatric Research Network survey. Sleep Med, 14：189-194, 2013
45) Gringras P：When to use drugs to help sleep. Arch Dis Child, 93：976-981, 2008
46) Sack RL, et al：Sleep-promoting effects of melatonin；at what dose, in whom, under what conditions, and by what mechanisms? Sleep, 20：908-915, 1997
47) Taylor D, et al：The Maudsley Prescribing Guidelines in Psychiatry. John Wiley |&| Sons, 2015

第Ⅰ章 児童・青年期精神疾患の薬物治療ガイドライン

11 素行症と神経性やせ症の薬物治療

はじめに

　本項で取り上げる児童・青年期における素行症，神経性やせ症は，いずれもその第一治療法が心理療法や行動療法とされており，薬物治療は補助的な役割として使用されることが原則となっていることをまずは明記しておきたい。そのことを踏まえたうえで，本項では児童・青年期での素行症，神経性やせ症に対する薬物治療の役割について，海外の文献をレビューする形で考察していく。

クリニカルクエスチョンと推奨・解説

1．素行症

　素行症（Conduct Disorder：CD）（以下CD）は，他者の基本的人権または年齢相応の主要な社会的規範や規制を侵害することが反復し持続する行動様式と定義されており，人および動物に対する攻撃性，所有物の破壊，虚偽性や窃盗，重大な規則違反などの行為が繰り返され，それらの行為によって，社会的，学業的，または職業的機能の障害が引き起こされている状態と定義されている[1]。CDは薬物乱用などといった精神医学的問題，逮捕率が高いなどといった法的な問題，教育的な問題，結婚の継続が困難であるといったような社会的な問題，就職上の問題など生涯にわたるさまざまな場面での問題に関連していることが報告されており[2,3]，早い段階での適切な治療が望まれている。

　CDに対する治療法に関しては，ペアレントトレーニングや家族療法，ソーシャルスキルトレーニングなどの心理社会的治療が有効であり，第一選択されるべきであることは広く知られている[4]。しかしながら重度のCDではそれら心理社会的治療への反応が不良である場合があり，ときに薬物治療が併用される。実際，英国では5歳以上のCDに関連した持続する攻撃性にリスペリドンが適応処方されている[5]。CDは欧米では児童・青年期の精神科医療において多く出くわす疾患の一つとされており，海外においては児童・青年期のCDに対する薬物治療についての研究も比較的多く行われている。本稿ではQ．児童・青年期におけるCDに対する薬物治療の効果・副作用は何か？というクリニカルクエスチョンに対し，児童・青年期におけるCDに対する薬物治療について海外の文献やガイドラインのレビューを行い，わが国での児童・青年期におけるCDに対する薬物治療のあり方について考察していく。また，反抗挑発症（Oppositional defiant disorder：ODD）（以下ODD）は，かんしゃくや大人との口論，規則に従うことへの反抗や拒否といった，拒絶的，反抗的，

挑戦的な行動様式が持続して起こる障害であるが，それらの敵意と拒絶は他者の権利をひどく侵害するには至らない点においてCDとは異なる[1]。しかしながら，CDとODDはその連続性から，同時に研究対象となることも多いため，本稿ではCDのみでなくODDについても対象とした研究もレビューの対象とした。

CQ 1. 児童・青年期におけるCD，ODDに対する薬物治療の効果・副作用は何か？

▶推奨

(1) 児童・青年期の患者を対象としたRCTにて，ADHDを合併している場合には中枢刺激薬の使用によってADHD症状のみでなくCDの攻撃的行動の改善が得られることが報告されている。しかしながらCDにおいての攻撃性や衝動性の改善には比較的高用量の使用が必要とされている。

(2) 児童・青年期の患者を対象としたRCTにて，ADHDを合併している場合には選択的ノルアドレナリン再取り込み阻害薬（norepinephrine reuptake inhibitor：NRI）の使用によってADHD症状のみでなくODD症状の改善が得られることが報告されている。

(3) 児童・青年期の患者を対象としたRCTにて，リスペリドンの使用によってCD，ODD症状の改善が得られることが報告されている。

(4) 児童・青年期の患者を対象とした後方視的調査にて，ODDに対するリスペリドンの使用によって，過鎮静，食欲亢進，腹痛，インフルエンザ様症状，頭痛，皮膚症状，嘔気・嘔吐，倦怠感，流涎，めまい，下痢，失禁，食欲減少，不安といった副作用があったことが報告されている。

(5) 児童・青年期のCD，ODD患者を対象とした薬物治療の研究はRCTも含め比較的行われているが，その研究方法には問題点が多く指摘されている。

▶解説

1）中枢刺激薬

CDは注意欠如・多動症（Attention deficit hyperactivity disorder：ADHD）との合併が多くみられることからADHDの治療薬であるメチルフェニデートは，ADHDを合併したCDにおける薬物治療でも比較的多くランダム化比較試験（randomized controlled trials：RCT）が行われている。それらの結果では，メチルフェニデートはプラセボと比較してCDの攻撃的行動に効果があるものの，CDにおいて攻撃性や衝動性を改善させるには最高で40mg/日という比較的高用量の使用が必要とされている[6),7)]。

2）選択的ノルアドレナリン再取り込み阻害薬（norepinephrine reuptake inhibitor：NRI）

NRIであるアトモキセチンについて，Dittmann, Schacht[8]らは6～17歳のADHD，さらにODDの併存症をもつ患者181人を，アトモキセチン−Fast群60人（0.5mg/kgを7日間処方の後1.2mg/kgに増量），アトモキセチン−Slow群61人（0.5mg/kgを7日間処方の後，0.8mg/kgを7日間処方，その後1.2mg/kgに増量），プラセボ群59人にランダムに分け，それぞれのODDの症状変化について調査している。9週間による処方の後，アトモキセチン群はプラセボ群に対しODD症状，ADHD症状にて有

意な改善を認めたことが報告されている。

3）抗精神病薬

2006年に報告されたメタアナリシスでは児童・青年期の攻撃性に対する抗精神病薬のeffect sizeは定型抗精神病薬0.70，非定型抗精神病薬では0.90とされている[9]。

非定型抗精神病薬の中で，リスペリドンはCDに対する効果について比較的多くの報告がされている。Aman, Bukstein[10]は6〜12歳の168人のADHDと重度な身体的攻撃性をもち，さらにODDまたはCDが合併した児童に対し，セカンドドラッグとしてのリスペリドンの有効性をRCTにて調査している。この調査では第1段階の治療としてペアレントトレーニングと神経興奮薬（基本的にメチルフェニデート）を3週間行い，治療反応性が不良な患児に対して，第2段階の治療としてリスペリドンまたはプラセボをランダムに追加処方としている。6週間にわたる第2段階の治療の結果，リスペリドン群（n=66）はプラセボ群（n=71）に対して親の評価によるClinical Global Impression（CGI）にてODD症状を有意に改善させたが，ADHD症状については有意な改善が認められなかったことが報告されており，さらに教師による評価では，両親による評価と逆の結果が得られたと報告されている。またCoskun, Zoroglu[11]は過去2年間にODDに対するリスペリドンによる治療を受けた就学前の幼児（月齢26〜64カ月）25人の診療記録を後方視的に調査し，その有効性，安全性について論じている。調査の結果，リスペリドンの投与期間は2〜60週間であり，88％の患児が親，教師，精神科医によって評価されたClinical Global Impression-severity（CGI-S），Clinical Global Impression-improvement（CGI-I）でODD症状の改善を得ていた。しかしながら同時に，80％の患児が過鎮静，食欲亢進，腹痛，インフルエンザ様症状，頭痛，皮膚症状，嘔気・嘔吐，倦怠感，流延，めまい，下痢，失禁，食欲減少，不安といった副作用を認め，16％の患児が副作用によって処方の中断がされている（この調査では対象となった幼児のうち72％がADHDを合併していたがADHDに対する薬物治療は行われていない）。上記のように，リスペリドンではCDやODDの症状に効果があるとの報告がある一方，その副作用の報告も多く，カナダのガイドラインでは条件つきでの使用を勧めている[12]。

一方，同じく非定型抗精神病薬であるクエチアピンについては，青年期のCDを対象としたRCTで健康関連の生活の質（Health-Related Quality of Life：HRQOL）の改善を認めたとの報告があるが[13]，サンプル数が19人と少ない研究からの報告であることから，これらの結果を一般化することは難しいと考えられる。

4）CDに対する薬物治療研究の問題点について

Sarteschi[14]がADHDやODDを伴わない，CDと単独診断された18歳以下の患者に対する薬物治療のRCTについてシステマティックレビューを行い，炭酸リチウム，バルプロ酸セミナトリウム，リスペリドン，クエチアピン，カルバマゼピン，メチルフェニデート，モリンドン，チオリダジンについての研究があったことを報告しているが，これらの研究では，対照群がプラセボであるほとんどのRCTでは治療群が有意な治療効果を認めているものの，発表年代が古い文献では入院環境での研究が多いことや，すべての研究において研究期間が短期であること（10週間未満）など研究方法的問題の多さを指摘されている。またPringsheim and Gorman[15]は若年者の破壊的行為障害に対

する第2世代抗精神病薬の有効性を調査したRCTについてシステマティックビューを行い，知的障害をもつ患者の破壊行為について低用量のリスペリドンの有効性が示されているが，研究期間がいずれも10週間以内であることや，平均知能の患者に対するRCTの報告数は少なく，そのサンプル数も少数であること，それらの薬物治療の有効性については知的障害をもつ患者の破壊行為に対するリスペリドンの有効性に比較し，少ないことを問題点としてあげている。

上記のように，児童・青年期のCD，ODDに対する薬物治療については比較的多くの研究結果が報告されているが，各研究方法の問題点も多く，確固たるエビデンスの構築には引き続き研究方法の洗練された調査を行っていく必要がある。

英国NICEガイドラインよりー（1）

NICEガイドラインはイギリスの国立医療技術評価機構（National Institute for Health and Care Excellence：NICE）によって作成されている身体疾患，精神疾患に対するガイドラインである。NICEガイドラインでは2013年に発表された『Antisocial behavior and conduct disorders in children and young people』[4]において，18歳以下のCD，ODD，持続する攻撃性や攻撃的な問題行動を呈する患者に対する薬物治療の効果，副作用に関する18のRCTについてメタアナリシスを行い，ガイドラインを作成している。RCTで使用された薬物治療はクロニジン，カルバマゼピン，バルプロ酸セミナトリウム（divalproex sodium）/リチウム，リスペリドン，メチルフェニデート/混合アンフェタミン塩，アトモキセチンであり，このうち抗精神病薬（リスペリドン）と抗ADHD薬（メチルフェニデート，混合アンフェタミン塩，アトモキセチン）は有効性におけるエビデンスがいちばん多かったが，いずれもADHDの合併がある児が少なからずサンプルとして入っており，CDに対する薬物の効果の判定としては注意を要するとされている。リスペリドン以外の抗精神病薬（アリピプラゾールなど）については，行為障害に対する有効性を支持するRCTはなく，またCDを対象とした薬物治療の副作用については十分な研究が行われていないと報告し，最終的に18歳以下のCD，ODD，持続する攻撃性や攻撃的な問題行動を呈する患者に対する薬物治療については以下が推奨されている。

① ODDやCDにおける問題行動の標準的なマネジメントに薬物治療を提供してはいけない。
② ADHDを合併したODD，CDに対しては，ADHD治療のガイドラインに沿ってメチルフェニデートまたはアトモキセチンを提供する。
③ 心理的介入による効果が得られない爆発的な易怒性，重度の感情調節の問題をもったCDの重度の攻撃的行為に対して，短期間のマネジメントのためにリスペリドンの使用を考慮する。
④ 患児やその親，養育者に対し，リスペリドンの以下のような副作用について情報を提供すること
・代謝（体重増加や糖尿病など）
・錐体外路症状（アカシジア，ジスキネジア，ジストニアなど）
・心血管系（QT延長症候群など）
・ホルモン系（血漿プロラクチン値上昇など）

・その他（不快な自覚症状など）
⑤ リスペリドンはCD治療に対する経験をもった適切な医療従事者によって，包括的なアセスメントと診断に基づいて開始されるべきである。医療従事者はリスペリドン開始時には以下の項目について検査をするべきである。
・体重と身長（成長曲線に記入）
・腹囲と臀囲
・心拍数，血圧
・空腹時血糖，HbA1c，血漿脂質とプロラクチン値
・運動障害のアセスメント
・栄養状態，食行動や運動状態のレベル
⑥ リスペリドンでの治療は以下の手順で慎重に行われるべきである。
・処方の指示，また予測される利点と欠点，予測される症状変化が起こる期間，副作用について記録を残す。
・治療開始時には，最低量から開始し，適正用量内で英国子どものための処方箋（British National Formulary for Children：BNFC）または製品特性の概要（Summary of product characteristics：SPC）にそって漸増する。
・治療全体を通して（特に漸増時には），システマティックなモニターと記録を行う。
・治療を継続，または中止するための理由，それらの決定の効果について記録する。
⑦ 3～4週間後にリスペリドンの効果を評価し，6週間の時点で臨床的に重要な反応がなければ使用を中止する。

2. 神経性やせ症

　神経性やせ症（Anorexia Nervosa：AN）（以下AN）は体重増加や肥満に対する強い恐怖を根底に，体重増加を妨げる行為を持続させ，身体を健康に保つより有意に低い体重を示す状態と定義されている[1]。低体重の深刻さに対する認識が持続的に欠如することにより，ときに致死的な身体合併症を併発し，思春期におけるANの死亡率は喘息や1型糖尿病などのほかの身体疾患よりも高いとされる報告も存在する[16),17]。また近年，ANの発症年齢の低年齢化が原因と考えられる児童・青年期におけるAN有病率の増加が示唆されており[18)-21)]，わが国においても9～18歳を対象とした調査で，西欧諸国と同程度の有病率が報告されている[22)]。
　現在までにおいて，児童・青年期のANを対象とした抗うつ薬や抗精神病薬治療についてのRCTは行われておらず，成人のANについてもいくつかのRCTによる報告はあるものの，いずれもサンプル数の問題などから有効な調査結果を得ることが難しいとされている[23),24)]。しかしながら，このように明らかなエビデンスが示されている状態でないにもかかわらず，米国においてはANと診断された患者（18～54歳）の53％が何らかの薬物治療を受けており（そのうち抗うつ薬の処方が最も多く，続いて抗精神病薬が処方されている），特に1997～2002年までの期間と2003～2009年までの期間を比較すると，後者において抗精神病薬の処方が約2倍となっているとの報告がある[25)]。また英国における児童・思春期のANに特化した調査では，摂食障害専門治療へ紹介となったAN，

神経性大食症（Bulimia Nervosa: BN），特定不能の摂食障害（Eating disorder not otherwise specified：EDNOS）の8〜19歳の児のうち27％が薬物治療を受けており，なかでもANに対する処方が最も多いこと，また，処方された薬物の中では抗うつ薬のフルオキセチンが最も多く，続いて第2世代の抗精神病薬であるオランザピン，また抗不安薬，気分調整剤などの処方が散見されたという報告がある[26]。本稿では上に述べた海外の現状を踏まえ，Q2．児童・青年期におけるANに対する抗精神病薬の効果・副作用は何か？，Q3．児童・青年期におけるANに対する抗うつ薬の効果・副作用は何か？といったクリニカルクエスチョンに対し，児童・青年期におけるANに対する薬物治療について海外の文献やガイドラインのレビューを行い，わが国での児童・青年期におけるANに対する薬物治療のあり方について考察していく。

CQ 2. 児童・青年期におけるANに対する抗精神病薬の効果・副作用は何か？

▶推奨

(1) 児童・青年期におけるANについて，児童・青年期の患者を対象としたリスペリドン，オランザピンによる治療のRCTが行われているが，プラセボに比較して有意な治療効果が得られていない。
(2) 児童・青年期におけるANに対するオランザピン治療では，プラセボに比較して有意な鎮静，脂質代謝異常の報告がある。

▶解説

　抗うつ薬では児童・青年期を対象としたRCTが存在しないのに対し，抗精神病薬については青年期のAN患者を対象としたRCTの報告が存在している。Hagman, Gralla[27]は12〜21歳のAN患者40人に対し，リスペリドンの有効性と危険性を調査するRCTのパイロットスタディについて報告している。すべての参加者は神経性やせ症に対する一般的な治療がすでに行われており，リスペリドンはそれらの治療に追加される形で投与されたが，結果は，摂食障害の症状，不安症状，体重のすべてにおいて，リスペリドン群とプラセボ群での有意差は認められなかった。またKafantaris, Leigh[28]は12〜21歳までのAN患者20名に対しオランザピンとプラセボをランダムに割りつけ，体重増加，摂食に対する態度と行動に対する治療効果，また空腹時血糖と血中インシュリン値といったオランザピンによる副作用の影響について調査を行った。結果，体重増加や摂食に対する態度や行動の改善にはオランザピンによる有意な効果はみられなかったものの，空腹時血糖値と血中インシュリン値ではオランザピン群で有意に上昇が認められており，長期的なオランザピンの使用には代謝システムに対する影響を考慮する必要があると報告されている。またRCTではないものの，Norris, Spettigue[29]の報告では神経性やせ症で治療を受けていた10〜17歳の女性86人について後方視的に研究し，オランザピン投与群（43人）と非投与群（43人）を比較すると，体重増加に関しては両群において有意差が認められなかったものの，オランザピン群では鎮静や脂質代謝異常の報告が多かったことが示されている。

　Reinblatt, Redgrave[30]は児童・青年期にANに対する薬物治療に関するレビューにおいて，体重増加の促進，やせ願望の改善，体重回復後の再発予防に効果が認められている薬物はないと報告し

ており，非定型精神病薬が神経性やせ症の認知の歪みを改善させるというデータはあるが，臨床の場で一般的に使用を推奨するほどのデータはそろっていないとしている．

CQ 3. 児童・青年期におけるANに対する抗うつ薬の効果・副作用は何か？

▶ 推 奨

(1) 児童・青年期におけるANについて，児童・青年期の患者を対象とした抗うつ薬（SSRI，三環系抗うつ薬）のRCTは行われておらず，治療効果のエビデンスを確立した抗うつ薬はない．
(2) 成人におけるANのSSRI治療についていくつかのRCTが行われているが，体重回復期における体重の増加や抑うつ状態，ANの主症状などについての治療効果のエビデンスは確立されていない．
(3) 成人におけるANのSSRI治療についていくつかのRCTが行われているが，体重回復後の再発防止への治療効果のエビデンスは確立されていない．
(4) 成人におけるANを対象としたRCTにて，アミトリプチリンにて頻脈，低血圧，不整脈といった副作用が報告されている．

▶ 解 説

体重回復期の抗うつ薬治療について，1980年代には三環系抗うつ薬（クロミプラミン，アミトリプチリン）のANへの治療効果についていくつかのRCTが行われているが，いずれも体重増加やうつ状態，ANの主症状に対する有効な結果は得られていない[31)-33)]．一方，Biederman, Herzog[33)]らはアミトリプチリンとプラセボを比較した結果，治療効果には有意な差がみられなかったものの，頻脈，低血圧，不整脈といった副作用についてはアミトリプチリンで有意に多くみられたとの報告している．

近年，抗うつ薬として主要な位置を占めている選択的セロトニン再取り込み阻害薬（Selective Serotonin Reuptake Inhibitors：SSRI）については，わが国では未承認であるフルオキセチンについての報告が多い．1990年代の初めには，成人AN患者を対象とした調査にてフルオキセチンが体重増加と抑うつ症状の軽減に関連しているという報告がみられるが，その後の研究ではフルオキセチンの有効性がみられなかったという報告が続いている．例えば，Attia, Haiman[34)]らは31人の成人のAN患者を対象としたRCTを行い，フルオキセチンによる治療を受けたグループでも体重の増加は認められたが，その増加率はプラセボと比較して有意差を得らなかったと報告している．また，Yu, Agras[35)]らは，成人のAN患者122人対象とし，フルオキセチン単独による治療，認知行動療法（Cognitive Behavioural therapy：CBT）単独による治療，フルオキセチンとCBTを合わせた治療をランダムに割りつけ1年後の治療効果について検討し，こちらでもフルオキセチンの治療効果は見出せなかったと報告している．

児童・青年期のAN患者を対象とした研究は数少ないが，Holtkamp, Konrad[36)]は神経性やせ症で入院治療を受けていた32人の女性（平均年齢14.5歳±1.4歳）について後方視的に研究し，SSRI投与群（19人）と非投与群（13人）での再入院率，摂食障害の症状，うつ症状，強迫症状において，両群に有意差は認めなかったことを報告している．一方，Rossi, Balottin[37)]らは12〜18歳のAN患

者19名を後方視的に調査し75.7%の患者が抗うつ薬の処方を受け，その多くが副作用なしに食行動や気分障害などの症状の改善を得ていたと報告しており，先の報告と相反する結果が示されている。

ANでは治療によって一時的な体重の回復を得られたとしても，その後再発を繰り返すことが多い[38]。体重回復後のAN患者に対する抗うつ薬治療について，Kaye, Nagata[39]らは35名の体重増加を目的とした入院治療を終えたAN患者に対しフルオキセチンとプラセボをランダムに割り付けし，1年後の状態について検討した結果，フルオキセチンでの加療を受けた患者では体重増加，また摂食障害の主症状，うつや不安症状などの軽快に有意な差を認めたとのことで，フルオキセチンのANの再発防止への効果を報告している。しかし，後のWalsh, Kaplan[40]らによる96名の患者を対象としたRCTでは，CBTに加えフルオキセチンまたはプラセボを投与した両群を1年間フォローした結果，再発までの期間，BMI，うつ症状について有意差が認められなかったと報告している。こちらの調査では二つの治療施設で行われており，それら施設間での結果が一致していることから，先のKaye, Nagata[39]らの研究に比較し，より一般化できる結果であることが考えられる。

児童・青年期のAN患者に対する抗うつ薬治療についてのレビューにおいて，Kotler and Walsh[41]は，神経性やせ症の主症状に対する有効性が明らかとなっている薬物治療は認めず，合併症であるうつ，不安に対しての薬物治療は考慮することが可能であると報告している。また，SSRIはうつ症状を合併したANに好んで使われているが，重度の体重減少を認めている場合のうつ症状は抗うつ薬に反応しないことが考えられ，体重の回復を待ってから抗うつ薬を開始することが望ましいとしている。

英国NICEガイドラインより－（2）

英国NICEガイドラインでは2004年に発表された『Eating Disorders；Core interventions in the treatment and management of anorexia nervosa, bulimia nervosa and related eating disorders』[42]の一部で，神経性やせ症に対する薬物治療の効果についてシステマティックレビュー，メタアナリシスが行われているが，対象患者は児童・青年期の患者に特化したものではない。結果としては，体重増加については，抗うつ薬とプラセボを比較した場合，抗うつ薬の有効性はないこと，抗精神病薬または抗ヒスタミン剤をプラセボと比較した場合，抗精神病薬または抗ヒスタミン剤の有効性を示す根拠は不十分であること，抗うつ薬と抗精神病薬の有効性の違いを示す根拠は不十分であることが示されている。症状の再発予防については，SSRI（フルオキセチン）をプラセボと比較した場合，入院加療で体重の回復を得た後にフルオキセチンを1年間投与した群では，症状再発が少ないという限定的なエビデンスが認められたこと，治療法の受容については，抗うつ薬，抗精神病薬，抗ヒスタミン薬いずれにおいても，プラセボまたは治療待機群と比較して治療の受け入れに対する違いを示す根拠は不十分であること，治療に対する耐性については，抗うつ薬，抗精神病薬，抗ヒスタミン薬いずれにおいても，プラセボと比較して重大な副作用を示す根拠は不十分であることが示されている。また，以上の結果について，児童・青年期における患者にも該当するかは不明とされている。

まとめ

　繰り返しになるが，児童・青年期における素行症，神経性やせ症は，いずれもその第一治療法が心理療法や行動療法とされており，薬物治療は補助的な役割として使用されることが原則となっている。そのうえで，児童・青年期の素行症に関しては，抗ADHD薬やリスペリドンは比較的多くの研究でその効果が報告されており，ペアレントプログラムなどの心理療法に付加する治療の一つとして考慮することも可能と思われる。しかしその際には，薬物の副作用についても常に注意を払って使用することが必要である。一方，児童・青年期の神経性やせ症については児童・青年期の患者を対象とした研究は少なく，確立されたエビデンスが存在する薬物治療はほとんどないが，海外の報告によると，現状では薬物治療の併用が多く行われている。わが国においても児童・青年期の神経性やせ症の治療において薬物治療を併用する機会があると思われるが，その際には，現時点では確固たるエビデンスが存在しない状況を念頭に置き，治療方針を考慮していく必要がある。

〔吉田　恵心〕

文献

1) Association AP：Diagnostic and statistical manual of mental disorders (DSM-5®). American Psychiatric Pub, 2013
2) Odgers CL, et al：Prediction of differential adult health burden by conduct problem subtypes in males. Archives of general psychiatry, 64 (4)：476-484, 2007
3) Odgers CL, et al：Female and male antisocial trajectories；From childhood origins to adult outcomes. Development and psychopathology, 20 (2)：673-716, 2008
4) Health NCCfM：Antisocial behaviour and conduct disorders in children and young people；recognition, intervention and management. RCPsych Publications, 2013
5) Hambly JL, et al：Pharmacotherapy of conduct disorder；Challenges, options and future directions. Journal of Psychopharmacology, 30 (10)：967-975, 2016
6) Connor DF, et al：A pilot study of methyiphenidate, clonidine, or the combination in ADHD comorbid with aggressive oppositional defiant or conduct disorder. Clinical Pediatrics, 39 (1)：15-25, 2000
7) Sinzig J, et al：Long-acting methylphenidate has an effect on aggressive behavior in children with attention-deficit/hyperactivity disorder. Journal of child and adolescent psychopharmacology, 17 (4)：421-432, 2007
8) Dittmann RW, et al：Atomoxetine versus placebo in children and adolescents with attention-deficit/hyperactivity disorder and comorbid oppositional defiant disorder；a double-blind, randomized, multicenter trial in Germany. Journal of child and adolescent psychopharmacology, 21 (2)：97-110, 2011
9) Pappadopulos E, et al：Pharmacotherapy of aggression in children and adolescents；efficacy and effect size. Journal of the Canadian Academy of Child and Adolescent Psychiatry/Journal de l'Académie canadienne de psychiatrie de l'enfant et de l'adolescent, 2006
10) Aman MG, et al：What does risperidone add to parent training and stimulant for severe aggression in child attention-deficit/hyperactivity disorder? Journal of the American Academy of Child & Adolescent Psychiatry, 53 (1)：47-60, 2014
11) Coskun M, et al：Risperidone treatment in preschool children with disruptive behavior disorders；A chart review study. Klinik Psikofarmakoloji Bülteni-Bulletin of Clinical Psychopharmacology, 21 (1)：33-41, 2011
12) Gorman DA, et al：Canadian guidelines on pharmacotherapy for disruptive and aggressive behaviour in children and adolescents with attention-deficit hyperactivity disorder, oppositional defiant disorder, or conduct disorder. The Canadian Journal of Psychiatry, 60 (2)：62-76, 2015
13) Connor DF, et al：Randomized controlled pilot study of quetiapine in the treatment of adolescent conduct disorder. Journal of child and adolescent psychopharmacology, 18 (2)：140-156, 2008
14) Sarteschi CM：Randomized controlled trials of psychopharmacological interventions of children and adolescents with conduct disorder；a descriptive analysis. Journal of evidence-based social work, 11 (4)：

350-359, 2014
15) Pringsheim T, et al：Second-generation antipsychotics for the treatment of disruptive behaviour disorders in children；a systematic review. The Canadian Journal of Psychiatry, 57（12）：722-727, 2012
16) Hoang U, et al：Mortality following hospital discharge with a diagnosis of eating disorder；national record linkage study, England, 2001-2009. International Journal of Eating Disorders, 47（5）：507-515, 2014
17) Herzog W, et al：Medical findings and predictors of long-term physical outcome in anorexia nervosa；a prospective, 12-year follow-up study. Psychological medicine, 27（02）：269-279, 1997
18) Favaro A, et al：Time trends in age at onset of anorexia nervosa and bulimia nervosa. The Journal of clinical psychiatry, 70（12）：1715-1721, 2009
19) Nicholls DE, et al：Childhood eating disorders；British national surveillance study. The British Journal of Psychiatry, 198（4）：295-301, 2011
20) Smink FR, et al：Epidemiology of eating disorders；incidence, prevalence and mortality rates. Current psychiatry reports, 14（4）：406-414, 2012
21) Nagl M, et al：Prevalence, incidence, and natural course of anorexia and bulimia nervosa among adolescents and young adults. European child & adolescent psychiatry, 25（8）：903-911, 2016
22) Hotta M, et al：Epidemiology of anorexia nervosa in Japanese adolescents. BioPsychoSocial medicine, 9（1）：17, 2015
23) Campbell K, et al：Eating disorders in children and adolescents；state of the art review. Pediatrics, 134（3）：582-592, 2014
24) Golden NH, et al：Psychopharmacology of eating disorders in children and adolescents. Pediatric clinics of North America, 58（1）：121-138, 2011
25) Fazeli PK, et al：Psychotropic medication use in anorexia nervosa between 1997 and 2009. International Journal of Eating Disorders, 45（8）：970-976, 2012
26) Gowers S, et al：Drug prescribing in child and adolescent eating disorder services. Child and adolescent mental health, 15（1）：18-22, 2010
27) Hagman J, et al：A double-blind, placebo-controlled study of risperidone for the treatment of adolescents and young adults with anorexia nervosa; a pilot study. Journal of the American Academy of Child & Adolescent Psychiatry, 50（9）：915-924, 2011
28) Kafantaris V, et al：A placebo-controlled pilot study of adjunctive olanzapine for adolescents with anorexia nervosa. Journal of child and adolescent psychopharmacology, 21（3）：207-212, 2011
29) Norris ML, et al：Olanzapine use for the adjunctive treatment of adolescents with anorexia nervosa. Journal of child and adolescent psychopharmacology, 21（3）：213-20, 2011
30) Reinblatt SP, et al：Medication management of pediatric eating disorders. International Review of Psychiatry, 20（2）：183-188, 2008
31) Lacey J, et al：Hunger, food intake and weight；he impact of clomipramine on a refeeding anorexia nervosa population. Postgraduate Medical Journal, 56：79-85, 1979
32) Halmi KA, et al：Anorexia nervosa；treatment efficacy of cyproheptadine and amitriptyline. Archives of General Psychiatry, 43（2）：177-181, 1986
33) Biederman J, et al：Amitriptyline in the treatment of anorexia nervosa；a double-blind, placebo-controlled study. Journal of clinical psychopharmacology, 5（1）：10-16, 1985
34) Attia E, et al：Flater SR. Does fluoxetine augment the inpatient treatment of anorexia nervosa? American Journal of Psychiatry, 155（4）：548-551, 1998
35) Yu J, et al：A 1-year follow-up of a multi-center treatment trial of adults with anorexia nervosa. Eating and Weight Disorders-Studies on Anorexia, Bulimia and Obesity, 16（3）：e177-e181, 2011
36) Holtkamp K, et al. A retrospective study of SSRI treatment in adolescent anorexia nervosa；insufficient evidence for efficacy. Journal of psychiatric research, 39（3）：303-310, 2005
37) Rossi G, et al：Pharmacological treatment of anorexia nervosa；a retrospective study in preadolescents and adolescents. Clinical pediatrics, 46（9）：806-811, 2007
38) Khalsa SS, et al：What happens after treatment? A systematic review of relapse, remission, and recovery in anorexia nervosa. Journal of Eating Disorders, 5（1）：20, 2017
39) Kaye WH, et al：Double-blind placebo-controlled administration of fluoxetine in restricting-and restricting-purging-type anorexia nervosa. Biological psychiatry, 49（7）：644-652, 2001

40) Walsh BT, et al：Fluoxetine after weight restoration in anorexia nervosa；a randomized controlled trial. Jama, 295（22）：2605-2612, 2006
41) Kotler L, et al：Eating disorders in children and adolescents；pharmacological therapies. European child & adolescent psychiatry, 9：S108-S116, 2000
42) National Collaborating centre for Mental Health：Eating disorders；Core interventions in the treatment and management of anorexia nervosa, bulimia nervosa and related eating disorders. British Psychological Society, 2004

児童・青年期精神疾患における薬物治療の有効性・安全性

第Ⅱ章　児童・青年期精神疾患における薬物治療の有効性・安全性

1-1　児童・青年期精神疾患の薬物治療における副作用
抗精神病薬の副作用

はじめに——背景と目的

　近年，児童・青年期患者に対する第二世代抗精神病薬（Second Generation antipsychotics：SGAs）の処方数が急速に増加している。米国では1993〜2002年までの10年間で児童・青年期患者に対する抗精神病薬の処方数が20〜120万以上と約6倍近く増加し，2000〜2002年までに児童・青年期患者に対して処方された抗精神病薬のうち92.3％が第二世代抗精神病薬（SGAs）であったと報告されている。疾患別にみると，精神病性障害（14.2％），破壊的行動障害（37.8％），気分障害（31.8％），広汎性発達障害または精神遅滞（17.3％）と精神病性障害以外が大半を占めていた[1]。

　わが国においても，児童・青年期の精神病性障害や双極性障害だけでなく，発達障害の易刺激性や重度なかんしゃく，トゥレット症などに対して抗精神病薬が幅広く用いられており，実際の臨床場面では適応外処方されることが多い。しかし，中枢神経系の発達過程にある児童・青年期患者における抗精神病薬の安全性については十分な検討がなされていない。

　このような背景から，米国精神医学会（American Psychiatric Association：APA）[2]は，児童・青年期において精神病性障害以外に対して，SGAsを第一選択とせず，心理社会的な介入を優先するように注意喚起している。また，児童・青年期における統合失調症や双極性障害，発達障害のかんしゃく，易刺激性に対する抗精神病薬の有効性については抗精神病薬間で有意な差は認められていないが，安全性に関しては抗精神病薬間で大きく異なる[3]ことが報告されており，児童・青年期患者に処方する際は各薬剤の安全性プロフィールについて熟知したうえで薬剤の選択をする必要がある。

　そこでわれわれは，これまでに行われた無作為化比較試験（Randomized Controlled Trial：RCT）やメタ解析（Meta-Analysis）を系統的レビューに準じた方法で調査し，児童・青年期患者における抗精神病薬の副作用について，使用頻度の多いSGAsを中心に検討を行った。ガイドライン作成の目的に照らし，児童・青年期患者における抗精神病薬の副作用についてのエビデンスがどの程度存在するか（クリニカルクエスチョン1）を把握し，各薬剤について注意すべき副作用に関する情報は何か（クリニカルクエスチョン2）を臨床家に提供することを目的とした。

クリニカルクエスチョンと推奨・解説

CQ 1. 児童・青年期患者における抗精神病薬の副作用についてのエビデンスがどの程度存在するか？

CQ 2. 各薬剤について注意すべき副作用に関する情報は何か？

▶ 推奨・解説

> 本研究は，抗精神病薬の副作用についてのエビデンスの記述にとどまるため，特定の障害に対する推奨される治療あるいは推奨されない治療について言及することはできない。各障害の治療についてはそれぞれの章を参照されたい。

【研究結果報告】

1）研究方法

2名の精神科医が複数のデータベース（PubMed，医中誌web）を用いて，児童・青年期患者に対して抗精神病薬が投与されているRCTおよびメタ解析の検索を行った。英論文については，（各薬剤一般名）AND（((((((child) OR children) OR pediatric) OR pediatrics) OR kid) OR kids) OR infantum)の検索式で，和文論文については（各薬剤一般名/TH or 各薬剤一般名/AL）and（小児/TH or 小児/AL or 児童/AL or 子ども/AL or 子供/AL）の検索式でそれぞれ検索を行った。対象患者は18歳以下，対象薬剤は以下の抗精神病薬［リスペリドン（RIS），パリペリドン（PAL），アリピプラゾール（ARP），オランザピン（OLZ），クエチアピン（QTP），クロザピン（CLZ），ブロナンセリン（BLS），ペロスピロン（PER），アゼナピン（ASN），ピモジド（PMZ），ハロペリドール（HAL），レボメプロマジン（LP）］とし，検索期間は1980年1月1日〜2016年8月31日までとした。オープン試験や症例報告，19歳以上の患者が含まれている試験，副作用や有害事象について記載のない研究は除外した。本調査では，対象薬剤が多いこと，各論文で副作用に関するアウトカムが統一されていないことから，バイアスの評価や結果の統合は行わなかった。

上記包含基準を満たしたRCTおよびメタ解析の結果に基づいて，抗精神病薬の代表的な副作用についてまとめた。また，RCTもメタ解析も存在しない薬剤に関しては，症例報告や後方視的研究，あるいは成人患者を対象とした研究から注意すべき副作用についての情報を抽出し，記載した。

2）検索結果

PubMedおよび医中誌webを検索した結果，RIS 224編，PAL 16編，ARP 80編，OLZ 91編，QTP 62編，CLZ 39編，BNS 1編，PER 2編，ASN 4編，PMZ 18編，HAL 86編，LP 4編 のRCTまたはメタ解析が該当したが，上記の除外基準により最終的にRIS 67編，PAL 4編，ARP 34編，OLZ 28編，QTP 19編，CLZ 8編，ASN 2編，PMZ 8編，HAL 27編が同定された。

3）児童・青年期における抗精神病薬の安全性（総論）

米国では，児童・青年期の精神疾患に対して，米国食品医薬品局（Food and Drug

Administration：FDA）より**表1**に記載したSGAsが承認を受けている。米国児童青年精神医学会（American Academy of Child and Adolescent Psychiatry：AACAP）の臨床ガイドラインにあたるPractice Parameters[4]では，SGAsの主な副作用として，代謝系副作用（体重増加，糖尿病，脂質代謝異常），心血管系副作用，無顆粒球症および好中球減少，肝機能障害，高プロラクチン血症，痙攣，錐体外路症状（遅発性ジスキネジア，離脱性ジスキネジア），悪性症候群をあげている。そのほか，SGAsの代表的な副作用として鎮静や眠気，倦怠感が知られている。**表2**には抗精神病薬の受容体遮断作用と関連する副作用についてまとめた。

（1）代謝系副作用（体重増加，糖尿病，糖質代謝異常）

SGAsによる体重増加は，成人患者よりも児童・青年期患者によりみられやすい[5]。体重増加のリスクが高いSGAsはOLZとCLZであり，RISやQTPも臨床上問題となる体重増加を来す。ARPは体重増加のリスクは低いとされている。SGAsはトリグリセライド（TG）値やコレステロール（Chol）値を上昇させやすく，TG値上昇と体重増加は関連していると考えられている。一方，糖尿病のリスクは体重増加とは独立しており，そのリスクはそれぞれのSGAsで異なると考えられている。13〜18歳の精神病患者におけるSGAsの有効性と安全性を検討した13のRCTのコクランレビューによると，OLZ，CLZ，RISは体重増加のリスクがあるが，ARPは体重増加や脂質異常のリスクがSGAsのなかでは低かった[6]。

Correllら[7]は，4〜19歳の薬剤未投与患者を対象に12週間の観察研究を行い，SGAsの体重および代謝パラメータについて，試験開始4週以内に服薬を中断した15例を対照群として比較検討した。最終投与量の中央値はARP 10 mg/日，OLZ 10 mg/日，QTP 275 mg/日，RIS 1.5 mg/日，投与期間の中央値が10.8週であった。体重変化は，OLZは8.54 kg（95% CI：7.38〜9.69），QTPは6.06 kg（95% CI：4.90〜7.21），RISが5.34 kg（95% CI：4.81〜5.87），ARPが4.44 kg（95% CI：3.71〜5.18）

表1　FDAで承認されている第2世代抗精神病薬

対象疾患	年齢	SGAs
統合失調症	13〜17歳	ARP，OLZ，PAL，QTP，RIS
双極性障害（躁病エピソード，混合エピソード）	10〜17歳	ARP，OLZ，QTP，RIS
自閉症（重度なかんしゃく，易刺激性）	5〜16歳 6〜17歳	RIS ARP

表2　受容体遮断による副作用

受容体	受容体遮断による副作用
ヒスタミン H_1	鎮静，体重増加，錐体外路症状の減少
アドレナリン $α_1$	低血圧，めまい，失神
ドパミン D_2	アカシジア，遅発性ジスキネジア，PRL値上昇，性機能不全
ムスカリン M_1	錐体外路症状の減少
ムスカリン M_{2-4}	口渇，便秘，尿閉
セロトニン $5-HT_{2A}$	錐体外路症状の減少
セロトニン $5-HT_{2C}$	体重増加

（Correll CU：Antipsychotic use in children and adolescents；minimizing adverse effects to maximize outcomes. J Am Acad Child Adolesc Psychiatry, 47（1）：11, 2008をもとに作成）

であり，対照群は0.19 kg（95% CI：-1.04～1.43）であった。RISによるTG値の上昇［9.75 mg/dL（95% CI：0.45～19.03）］，OLZによる血糖値の上昇［3.14 mg/dL（95% CI：0.69～5.59）］，インスリン値の上昇［2.71 μIU/mL（95% CI：0.42～5.00）］，Homeostasis model assessment of insulin resistance（HOMA-IR）の上昇［0.62（95% CI：0.07～1.17）］，QTPによる総Chol値の上昇［9.05 mg/dL（95% CI：0.41～17.69）］，TG値の上昇［36.96mg/dL（95% CI：10.13～63.79）］を認めた。Fraguasら[3]のレビューでは，18歳未満を対象に統合失調症や双極性障害におけるSGAsの有効性と安全性について，34の臨床研究（RCT，オープン試験，観察研究を含む）が検討された。平均体重増加量はOLZが3.8～16.2 kg，CLZが0.9～9.5 kg，RISが1.9～7.2 kg，QTPが2.3～6.1 kg，ARPが0～4.4 kg，プラセボが-0.8～2.5 kgであり，Correllら[7]の研究と同様にOLZの体重増加のリスクが高かった。Seidaら[8]のレビューでは，精神疾患または問題行動のある24歳以下の患者を対象にSGAsの有効性と安全性について，64の臨床試験と17のコホート研究が検討された。第一世代抗精神病薬（First Generation antipsychotics：FGAs）であるHALとSGAsであるOLZの比較研究では，HALはOLZよりも体重増加のリスクが少なかった。また，SGAs間での安全性の比較研究では，RISはOLZよりも脂質異常を来しにくかった。ARPはOLZおよびQTPよりも脂質異常を来しにくく，OLZ，QTP，RISよりも体重増加のリスクが有意に低かったが，いずれのSGAsもプラセボに比して有意な体重増加を認めた。インスリン抵抗性に関してSGAs間で有意な差は認められなかった。Zuddasら[9]のレビューでは，双極性障害，易刺激性や問題行動を伴う自閉スペクトラム症，破壊的行動障害，トゥレット症の5～18歳の患者を対象に，SGAsの有効性と安全性について32の二重盲検RCTを検討し，有害事象のNumber Needed to Heart（NNH）を算出している。体重増加のNNHはOLZが2～3，RISが7～8，QTPが10前後，ARPが25～30と算出され，ほかの研究と同様にOLZが最も体重増加のリスクが高く，ARPで低かった。

（2）心血管系副作用

心血管系副作用には，トルサード・ド・ポアント（torsades de pointes：TdP）などの致死性心室性不整脈と関連する心電図QTc間隔延長，頻脈，起立性低血圧，冠動脈疾患などがある。心血管系副作用のリスクは成人患者よりも児童・青年期患者のほうが高いと考えられているが，小児ではSGAsによる心血管系副作用のデータは限られている[10),11)]。

Jensenらのレビュー[12]では，抗精神病薬を服用している18歳未満の破壊的行動障害，双極性障害，統合失調症患者などを対象に，抗精神病薬とQTc（Bazett'sによる補正）間隔の関連について55の臨床研究（RCT，オープン試験を含む）が検討された。抗精神病薬の内訳はARP（N = 814），HAL（N = 15），モリンドン（N = 125），OLZ（N = 212），PAL（N = 177），PMZ（N = 25），QTP（N = 336），RIS（N = 2234），ジプラシドン（N = 523），プラセボ（N = 862）であった。試験開始時から終了時までに，ARPでQTc間隔の短縮［1.44 ms（95% CI：-2.63～-0.26）］，RISでQTc間隔の延長［1.68 ms（95% CI：0.67～2.70）］，ジプラシドンでQTc間隔の延長［8.74 ms（95% CI：5.19～12.3）］を認め，プラセボとの比較でも，ARP（$p < 0.007$），ジプラシドン（$p < 0.0001$）で有意差を認めた。

成人データではCLZは頻脈や起立性低血圧のリスクが高く，ほかのSGAsの血圧や心拍数への影響は少ないと考えられている。RISやQTPで軽度の頻脈や胸痛等の心血管系副作用の報告があるが[9]，まだ報告が少なく追試が待たれる。

(3) 無顆粒球症および好中球減少

無顆粒球症や好中球減少はまれな副作用であるが，致死的な経過をたどる可能性があるため注意を要する。CLZを服用している成人患者において致死性の無顆粒球症や好中球減少の報告が散見されている。AACAPのPractice Parameters[13]には児童・青年期患者における無顆粒球症や好中球減少の発現リスクは成人よりも高い可能性があると記載されている。そのほかの抗精神病薬においても無顆粒球症および好中球減少のリスクはあると考えられているが詳細は明らかではない。Gerbino-Rosenら[14]は，CLZを8カ月服用している青年期患者172名の血球系の副作用について調査を行い，13%に好中球減少（< 1500/mm^3），0.6%に無顆粒球症（好中球数 < 500/mm^3）を認めたと報告している。

(4) 肝機能障害

前述したように児童・青年期患者では体重増加や脂質異常のリスクが高く，急激な体重増加や脂肪性肝炎との関連が考えられた症例報告がいくつかなされているが詳細は明らかとなっていない[15), 16)]。

(5) 高プロラクチン血症

高プロラクチン血症は無月経や乳汁漏出，女性化乳房，性機能障害などと関連する。SGAsはプロラクチン値上昇のリスクがあり，この副作用は用量依存性に生じやすい。プロラクチン値上昇のリスクが高いのは順に，RIS/PAL，HAL，OLZ，QTP，CLZ，ARPであり，ARP服用群ではプロラクチン値が低値を示すことが多い[17]。Zuddasらのレビュー[9]では，プロラクチン値上昇のNNHはRISで約9とリスクが高かった。Fraguasらのレビュー[3]では，最もプロラクチン値上昇リスクが高いのはRISで平均8.3〜49.6 ng/mLの上昇を認めた。次にリスクが高いのはOLZで平均-1.5〜13.7 ng/mLの上昇を認めた。一方でARPによるプロラクチン値の低下を認めた。CLZ，QTPによるプロラクチン値の変化はほとんど認められず，SGAsのプロラクチン値上昇のリスクはCorrellらの研究結果[17]と同様であった。

(6) 痙攣および脳波異常

SGAsのなかでもCLZは痙攣のリスクが高いと考えられているが，児童・青年期患者において抗精神病薬と痙攣および脳波異常に関するデータは不足しており明らかとなっていない。CLZの痙攣発現リスクは用量依存性に高くなる[18]。成人では，脳波異常の発現リスクは薬剤間で異なっており，脳波異常の発現頻度はCLZ（47.1%），OLZ（38.5%），RIS（28%），FGAs（14.5%），QTP（0.09%）であった[19]。

(7) 錐体外路症状（遅発性ジスキネジア，離脱性ジスキネジア，パーキンソニズム，アカシジア，ジストニア）

SGAsの錐体外路症状のリスクはFGAsに比べて低いが，SGAsにおいても錐体外路症状による運動障害は起こりうる。特に児童・青年期患者は成人患者に比べて錐体外路症状による運動障害の発現リスクが高いため注意が必要である[20]。児童・青年期患者における錐体外路症状の出現頻度を報告した複数の研究によると，RIS服用群の8〜26%，ARP服用群の18%に錐体外路症状が発現したと報告されている[17]。Correllら[21]は破壊的行動障害，双極性障害，統合失調症，自閉スペクトラム症の18歳以下の患者でSGAsを11カ月以上服用している患者を対象にした10の対照試験をもとにメタ解析を行い，遅発性ジスキネジアの発現率を調べたところ，遅発性ジスキネジアの年の発生率が0.4%であった。

Zuddasらのレビュー[9]では，振戦やジスキネジア，パーキンソン症状などの錐体外路症状のNNHは用量や観察期間によりばらつきがあり，RISが6〜33，ARPが5〜26となっている。QTPではプラセボと有意差がなく，成人を対象としたNasrallahらの研究[22]でもQTPで同様の結果がえられた。アカシジアの発現頻度を調べた研究では，OLZを服用している児の12.5%[23]，ARPを服用している児の10%にアカシジアが発現したと報告されている[17]。Fraguasらのレビュー[3]では，パーキンソニズムやアカシジアなどの錐体外路症状の発現リスクにSGAs間で有意な差は認められなかったが，RIS以外の研究は比較的サンプルサイズが小さく，低用量で観察期間が短いものが多く含まれているため，より大規模かつ長期間の研究が望まれる。

(8) 悪性症候群

まれな副作用として悪性症候群があり，すべての抗精神病薬で生じる可能性がある。Neuhutら[24]は，統合失調症，双極性障害，広汎性発達障害などの18歳以下の患者において，RIS 7例，OLZ 7例，ARP 3例，QTP 2例，CLZ 1例に悪性症候群が発現したと報告しており，子どもの悪性症候群では診断で必要とされる症状を満たさないことも多いと注意を促している。

(9) 鎮静

Zuddasらのレビュー[9]では，鎮静，眠気，傾眠のNNHはQTPが2〜3，OLZが2，RISが2〜5，ARPが5〜8であった。Correllら[17]は，眠気や倦怠感の発現頻度について調査し，眠気や倦怠感などの副作用がARPで治療されている患者の33%，QTPで治療されている患者の25〜80%，RISで治療されている患者の44〜94%，CLZで治療されている患者の46〜90%に出現したと報告している。

4) 児童・青年期における抗精神病薬の安全性（各論）

児童・青年期における抗精神病薬の安全性については明らかとなっていないものが多い。児童・青年期におけるそれぞれの抗精神病薬の安全性について，成人データも含めながら概説していく。表3では児童・青年期における抗精神病薬の副作用プロファイルについてまとめた。

■第一世代抗精神病薬（First Generation antipsychotics：FGAs）

(1) ピモジド

PMZは小児の自閉性障害，精神遅滞に伴う異常行動に対して，保険適応が認められている。PMZの添付文書によれば，小児の適応追加の際の臨床試験では，330例中89例（27.0%）に副作用が認められ，主なものは眠気49件（14.85%），流涎10件（3.03%）と報告されている[25]。PMZに関する報告はメタ解析が1件，RCTが7件認められた。

PMZは用量や年齢に関連なくQT延長リスクがあるため[26]，先天性QT延長症候群の患者，またはその家族歴のある患者，不整脈または既往歴のある患者，QT延長を起こすリスクのある状態（QT延長を起こすことが知られているスルトプリドなどの薬剤を投与中の患者，低カリウム血症，低マグネシウム血症のある患者，著明な徐脈のある患者）では禁忌となっている。また，PMZの代謝にはCYP3A4が主に関与し，CYP2D6も関与しているため，HIVプロテアーゼ阻害薬，アゾール系抗真菌剤等のCYP3A4阻害作用のある薬剤，パロキセチン，フルボキサミン，セルトラリン，エスシタロプラム等の抗うつ薬投与中の患者では副作用を起こす恐れがあるため禁忌となっている。また，グレープフルーツジュースを同時に服用するとPMZの血中濃度が上昇し，QT延長，心室性不整脈

表3 児童・青年期における抗精神病薬の副作用プロファイルの比較

有害事象	時間経過	用量依存性	ARP	CLZ	OLZ	PAL	QTP	RIS	HAL
抗コリン作用	早期	++	0	+++	++	0	0/+	0	0
急性パーキンソニズム	早期	+++	+	0	+	++	0	++	+++
アカシジア	早期/中期	+++	++	+	+	+	+	+	+++
脳血管障害	?	0?	0?	0?	0?	0?	0?	0?	0?
糖尿病	後期	0?	0/+	+++	+++	+	++	+	0/+
脂質異常	早期?	0?	0/+	++	++	+	+	+	0/+
好中球減少症	6カ月以内	+?	0/+	++	0/+	0/+	0/+	0/+	0/+
起立性低血圧	早期	+++	0/+	+++	++	+	++	+	+
プロラクチン値上昇	早期	+++	0	0	+/++	+++	0	+++	++
プロラクチン値低下	?	+?	++	0	0	0	0	0	0
QTc延長	?	+?	0/+	+	0/+	+	+	+	0+
鎮静	早期	+++	0/+	+++	++	+	++	+	0/+
痙攣	増量中	+++	0/+	++	0/+	0/	0/+	0/+	0/+
遅発性ジスキネジア	後期	++	0/+	0	0/+	0/+	0/+	0/+	++
離脱性ジスキネジア	置換早期	+++	++	0	0/+	+	0/+	+	++
体重増加	3〜6カ月	0?	+	+++	+++	+/++	++	++	+

*児童・青年期のデータのが不十分であり,成人のデータが含まれている。
0:なし　0/+:ごくわずか　+:軽度　++:中等度　+++:重度
ARP:aripiprazole　CLZ:clozapine　OLZ:olanzapine　PAL:paliperidone　QTP:quetiapine　RIS:risperidone　HAL:haloperidol
(Correll CU:Antipsychotic use in children and adolescents;minimizing adverse effects to maximize outcomes. J Am Acad Child Adolesc Psychiatry, 47(1):12, 2008 より)

等の重篤な副作用を起こす恐れがあるので同時に服用しないよう注意が必要である。

(2) ハロペリドール

　統合失調症や躁病に対して保険適応がある。しかし,小児では錐体外路症状,特に遅発性ジスキネジアが起こりやすいと報告[20]があり,慎重投与となっている[25]。HALに関する報告はメタ解析が7件,RCTが20件認められた。

　Sarkarら[27]は,児童・青年期の統合失調症に対する抗精神病薬の有効性と安全性を評価するために,15件のRCTのメタ解析を行い,児童・青年期におけるHALの主な副作用は,錐体外路症状,眠気,便秘,霧視,頭痛,QTc延長であったと報告している。また,Yangら[28]は小児のトゥレット症に対するトピラマートの有効性および安全性を評価するために,14のRCTをもとに比較検討し,HALの主な副作用として錐体外路症状が2.38〜31.3%,眠気が3.03〜23.8%,認知機能低下が6.45〜19%,頭痛が6.25〜12.1%,抑うつが2.38〜9.38%,急性ジストニアが3.33%,不眠が3.03%にみられたと報告している。

　HALはCYP2D6およびCYP3A4で代謝される。そのため,CYP3A4阻害作用のある薬剤またはCYP2D6阻害作用のある薬剤(キニジン,プロメタジン,クロルプロマジン等)を併用するとHALの血中濃度が上昇し,副作用が出現する恐れがあるので注意を要する。

(3) レボメプロマジン

統合失調症，躁病，うつ病における不安・緊張に保険適応がある。しかし，小児では錐体外路症状，特にジスキネジアが起こりやすいため慎重投与となっている[25]。米国ではLPは抗精神病薬として使用されていないためエビデンスが乏しく，18歳以下の患者を対象としたLPに関するメタ解析やRCTは認められなかった。

添付文書上は昏睡状態，循環虚脱状態にある患者，バルビツール酸誘導体・麻酔薬等の中枢神経抑制剤の強い影響下にある患者，アドレナリンを投与中の患者，フェノチアジン系化合物およびその類似化合物に対し過敏症の患者で禁忌となっており，皮質下部の脳障害の疑いのある患者でも原則禁忌となっている。鎮静作用や催眠作用のほか，口渇や便秘，記銘力障害などの抗コリン性副作用，起立性低血圧を生じやすく，麻痺性イレウスや錐体外路症状，悪性症候群，QTc延長にも注意を要する。

■第二世代抗精神病薬（Second Generation antipsychotics：SGAs）

(1) リスペリドン

RISは，2016年2月に小児期の自閉スペクトラム症に伴う易刺激性に対しての保険適応が追加された。RISの添付文書によれば，小児の適応追加の際の臨床試験では，副作用（臨床検査値異常を含む）は38例中32例（84.2％）に認められ，その主なものは傾眠24例（63.2％），体重増加13例（34.2％），食欲亢進10例（26.3％），高プロラクチン血症4例（10.5％），不安3例（7.9％），よだれ3例（7.9％），浮動性めまい2例（5.3％），便秘2例（5.3％），倦怠感2例（5.3％）であった[25]。RISに関する報告はメタ解析が15件，RCTが52件認められた。

Sarkarら[27]は，児童・青年期においてみられやすいRISの副作用は，錐体外路症状，体重増加，不安，焦燥，頭痛，食欲増加，便秘，抑うつ，倦怠感，咽頭痛，鼻閉，鎮静，霧視，プロラクチン値上昇，糖不耐性，AST/ALT値増加であったと報告している。Pringsheimら[29]は，小児におけるSGAsの代謝系および神経系の副作用を評価するために，35のRCTについてメタ解析を行った。体重増加は平均1.72 kg（95％ CI：1.17〜2.26 kg）であった。プロラクチン値は平均20.70 ng/mL（95％ CI：16.78〜24.62）上昇し，服薬開始時から試験終了時までのプロラクチン値の変化は平均44.57 ng/mL（95％ CI：32.24〜56.90）とSGAsのなかで最も大きかった。錐体外路症状の発現リスクは，Odds ratio（OR）が3.35（95％ CI：2.04〜5.48）であった。Ardizzoneらのレビュー[30]では，13〜17歳の統合失調症患者における抗精神病薬の有効性と安全性について，二重盲検RCTをもとにメタ解析を行い，アカシジア，振戦およびジストニアの出現頻度が有意に高かったと報告している。Correllら[31]は，18歳未満の躁病患者における抗精神病薬の有効性と安全性について，5つの二重盲検RCTをもとにNNHを算出し，RISでは眠気のNNHは3.3（95％ CI：2.3〜6.3），アカシジアのNNHが20（95％ CI：10.4〜83.4），錐体外路症状のNNHが8.7（95％ CI：5.0〜47.0），体重増加のNNHが0.46（95％ CI：0.13〜0.78）であったと報告している。

心血管系の副作用として，JensenらはRISのQTc延長リスクについて報告している[12]。Amanら[32]は，8週間のプラセボ対象比較試験後に21カ月のフォローアップ研究を行い，RISの長期服用群では食欲亢進や体重増加，夜尿症などの副作用が，RIS未服用群と比較して有意に多かったと報告している。また，Dunbarら[33]は，RISの長期服用が児童・青年期患者の発達や性成熟に与える影響に

ついて後方視的研究を行ったが，1年間のRIS服用と発達や性成熟との間に有意な関連は認められなかったと報告している。RISはCYP2D6で代謝され，CYP2D6の阻害作用のある薬剤を併用すると副作用が出現する恐れがあるため注意を要する。

(2) パリペリドン

統合失調症に適応があるが，小児に対する安全性は確立していない[25]。PALに関する報告はメタ解析が2件，RCTが2件認められた。

Sarkarら[27]は，児童・青年期においてみられやすいPALの副作用は，眠気，不眠，アカシジア，振戦，不安，焦燥，錐体外路症状，食欲低下，嘔気であったと報告している。薬物相互作用で注意する点は，抗不整脈薬，シプロフロキサチン，エリスロマイシン，トラゾドンとの併用によるQTc延長作用があげられる[34]。

(3) オランザピン

統合失調症，双極性障害における躁症状およびうつ症状の改善に適応があるが，小児に対する安全性は確立していない[25]。OLZに関する報告はメタ解析が12件，RCTが16件認められた。

Sarkarら[27]は，児童・青年期においてみられやすいOLZの副作用は，体重増加，食欲増加，鎮静，睡眠障害，集中力低下，筋固縮，振戦，便秘，頻脈，頭痛，不安，焦燥，抑うつ，易刺激性，嘔吐，ニキビ，鼻閉，霧視，錐体外路症状，糖不耐性，脂質異常症，AST/ALT増加であったと報告している。Pringsheimらのレビュー[35]では，体重増加は3.47 kg（95% CI：2.94〜3.99 kg）であり，BMIは1.28 kg/m^2（95% CI：0.96〜1.59）増加した。また，Chol値［OR：3.67（95% CI：1.43〜5.92）］とTG値［OR：5.13（95% CI：2.78〜9.45）］の上昇を認めた。空腹時血糖の有意な変化は認めなかった。プロラクチン値は30.52 ng/mL（95% CI：10.66〜87.38）の上昇を認めた。検査値異常としては，AST値8.98 U/L（95% CI：5.19〜12.78）の増加，ALT値22.5 U/L（95%CI：14.26〜30.74）の増加を認めた。心電図QT間隔は有意な変化を認めなかった。錐体外路症状の発現リスクは有意な変化は認めなかった。Correllら[31]は，OLZは眠気のNNHは4.6（95% CI：3.2〜8.4），アカシジアのNNHが107.5（95% CI：36.6〜113.6），体重増加のNNHが1.65（95% CI：1.28〜2.03），高プロラクチン血症のNNHが2.4（95% CI：1.9〜3.1）と報告している。De Hertら[36]は児童・青年期のSGAsの代謝および内分泌系の副作用を評価するために，24件のRCTのメタ解析を行い，体重増加，プロラクチン値上昇の発現リスクが有意に高かったと報告している。

(4) クエチアピン

統合失調症に適応があるが，小児に対する安全性は確立していない[25]。QTPに関する報告はメタ解析が8件，RCTが11件認められた。

Sarkarら[27]は，児童・青年期においてみられやすいQTPの副作用は，体重増加，食欲増加，鎮静，睡眠障害，集中力低下，易刺激性，倦怠感，固縮，振戦であったと報告している。Pringsheimらのレビュー[29]では，体重増加は1.41 kg（95% CI：1.01〜1.81 kg）であり，TG値は平均30 mg/dL上昇した。Chol値，空腹時血糖値は有意な変化を認めなかった。錐体外路症状の発現リスクに有意な変化を認めなかった。心電図QT間隔は有意な変化はみられなかったが，収縮期血圧の上昇（+6 mmHg），心拍数の増加（+11 bpm）を認めた。Correllら[31]は，QTPは眠気のNNHは5.0（95% CI：3.4〜9.0），体重増加のNNHが0.63（95% CI：0.37〜0.88），高プロラクチン血症のNNHが8.8（95% CI：5.9〜19.9）と報告している。De Hertら[36]は，QTPによる体重増加およびfT4減少を報告

している。QTPはCYP3A4で代謝されるため，CYP3A4を阻害する薬剤を併用すると副作用が出現する恐れがあるため注意を要する。

(5) アリピプラゾール

ARPは，2016年9月に小児期の自閉スペクトラム症に伴う易刺激性に対して保険適応が追加された。ARPの添付文書によれば，小児の適応追加の際の臨床試験では，副作用（臨床検査値異常を含む）は88例中64例（72.7％）に認められ，主な副作用は，傾眠（48.9％），体重増加（18.2％），流涎（9.1％），食欲亢進（9.1％），悪心（6.8％），食欲減退（6.8％），倦怠感（5.7％）であった[25]。ARPに関する報告はメタ解析が13件，RCTが21件認められた。

Sarkarら[27]は，児童・青年期においてみられやすいARPの副作用は，錐体外路症状，鎮静，嘔気，頭痛であったと報告している。Pringsheimら[29]のレビューでは，体重増加は0.85 kg（95％ CI：0.57〜1.13 kg）であり，BMIは0.27 kg/m^2（95％ CI：0.11〜0.42）増加した。Chol値，TG値，空腹時血糖値は有意な変化を認めなかった。プロラクチン値は5.03 ng/ml（95％ CI：-7.〜-2.26）減少した。錐体外路症状の発現リスクはORが3.70（95％ CI：2.37〜5.77）と高かったが，高用量群（30mg/日）が含まれていた影響が考えられる。心電図QT間隔や心拍数，血圧の有意な変化は認めなかった。Ardizzoneらのレビュー[30]では，ARP高用量群では振戦，パーキンソニズムの出現頻度が有意に高かったが（p＜0.01），低用量（10mg/日）では錐体外路症状の出現頻度は低く，有意な体重増加も認めなかったと報告している。Brownら[37]は，急性期の躁病に対するARPの有効性および安全性について評価するために10のRCTを比較検討した。ARPはアカシジアなどの運動障害をより起こしやすく［risk ratios（RR）；3.16（95％ CI：2.25〜4.43）］，抗コリン薬による治療をより必要とした［RR；3.28（95％ CI：1.82〜5.91）］。嘔気［RR；1.50（95％ CI；1.2〜1.88）］，便秘などの胃腸障害を起こしやすいと報告している。Chingらのレビュー[38]では，児童・青年期の自閉スペクトラム症の症例を対象にARPの有効性および忍容性について2つのRCTをもとに比較検討した。体重増加［RR；3.78（95％ CI：1.78〜8.02）］，平均体重増加量［1.13 kg（95％ CI：0.71〜1.54）］で有意な変化を認めたが，BMIの変化は有意ではなかった。TG値，LDL値，HDL値，血糖値は有意な変化を認めなかった。発現リスクが高かったのは鎮静［RR；4.28（95％ CI：1.58〜11.60）］，流涎［RR；9.64（95％ CI：1.29〜72.10）］，振戦［RR；10.26（95％ CI：1.37〜76.63）］であった。錐体外路症状の発現リスクの上昇はRR；1.89（95％ CI：0.98〜3.66）と統計上有意ではなかったが，検出力が低かった影響も考えられる。心血管系の副作用として，Jensenら[12]はQTc間隔が短縮したと報告している。ARPはCYP3A4，CYP2D6によって代謝されるため，CYP3A4阻害作用のある薬剤またはCYP2D6阻害作用のある薬剤を併用するとARPの血中濃度が上昇し，副作用が出現する恐れがあるため注意を要する。

(6) クロザピン

治療抵抗性統合失調症に適応があるが，小児に対する安全性は確立していない[25]。CLZに関する報告はメタ解析が5件，RCTが3件認められた。

Sarkarら[27]は，児童・青年期においてみられやすいCLZの副作用は，眠気，流涎，痙攣，好中球減少，遺尿，血圧上昇，頻脈，錐体外路症状，糖不耐性，脂質異常であったと報告している。Pringsheimらのレビュー[29]では，CLZ同様にChol値とTG値の上昇と関連していたと報告されている。CLZは顆粒球減少，好中球減少の発現リスクがあるため[20]，白血球数が4,000/mm^{3}未満または

好中球数が2,000/mm³未満の患者,無顆粒球症または重度の好中球減少症の既往歴のある患者,骨髄機能障害のある患者,骨髄抑制を起こす可能性のある薬剤を投与中の患者または放射線療法,化学療法等の骨髄抑制を起こす可能性のある治療を行っている患者で禁忌となっている。また,痙攣や脳波異常の発現リスクが高いことから[19],重度の痙攣性疾患または治療により十分な管理がされていないてんかん患者で禁忌となっている。そのほかにも心筋炎,糖尿病性ケトアシドーシス,糖尿病性昏睡等の重篤な副作用が発現するおそれがあることから,クロザリル患者モニタリングサービス(Clozaril Patient Monitoring Service:CPMS)に登録された医療機関・薬局において,登録医師・薬剤師によって,登録患者に対しCPMSの規定を遵守し,本剤の投与の可否を判断した後に投与しなければならないことになっている。

(7) アセナピン

統合失調症に適応があるが,小児に対する安全性は確立していない[25]。ASNに関する報告はメタ解析が0件,RCTが2件認められた。

Findlingら[39]は12〜17歳の統合失調症患者を対象とした二重盲検化RCTで,ASN群ではプラセボ群と比較してアカシジアや浮動性めまい,眠気や鎮静,体重増加などが有意に多く,空腹時インスリン値が用量依存性に増加傾向であったが,空腹時血糖値や空腹時コレステロール値,空腹時トリグリセリド値,HbA1c値,プロラクチン値,心電図QT間隔に2群間で有意な差はなかったと報告している。

5) 副作用モニタリング

児童・青年期患者において,前述した副作用の発現リスクについて十分考慮したうえで,薬物治療の妥当性を慎重に判断する必要がある。

AACAPのPractice Parameters[13]では,薬物治療が必要と判断された場合,患者のバイタルサインチェック,BMI(もしくは肥満度)およびウエスト径の測定,血液検査を施行し,心疾患の家族歴などのリスクがある場合は心電図検査も施行することが推奨されている。さらに,心疾患や糖尿病の家族歴がある場合は,リスクのより低い薬剤選択を行うとともに,頻回かつ定期的なモニタリングが必要となる[17]。副作用により推奨されるモニタリングの頻度は異なっており,Lohrら[34]は**表4**のような頻度でのモニタリングを推奨している。

(1) 代謝系・内分泌系の副作用モニタリング

Morratoら[40]は,SGAsを服用している6〜17歳の児を対象とした研究のなかで,血糖や脂質のスクリーニングはそれぞれ31.6%,13.4%のみしか施行されていなかったと報告している。肥満は糖尿

表4 推奨されている副作用モニタリングの頻度

評価	頻度
日常生活の行動,鎮静,身長,体重,BMI	受診時
性機能不全,錐体外路症状,血圧,心拍数	3カ月ごと
空腹時血糖,脂質	6カ月ごと
遅発性ジスキネジア,心電図,電解質,腎機能,肝機能	毎年

(Lohr WD, Honaker J:Atypical antipsychotics for the treatment of disruptive behavior. Pediatr Ann, 42(2):76, 2013より)

病や脂質異常症，心血管疾患のリスク要因となるため，治療開始後の体重増加の有無について慎重に経過観察しなければならない。肥満のある患者では，経過中にBMIが5単位上昇する，あるいは年齢におけるBMIが90%タイルを超える場合は体重や血糖・脂質管理を検討する。また，プロラクチン値の上昇が持続する際は，用量調整（減薬）やプロラクチン値上昇リスクの少ない薬剤への置換を検討する必要がある。Lohrら[34]は，2型糖尿病のリスクの評価には空腹時血糖では不十分であり，インスリン値（>20 mmol/L）検査が重要であると報告している。また，インスリン抵抗性の評価のためには空腹時の脂質評価も重要で，正常なインスリン感度であれば空腹時のトリグリセライド値/HDL値が3.5未満となると報告している。

(2) 心血管系の副作用モニタリング

AACAPのPractice Parameters[13]では，すべての患者に心電図測定は必要ないが，家族歴で突然死や失神，不整脈，心血管異常のある場合には心電図による継続的なモニタリングを行うべきであるとしている。安静時心拍数が130回/分，PR間隔が200 msec，QRSが120 msec，QTc間隔が460 msecを超える場合は，より心臓への影響が少ない薬剤への置換を検討する。

(3) 神経系の副作用モニタリング

錐体外路症状を回避するために，遅発性ジスキネジアの評価尺度であるAbnormal Inventory Movement Scale（AIMS），神経遮断薬誘発性パーキンソニズムの評価尺度であるSimpson Angus Scale（SAS），アカシジアの評価尺度であるBarnes Akathisia Scale（BAS），パーキンソニズム，アカシジア，ジストニア，遅発性ジスキネジアなどの薬剤性運動障害の評価尺度であるExtrapyramidal Symptom Rating Scale（ESRS）等を用いて，定期的にモニタリングを行うことが望ましい。

児童・青年期において薬剤性の錐体外路症状に対する治療のエビデンスは不十分であるが，Pringsheimら[35]は左記の治療法（表5）を推奨している。それぞれの治療法について，エビデンスレベル（level of evidence：LOE）を3つに分類しており，RCTで有意であったものはエビデンスレベルがhigh，観察研究で有意であったものはエビデンスレベルがlow，後方視的研究や症例報告で有意であったものはエビデンスレベルがvery lowと定義されている。

まとめ

児童・青年期患者に対する抗精神病薬の副作用について，複数のデータベースから系統的レビューに準じた検討を行い，臨床家が使用する際に注意すべき副作用について記載した。各薬剤で比較的頻度の高い，あるいは注意を要する副作用として，PMZはQT延長，鎮静，プロラクチン値上昇，アカシジア，急性パーキンソニズム，HALは急性パーキンソニズム，アカシジア，プロラクチン値上昇，遅発性ジスキネジア，離脱性ジスキネジア，RISは急性パーキンソニズム，プロラクチン値上昇，体重増加，PALは急性パーキンソニズム，プロラクチン値上昇，体重増加，OLZは抗コリン作用，糖尿病，脂質異常，起立性低血圧，プロラクチン値上昇，鎮静，体重増加，QTPは糖尿病，起立性低血圧，鎮静，体重増加，ARPはアカシジア，プロラクチン値低下，離脱性ジスキネジア，CLZは抗コリン作用，糖尿病，脂質異常，好中球減少症，鎮静，痙攣，体重増加などがあった。

表5 錐体外路症状出現時の対応

錐体外路症状	優先順位	対応
急性ジストニア	1	Diphenhydramine（LOE high）または抗コリン薬（benztropineおよびbiperiden）の投与（LOE very low）を行う。ほかの治療としてはdiazepam静注（LOE high）があり、再発予防のために2〜5日の投与が考慮される。
	2	現在の抗精神病薬が必要である場合は減量する。抗コリン薬の併用も考慮する（LOE high）。
急性アカシジア／パーキンソニズム	1	FGAsとSGAsが併用されている場合はFGAsの漸減中止を検討する（LOE low）。
	2	小児において高用量の抗精神病薬で錐体外路症状のリスクが高くなるため、減量を検討する（LOE high）。
	3	比較的錐体外路症状の出現頻度が低いQTPやCLZへの置換を検討する（LOE high）。
	4	Valproic acidやlithium、選択的セロトニン再取り込み阻害薬を併用している場合は漸減を検討する（LOE low）。
	5	神経科医へ相談する。
	6	以上の方法が無効で抗精神病薬が必要な場合は、アカシジアに対して抗コリン薬（LOE high）、propranolol（LOE high）、clonazepam（LOE high）、mirtazapine（LOE high）の追加を検討する。パーキンソニズムに対しては抗コリン薬またはamantadineの追加も検討する（LOE low）。
遅発性ジスキネジア	1	抗精神病薬を適切に中止すると改善しやすいが、中止できない場合は減量を検討する。長期間続いている遅発性ジスキネジアの患者では、治療の中止や減量により症状の悪化もしくは遅発性ジスキネジアが不顕正化される可能性がある。これらは数週から数カ月続く可能性がある。
	2	抗コリン薬を併用している場合は中止する。抗コリン薬が遅発性ジスキネジアを悪化させる可能性がある（LOE high）。
	3	CLZへの置換を検討する（LOE low）。
	4	神経科医へ相談する。
	5	Tetrabenazine（LOE very low）、clonazepam（LOE high）による遅発性ジスキネジアの治療を検討する。臨床経験上はtetrabenazineの遅発性ジスキネジアに対する大きな臨床効果が示唆されているけれども、RCTは行われていない。Vitamin Eは遅発性ジスキネジアの悪化を予防する可能性はあるが、症状を改善したというエビデンスはない（LOE high）。最近、2つのオープン試験および1つのRCTでlevetiracetamが遅発性ジスキネジアに有効であることが報告されている（LOE high）。小児の遅発性ジスキネジアに対して、分枝鎖アミノ酸がいくらか有効であったという報告がある（LOE low）。
遅発性ジストニア	1	抗精神病薬を適切に中止すると改善しやすい。古典的な舌の遅発性ジスキネジアと比較して、遅発性ジストニアの障害の程度が著しい場合は薬剤の中止を検討しなければならない。
	2	抗精神病薬を続ける必要がある場合、CLZへの置換を検討する。
	3	抗精神病薬の中止が可能な場合、薬剤を漸減し、trihexyphenidylなどの抗コリン薬でジストニアの治療を行う（LOE very low）。
	4	抗コリン薬による治療反応が乏しい場合、神経科医に相談する。局所性ジストニアに対するボツリヌス毒素注射（LOE very low）、tetrabenazine（LOE very low）またはbaclofen（LOE very low）などによる治療も検討してもよい。

(Pringsheim T, et al：Treatment recommendations for extrapyramidal side effects associated with second-generation antipsychotic use in children and youth. Paediatrics & child health, 16（9）：592-594, 2011をもとに作成)

特にSGAsでは糖脂質代謝異常や体重増加を引き起こす薬剤が多いため，副作用モニタリングが重要である。体重やBMIなどの一般身体所見は各受診時，空腹時血糖や脂質は6カ月に1回，電解質や肝腎機能，心電図検査は年1回以上のモニタリングを行うことが推奨されており，日常臨床においても定期的な副作用モニタリングを念頭に薬物治療を行うことが望ましい。児童・青年期患者における抗精神病薬の副作用についてはいまだに明らかでないことが多く，今後さらなる知見の積み重ねが必要である。

（折目 直樹，杉本 篤言，江川 純）

文献

1) Olfson M, et al：National trends in the outpatient treatment of children and adolescents with antipsychotic drugs. Archives of general psychiatry, 63（6）：679-685, 2006
2) Association AP, Choosing Wisely：Five Things Physicians and Patients Should Question. 2015
3) Fraguas D, et al：Efficacy and safety of second-generation antipsychotics in children and adolescents with psychotic and bipolar spectrum disorders；comprehensive review of prospective head-to-head and placebo-controlled comparisons. Eur Neuropsychopharmacol, 21（8）：621-645, 2011
4) McClellan J, et al：Practice parameter for the assessment and treatment of children and adolescents with schizophrenia. J Am Acad Child Adolesc Psychiatry, 52（9）：976-990, 2013
5) Safer DJ：A Comparison of Risperidone-Induced Weight Gain Across the Age Span. Journal of Clinical Psychopharmacology, 24（4）：429-436, 2004
6) Kumar A, et al：Atypical antipsychotics for psychosis in adolescents. Cochrane Database Syst Rev,（10）：CD009582, 2013
7) Correll CU, et al：Cardiometabolic risk of second-generation antipsychotic medications during first-time use in children and adolescents. JAMA, 302（16）：1765-1773, 2009
8) Seida JC, et al：Antipsychotics for children and young adults；a comparative effectiveness review. Pediatrics, 129（3）：e771-784, 2012
9) Zuddas A, et al：Second generation antipsychotics（SGAs）for non-psychotic disorders in children and adolescents；a review of the randomized controlled studies. Eur Neuropsychopharmacol, 21（8）：600-620, 2011
10) Blair J, et al：Electrocardiographic changes in children and adolescents treated with ziprasidone；a prospective study. J Am Acad Child Adolesc Psychiatry, 44（1）：73-79, 2005
11) Toren P, et al：Benefit-risk assessment of atypical antipsychotics in the treatment of schizophrenia and comorbid disorders in children and adolescents. Drug safety, 27（14）：1135-1156, 2004
12) Jensen KG, et al：Corrected QT changes during antipsychotic treatment of children and adolescents；a systematic review and meta-analysis of clinical trials. J Am Acad Child Adolesc Psychiatry, 54（1）：25-36, 2015
13) Psychiatry AAoCaA. PRACTICE PARAMETER FOR THE USE OF ATYPICAL ANTIPSYCHOTIC MEDICATIONS IN CHILDREN AND ADOLESCENTS. 2011
14) Gerbino-Rosen G, et al：Hematological adverse events in clozapine-treated children and adolescents. J Am Acad Child Adolesc Psychiatry, 44（10）：1024-1031, 2005
15) Kumra S, et al：Case study；risperidone-induced hepatotoxicity in pediatric patients. J Am Acad Child Adolesc Psychiatry, 36（5）：701-705, 1997
16) Woods SW, et al：Effects of development on olanzapine-associated adverse events. J Am Acad Child Adolesc Psychiatry, 41（12）：1439-1446, 2002
17) Correll CU：Antipsychotic use in children and adolescents；minimizing adverse effects to maximize outcomes. J Am Acad Child Adolesc Psychiatry, 47（1）：9-20, 2008
18) Masi G, Liboni F：Management of schizophrenia in children and adolescents；focus on pharmacotherapy. Drugs, 71（2）：179-208, 2011
19) Centorrino F, et al：EEG abnormalities during treatment with typical and atypical antipsychotics. The American journal of psychiatry, 159（1）：109-115, 2002

20) Correll CU, et al：Recognizing and monitoring adverse events of second-generation antipsychotics in children and adolescents. Child and adolescent psychiatric clinics of North America, 15（1）：177-206, 2006
21) Correll CU, Kane JM：One-year incidence rates of tardive dyskinesia in children and adolescents treated with second-generation antipsychotics；a systematic review. J Child Adolesc Psychopharmacol, 17（5）：647-656, 2007
22) Nasrallah HA, et al：Placebo-level incidence of extrapyramidal symptoms（EPS）with quetiapine in controlled studies of patients with bipolar mania. Bipolar disorders, 8：467-474, 2006
23) Sikich L, et al：A pilot study of risperidone, olanzapine, and haloperidol in psychotic youth；a double-blind, randomized, 8-week trial. Neuropsychopharmacology, 29（1）：133-145, 2004
24) Neuhut R, et al：Neuroleptic malignant syndrome in children and adolescents on atypical antipsychotic medication；a review. J Child Adolesc Psychopharmacol, 19（4）：415-422, 2009
25) 日本医薬品集フォーラム・監：日本医薬品集 医療薬 2017．じほう，2016
26) Pringsheim T, Marras C：Pimozide for tics in Tourette's syndrome. Cochrane Database Syst Rev, 15（2）：Cd006996, 2009
27) Sarkar S, Grover S：Antipsychotics in children and adolescents with schizophrenia；a systematic review and meta-analysis. Indian J Pharmacol, 45（5）：439-446, 2013
28) Yang CS, et al：Topiramate for Tourette's syndrome in children；a meta-analysis. Pediatr Neurol, 49（5）：344-350, 2013
29) Pringsheim T, et al：Metabolic and neurological complications of second-generation antipsychotic use in children；a systematic review and meta-analysis of randomized controlled trials. Drug safety, 34（8）：651-668, 2011
30) Ardizzone I, et al：Antipsychotic medication in adolescents suffering from schizophrenia；a meta-analysis of randomized controlled trials. Psychopharmacology bulletin, 43（2）：45-66, 2010
31) Correll CU, et al：Antipsychotic and mood stabilizer efficacy and tolerability in pediatric and adult patients with bipolar I mania；a comparative analysis of acute, randomized, placebo-controlled trials. Bipolar disorders, 12（2）：116-141, 2010
32) Aman M, et al：Tolerability, Safety, and Benefits of Risperidone in Children and Adolescents with Autism；21-Month Follow-up After 8-Week Placebo-Controlled Trial. J Child Adolesc Psychopharmacol, 25（6）：482-493, 2015
33) Dunbar F, et al：Growth and sexual maturation during long-term treatment with risperidone. The American journal of psychiatry, 161（5）：918-920, 2004
34) Lohr WD, Honaker J：Atypical antipsychotics for the treatment of disruptive behavior. Pediatr Ann, 42（2）：72-77, 2013
35) Pringsheim T, et al：Treatment recommendations for extrapyramidal side effects associated with second-generation antipsychotic use in children and youth. Paediatrics & child health, 16（9）：590-598, 2011
36) De Hert M, et al：Body weight and metabolic adverse effects of asenapine, iloperidone, lurasidone and paliperidone in the treatment of schizophrenia and bipolar disorder；a systematic review and exploratory meta-analysis. CNS Drugs, 26（9）：733-759, 2012
37) Brown R, et al：Aripiprazole alone or in combination for acute mania. Cochrane Database Syst Rev, 17（12）：Cd005000, 2013
38) Ching H, Pringsheim T：Aripiprazole for autism spectrum disorders（ASD）. Cochrane Database Syst Rev, 16（5）：Cd009043, 2012
39) Findling RL, et al：Safety and Efficacy from an 8 Week Double-Blind Trial and a 26 Week Open-Label Extension of Asenapine in Adolescents with Schizophrenia. J Child Adolesc Psychopharmacol, 25（5）：384-396, 2015
40) Morrato EH, et al：Metabolic screening in children receiving antipsychotic drug treatment. Archives of pediatrics & adolescent medicine, 164（4）：344-351, 2010

第Ⅱ章 児童・青年期精神疾患における薬物治療の有効性・安全性

1-2 児童・青年期精神疾患の薬物治療における副作用
抗うつ薬の副作用

はじめに――背景と目的

　小児患者の強迫行為，攻撃性，自傷行為，反復行為・反復思考などの症状に対する治療には行動療法などの心理社会的治療が第一選択とされるが，それらが無効な場合または緊急的に治療が必要な場合には選択的セロトニン再取り込み阻害薬（SSRI）や三環系抗うつ薬（TCA）がしばしば用いられる。しかし，小児患者への抗うつ薬投与に関する論文はそのほとんどが効果に関する報告で，副作用に関する系統的な報告は少ない[1]。SSRIもTCAも出現する副作用には成人と共通のものが多く小児特有のものは少ないが，小児うつ病患者への抗うつ剤使用による希死念慮および自殺企図の増悪の報告があり，今後も注意が必要である。

　本研究では，児童・青年期患者における抗うつ薬の副作用についてのエビデンスがどの程度存在するか（クリニカルクエスチョン1）を把握するため，各薬剤について系統的レビューに準じた詳細なレビューを行い，各薬剤の副作用において注意すべき情報は何か（クリニカルクエスチョン2）を臨床家に提供することを目的とした。注意すべき重要な副作用については総論的にまとめ，各薬剤の詳細な副作用プロフィールについては，特に薬剤選択の際の一助となることを意識して総括した。

クリニカルクエスチョンと推奨・解説

CQ　1．児童・青年期患者における抗うつ薬の副作用についてのエビデンスがどの程度存在するか？

CQ　2．各薬剤の副作用において注意すべき情報は何か？

▶ 推奨・解説

> 　本研究は，抗うつ薬の副作用についてのエビデンスの記述にとどまるため，特定の障害に対する推奨される治療あるいは推奨されない治療について言及することはできない。各障害の治療についてはそれぞれの章を参照されたい。

【研究結果報告】
1）研究方法

　2名の精神科医が複数のデータベース（PubMed，医中誌web）を用い，わが国で薬価収載されているすべての抗うつ薬について，児童・青年期患者に対して使用した無作為化比較試験（Randomized Controlled Trial：RCT）やメタ解析の検索を行い，それらが存在しない場合にはオープン試験，症例報告の検索を行い，系統的レビューに準じた詳細なレビューを行った。PubMedでの検索式は「（薬物一般名）AND（((((((kid) OR kids) OR child) OR children) OR pediatric) OR pediatrics) OR infantum)」とし，検索期間は1980年1月1日〜2016年8月31日までとした。Article typeはClinical Trial, Clinical Trial Phase II, Clinical Trial Phase III, Clinical Trial Phase IV, Controlled Clinical Trial, Meta-Analysis, Multicenter Study, Randomized Controlled Trialとした。医中誌では「（薬剤名）and（小児/TH or 小児/AL or 児童/AL or 子ども/AL or 子供/AL）and（DT=1980：2016）and（PT=原著論文，レター，一般）or（RD=メタアナリシス，ランダム化比較試験，準ランダム化比較試験，比較研究）」とした。18歳以下の患者を対象にした研究であり，英文もしくは和文で確認可能であり，副作用や有害事象について記載があるものをレビューの対象とした。副作用や有害事象について記載のない研究，英語・日本語以外の文献は除外した。また，児童・青年期患者の症例報告も発見できない場合は成人患者でのRCTやメタ解析を参考として記載した。本調査では，対象薬剤が多いこと，各論文のアウトカムが統一されていないことなどから，バイアスの評価や結果の統合は行わなかった。

2）児童・青年期における抗うつ薬の安全性（総論）

　国内で承認されているSSRIにはパロキセチン，フルボキサミン，セルトラリン，エスシタロプラムがある。SSRIはいずれの薬剤も国内では小児への安全性・有効性は確認されておらず，小児への適応はない[2]（168頁参照）。SSRIの小児における副作用については基本的には成人に準ずるものであり，それぞれ出る確率の高いものが報告されているものの，報告によって出現率は異なり，解釈には注意が必要である。

　一般的によく出現する副作用は頭痛，腹部症状（腹痛，嘔気・嘔吐など），下痢，便秘，口渇，眠気，めまい，振戦などがある。そのほか小児に起こりうる重要な副作用として成長障害があるが，まだその関連を裏付ける報告に乏しい[3),4)]。勃起不全，無オルガスム症，遅漏や性欲減退などの性機能障害の副作用は小児を対象とした文献の報告は少ない[5]。

　Emslieら[6]による439名の12〜17歳を対象としたメタ解析によると，SSRIによる精神症状の副作用は，mania spectrum（躁，軽躁，高揚した気分），irritability/depression spectrum（うつの増悪，泣く，いらいらする，怒り，過敏性），agitation spectrum（興奮，アカシジア，落ち着きのなさ，神経過敏，過活動），不安やパニック症状，振戦，"ぼーっとした感じになる（feeling spacy）"などに分類される。Mania spectrumの症状は比較的よく認められるものであり，フルオキセチン投与によって23％にいらいらや"軽躁様効果"が引き起こされうるという後方視的カルテ審査の報告がある[7]。また，セルトラリンでは21％に行動上の賦活を引き起こすとの報告もある[8]。

　Kingら[9]は，10〜17歳の42名の青年期患者にフルオキセチンを投与したところ，14％に自殺企図の増加を認めたと報告した。また2003年には英国医薬品庁が，パロキセチンを投与された12〜18歳

の大うつ病性障害患者の2％以上に自殺念慮または自殺企図に関連する事象がみられ，プラセボの2倍以上の頻度であったとの報告を受け，18歳未満の大うつ病性障害患者へのパロキセチン投与を禁忌とした。日本でもそれを受けて2003年にパロキセチンに対する同様の禁忌の勧告が出された。さらにFDAの委任を受けたHammadらは，4,400人の6～18歳の小児・青年期患者に対して抗うつ薬（SSRIやほかの新しい抗うつ薬）を使用した24のプラセボ対象試験をメタ解析し，抗うつ薬内服群における自殺念慮の増悪や自殺企図の出現のリスクが4％増加したのに対してプラセボ群が2％の増加であり，抗うつ薬内服による自殺念慮の増悪や自殺企図の出現のリスクが増加すると報告した（Black box warning）[10), 11)]。しかし，5,310人の5～19歳の小児・青年期患者に対して抗うつ薬を使用した27件のRCTのメタ解析[12)]では，逆に抗うつ薬によりリスクは下がったと報告されており，現在小児うつ病に対するSSRIの禁忌措置は解除され，すべての抗うつ薬に「小児や青年期の患者に使用すると自殺関連事象のリスクが増加する可能性がある」という警告がつくようになった。われわれが確認した最新のレビューは，Hetrickら[13)]がパロキセチン，フルオキセチン，セルトラリン，シタロプラム，エスシタロプラムなどの抗うつ薬群とプラセボ群で自殺関連事象の関連について比較したものであり，3,229名の7～17歳の小児・青年期患者の精神疾患に対して抗うつ薬を用いた合計17件のRCTおよびnon-RCTのメタ解析によって，抗うつ薬群がプラセボ群に比してオッズ比1.58で自殺関連事象につながりやすく，薬剤間の有意差はないという結果で，やはり小児患者に対する抗うつ薬投与開始の前後には，希死念慮や自殺企図の出現に注意して観察する必要があるとしている。しかし一方で，2003年にFDAによって勧告されてから確かに抗うつ薬の使用は減少したが，青年期や若年成人の自殺企図は増えている[14)]という報告があり，うつ病への治療が消極的となることでうつ病の病状悪化をもたらし，自殺企図が増えないよう注意する必要もある。

　これらのSSRI内服による自殺念慮や自殺企図の出現を説明するものとして，「賦活症候群」も一因として考えられている。賦活症候群はSSRIの投与初期（特に2週間以内）や増量期に起きやすく，不安，焦燥，不眠，敵意，衝動性，易刺激性，アカシジア，パニック発作，軽躁，躁状態などを呈し，場合によっては自傷や自殺企図に至るものであり，抗うつ薬投与による自殺関連行動の増加との関連が指摘されている。その機序はいまだ明らかでないが，投与初期や増量期のセロトニン再取り込みによるセロトニン2受容体の刺激のために起こる可能性が指摘されている。小児における発生頻度などを検討した報告は少ないが，6～16歳に対するフルボキサミン投与では血中濃度が高いほど出現リスクが高くなる[15)]という報告もあり，成人同様出現しうるものとして考える必要がある。

　また小児患者においても，頻度は少ないが致死的となりうる副作用としてセロトニン過剰によるセロトニン症候群（SS）がある[16)]。SSは振戦，反射亢進，クローヌス，自律神経不全，興奮，発汗，散瞳などからせん妄へと発展し，急激で深刻な心血管系，胃腸系，精神，神経症状を呈し，治療されなければ死亡の可能性もある。SSは抗うつ薬の開始時あるいは増量時に起こることが多く，24時間以内に出現すると言われている。その機序はまだ明らかになっていないが，セロトニン受容体1Aの受容体刺激作用やノルアドレナリン神経系の過活動が主な原因であり，NMDA受容体やGABA受容体の関連も疑われている。また，SSはSSRIの大量服薬時あるいは他剤との併用時に起こりやすいと言われており，SSRIと相互作用してSSを引き起こす可能性のあるものとして薬剤ではほかの抗うつ薬，スマトリプタン，トラマドール，メトクロプラミド，デキストロメトルファンがあり，薬剤以外でもSt John's wort（セイヨウオトギリソウ），ginseng（朝鮮ニンジン）などがある[17)]。また，

SSRIの置換時に漸減期間を長くとることや，次のSSRIを始める前に無投薬の時期を設けることも必要となるかもしれない。

　正確な発生率は明らかでないが，小児でのセロトニン離脱症候群も報告されている[18]。セロトニン離脱症候群はSSRIが急激に中止された際に起こり，めまい，嘔気・嘔吐，疲労，頭痛，睡眠障害などが出現する。成人での発生率はSSRI全体で約25％と言われ，頻度は薬剤によって異なり，半減期が短い薬剤で高い[19]と言われている。Oehrbergら[20]は120名の成人パニック障害患者に3週プラセボ投与ののちに12週パロキセチンまたはプラセボを投与し，その後両群とも2週プラセボ投与したところ，パロキセチンを内服した群の34.5％に離脱症候群を認めたと報告している。SSRI中止後1～3日後に起こると報告されており，SSRIの漸減期間を長くとることが推奨されている。

　成長障害に関しては，49名の9～17歳の大うつ病性障害の児に対してフルオキセチンを19週間投与したところ，プラセボ群と比較して有意に身長と体重の増加が少なかったという報告[5]があるが，この薬剤はわが国では薬価収載されていない。

　抗うつ薬の内服による心電図異常としてQT延長が報告されている。アミトリプチリンの内服によりQT延長を報告する無作為プラセボ対象二重盲検試験[21]があり，さらにWilensら[22]のレビューでは，クロミプラミン，アミトリプチリン，イミプラミン，ノルトリプチリン，デシプラミンなどを投与した24の研究で，心拍数，収縮期血圧，拡張期血圧の上昇，および心電図上のPR間隔，QRS間隔，QT間隔の延長を認め，Torsades de pointesを含む不整脈をもたらす可能性があるため，TCAを内服する場合は心電図検査が必須とされている。Blairら[23]は小児患者に抗うつ剤を投与する際には，①予定目標量，②予定目標量の半量，③臨床的に何かが疑われた場合（例：脈が飛んだ，など），④定常状態になった最初の6カ月は3カ月ごとに，そのあとは6カ月ごとに心電図を図るというガイドラインを提唱している。

3）児童・青年期における抗うつ薬の安全性（各論）

　ここでは各薬剤の詳細な安全性・副作用について述べる。SSRIは小児のうつや不安，こだわり行動などの治療に最も用いられ，わが国で認可されているのは前述の4種である。シナプス間隙のセロトニンのセロトニントランスポーターを介する再取り込みを阻害することでシナプス間隙のセロトニンを増加させることで作用する。SNRIはSSRIに加えてノルアドレナリンの再取り込みを阻害することでやる気や気分を向上させる効果が期待され，わが国で認可されているのはデュロキセチン，ミルナシプラン，ベンラファキシンの3種である。三環系抗うつ薬（TCA）もまたモノアミンの再取り込みを阻害することで作用すると考えられており，わが国で認可されているものはアミトリプチリン，イミプラミン，クロミプラミン，ノルトリプチリンがある。TCAは小児に関してはうつよりも，夜尿症の治療に用いた報告が多い。TCAにおいても，副作用は成人に準じる場合が多く，抗コリン作用によるもの（口渇・便秘・排尿困難など），α1受容体遮断作用によるもの（ふらつき・めまい・性機能障害など），抗ヒスタミン作用によるもの（傾眠・体重増加）などの頻度が多い。

　四環系抗うつ薬の副作用は基本的にTCAと同様だが，TCAに比して軽度と言われている[24]。小児患者において検討している報告が少ないため不明な点が多いが，成人においててんかん様発作を引き起こす報告もあるため，注意深い観察が必要である[25]。日本で認可されているものはマプロチリン，ミアンセリン，セチプチリンがあるが，小児に対して四環系抗うつ薬を用いた報告はほとん

どない。

　うつ症状，こだわり行動，強迫行動に対してはSSRIの報告が最も多く，SNRIは慢性疼痛に対する使用報告が散見される。三環系はうつ病や夜尿症に使用した報告を認めるが，四環系についてはほとんど報告を認めない。

　また，わが国においては成人のうつ病患者にスルピリドを用いる場合もあるため，小児患者におけるスルピリドの使用に伴う副作用についても記載した。

■選択的セロトニン再取り込み阻害薬（SSRI）

（1）パロキセチン

　パロキセチンは小児における安全性・有効性は確認されておらず，わが国では小児への適応はない[2]。パロキセチンの小児患者での副作用について検討した研究は，メタ解析が13件[12),13),26)-36)]（いずれもパロキセチンを含むSSRI全体の比較），RCTが11件[37)-47)]確認された。Hetrickらのメタ解析[13]では，合計659名の12～18歳の小児・青年期患者を対象とし，出現頻度が高い副作用は頭痛（23%），嘔気（21%），めまい（12%），傾眠（9%），不眠（9%），情動不安定（4%）などであったと報告している。

（2）フルボキサミン

　フルボキサミンは小児における安全性・有効性は確認されておらず，わが国では小児への適応＊はない[48]。フルボキサミンについてはメタ解析が5件[12),28)29)31),33)]，RCTが6件[15),49)-53)]確認された。Ipserら[29]は2件のRCTをメタ解析し，副作用は不眠，多動，傾眠，腹部不快感，嘔吐，易疲労感，筋肉/関節痛，食欲低下などが出現したと報告している（頻度不明）。The Research Unit On Pediatric Psychopharmacology Anxiety Study Groupはフルボキサミンを内服した128名の6～17歳の小児患者に腹部不快感（49%），頭痛（43%），過活動（27%），めまいや過鎮静（21%），嘔気・入眠障害・インフルエンザ様症状（19%）などが出現したと報告している[54]。

（3）セルトラリン

　セルトラリンは小児における安全性・有効性は確認されておらず，わが国では小児への適応はない[55]。セルトラリンの小児患者での副作用について検討した研究は，メタ解析が11件[12),26)-35)]，RCTが17件[8),56)-71)]であり，Hetrickら[13]は合計376名の6～17歳を対象とした2件のRCTをメタ解析し，嘔気（14%），不眠（13%），下痢（9%），情動不安定（6%），食欲不振（5%）などが多いと報告している。

（4）エスシタロプラム

　エスシタロプラムは小児における安全性・有効性は確認されておらず，わが国では小児への適応はない[72]。エスシタロプラムの小児患者での副作用について検討した研究は，メタ解析が6件[12),13),26),28),30),31)]，RCTが3件[73)-75)]であり，Hetrickら[13]は合計619名の6～17歳を対象とした2件のRCTをメタ解析し，頭痛（20%），腹痛（8%），嘔気（7%），不眠（5%）などが多いと報告している。Findlingら[74]は316人の12～17歳を対象としたRCTで頭痛（25%），月経痛（10.9%），不眠・嘔気（10.3%），腹痛（9%），咽頭炎（8.4%）などが出現したと報告している。

＊フルボキサミンは2017年7月に8歳以上の小児の強迫性障害に対する適応が追加された。

また，シタロプラムとエスシタロプラムを多量服薬した際の中毒性を比較した研究で，エスシタロプラムを内服した66人の6歳未満の小児において頻出したのは眠気，嘔気・嘔吐，頻脈であり，痙攣は出現しなかった[76]。

■セロトニン・ノルアドレナリン再取り込み阻害薬（SNRI）
(1) デュロキセチン

デュロキセチンは小児における安全性・有効性は確認されておらず，わが国では小児への適応はない[77]。デュロキセチンの小児患者での副作用について検討した研究はメタ解析が5件[26), 31), 32), 78), 79)]，RCTが3件[80)-82)]であり，計800人の7～17歳を対象としたRCTのプール解析[78]によると，デュロキセチン投与群には嘔気（17.3%），頭痛（17.0%），眩暈（8.5%），上腹部痛（7.9%），食欲減退（7.6%），傾眠（6.2%）などを認めた。463人の12～17歳を対象としたRCT[81]では，嘔気・嘔吐，上腹部痛，頭痛，傾眠を認めたが，心電図異常，検査値異常や希死念慮の悪化はプラセボ群と有意差を認めなかった（各副作用の発生頻度については記載なし）。また，337名の7～17歳を対象としたRCT[80]では嘔気，頭痛，咽頭炎が最も頻回に認められたが，心電図異常，検査値異常や希死念慮の悪化はプラセボ群と有意差を認めなかった（各副作用の発生頻度については記載なし）。

(2) ミルナシプラン

ミルナシプランは小児における安全性・有効性は確認されておらず，わが国では小児への適応はない[83]。ミルナシプランの小児患者での副作用について検討した研究はRCTを1件[84]のみ確認した。そのRCTでは20名の13～17歳を対象とし，副作用は頻脈1名と上気道感染症1名のみ認めた。同研究の中で116名の13～17歳を対象としたオープンラベル試験では嘔気（32.8%），嘔吐（13.8%），頭痛（10.3%），眩暈（8.6%）などの副作用を認めた。成人においては，計1,871名にミルナシプランを投与したRCTのメタ解析[85]によると，嘔気（11.2%），口渇（7.9%），腹痛・便秘（6.5%），めまい（5.0%）などを認め，排尿障害（2.1%）のみがプラセボ群やほかのSSRIに比べて高い頻度で認められた。

(3) ベンラファキシン

ベンラファキシンは小児における安全性・有効性は確認されておらず，わが国では小児への適応はない[86]。ベンラファキシンの小児患者での副作用について検討した研究はメタ解析が11件[12), 26), 28)-35), 79)]，RCTが7件[37), 40), 87)-91)]であり，Ipserら[29]は2件のRCTをメタ解析し，副作用は嘔気，食欲不振，無力症，喉頭炎などに注意が必要と報告している。また，Rynnら[90]は320名の6～17歳を対象としたRCTにて，ベンラファキシン内服群に頭痛（24%），腹痛（17%），食欲不振（13%），嘔気（11%），喉頭炎（9%）などが出現したと報告している。

■ノルアドレナリン作動性・特異的セロトニン作動性抗うつ薬（NaSSA）
(1) ミルタザピン

ミルタザピンも小児に対する安全性・有効性は確認されておらず，わが国では小児への適応はない[92]。ミルタザピンの小児患者での副作用について検討した研究はメタ解析が3件[12), 26), 30)]，オープン試験が3件[93)-95)]確認された。メタ解析の報告ではどの副作用が出現しやすいかに関する記述はなかった。Mrakotskyら[93]は18名の8～17歳を対象とした8週間のオープン試験を行い，いらいら（45%），

朝の傾眠（33%），午後の傾眠（28%），頭痛（17%），嘔気（6%）を認めたと報告している[93]が，一方，Poseyら[94]は1名の成人を含む26人の3〜23歳を対象とした最低4週間（平均150±103日）のオープン試験をし，食欲増加（50%），いらいら・過鎮静・口渇（15%），体重増加・便秘・頻尿・易刺激性（11%）などを認めたと報告し，一致した見解が得られておらず，さらなる研究が待たれる。

■三環系抗うつ薬（TCA）・四環系抗うつ薬

(1) アミトリプチリン

アミトリプチリンは小児に対する有効性・安全性は確認されておらず，わが国では小児への適応はない[96]。アミトリプチリンの小児患者での副作用について検討した研究はメタ解析が2件[26),97]，RCTが15件[21),22),98)-110)]確認され，Sezerら[109]は29名の9〜16歳の慢性頭痛の児にアミトリプチリンを投与したところ眠気・めまい（3%）を認めたと報告しているが，対象としている疾患が異なるため，適応は慎重に判断すべきと思われる。また成人同様高用量の使用によりてんかん様発作を引き起こす可能性があると言われているが，8歳女児がアミトリプチリンを0.8mg/kgという低用量でけいれん様発作を起こした報告[111]もあり，投与に際してはリスクとベネフィットの慎重な検討を要する。またWilensら[22]はアミトリプチリンを投与した18名の13〜18歳の青年において，頻脈（28%）とQTc延長（11%）などのECG上の変化を認めたと報告している。

(2) イミプラミン

イミプラミンは小児に対する有効性・安全性は確認されておらず，わが国では小児への適応はない[112]。イミプラミンの小児患者での副作用について検討した研究は，メタ解析が4件[26),36),97),113]，RCTが14件[45),47),114)-125)]確認され，小児のうつや不安に対してイミプラミンを投与した際の副作用を検討した報告は認めなかったが，Mullerら[113]は計206名の夜尿症小児患者（年齢の記載なし）にイミプラミンを投与し，計246名の小児にプラセボを投与した合計11件のRCTをメタ解析し，胃腸症状（13%），睡眠障害（8%），いらいら（5%），不安（5%）などを認めたと報告した。またWilensら[22]はイミプラミンを投与した181名の5〜18歳の小児・青年において，頻脈（16%），QTc延長（16%），不完全心室内伝導障害（3%），AVブロック（1.8%）などのECG上の変化を認めたと報告している。

(3) クロミプラミン

クロミプラミンは小児に対する有効性・安全性は確認されておらず，わが国では小児への適応はない[126]。クロミプラミンの小児患者での副作用について検討した研究はメタ解析が4件[26),29),36),97]，RCTが10件[39),127)-135)]確認された。Braconnierら[39]は58名の12〜20歳の大うつ病性障害と診断された児にクロミプラミンを投与したところ，めまい（34.5%），不眠（27.6%），頭痛・嘔気（24.1%），振戦（20.7%），口渇・不安（17.2%）などを認めたと報告した。またLeonardら[133]は47名の小児・青年にクロミプラミンを投与したところ心電図において心拍数，PR，QRS，QTc間隔がベースラインよりも有意に上昇したと報告した[133]。またWilensら[22]はクロミプラミンを投与した47名の7〜17歳の小児・青年において，頻脈（36%），QTc延長（11%），不完全心室内伝導障害（2%）などのECG上の変化を認めたと報告している。

(4) ノルトリプチリン

ノルトリプチリンは小児に対する有効性・安全性は確認されておらず，わが国では小児への適応はない[136]。ノルトリプチリンの小児患者での副作用について検討した研究はメタ解析が3件[26),36),97]，

RCTが2件[137), 138)]確認され，小児のうつや不安に対してノルトリプチリンを投与した際の副作用について検討した報告は認めなかったが，Ghanizadehら[138)]は43名の5〜14歳のメチルフェニデートを内服しているADHD患者にノルトリプチリンまたはプラセボを投与したRCTを行い，ノルトリプチリン群で食欲不振（9％），傾眠（7％），頭痛（2％）を認めたと報告した。Otasowieら[97)]は35名の6〜17歳のADHD患者にノルトリプチリンまたはプラセボを投与したRCTを行い，口渇（19％），便秘（11％），頭痛（9％）を認め，血圧や心電図に有意な変化は認めなかったと報告した。またWilensら[22)]はノルトリプチリンを投与した119名の5〜18歳の小児・青年において，頻脈（61％），QTc延長（17％），不完全心室内伝導障害（14％）などのECG上の変化を認めたと報告している。

(5) マプロチリン

　マプロチリンは小児に対する有効性・安全性は確認されておらず，わが国では小児への適応はない[139)]。Maprotilinは小児において副作用を検討しているメタ解析，RCTは認めないが，Simeonら[140)]は12名の5〜14歳の夜尿症患者にマプロチリンを投与したオープンラベル試験において，正常値内でのわずかな血圧上昇はあったがその他の副作用は認めなかったと報告している。またMinutiら[141)]は20名の4〜15歳の心身症の小児患者にマプロチリンを投与したケースレポートにて傾眠1名と振戦1名の副作用の出現を報告した。またPeveriniら[142)]は，マプロチリンを推定12 mg/kg摂取した6歳の女児に全身けいれん発作がみられたケースを報告している。

(6) ミアンセリン

　ミアンセリンは小児に対する有効性・安全性は確認されておらず，わが国では小児への適応はない[143)]。ミアンセリンの小児患者での副作用について検討をした研究はRCTが1件[123)]確認され，Smellieら[123)]は26名の5〜14歳の小児患者にミアンセリンを投与したところ副作用は認めなかったと報告している。成人ではWilcoxら[144)]が50名のうつ病患者にミアンセリンまたはプラセボを投与してRCTを行い，傾眠（60％），口渇（30％）の副作用を認めたと報告している。Dugasら[145)]は8〜19歳の110名の抑うつ状態の小児患者にミアンセリンを投与するオープンラベル試験を行ったところ，6名に眠気，4名に体重増加を認めたと報告している。またWinsbergら[146)]は6名の小児患者にミアンセリンを投与したオープンラベル試験において，血漿中の薬物濃度を調べたところ小児は成人に比べて有意に半減期が短く，分布容積が小さいため注意が必要であると報告している。

(7) セチプチリン

　セチプチリンは小児に対する有効性・安全性は確認されておらず，わが国では小児への適応はない[147)]。セチプチリンは小児において検討している報告を認めず，成人では4,632例にセチプチリンを投与したところ傾眠（4.5％），口渇（2.3％），めまい（2.0％），便秘（1.1％）倦怠感（0.9％）などを認めた[147)]。

■その他

(1) スルピリド

　スルピリドは小児に対する有効性・安全性は確認されておらず，わが国では小児への適応はない[148)]。スルピリドは小児において副作用の検討している報告はなく，成人においても副作用について十分に検討している報告は見当たらない[149)]。

まとめ

　小児患者に抗うつ薬を使用する際，重大な副作用として注意が必要なものとして，賦活症候群，SS，セロトニン離脱症候群，QT延長症候群などがあげられる。また，フルオキセチンに関しては成長障害の可能性も指摘されているがこの薬剤はわが国では薬価収載されていない。

　頻度の多い副作用としては，嘔気，頭痛，眠気，不眠，めまい，いらいらなどが各種の抗うつ薬に共通してみられたが，詳細な副作用のプロフィールは薬剤ごとに微妙に異なり，薬剤選択の際の一助になる可能性がある。嘔気や腹部不快感は多くの薬剤で10%以上にみられるが，セルトラリンやミルタザピンでは5%程度と少なく，ミルタザピンではむしろ食欲増加がみられる。頭痛もよくある副作用だがセルトラリンとミルナシプランでは比較的少ないようである。フルボキサミンおよびセルトラリンでは傾眠と不眠が同程度の頻度でみられ，パロキセチン，デュロキセチン，ミルタザピンでは比較的傾眠が多く，ミルナシプランではいずれも比較的少ない。いらいら，情動不安定，易刺激性などもよくみられる副作用だが，エスシタロプラム，デュロキセチン，ミルナシプランなどではこれらは比較的少ない。

　SSRI，SNRI，NaSSA，TCAいずれも成人に準ずるものが多いと考えられたが，小児患者における抗うつ薬の副作用について検討した報告自体が少なく，一致した見解の得られていない部分も多いため，特に新規抗うつ薬についてはさらなる研究が期待される。また，副作用に関してはUKUなどの評価尺度が存在するものの，多くの研究で副作用に関する記載は不均一であり，HAM-DやHAM-Aなど精神症状の評価尺度に比して評価の均一化という観点からは不十分な部分が多いと思われる。今後の，薬剤の副作用のプロフィールによっても薬剤選択を行っていく時代においては，よりよく標準化された副作用評価の基準が存在し，多くの研究においてその基準が採用されていくことが必要となると考えられる。

〔林 剛丞，杉本 篤言，江川 純〕

文献

1) Gordon M, Melvin G：Selective serotonin re-uptake inhibitors--a review of the side effects in adolescents. Aust Fam Physician, 42（9）：620-623, 2013
2) グラクソ・スミスクライン：パキシル錠5mg／パキシル錠10mg／パキシル錠20mg. 医薬品添付文書（第29版，2017年12月改訂）（http：//www.info.pmda.go.jp/go/pack/1179041F1025_2_35/）
3) Nilsson M, Joliat MJ, Miner CM, et al：Safety of subchronic treatment with fluoxetine for major depressive disorder in children and adolescents. Journal of child and adolescent psychopharmacology, 14（3）：412-417, 2004
4) Sugie Y, Sugie H, Fukuda T, et al：［Studies on the adverse effects of fluvoxamine treatment in children with autistic disorder：correlation with genetic polymorphism in serotonin related genes］. No To Hattatsu, 35（3）：233-237, 2003
5) Scharko AM：Selective serotonin reuptake inhibitor-induced sexual dysfunction in adolescents；a review. J Am Acad Child Adolesc Psychiatry, 43（9）：1071-1079, 2004
6) Emslie G, Kratochvil C, Vitiello B, et al：Treatment for Adolescents with Depression Study（TADS）；safety results. J Am Acad Child Adolesc Psychiatry, 45（12）：1440-1455, 2006
7) Jain U, Birmaher B, Garcia M, et al：Fluoxetine in children and adolescents with mood disorders；a chart review of efficacy and adverse effects. Journal of child and adolescent psychopharmacology, 2（4）：259-265, 1992
8) Walkup JT, Albano AM, Piacentini J, et al：Cognitive behavioral therapy, sertraline, or a combination in

childhood anxiety. N Engl J Med,359 (26): 2753-2766, 2008
9) King RA, Riddle MA, Chappell PB, et al: Emergence of self-destructive phenomena in children and adolescents during fluoxetine treatment. J Am Acad Child Adolesc Psychiatry, 30 (2): 179-186, 1991
10) Hammad TA, Laughren T, Racoosin J: Suicidality in pediatric patients treated with antidepressant drugs. Arch Gen Psychiatry, 63 (3): 332-339, 2006
11) T A H: Review and evaluation of clinical data 2004. (http://www.fda.gov/ohrms/dockets/ac/04/briefing/2004-4065b2001-2010-TAB2008-Hammads-Review.pdf)
12) Bridge JA, Iyengar S, Salary CB, et al: Clinical response and risk for reported suicidal ideation and suicide attempts in pediatric antidepressant treatment; a meta-analysis of randomized controlled trials. Jama,297 (15): 1683-1696, 2007
13) Hetrick SE, McKenzie JE, Cox GR, et al: Newer generation antidepressants for depressive disorders in children and adolescents. Cochrane Database Syst Rev, 2012 Nov 14; 11: Cd004851
14) Lu CY, Zhang F, Lakoma MD, et al: Changes in antidepressant use by young people and suicidal behavior after FDA warnings and media coverage; - quasi-experimental study. Bmj, 348: g3596, 2014
15) Reinblatt SP, DosReis S, Walkup JT, et al: Activation adverse events induced by the selective serotonin reuptake inhibitor fluvoxamine in children and adolescents. Journal of child and adolescent psychopharmacology, 19 (2): 119-126, 2009
16) Ghanizadeh A, Ghanizadeh M, Seifoori M: Can fluoxetine alone cause serotonin syndrome in adolescents? Psychopharmacol Bull, 41 (4): 76-79, 2008
17) Boyer EW, Shannon M: The serotonin syndrome. N Engl J Med, 352 (11): 1112-1120, 2005
18) Diler RS, Avci A: Selective serotonin reuptake inhibitor discontinuation syndrome in children; Six case reports. Current Therapeutic Research, 63 (3): 188-197, 2002
19) Hosenbocus S, Chahal R: SSRIs and SNRIs; A review of the Discontinuation Syndrome in Children and Adolescents. J Can Acad Child Adolesc Psychiatry, 20 (1): 60-67, 2011
20) Oehrberg S, Christiansen PE, Behnke K, et al: Paroxetine in the treatment of panic disorder. A randomised, double-blind, placebo-controlled study. Br J Psychiatry, 167 (3): 374-379, 1995
21) Chogle A, Saps M: Electrocardiograms changes in children with functional gastrointestinal disorders on low dose amitriptyline. World J Gastroenterol, 20 (32): 11321-11325, 2014
22) Wilens TE, Biederman J, Baldessarini RJ, et al: Cardiovascular effects of therapeutic doses of tricyclic antidepressants in children and adolescents. J Am Acad Child Adolesc Psychiatry, 35 (11): 1491-1501, 1996
23) Blair J, Taggart B, Martin A: Electrocardiographic safety profile and monitoring guidelines in pediatric psychopharmacology. J Neural Transm (Vienna), 111 (7): 791-815, 2004
24) Koyama T, Inoue T. [Tricyclic antidepressant, tetracyclic antidepressant]. Nihon Rinsho, 59 (8): 1513-1517, 2001
25) Koster M, Grohmann R, Engel RR, et al: Seizures during antidepressant treatment in psychiatric inpatients--results from the transnational pharmacovigilance project "Arzneimittelsicherheit in der Psychiatrie" (AMSP) 1993-2008. Psychopharmacology (Berl), 230 (2): 191-201, 2013
26) Cipriani A, Zhou X, Del Giovane C, et al: Comparative efficacy and tolerability of antidepressants for major depressive disorder in children and adolescents; a network meta-analysis. Lancet, 388 (10047): 881-890, 2016
27) Hetrick S, Merry S, McKenzie J, et al: Selective serotonin reuptake inhibitors (SSRIs) for depressive disorders in children and adolescents. Cochrane Database Syst Rev, 18 (3): CD004851, 2007
28) Hidalgo RB, Tupler LA, Davidson JR: An effect-size analysis of pharmacologic treatments for generalized anxiety disorder. J Psychopharmacol,21 (8): 864-872, 2007
29) Ipser JC, Stein DJ, Hawkridge S, et al: Pharmacotherapy for anxiety disorders in children and adolescents. Cochrane Database Syst Rev, 8 (3): CD005170, 2009
30) Ma D, Zhang Z, Zhang X, et al: Comparative efficacy, acceptability, and safety of medicinal, cognitive-behavioral therapy, and placebo treatments for acute major depressive disorder in children and adolescents; a multiple-treatments meta-analysis. Curr Med Res Opin, 30 (6): 971-995, 2014
31) Renoux C, Lix LM, Patenaude V, et al: Serotonin-Norepinephrine Reuptake Inhibitors and the Risk of AKI; A Cohort Study of Eight Administrative Databases and Meta-Analysis. Clin J Am Soc Nephrol,10 (10): 1716-1722, 2015

32) Sharma T, Guski LS, Freund N, et al：Suicidality and aggression during antidepressant treatment；systematic review and meta-analyses based on clinical study reports. BMJ, 27；352：i65, 2016

33) Uthman OA, Abdulmalik J：Comparative efficacy and acceptability of pharmacotherapeutic agents for anxiety disorders in children and adolescents；a mixed treatment comparison meta-analysis. Curr Med Res Opin,26（1）：53-59, 2010

34) Wallace AE, Neily J, Weeks WB, et al：A cumulative meta-analysis of selective serotonin reuptake inhibitors in pediatric depression；did unpublished studies influence the efficacy/safety debate? Journal of child and adolescent psychopharmacology, 16（1-2）：37-58, 2006

35) Whittington CJ, Kendall T, Fonagy P, et al：Selective serotonin reuptake inhibitors in childhood depression；systematic review of published versus unpublished data. Lancet, 363（9418）：1341-1345, 2004

36) Qin B, Zhang Y, Zhou X, et al：Selective serotonin reuptake inhibitors versus tricyclic antidepressants in young patients；a meta-analysis of efficacy and acceptability. Clin Ther, 36（7）：1087-1095, 2014

37) Asarnow JR, Porta G, Spirito A, et al：Suicide attempts and nonsuicidal self-injury in the treatment of resistant depression in adolescents；findings from the TORDIA study. J Am Acad Child Adolesc Psychiatry, 50（8）：772-781, 2011

38) Berard R, Fong R, Carpenter DJ, et al：An international, multicenter, placebo-controlled trial of paroxetine in adolescents with major depressive disorder. Journal of child and adolescent psychopharmacology, 16（1-2）：59-75, 2006

39) Braconnier A, Le Coent R, Cohen D：Paroxetine versus clomipramine in adolescents with severe major depression；a double-blind, randomized, multicenter trial. J Am Acad Child Adolesc Psychiatry, 42（1）：22-29, 2003

40) Brent D, Emslie G, Clarke G, et al：Switching to another SSRI or to venlafaxine with or without cognitive behavioral therapy for adolescents with SSRI-resistant depression；the TORDIA randomized controlled trial. JAMA, 299（8）：901-913, 2008

41) Emslie GJ, Wagner KD, Kutcher S, et al：Paroxetine treatment in children and adolescents with major depressive disorder；a randomized, multicenter, double-blind, placebo-controlled trial. J Am Acad Child Adolesc Psychiatry,45（6）：709-719, 2006

42) Findling RL, Lingler J, Rowles BM, et al：A pilot pharmacotherapy trial for depressed youths at high genetic risk for bipolarity. Journal of child and adolescent psychopharmacology, 18（6）：615-621, 2008

43) Geller DA, Biederman J, Stewart SE, et al：Impact of comorbidity on treatment response to paroxetine in pediatric obsessive-compulsive disorder；is the use of exclusion criteria empirically supported in randomized clinical trials? Journal of child and adolescent psychopharmacology, 1：S19-29, 2003

44) Geller DA, Wagner KD, Emslie G, et al：Paroxetine treatment in children and adolescents with obsessive-compulsive disorder；a randomized, multicenter, double-blind, placebo-controlled trial. J Am Acad Child Adolesc Psychiatry, 43（11）：1387-1396, 2004

45) Keller MB, Ryan ND, Strober M, et al：Efficacy of paroxetine in the treatment of adolescent major depression；a randomized, controlled trial. J Am Acad Child Adolesc Psychiatry, 40（7）：762-772, 2001

46) Wagner KD, Berard R, Stein MB, et al：A multicenter, randomized, double-blind, placebo-controlled trial of paroxetine in children and adolescents with social anxiety disorder. Arch Gen Psychiatry, 61（11）：1153-1162, 2004

47) Le Noury J, Nardo JM, Healy D, et al：Restoring Study 329；efficacy and harms of paroxetine and imipramine in treatment of major depression in adolescence. BMJ, 351：h4320, 2015

48) アッヴィ：ルボックス錠25／ルボックス錠50／ルボックス錠75，医薬品添付文書（第34版，2017年7月改訂）（http://www.info.pmda.go.jp/go/pack/1179039F1036_3_08/）

49) Fluvoxamine for the treatment of anxiety disorders in children and adolescents. The Research Unit on Pediatric Psychopharmacology Anxiety Study Group. N Engl J Med, 344（17）：1279-1285, 2001

50) Abikoff H, McGough J, Vitiello B, et al：Sequential pharmacotherapy for children with comorbid attention-deficit/hyperactivity and anxiety disorders. J Am Acad Child Adolesc Psychiatry, 44（5）：418-427, 2005

51) Orlando R, Padrini R, Perazzi M, et al：Liver dysfunction markedly decreases the inhibition of cytochrome P450 1A2-mediated theophylline metabolism by fluvoxamine. Clin Pharmacol Ther, 79（5）：489-499, 2006

52) Riddle MA, Reeve EA, Yaryura-Tobias JA, et al：Fluvoxamine for children and adolescents with obsessive-compulsive disorder；a randomized, controlled, multicenter trial. J Am Acad Child Adolesc Psychiatry, 40

(2): 222-229, 2001
53) Sugie Y, Sugie H, Fukuda T, et al: Clinical efficacy of fluvoxamine and functional polymorphism in a serotonin transporter gene on childhood autism. J Autism Dev Disord, 35 (3): 377-385, 2005
54) Group TRUoPPAS; Fluvoxamine for the treatment of anxiety disorders in children and adolescents. The Research Unit on Pediatric Psychopharmacology Anxiety Study Group. N Engl J Med, 344 (17): 1279-1285, 2001
55) ファイザー：ジェイゾロフト錠25mg／ジェイゾロフト錠50mg／ジェイゾロフト錠100mg／ジェイゾロフトOD錠25mg／ジェイゾロフトOD錠50mg／ジェイゾロフトOD錠100mg．医薬品添付文書（第14版，2018年2月改訂）（http://www.info.pmda.go.jp/go/pack/1179046F1028_2_14/）
56) Asbahr FR, Castillo AR, Ito LM, et al: Group cognitive-behavioral therapy versus sertraline for the treatment of children and adolescents with obsessive-compulsive disorder. J Am Acad Child Adolesc Psychiatry, 44 (11): 1128-1136, 2005
57) Bussing R, Murphy TK, Storch EA, et al: Psychometric properties of the Treatment-Emergent Activation and Suicidality Assessment Profile (TEASAP) in youth with OCD. Psychiatry Res, 205 (3): 253-261, 2013
58) Cohen JA, Mannarino AP, Perel JM, et al: A pilot randomized controlled trial of combined trauma-focused CBT and sertraline for childhood PTSD symptoms. J Am Acad Child Adolesc Psychiatry, 46 (7): 811-819, 2007
59) Donnelly CL, Wagner KD, Rynn M, et al: Sertraline in children and adolescents with major depressive disorder. J Am Acad Child Adolesc Psychiatry, 45 (10): 1162-1170, 2006
60) March JS, Biederman J, Wolkow R, et al: Sertraline in children and adolescents with obsessive-compulsive disorder; a multicenter randomized controlled trial. JAMA, 280 (20): 1752-1756, 1998
61) Melvin GA, Tonge BJ, King NJ, et al: A comparison of cognitive-behavioral therapy, sertraline, and their combination for adolescent depression. J Am Acad Child Adolesc Psychiatry, 45 (10): 1151-1161, 2006
62) Pediatric OCDTST; Cognitive-behavior therapy, sertraline, and their combination for children and adolescents with obsessive-compulsive disorder; the Pediatric OCD Treatment Study (POTS) randomized controlled trial. JAMA, 292 (16): 1969-1976, 2004
63) Reid AM, McNamara JP, Murphy TK, et al: Side-effects of SSRIs disrupt multimodal treatment for pediatric OCD in a randomized-controlled trial. J Psychiatr Res, 71: 140-147, 2015
64) Robb AS, Cueva JE, Sporn J, et al: Sertraline treatment of children and adolescents with posttraumatic stress disorder; a double-blind, placebo-controlled trial. Journal of child and adolescent psychopharmacology, 20 (6): 463-471, 2010
65) Rynn MA, Siqueland L, Rickels K: Placebo-controlled trial of sertraline in the treatment of children with generalized anxiety disorder. Am J Psychiatry, 158 (12): 2008-2014, 2001
66) Rynn MA, Walkup JT, Compton SN, et al: Child/Adolescent anxiety multimodal study; evaluating safety. J Am Acad Child Adolesc Psychiatry, 54 (3): 180-190, 2005
67) Skarphedinsson G, Weidle B, Thomsen PH, et al: Continued cognitive-behavior therapy versus sertraline for children and adolescents with obsessive-compulsive disorder that were non-responders to cognitive-behavior therapy; a randomized controlled trial. *Eur Child Adolesc Psychiatry*. 2015 May; 24 (5): 591-602.
68) Stoddard FJ Jr, Luthra R, Sorrentino EA, et al: A randomized controlled trial of sertraline to prevent posttraumatic stress disorder in burned children. Journal of child and adolescent psychopharmacology, 21 (5): 469-477, 2011
69) Storch EA, Bussing R, Small BJ, et al: Randomized, placebo-controlled trial of cognitive-behavioral therapy alone or combined with sertraline in the treatment of pediatric obsessive-compulsive disorder. Behav Res Ther,51 (12): 823-829, 2013
70) Wagner KD, Ambrosini P, Rynn M, et al: Efficacy of sertraline in the treatment of children and adolescents with major depressive disorder: two randomized controlled trials. JAMA, 290 (8): 1033-1041, 2003
71) Wilens TE, Biederman J, March JS, et al: Absence of cardiovascular adverse effects of sertraline in children and adolescents. J Am Acad Child Adolesc Psychiatry, 38 (5): 573-577, 1999
72) 持田製薬：レクサプロ錠10mg．医薬品添付文書（第5版，2015年11月改訂）
（http://www.info.pmda.go.jp/go/pack/1179054F1022_1_08/）
73) Emslie GJ, Ventura D, Korotzer A, et al: Escitalopram in the treatment of adolescent depression; a randomized placebo-controlled multisite trial. J Am Acad Child Adolesc Psychiatry, 48 (7): 721-729, 2009

74) Findling RL, Robb A, Bose A：Escitalopram in the treatment of adolescent depression；a randomized, double-blind, placebo-controlled extension trial. Journal of child and adolescent psychopharmacology, 23（7）：468-480, 2013

75) Wagner KD, Jonas J, Findling RL, et al：A double-blind, randomized, placebo-controlled trial of escitalopram in the treatment of pediatric depression. J Am Acad Child Adolesc Psychiatry, 45（3）：280-288, 2006

76) Hayes BD, Klein-Schwartz W, Clark RF, et al：Comparison of toxicity of acute overdoses with citalopram and escitalopram. J Emerg Med, 39（1）：44-48, 2010

77) 塩野義製薬：サインバルタカプセル20mg／サインバルタカプセル30mg, 医薬品添付文書（第11版, 2016年12月改訂）（http：//www.info.pmda.go.jp/go/pack/1179052M1022_2_18/）

78) Emslie GJ, Wells TG, Prakash A, et al：Acute and longer-term safety results from a pooled analysis of duloxetine studies for the treatment of children and adolescents with major depressive disorder. Journal of child and adolescent psychopharmacology, 25（4）：293-305, 2015

79) Xu Y, Bai SJ, Lan XH, et al：Randomized controlled trials of serotonin-norepinephrine reuptake inhibitor in treating major depressive disorder in children and adolescents；a meta-analysis of efficacy and acceptability. Braz J Med Biol Res, 49（6）, 2016

80) Atkinson SD, Prakash A, Zhang Q, et al：A double-blind efficacy and safety study of duloxetine flexible dosing in children and adolescents with major depressive disorder. Journal of child and adolescent psychopharmacology, 24（4）：180-189, 2014

81) Emslie GJ, Prakash A, Zhang Q, et al：A double-blind efficacy and safety study of duloxetine fixed doses in children and adolescents with major depressive disorder. Journal of child and adolescent psychopharmacology, 24（4）：170-179, 2014

82) Strawn JR, Prakash A, Zhang Q, et al：A randomized, placebo-controlled study of duloxetine for the treatment of children and adolescents with generalized anxiety disorder. J Am Acad Child Adolesc Psychiatry, 54（4）：283-293, 2015

83) 旭化成ファーマ：トレドミン錠12.5mg／トレドミン錠15mg／トレドミン錠25mg／トレドミン錠50mg, 医薬品添付文書（第26版, 2016年11月改訂）（http：//www.info.pmda.go.jp/go/pack/1179040F1136_4_12/）

84) Arnold LM, Bateman L, Palmer RH, et al：Preliminary experience using milnacipran in patients with juvenile fibromyalgia；lessons from a clinical trial program. Pediatr Rheumatol Online J, 13：27, 2015

85) Puech A, Montgomery SA, Prost JF, et al：Milnacipran, a new serotonin and noradrenaline reuptake inhibitor；an overview of its antidepressant activity and clinical tolerability. Int Clin Psychopharmacol, 1997 Mar；12（2）：99-108, 1997

86) ファイザー：イフェクサーSRカプセル37.5mg／イフェクサーSRカプセル75mg, 医薬品添付文書（第3版, 2018年4月改訂）（http：//www.info.pmda.go.jp/go/pack/1179055N1021_1_07/）

87) Emslie GJ, Findling RL, Yeung PP, et al：Venlafaxine ER for the treatment of pediatric subjects with depression；results of two placebo-controlled trials. J Am Acad Child Adolesc Psychiatry, 46（4）：479-488, 2007

88) Mandoki MW, Tapia MR, Tapia MA, et al：Venlafaxine in the treatment of children and adolescents with major depression. Psychopharmacol Bull, 33（1）：149-154, 1997

89) March JS, Entusah AR, Rynn M, et al：A Randomized controlled trial of venlafaxine ER versus placebo in pediatric social anxiety disorder. Biol Psychiatry, 2（10）：1149-1154, 2007

90) Rynn MA, Riddle MA, Yeung PP, et al：Efficacy and safety of extended-release venlafaxine in the treatment of generalized anxiety disorder in children and adolescents；two placebo-controlled trials. Am J Psychiatry, 164（2）：290-300, 2007

91) Zarinara AR, Mohammadi MR, Hazrati N, et al：Venlafaxine versus methylphenidate in pediatric outpatients with attention deficit hyperactivity disorder；a randomized, double-blind comparison trial. Hum Psychopharmacol, 25（7-8）：530-535, 2010

92) Meiji Seika ファルマ：リフレックス錠15mg／**リフレックス錠30mg, 医薬品添付文書（第13版, 2016年2月改訂）（http：//www.info.pmda.go.jp/go/pack/1179051F1029_1_18/）

93) Mrakotsky C, Masek B, Biederman J, et al：Prospective open-label pilot trial of mirtazapine in children and adolescents with social phobia. J Anxiety Disord, 22（1）：88-97, 2008

94) Posey DJ, Guenin KD, Kohn AE, et al：A naturalistic open-label study of mirtazapine in autistic and other pervasive developmental disorders. Journal of child and adolescent psychopharmacology, 11（3）：267-277,

2001
95) Haapasalo-Pesu KM, Vuola T, Lahelma L, et al：Mirtazapine in the treatment of adolescents with major depression：an open-label, multicenter pilot study. Journal of child and adolescent psychopharmacology, 2004 Summer；14（2）：175-184, 2004
96) 日医工：トリプタノール錠10／トリプタノール錠25，医薬品添付文書（第5版，2016年2月改訂）（http：//www.info.pmda.go.jp/go/pack/1179002F1068_3_06/）
97) Otasowie J, Castells X, Ehimare UP, et al：Tricyclic antidepressants for attention deficit hyperactivity disorder（ADHD）in children and adolescents. Cochrane Database Syst Rev, 19（9）：Cd006997, 2014
98) Azad KA, Alam MN, Haq SA, et al：Vegetarian diet in the treatment of fibromyalgia. Bangladesh Med Res Counc Bull,26（2）：41-47, 2000
99) Bahar RJ, Collins BS, Steinmetz B, et al：Double-blind placebo-controlled trial of amitriptyline for the treatment of irritable bowel syndrome in adolescents. J Pediatr, 152（5）：685-689, 2008
100) Birmaher B, Waterman GS, Ryan ND, et al：Randomized, controlled trial of amitriptyline versus placebo for adolescents with "treatment-resistant" major depression. Journal of the American Academy of Child and Adolescent Psychiatry, 37（5）：527-535, 1998
101) Burke JR, Mizusawa Y, Chan A, et al：A comparison of amitriptyline, vasopressin and amitriptyline with vasopressin in nocturnal enuresis. Pediatric nephrology（Berlin, Germany）, 9（4）：438-440, 1995
102) Davis AM, Dean K, Mousa H, et al：A Randomized Controlled Trial of an Outpatient Protocol for Transitioning Children from Tube to Oral Feeding：No Need for Amitriptyline. J Pediatr, 172：136-141, 2016
103) Haghighat M, Rafie SM, Dehghani SM, et al：Cyclic vomiting syndrome in children：experience with 181 cases from southern Iran. World journal of gastroenterology, 13（12）：1833-1836, 2007
104) Kye CH, Waterman GS, Ryan ND, et al：A randomized, controlled trial of amitriptyline in the acute treatment of adolescent major depression. Journal of the American Academy of Child and Adolescent Psychiatry, 35（9）：1139-1144, 1996
105) Misra UK, Kalita J, Bhoi SK：Allodynia in migraine；clinical observation and role of prophylactic therapy. Clin J Pain, 29（7）：577-582, 2013
106) Nahrlich L, Mainz JG, Adams C, et al：Therapy of CF-patients with amitriptyline and placebo--a randomised, double-blind, placebo-controlled phase IIb multicenter, cohort-study. *Cell Physiol Biochem*. 2013；31（4-5）：505-512.
107) Powers SW, Kashikar-Zuck SM, Allen JR, et al：Cognitive behavioral therapy plus amitriptyline for chronic migraine in children and adolescents：a randomized clinical trial. *Jama*. 2013 Dec 25；310（24）：2622-2630.
108) Saps M, Youssef N, Miranda A, et al：Multicenter, randomized, placebo-controlled trial of amitriptyline in children with functional gastrointestinal disorders. Gastroenterology, 137（4）：1261-1269, 2009
109) Sezer T, Kandemir H, Alehan F：A randomized trial comparing amitriptyline versus topiramate for the prophylaxis of chronic daily headache in pediatric patients. Int J Neurosci, 123（8）：553-556, 2013
110) Wicksell RK, Melin L, Lekander M, et al：Evaluating the effectiveness of exposure and acceptance strategies to improve functioning and quality of life in longstanding pediatric pain--a randomized controlled trial. Pain,141（3）：248-257, 2009
111) Grover CA, Flaherty B, Lung D, et al：Significant toxicity in a young female after low-dose tricyclic antidepressant ingestion. Pediatr Emerg Care, 28（10）：1066-1069, 2012
112) アルフレッサ ファーマ：トフラニール錠10mg／トフラニール錠25mg，医薬品添付文書（第4版，2015年2月改訂）（http：//www.info.pmda.go.jp/go/pack/1174006F1078_3_06/.）
113) Muller D, Roehr CC, Eggert P：Comparative tolerability of drug treatment for nocturnal enuresis in children. Drug Saf, 27（10）：717-727, 2004
114) Aman MG, White AJ, Vaithianathan C, et al：Preliminary study of imipramine in profoundly retarded residents. J Autism Dev Disord, 16（3）：263-273, 1986
115) Bernstein GA, Anderson LK, Hektner JM, et al：Imipramine compliance in adolescents. Journal of the American Academy of Child and Adolescent Psychiatry, 39（3）：284-291, 2000
116) Klein RG, Koplewicz HS, Kanner A：Imipramine treatment of children with separation anxiety disorder. Journal of the American Academy of Child and Adolescent Psychiatry, 31（1）：21-28, 1992
117) Lee T, Suh HJ, Lee HJ, et al：Comparison of effects of treatment of primary nocturnal enuresis with

oxybutynin plus desmopressin, desmopressin alone or imipramine alone ; a randomized controlled clinical trial. J Urol, 174（3）: 1084-1087, 2005
118) Mikkelsen EJ, Rapoport JL : Enuresis ; psychopathology, sleep stage, and drug response. Urol Clin North Am, 7（2）: 361-377, 1980
119) Neveus T, Tullus K : Tolterodine and imipramine in refractory enuresis ; a placebo-controlled crossover study. *Pediatric nephrology*（Berlin, Germany）, 23（2）: 263-267, 2008
120) Rapoport JL, Mikkelsen EJ, Zavadil A, et al : Childhood enuresis. II. Psychopathology, tricyclic concentration in plasma, and antienuretic effect. Archives of general psychiatry, 37（10）: 1146-1152, 1980
121) Robert R, Blakeney PE, Villarreal C, et al : Imipramine treatment in pediatric burn patients with symptoms of acute stress disorder ; a pilot study. Journal of the American Academy of Child and Adolescent Psychiatry, 38（7）: 873-882, 1999
122) Robert R, Tcheung WJ, Rosenberg L, et al : Treating thermally injured children suffering symptoms of acute stress with imipramine and fluoxetine ; a randomized, double-blind study. Burns, 34（7）: 919-928, 2008
123) Smellie JM, McGrigor VS, Meadow SR, et al : Nocturnal enuresis ; a placebo controlled trial of two antidepressant drugs. Arch Dis Child, 75（1）: 62-66, 1996
124) Winsberg BG, Kupietz SS, Yepes LE, et al : Ineffectiveness of imipramine in children who fail to respond to methylphenidate. J Autism Dev Disord, 10（2）: 129-137, 1980
125) Abedin Zadeh M, Moslemi MK, Kholaseh Zadeh G : Comparison between imipramine and imipramine combined with pseudoephedrine in 5-12-year-old children with uncomplicated enuresis ; a double-blind clinical trial. Journal of pediatric urology, 7（1）: 30-33, 2011
126) アルフレッサ ファーマ：アナフラニール錠10 mg／アナフラニール錠25mg，医薬品添付文書（第9版, 2018年2月改訂）（http：//www.info.pmda.go.jp/go/pack/1174002F1029_3_14/）
127) da Costa CZ, de Morais RM, Zanetta DM, et al : Comparison among clomipramine, fluoxetine, and placebo for the treatment of anxiety disorders in children and adolescents. Journal of child and adolescent psychopharmacology, 23（10）: 687-692, 2013
128) de Haan E, Hoogduin KA, Buitelaar JK, et al : Behavior therapy versus clomipramine for the treatment of obsessive-compulsive disorder in children and adolescents. Journal of the American Academy of Child and Adolescent Psychiatry, 37（10）: 1022-1029, 1998
129) DeVeaugh-Geiss J, Moroz G, Biederman J, et al : Clomipramine hydrochloride in childhood and adolescent obsessive-compulsive disorder--a multicenter trial. Journal of the American Academy of Child and Adolescent Psychiatry, 31（1）: 45-49, 1992
130) Flament MF, Rapoport JL, Berg CJ, et al : Clomipramine treatment of childhood obsessive-compulsive disorder. A double-blind controlled study. Archives of general psychiatry, 42（10）: 977-983, 1985
131) Gordon CT, Rapoport JL, Hamburger SD, et al : Differential response of seven subjects with autistic disorder to clomipramine and desipramine. The American journal of psychiatry,149（3）: 363-366, 1992
132) Gordon CT, State RC, Nelson JE, et al : A double-blind comparison of clomipramine, desipramine, and placebo in the treatment of autistic disorder. Archives of general psychiatry, 50（6）: 441-447, 1993
133) Leonard HL, Meyer MC, Swedo SE, et al : Electrocardiographic changes during desipramine and clomipramine treatment in children and adolescents. Journal of the American Academy of Child and Adolescent Psychiatry, 34（11）: 1460-1468, 1995
134) Leonard HL, Swedo SE, Lenane MC, et al : A double-blind desipramine substitution during long-term clomipramine treatment in children and adolescents with obsessive-compulsive disorder. Archives of general psychiatry, 48（10）: 922-927, 1991
135) Leonard HL, Swedo SE, Rapoport JL, et al : Treatment of obsessive-compulsive disorder with clomipramine and desipramine in children and adolescents. A double-blind crossover comparison. Archives of general psychiatry, 46（12）: 1088-1092, 1989
136) 大日本住友製薬：ノリトレン錠10mg／ノリトレン錠25mg，医薬品添付文書（第12版, 2014年11月改訂）（http：//www.info.pmda.go.jp/go/pack/1179004F1024_1_17/）
137) Geller B, Cooper TB, Graham DL, et al : Pharmacokinetically designed double-blind placebo-controlled study of nortriptyline in 6- to 12-year-olds with major depressive disorder. Journal of the American Academy of Child and Adolescent Psychiatry, 31（1）: 34-44, 1992

138) Ghanizadeh A, Haghighat R：Nortriptyline for treating enuresis in ADHD--a randomized double-blind controlled clinical trial. Pediatr Nephrol, 27（11）：2091-2097, 2012
139) サンファーマ：ルジオミール錠10mg／ルジオミール錠25mg, 医薬品添付文書（第13版, 2017年10月改訂）（http：//www.info.pmda.go.jp/go/pack/1179008F1022_3_01/）
140) Simeon J, Maguire J, Lawrence S：Maprotiline effects in children with enuresis and behavioural disorders. Prog Neuropsychopharmacol, 5（5-6）：495-498, 1981
141) Minuti E, Gallo V：Use of antidepressants in childhood；results of maprotiline (Ludiomil) treatment in 20 cases. Adv Biochem Psychopharmacol, 1982；32：223-227.
142) Peverini R, Ashwal S, Petry E：Maprotiline poisoning in a child. The American journal of emergency medicine, 6（3）：247-249, 1988
143) MSD：テトラミド錠10mg／テトラミド錠30mg, 医薬品添付文書（第12版, 2014年2月改訂）（http：//www.info.pmda.go.jp/go/pack/1179033F1020_3_13/）
144) Wilcox CS, Cohn JB, Katz BB, et al：A double-blind, placebo-controlled study comparing mianserin and amitriptyline in moderately depressed outpatients. Int Clin Psychopharmacol, 9（4）：271-279, 1994
145) Dugas M, Mouren MC, Halfon O, et al：Treatment of childhood and adolescent depression with mianserin. Acta Psychiatr Scand Suppl, 320：48-53, 1985
146) Winsberg BG, Camp-Bruno JA, Vink J, et al：Mianserin pharmacokinetics and behavior in hyperkinetic children. J Clin Psychopharmacol, 7（3）：143-147, 1987
147) 持田製薬：テシプール錠1mg, 医薬品添付文書（第12版, 2015年10月改訂）（http：//www.info.pmda.go.jp/go/pack/1179034F1050_1_04/）
148) アステラス：ドグマチール錠100mg／ドグマチール錠200mg, 医薬品添付文書（第14版, 2014年4月改訂）（http：//www.info.pmda.go.jp/go/pack/1179016F1124_3_10/）
149) Wang J, Sampson S：Sulpiride versus placebo for schizophrenia. Cochrane Database Syst Rev, 11（4）：Cd007811, 2014

第Ⅱ章 児童・青年期精神疾患における薬物治療の有効性・安全性

1-3 児童・青年期精神疾患の薬物治療における副作用 ADHD治療薬の副作用

はじめに──背景・目的

注意欠如・多動症（Attention-deficit/hyperactivity disorder：ADHD）は小児期から成人期を通して5%前後の有病率があり[1]，児童・青年期精神科領域の臨床でも最も診療することの多い障害の一つである。認知行動療法，ペアレントトレーニング，ソーシャルスキルトレーニングなどの心理社会的治療と薬物治療の併用療法が有効[2)-4)]とされており，各国のガイドライン[5)-7)]でも，診断確定後，まずは心理社会的治療を考慮し，次いで薬物治療の追加を考慮することを推奨している。

薬物治療にはメチルフェニデート（MPH）やアンフェタミンなどの中枢刺激薬と，アトモキセチン（ATX）やグアンファシン（GUA）などの非中枢刺激薬があり，不注意症状や多動・衝動性症状などの中核症状だけでなく，課題や学習の遂行，危険回避，ピア関係，家族活動，自己肯定感なども改善する[8)-10)]とされる。一方でこれらの薬物治療には，悪心，嘔吐，食欲減退などの消化器症状，頭痛，傾眠，不眠などの神経症状，動悸，頻脈，徐脈，血圧の上昇あるいは低下などの循環器症状，排尿困難，頻尿，勃起不全などの泌尿・生殖器症状などの副作用もあり[11)-13)]，使用に際しては注意が必要である。

そこでわれわれは，これまでに行われた無作為化比較試験（Randomized Controlled Trial：RCT）やメタ解析を系統的に調査し，児童・青年期患者におけるADHD治療薬の副作用について検討する。本研究では，児童・青年期患者におけるADHD治療薬の副作用についてのエビデンスがどの程度存在するのか（クリニカルクエスチョン1）を把握し，各薬剤の副作用において注意すべきものは何か（クリニカルクエスチョン2）という情報を臨床家に提供することを目的とした。各薬剤の詳細な副作用プロフィールについては，特に薬剤選択の際の一助となることを意識して総括した。

クリニカルクエスチョンと推奨・解説

CQ 1. 児童・青年期患者におけるADHD治療薬の副作用についてのエビデンスがどの程度存在するのか？

CQ 2. 各薬剤の副作用において注意すべきものは何か？

▶ 推奨・解説

　本研究は，ADHD治療薬の副作用についてのエビデンスのみの記述にとどまるため，推奨される治療あるいは推奨されない治療について言及することはできない。推奨されるもしくはされない治療についてはADHDの治療の章を参照されたい。

【研究結果報告】
1）研究方法
　2名の精神科医が複数のデータベース（PubMed，医中誌web）を用いて，わが国で薬価収載されているすべてのADHD治療薬について，児童・青年期患者に対して投与されているRCTおよびメタ解析のうち，和文もしくは英文で確認可能なものについて系統的検索を行い，系統的レビューに準じたレビューを行った。Pubmedでの検索式は，（薬剤一般名）AND（((((((kid OR kids) OR child) OR children) OR pediatric) OR pediatrics) OR infantum），医中誌webでは（薬剤一般名）and（小児/TH or 小児/AL or 児童/AL or 子ども/AL or 子供/AL）とし，対象患者は18歳未満（小児データと成人データの混合された研究も対象とした），検索期間は1980年1月1日〜2016年8月31日までとした（GUAのみ系統的検索を行った時期が異なり1980年1月1日〜2017年12月31日までとしている）。副作用や有害事象についての記載がない研究や，オープン試験，症例報告などは除外した。副作用に関するアウトカムが統一されていないことなどから，バイアスの評価や結果の統合は行わなかった。包含基準を満たしたRCTおよびメタ解析の結果から，注意すべき副作用について情報を抽出し，記載した。

2）児童・青年期におけるADHD治療薬の安全性（総論）
　わが国で承認されているADHD治療薬には，MPH徐放錠，ATX，GUA徐放錠の3種があり，それぞれ小児への適応を有している。MPHはドパミントランスポーターを阻害することにより前頭前皮質や線条体でシナプス間隙のドパミン濃度を上昇させ[14]，ATXはノルアドレナリントランスポーターを阻害することにより前頭前皮質のシナプス間隙のドパミンやノルアドレナリンの濃度を上昇させ[15]，それぞれADHD治療効果を発揮すると考えられている。またGUAは$α_{2A}$アドレナリン受容体への親和性をもち，同受容体を介したノルアドレナリンのシナプス伝達調整により，前頭前皮質および大脳基底核におけるシグナルを調整している可能性が示唆されている[11]。

　3剤の作用機序はそれぞれドパミンやアドレナリン・ノルアドレナリンに関わるものであり，長期投与による心血管系への影響が懸念される。2006年に米国食品医薬品局（Food and Drug Administration：FDA）のPediatric Advisory CommitteeがADHDの薬物治療中の突然死のリスクを指摘したが，これを受けて行われた調査では，小児の一般人口で突然死のリスクが10万人に1.3〜8.5人/年であるのに対し，1992年〜2004年までの調査期間で，薬物治療中の突然死のリスクはMPHでは0.2人/年，ATXでは0.5人/年であった[16]。短期的には，MPHおよびATXは心拍数と血圧を上昇させ[17]，GUAは低下させる[18]ことが知られているが，これらの長期的な影響について検討した研究[19)-21)]は現在までのところ数年程度までの研究期間であり，10年，20年の単位で投与された場合の影響については今後も注視していく必要がある。

　特徴的な副作用として，MPHとATXでは食欲低下，嘔気，悪心，体重減少などが見られ，長期

投与が必要となりやすいことから成長障害への関連も懸念される。国際児童青年精神医学連盟（International Association for Child and Adolescent Psychiatry and Allied Professions：IACAPAP）の発行する『The IACAPAP Textbook of Child and Adolescent Mental Health[22]』では，ADHD治療薬の使用に際して必要なモニタリングや対応として，3〜6カ月ごとの体重測定と成長曲線の作成，食事前の内服を避ける，食生活に関するアドバイスをする，学校のない日や週末は休薬する，薬物の減量や中止を考慮するなどをあげている。

そのほか，頻度の多い副作用としては，不眠，傾眠，頭痛などがあげられる[11)-13)]が，これらについての詳細は各論で述べることとする。

3）児童・青年期におけるADHD治療薬の安全性（各論）
(1) メチルフェニデート（MPH）

MPH徐放錠は2007年12月よりわが国でも薬価収載されており，6歳以上の小児患者に適応がある。2013年12月に成人のADHD患者に対する適応も追加になっているが，6歳未満の幼児における有効性および安全性は確立していない。添付文書[12)]によれば，小児を対象とした国内第II相，第III相試験および長期投与試験の総症例216例中，副作用（臨床検査値異常を含む）は174例（80.6％）に認められ，主なものは食欲減退（42.1％），不眠（18.5％），体重減少（12.0％），頭痛（8.3％），腹痛（5.6％），悪心（5.6％），チック（5.1％），発熱（5.1％）であった。また成人ADHD患者を対象として国内で実施した第III相試験および長期投与試験の総症例272例中，副作用（臨床検査値異常を含む）は209例（76.8％）に認められ，その主なものは，食欲減退（39.7％），動悸（21.7％），体重減少（19.9％），不眠症（18.0％），悪心（16.5％），口渇（14.7％），頭痛（10.7％）であった。また重大な副作用として，剥奪性皮膚炎（0.1％），狭心症，悪性症候群，脳血管障害，肝不全，肝機能障害（各頻度不明）にも注意が必要である。系統的検索においてMPHを18歳未満の小児患者に投与しその副作用についての記載があったメタ解析は14件[23)-36)]，RCTは119件[17),37)-154)]確認された。

StorebøらのCochrane Review[36)]では，18歳以下の小児患者にMPHを投与したRCTについて系統的レビューを行い，185件の研究（総患者数12,245名）についてメタ解析を行った。MPHは重大な副作用はプラセボに比して多くなく，何らかの副作用が出現したものは52.6％で，最も多い副作用は睡眠障害（RR 1.60, 95％ CI 1.15〜2.23）と食欲減退（RR 3.66, 95％ CI 2.56〜5.23）であった。

MPH徐放錠はチック症状を悪化または誘発させる恐れがあるとして，運動性チックやトゥレット症候群の既往歴・家族歴のある患者にはわが国では禁忌[12)]とされている。しかしCohenら[27)]はADHD小児患者に中枢刺激薬を投与した22件の二重盲検RCT（総患者数2,385名）をメタ解析し，中枢刺激薬群でのチックの出現や悪化はプラセボ群と同等である（RR 0.99, 95％ CI 0.78〜1.27）としており，今後も検討が必要と考えられる。

MPH長期投与の成長への影響についてもさまざまな検討がなされている。Zhangら[155)]は，146名のMPH治療を受けているADHD小児患者と29名の未投薬のADHD小児患者を2〜4年追跡調査した。その結果，同年代の平均身長に対してMPH群では－1.86±0.82cm（$p<0.001$），未投薬群では－0.26±0.51cm（$p<0.05$）であり，両群間でもMPH群で有意に低く（$p<0.001$），MPH投与期間が有意に身長の伸びに影響していたと報告している。前出の『The IACAPAP Textbook of Child and Adolescent Mental Health[22)]』では，ADHD治療薬の使用に際して，3〜6カ月ごとの体重測定と成長曲線の作成

を推奨している。

依存や乱用に関して，徐放錠は速放錠に比して乱用されることが少ない[156]とされてはいるが，MPH徐放錠でも依存や乱用への抑止のため，その流通が厳しく規制されている。MPH速放錠はわが国では1958年11月に販売開始[157]され，ナルコレプシーとうつ病に対する適応を有していたが，2002年頃から乱用・依存が社会問題となり，2007年に適応をナルコレプシーのみに変更され，流通も厳しく規制された。これに伴い同年に薬価収載されたMPH徐放錠も，速放錠と同様に流通が厳しく規制されることとなった。

(2) アトモキセチン（ATX）

ATXは2009年6月よりわが国でも薬価収載されており，6歳以上の小児患者に適応がある。2012年8月に成人のADHD患者に対する適応も追加になっている。6歳未満の患者における有効性および安全性は確立していない。添付文書[13]によれば，小児を対象とした国内臨床試験における安全性評価対象例278例中209例（75.2%）に副作用が報告され，主なものは頭痛（22.3%），食欲減退（18.3%），傾眠（14.0%），腹痛（12.2%），悪心（9.7%）であった。系統的検索において，ATXを18歳未満の小児患者に投与し，その副作用についての記載があったメタ解析は18件[21),23),25),26),29)-31),34),158)-167)]，RCTは63件[17),88),111),132),138),146),168)-224)]確認された。

Schwartzら[164]は6～18歳のADHD小児患者3,928名を対象とした4～18週の二重盲検RCT 25件をメタ解析し，何らかの副作用が出現した頻度（70.4%），3%以上の体重減少（26.0%），嘔気・嘔吐・腹痛・下痢などの消化器症状（22.1%），食欲減退（19.2%），倦怠感（11.7%）などがプラセボに比して有意に多かったと報告しており，嘔気の頻度以外は国内臨床試験と大きくは違わない結果であった。嘔気の頻度は海外の文献に比して国内臨床試験で多い傾向であるが，原因としては人種差，内服の回数やタイミングの違いなどが考えられ，今後検証が必要と考えられる。

成長への影響についてKratochvilら[163]は，6～7歳のADHD患者を対象とした13の研究のメタ解析を行い，ATXを投与された95名の2年間後の体重は，標準成長曲線に対する実測パーセンタイルで62.6±26.7から51.0±29.2へとむしろ正常化していた。一方，2年後の身長については，実測パーセンタイルが54.3±30.9から43.4±29.9へと抑制される傾向がみられ，注意が必要と考えられた。前出のThe IACAPAP Textbook of Child and Adolescent Mental Health[22]では，ADHD治療薬の使用に際して必要なモニタリングとして，3～6カ月ごとの体重測定と成長曲線の作成などをあげている。今後，これまで検討されてきた以上の長期間の投与でどのような影響があるのか，上記メタ解析は6～7歳に内服を開始しているがほかの年齢ではどうかなどの検証が必要と考えられる。

循環器系の症状としては，上記Schwartzらのメタ解析[164]で，血圧の上昇は有意だがごくわずかであり，25bpm以上の心拍上昇や100bpm以上の頻脈はATX群で有意に多かった（6.9% vs 1.3%, p=0.0004）。これらの循環器系パラメータの変化は，今のところ短期間で大きな弊害を患者にもたらしてはいないが，長期投与の影響については今後も注視する必要があると考えられる。

攻撃性，自殺関連行動，希死念慮，抑うつなど精神神経症状に関連する副作用について，Bangsら[25]はADHD患者（小児3,883名，成人3,365名）に5～15週アトモキセチンを投与した急性期治療のRCTをメタ解析し，小児患者における自殺関連行動および希死念慮の頻度はアトモキセチン群で0.37%でありプラセボ群の0.07%と有意差はなかったと報告した。また上記Schwartzらのメタ解析[164]では，攻撃性，自殺念慮，抑うつについてはプラセボと有意差がなかったとしている。

ATXの用法や用量により副作用発現に差があることも知られている。1日の投与回数についてWaxmonskyら[213]は，6～12歳のADHD患者55名にATX 1.2mg/kgを1日1回で4週間投与し，そのうち22名を1日2回投与に変更したところ，2回投与群で腹痛が有意に少なかった（$p<0.05$）と報告している。投与回数についてはAdlerら[225]の成人患者の研究でも1日2回投与で嘔気の副作用が有意に少なかったと報告されている。また増量速度についてDittmannら[226]は，6～17歳のADHDと反抗挑発症の併存患者181名を，ATX 0.5mg/kgから1.2mg/kgに増量する急速増量群と0.5mg/kg，0.8mg/kg，1.2mg/kgの順に増量する緩徐増量群とプラセボ群の3群での二重盲検RCTを行い，副作用出現率は急速増量群で60.0%，緩徐増量群で44.3%であり，より緩徐に増量したほうが忍容性がよいと報告した。

ATXとMPHの直接比較をした研究では，Shangら[132]は，7～16歳のADHD患者160名を対象にATXとMPH徐放錠のオープンラベルRCTを行い，嘔吐（18.75% vs 6.25%, $p = 0.017$）と眠気（33.75% vs 1.25%, $p<0.001$）はATXに有意に多く，不眠はATXで有意に少なかった（5.00% vs 15.00%, $p = 0.035$）と報告した。またGargら[180]は，6～14歳のADHD患者69名を対象としATXとMPHのオープンラベルRCTを行い，体重減少はMPH群に多く（-0.57 ± 0.78kg, $p = 0.001$），心拍上昇はATX群に多かった（7 ± 9bpm, $p = 0.021$）としている。両者の違いは臨床家が薬剤選択を行ううえで，特に副作用が問題になった症例で参考になる可能性がある。

(3) グアンファシン（GUA）

選択的 α_{2A} アドレナリン受容体作動薬であるグアンファシン塩酸塩徐放錠は2017年5月にわが国でも薬価収載され，小児期（6歳以上18歳未満）におけるADHDに適応を有する[11]。承認時における安全性評価対象症例254例中，副作用（臨床検査値異常変動を含む）は190例（74.8%）に認められ，その主なものは傾眠146例（57.5%），血圧低下39例（15.4%），頭痛31例（12.2%）であり，さらに不眠，めまい，腹痛，倦怠感（各5%以上）などがそれに続いた[11]。また重大な副作用として，低血圧（5%以上），徐脈（5%以上），失神（頻度不明），房室ブロック（0.5%未満）にも注意が必要である。系統的検索において，GUAを18歳未満の小児患者に投与し，その副作用についての記載があったメタ解析は7件[29), 227)-232)]，RCTは16件[18), 187), 233)-246)]確認された。

Ruggieroら[231]は，GUAをADHD小児患者に投与した7件のRCT（n = 1752）をメタ解析し，少なくとも1つの有害事象を呈したものはGUA群では948例（82.4%），プラセボ群では376例（67.9%）であったと報告している。頻度の高い有害事象としては，傾眠（38.1%），頭痛（21.5%），倦怠感（14.1%），鎮静（10.9%），上腹部痛（10.1%），めまい（7.4%），易刺激性（6.5%），嘔気（6.2%）などがあげられた。

Salleeら[20]は，GUAのRCTに参加した6～17歳のADHD小児患者262名に対し，2年間のオープンラベル長期投与試験を行い，GUA単剤投与群および中枢刺激薬併用群での長期投与の安全性について検討した。試験を完了したものは60名（22.9%）で，試験終了までに，投与薬剤によると思われるまたは可能性のある有害事象を呈したものは単剤投与群で77.2%，併用群で58.5%であり，有害事象による投与中止は単剤投与群13.6%，併用群5.7%であった。重大な有害事象は16名（6.2%）に22件あり，失神が5名，頭部外傷，意識障害，自殺念慮が各2名であった。単剤投与群で頻度の高い有害事象は傾眠（37.9%），頭痛（24.8%），倦怠感（15.0%），過鎮静（12.6%），上腹部痛（12.1%）などであった。単剤投与群での最終受診時の心拍数（平均 ± SD）は試験開始時に比して -0.8 ± 14.7bpm

であったとの記載がみられるが，収縮期血圧および拡張期血圧については単剤投与群での長期投与による影響は記載がみられず（両群あわせた結果は記載されているが中枢刺激薬の影響が否定できない），この点については今後も検討が必要と思われる。

Sayerら[247]は，7～14歳のADHD小児患者207名をGUA速放錠群，MPH徐放錠群，併用群の3群で8週の二重盲検RCTを行い，さらに1年間のオープンラベル長期投与試験を行った。RCTの8週時点において，心拍数はGUA速放錠群では有意に低下し，MPH徐放錠群および併用群では有意差はなかった。同じく収縮期血圧はGUA速放錠群で有意に低下し，MPH徐放錠群では有意に上昇し，併用群は有意差がなかった。拡張期血圧はGUA速放錠群で有意に低下し，MPH徐放錠群および併用群では有意に上昇していた。1年間の長期投与後の心拍数，収縮期血圧，拡張期血圧はそれぞれ8週時点の差が小さくなる傾向であったが，207名中何名が試験を完了したかについての記載はみられなかった。

まとめ

わが国で薬価収載されているADHD治療薬の児童・青年期患者における副作用について，系統的レビューに準じた検索を行い，注意すべき副作用についてまとめた。MPH，ATXともに食欲減退，嘔気・嘔吐などの消化器症状，不眠，傾眠，頭痛，めまいなどの神経症状などの頻度が高かった。両者ともに身長・体重など成長への影響，軽度ではあるが頻脈や血圧上昇など循環器系パラメータへの影響など，長期にわたる投与に関して今後の研究に注視が必要と考えられた。GUAでは頻度の高い副作用として，傾眠，血圧低下，頭痛，倦怠感，めまいなどがあげられたが，これらの長期投与による影響について検討された研究は少なく，今後の課題と考えられた。ADHD治療薬は，心理社会的治療と並んでADHD小児患者に対して有効な治療であるが，その適応，薬剤選択，投与期間，中止時期などについてはリスクとベネフィットを十分に検討し決定する必要がある。

（杉本 篤言，吉永 清宏，江川 純）

文献

1) Willcutt EG：The prevalence of DSM-IV attention-deficit/hyperactivity disorder；a meta-analytic review. Neurotherapeutics；the journal of the American Society for Experimental NeuroTherapeutics, 9（3）：490-499, 2012
2) Huang YH, Chung CY, Ou HY, et al：Treatment effects of combining social skill training and parent training in Taiwanese children with attention deficit hyperactivity disorder. Journal of the Formosan Medical Association = Taiwan yi zhi, 114（3）：260-267, 2015
3) Mohammadi MR, Soleimani AA, Ahmadi N, et al：A Comparison of Effectiveness of Parent Behavioral Management Training and Methylphenidate on Reduction of Symptomsof Attention Deficit Hyperactivity Disorder. Acta medica Iranica, 54（8）：503-509, 2016
4) Sprich SE, Safren SA, Finkelstein D, et al：A randomized controlled trial of cognitive behavioral therapy for ADHD in medication-treated adolescents. Journal of child psychology and psychiatry, and allied disciplines, 57（11）：1218-1226, 2016
5) 齊藤万比古，ADHDの診断・治療指針に関する研究会・編：注意欠如・多動症 -ADHD- の診断・治療ガイドライン 第4版．じほう，東京，2016
6) Declan Q, Doron A, Lauri A, et al：Canadian ADHD Practice Guidelines（CAP-Guidelines）Third Edition. Third Edition ed. Toronto；Canadian ADHD Resource Alliance（CADDRA），2011（https：//www.caddra.

ca/practice-guidelines/download）

7) Taylor E, Kendall T, Asherson P, et al：Attention deficit hyperactivity disorder：NICE Guidance on diagnosis and management of ADHD in children, young people and adults. London：National Institute for Health and Care Excellence (NICE), 2008 (https：//www.nice.org.uk/guidance/cg72)

8) Escobar R, Schacht A, Wehmeier PM, et al：Quality of life and attention-deficit/hyperactivity disorder core symptoms；pooled analysis of 5 non-US atomoxetine clinical trials. Journal of clinical psychopharmacology, 30（2）：145-151, 2010

9) Perwien AR, Faries DE, Kratochvil CJ, et al：Improvement in health-related quality of life in children with ADHD；an analysis of placebo controlled studies of atomoxetine. Journal of developmental and behavioral pediatrics；JDBP, 5（4）：264-271, 2004

10) Prasad V, Brogan E, Mulvaney C, et al：How effective are drug treatments for children with ADHD at improving on-task behaviour and academic achievement in the school classroom? A systematic review and meta-analysis. European child & adolescent psychiatry, 22（4）：203-216, 2013

11) 塩野義製薬：インチュニブ錠1mg／インチュニブ錠3mg，医薬品添付文書（第2版，2017年10月改訂）(http://www.info.pmda.go.jp/downfiles/ph/PDF/340018_1179057G1021_1_04.pdf)

12) ヤンセンファーマ：コンサータ錠18mg／コンサータ錠27mg／コンサータ錠36mg，医薬品添付文書（第8版，2016年2月改訂）(http://www.info.pmda.go.jp/downfiles/ph/PDF/800155_1179009G1022_1_13.pdf)

13) 日本イーライリリー：ストラテラカプセル5mg／ストラテラカプセル10mg／ストラテラカプセル25mg／ストラテラカプセル40mg，医薬品添付文書（第11版，2018年8月改訂）(http://www.info.pmda.go.jp/downfiles/ph/PDF/530471_1179050M1023_1_15.pdf)

14) Volkow ND, Wang GJ, Tomasi D, et al：Methylphenidate-elicited dopamine increases in ventral striatum are associated with long-term symptom improvement in adults with attention deficit hyperactivity disorder. The Journal of neuroscience；the official journal of the Society for Neuroscience, 32（3）：841-849, 2012

15) Bymaster FP, Katner JS, Nelson DL, et al：Atomoxetine increases extracellular levels of norepinephrine and dopamine in prefrontal cortex of rat；a potential mechanism for efficacy in attention deficit/hyperactivity disorder. Neuropsychopharmacology；official publication of the American College of Neuropsychopharmacology, 27（5）：699-711, 2002

16) Pliszka S：Practice parameter for the assessment and treatment of children and adolescents with attention-deficit/hyperactivity disorder. Journal of the American Academy of Child and Adolescent Psychiatry, 46（7）：894-921, 2007

17) Kratochvil CJ, Heiligenstein JH, Dittmann R, et al：Atomoxetine and methylphenidate treatment in children with ADHD；a prospective, randomized, open-label trial. Journal of the American Academy of Child and Adolescent Psychiatry, 41（7）：776-784, 2002

18) Sallee FR, McGough J, Wigal T, et al：Guanfacine extended release in children and adolescents with attention-deficit/hyperactivity disorder：a placebo-controlled trial. Journal of the American Academy of Child and Adolescent Psychiatry, 48（2）：155-165, 2009

19) Edvinsson D, Ekselius L：Long-Term Tolerability and Safety of Pharmacological Treatment of Adult Attention-Deficit/Hyperactivity Disorder；A 6-Year Prospective Naturalistic Study. Journal of clinical psychopharmacology, 38（4）：370-375, 2018

20) Sallee FR, Lyne A, Wigal T, et al：Long-term safety and efficacy of guanfacine extended release in children and adolescents with attention-deficit/hyperactivity disorder. Journal of child and adolescent psychopharmacology, 19（3）：215-226, 2009

21) Donnelly C, Bangs M, Trzepacz P, et al：Safety and tolerability of atomoxetine over 3 to 4 years in children and adolescents with ADHD. Journal of the American Academy of Child and Adolescent Psychiatry, 48（2）：176-185, 2009

22) Moriyama TS, Cho AJM, Verin RE, et al：Attention deficit hyperactivity disorder. In：Rey JM, editor. IACAPAP Textbook of Child and Adolescent Mental Health. Geneva：International Association for Child and Adolescent Psychiatry and Allied Professions, IACAPAP；2015.

23) Polzer J, Bangs ME, Zhang S, et al：Meta-analysis of aggression or hostility events in randomized, controlled clinical trials of atomoxetine for ADHD. Biological psychiatry, 61（5）：713-719, 2007

24) Maneeton N, Maneeton B, Intaprasert S, et al：A systematic review of randomized controlled trials of bupropion versus methylphenidate in the treatment of attention-deficit/hyperactivity disorder.

25) Bangs ME, Tauscher-Wisniewski S, Polzer J, et al：Meta-analysis of suicide-related behavior events in patients treated with atomoxetine. Journal of the American Academy of Child and Adolescent Psychiatry, 47 (2)：209-218, 2008

26) Bushe CJ, Savill NC：Suicide related events and attention deficit hyperactivity disorder treatments in children and adolescents；a meta-analysis of atomoxetine and methylphenidate comparator clinical trials. Child and adolescent psychiatry and mental health, 7：19, 2013

27) Cohen SC, Mulqueen JM, Ferracioli-Oda E, et al：Meta-Analysis；Risk of Tics Associated With Psychostimulant Use in Randomized, Placebo-Controlled Trials. Journal of the American Academy of Child and Adolescent Psychiatry, 54 (9)：728-736, 2015

28) De Crescenzo F, Armando M, Mazzone L, et al：The use of actigraphy in the monitoring of methylphenidate versus placebo in ADHD；a meta-analysis. Attention deficit and hyperactivity disorders, 6 (1)：49-58, 2014

29) Frank E, Ozon C, Nair V, et al：Examining why patients with attention-deficit/hyperactivity disorder lack adherence to medication over the long term；a review and analysis. The Journal of clinical psychiatry, 76 (11)：e1459-1468, 2015

30) Gibson AP, Bettinger TL, Patel NC, et al：Atomoxetine versus stimulants for treatment of attention deficit/hyperactivity disorder. The Annals of pharmacotherapy, 40 (6)：1134-1142, 2006

31) Hanwella R, Senanayake M, de Silva V：Comparative efficacy and acceptability of methylphenidate and atomoxetine in treatment of attention deficit hyperactivity disorder in children and adolescents；a meta-analysis. BMC psychiatry, 10；11：176, 2011

32) Matsui Y, Matsunaga S, Matsuda Y, et al：Azapirones for Attention Deficit Hyperactivity Disorder；A Systematic Review. Pharmacopsychiatry, 49 (3)：97-106, 2016

33) Punja S, Xu D, Schmid CH, et al：N-of-1 trials can be aggregated to generate group mean treatment effects：a systematic review and meta-analysis. Journal of clinical epidemiology, 76：65-75, 2016

34) Reichow B, Volkmar FR, Bloch MH：Systematic review and meta-analysis of pharmacological treatment of the symptoms of attention-deficit/hyperactivity disorder in children with pervasive developmental disorders. Journal of autism and developmental disorders, 43 (10)：2435-2441, 2013

35) Schachter HM, Pham B, King J, et al：How efficacious and safe is short-acting methylphenidate for the treatment of attention-deficit disorder in children and adolescents? A meta-analysis. CMAJ；Canadian Medical Association journal = journal de l'Association medicale canadienne, 165 (11)：1475-1488, 2001

36) Storebo OJ, Ramstad E, Krogh HB, et al：Methylphenidate for children and adolescents with attention deficit hyperactivity disorder (ADHD). The Cochrane database of systematic reviews, 25 (11)：CD009885, 2015

37) A 14-month randomized clinical trial of treatment strategies for attention-deficit/hyperactivity disorder. The MTA Cooperative Group. Multimodal Treatment Study of Children with ADHD. Archives of general psychiatry, 56 (12)：1073-1086, 1999

38) Treatment of ADHD in children with tics：a randomized controlled trial. Neurology, 58 (4)：527-536, 2002

39) Randomized, controlled, crossover trial of methylphenidate in pervasive developmental disorders with hyperactivity. Archives of general psychiatry, 62 (11)：1266-1274, 2005

40) Akhondzadeh S, Mohammadi MR, Khademi M：Zinc sulfate as an adjunct to methylphenidate for the treatment of attention deficit hyperactivity disorder in children；a double blind and randomized trial [ISRCTN64132371]. BMC psychiatry, 4：9, 2004

41) Akhondzadeh S, Tavakolian R, Davari-Ashtiani R, et al：Selegiline in the treatment of attention deficit hyperactivity disorder in children；a double blind and randomized trial. Progress in neuro-psychopharmacology & biological psychiatry, 27 (5)：841-845, 2003

42) Amiri S, Mohammadi MR, Mohammadi M, et al：Modafinil as a treatment for Attention-Deficit/Hyperactivity Disorder in children and adolescents；a double blind, randomized clinical trial. Progress in neuro-psychopharmacology & biological psychiatry, 32 (1)：145-149, 2008

43) Arnold LE, Lindsay RL, Conners CK, et al：A double-blind, placebo-controlled withdrawal trial of dexmethylphenidate hydrochloride in children with attention deficit hyperactivity disorder. Journal of child and adolescent psychopharmacology, 14 (4)：542-554, 2004

44) Barkley RA, Connor DF, Kwasnik D：Challenges to determining adolescent medication response in an

outpatient clinical setting ; Comparing Adderal and methylphenidate for ADHD. J Atten Disord, 4 (2) : 102-113, 2000

45) Barkley RA, McMurray MB, Edelbrock CS, et al : The response of aggressive and nonaggressive ADHD children to two doses of methylphenidate. Journal of the American Academy of Child and Adolescent Psychiatry, 28 (6) : 873-881, 1989

46) Biederman J, Quinn D, Weiss M, et al : Efficacy and safety of Ritalin LA, a new, once daily, extended-release dosage form of methylphenidate, in children with attention deficit hyperactivity disorder. Paediatric drugs, 5 (12) : 833-841, 2003

47) Borcherding BG, Keysor CS, Rapoport JL, et al : Motor/vocal tics and compulsive behaviors on stimulant drugs ; is there a common vulnerability? Psychiatry research, 33 (1) : 83-94, 1990

48) Brams M, Muniz R, Childress A, et al : A randomized, double-blind, crossover study of once-daily dexmethylphenidate in children with attention-deficit hyperactivity disorder ; rapid onset of effect. CNS drugs, 22 (8) : 693-704, 2008

49) Brams M, Turnbow J, Pestreich L, et al : A randomized, double-blind study of 30 versus 20 mg dexmethylphenidate extended-release in children with attention-deficit/hyperactivity disorder ; late-day symptom control. Journal of clinical psychopharmacology, 32 (5) : 637-644, 2012

50) Brown RT, Jaffe SL, Silverstein J, et al : Methylphenidate and hospitalized adolescents with conduct disorder ; Dose effects on classroom behavior, academic performance, and impulsivity. Journal of youth and adolescence, 20 (5) : 501-518, 1991

51) Brown RT, Sexson SB : A controlled trial of methylphenidate in black adolescents. Attentional, behavioral, and physiological effects. Clinical pediatrics, 27 (2) : 74-81, 1998

52) Buitelaar JK, Van der Gaag RJ, Swaab-Barneveld H, et al : Prediction of clinical response to methylphenidate in children with attention-deficit hyperactivity disorder. Journal of the American Academy of Child and Adolescent Psychiatry, 34 (8) : 1025-1032, 1995

53) Buitelaar JK, van der Gaag RJ, Swaab-Barneveld H, et al : Pindolol and methylphenidate in children with attention-deficit hyperactivity disorder. Clinical efficacy and side-effects. Journal of child psychology and psychiatry, and allied disciplines, 37 (5) : 587-595, 1996

54) Bukstein OG, Kolko DJ : Effects of methylphenidate on aggressive urban children with attention deficit hyperactivity disorder. Journal of clinical child psychology, 27 (3) : 340-35, 1998

55) Carlson GA, Dunn D, Kelsey D, et al : A pilot study for augmenting atomoxetine with methylphenidate : safety of concomitant therapy in children with attention-deficit/hyperactivity disorder. Child and adolescent psychiatry and mental health, 27 ; 1 (1) : 10, 2007

56) Castellanos FX, Giedd JN, Elia J, et al : Controlled stimulant treatment of ADHD and comorbid Tourette's syndrome ; effects of stimulant and dose. Journal of the American Academy of Child and Adolescent Psychiatry, 36 (5) : 589-596, 1997

57) Chacko A, Pelham WE, Gnagy EM, et al : Stimulant medication effects in a summer treatment program among young children with attention-deficit/hyperactivity disorder. Journal of the American Academy of Child and Adolescent Psychiatry, 44 (3) : 249-257, 2005

58) Childress AC, Spencer T, Lopez F, et al : Efficacy and safety of dexmethylphenidate extended-release capsules administered once daily to children with attention-deficit/hyperactivity disorder. Journal of child and adolescent psychopharmacology, 19 (4) : 351-361, 2009

59) Conklin HM, Khan RB, Reddick WE, et al : Acute neurocognitive response to methylphenidate among survivors of childhood cancer ; a randomized, double-blind, cross-over trial. Journal of pediatric psychology, 32 (9) : 1127-1139, 2007

60) Conklin HM, Lawford J, Jasper BW, et al : Side effects of methylphenidate in childhood cancer survivors ; a randomized placebo-controlled trial. Pediatrics, 124 (1) : 226-233, 2009

61) Corkum P, Panton R, Ironside S, et al : Acute impact of immediate release methylphenidate administered three times a day on sleep in children with attention-deficit/hyperactivity disorder. Journal of pediatric psychology, 33 (4) : 368-379, 2008

62) Cox DJ, Moore M, Burket R, et al : Rebound effects with long-acting amphetamine or methylphenidate stimulant medication preparations among adolescent male drivers with attention-deficit/hyperactivity disorder. Journal of child and adolescent psychopharmacology, 18 (1) : 1-10, 2008

63) Davari-Ashtiani R, Shahrbabaki ME, Razjouyan K, et al : Buspirone versus methylphenidate in the treatment of attention deficit hyperactivity disorder ; a double-blind and randomized trial. Child psychiatry and human development, 41 (6) : 641-648, 2010

64) Daviss WB, Patel NC, Robb AS, et al : Clonidine for attention-deficit/hyperactivity disorder ; II. ECG changes and adverse events analysis. Journal of the American Academy of Child and Adolescent Psychiatry, 47 (2) : 189-198, 2008

65) Dopfner M, Gerber WD, Banaschewski T, et al : Comparative efficacy of once-a-day extended-release methylphenidate, two-times-daily immediate-release methylphenidate, and placebo in a laboratory school setting. European child & adolescent psychiatry, 1 : I93-101, 2004

66) Dopfner M, Ose C, Fischer R, et al : Comparison of the efficacy of two different modified release methylphenidate preparations for children and adolescents with attention-deficit/hyperactivity disorder in a natural setting ; comparison of the efficacy of Medikinet ((R)) retard and Concerta ((R)) --a randomized, controlled, double-blind multicenter clinical crossover trial. Journal of child and adolescent psychopharmacology, 21 (5) : 445-454, 2011

67) DuPaul GJ, Anastopoulos AD, Kwasnik D, et al : Methylphenidate effects on children with Attention Deficit Hyperactivity Disorder ; Self-report of symptoms, side-effects, and self-esteem. J Atten Disord, 1 (1) : 3-15, 1996

68) Findling RL, Bukstein OG, Melmed RD, et al : A randomized, double-blind, placebo-controlled, parallel-group study of methylphenidate transdermal system in pediatric patients with attention-deficit/hyperactivity disorder. The Journal of clinical psychiatry, 69 (1) : 149-159, 2008

69) Findling RL, Quinn D, Hatch SJ, et al : Comparison of the clinical efficacy of twice-daily Ritalin and once-daily Equasym XL with placebo in children with Attention Deficit/Hyperactivity Disorder. European child & adolescent psychiatry, 15 (8) : 450-459, 2006

70) Findling RL, Short EJ, McNamara NK, et al : Methylphenidate in the treatment of children and adolescents with bipolar disorder and attention-deficit/hyperactivity disorder. Journal of the American Academy of Child and Adolescent Psychiatry, 46 (11) : 1445-1453, 2007

71) Findling RL, Turnbow J, Burnside J, et al : A randomized, double-blind, multicenter, parallel-group, placebo-controlled, dose-optimization study of the methylphenidate transdermal system for the treatment of ADHD in adolescents. CNS spectrums, 15 (7) : 419-430, 2010

72) Fine S, Johnston C : Drug and placebo side effects in methylphenidate-placebo trial for attention deficit hyperactivity disorder. Child psychiatry and human development, 24 (1) : 25-30, 1993

73) Fitzpatrick PA, Klorman R, Brumaghim JT, et al : Effects of sustained-release and standard preparations of methylphenidate on attention deficit disorder. Journal of the American Academy of Child and Adolescent Psychiatry, 31 (2) : 226-234, 1992

74) Gau SS, Shen HY, Soong WT, et al : An open-label, randomized, active-controlled equivalent trial of osmotic release oral system methylphenidate in children with attention-deficit/hyperactivity disorder in Taiwan. Journal of child and adolescent psychopharmacology, 16 (4) : 441-455, 2006

75) Ghanizadeh A, Haghighat R : Nortriptyline for treating enuresis in ADHD--a randomized double-blind controlled clinical trial. Pediatric nephrology (Berlin, Germany), 27 (11) : 2091-2097, 2012

76) Ghanizadeh A, Sayyari Z, Mohammadi MR : Effect of methylphenidate and folic Acid on ADHD symptoms and quality of life and aggression ; a randomized double blind placebo controlled clinical trial. Iranian journal of psychiatry, 8 (3) : 108-112, 2013

77) Ghuman JK, Aman MG, Lecavalier L, et al : Randomized, placebo-controlled, crossover study of methylphenidate for attention-deficit/hyperactivity disorder symptoms in preschoolers with developmental disorders. Journal of child and adolescent psychopharmacology, 19 (4) : 329-339, 2009

78) Gorman EB, Klorman R, Thatcher JE, et al : Effects of methylphenidate on subtypes of attention-deficit/hyperactivity disorder. Journal of the American Academy of Child and Adolescent Psychiatry, 45 (7) : 808-816, 2006

79) Green T, Weinberger R, Diamond A, et al : The effect of methylphenidate on prefrontal cognitive functioning, inattention, and hyperactivity in velocardiofacial syndrome. Journal of child and adolescent psychopharmacology, 21 (6) : 589-595, 2011

80) Greenhill L, Kollins S, Abikoff H, et al : Efficacy and safety of immediate-release methylphenidate treatment

for preschoolers with ADHD. Journal of the American Academy of Child and Adolescent Psychiatry, 45 (11) : 1284-1293, 2006

81) Greenhill LL, Findling RL, Swanson JM : A double-blind, placebo-controlled study of modified-release methylphenidate in children with attention-deficit/hyperactivity disorder. Pediatrics, 109 (3) : E39, 2002

82) Greenhill LL, Muniz R, Ball RR, et al : Efficacy and safety of dexmethylphenidate extended-release capsules in children with attention-deficit/hyperactivity disorder. Journal of the American Academy of Child and Adolescent Psychiatry, 45 (7) : 817-823, 2006

83) Hazell PL, Stuart JE : A randomized controlled trial of clonidine added to psychostimulant medication for hyperactive and aggressive children. Journal of the American Academy of Child and Adolescent Psychiatry, 42 (8) : 886-894, 2003

84) Ishii-Takahashi A, Takizawa R, Nishimura Y, et al : Neuroimaging-Aided Prediction of the Effect of Methylphenidate in Children with Attention-Deficit Hyperactivity Disorder ; A Randomized Controlled Trial. Neuropsychopharmacology : official publication of the American College of Neuropsychopharmacology, 40 (12) : 2676-2685, 2015

85) Jacobi-Polishook T, Shorer Z, Melzer I : The effect of methylphenidate on postural stability under single and dual task conditions in children with attention deficit hyperactivity disorder - a double blind randomized control trial. Journal of the neurological sciences, 280 (1-2) : 15-21, 2009

86) Jafarinia M, Mohammadi MR, Modabbernia A, et al : Bupropion versus methylphenidate in the treatment of children with attention-deficit/hyperactivity disorder ; randomized double-blind study. Human psychopharmacology, 27 (4) : 411-418, 2012

87) Jans T, Jacob C, Warnke A, et al : Does intensive multimodal treatment for maternal ADHD improve the efficacy of parent training for children with ADHD? A randomized controlled multicenter trial. Journal of child psychology and psychiatry, and allied disciplines, 56 (12) : 1298-1313, 2015

88) Kemner JE, Starr HL, Ciccone PE, et al : Outcomes of OROS methylphenidate compared with atomoxetine in children with ADHD ; a multicenter, randomized prospective study. Advances in therapy, 22 (5) : 498-512, 2005

89) Khodadust N, Jalali AH, Ahmadzad-Asl M, et al : Comparison of Two brands of Methylphenidate (Stimdate ((R)) vs. Ritalin ((R))) in Children and Adolescents with Attention Deficit Hyperactivity Disorder : A Double-Blind, Randomized Clinical Trial. Iranian journal of psychiatry and behavioral sciences, 6 (1) : 26-32, 2012

90) Klorman R, Brumaghim JT, Fitzpatrick PA, et al : Clinical effects of a controlled trial of methylphenidate on adolescents with attention deficit disorder. Journal of the American Academy of Child and Adolescent Psychiatry, 29 (5) : 702-709, 1990

91) Kolko DJ, Bukstein OG, Barron J : Methylphenidate and behavior modification in children with ADHD and comorbid ODD or CD ; main and incremental effects across settings. Journal of the American Academy of Child and Adolescent Psychiatry, 38 (5) : 578-586, 1999

92) Lee J, Grizenko N, Bhat V, et al : Relation between therapeutic response and side effects induced by methylphenidate as observed by parents and teachers of children with ADHD. BMC psychiatry, 11 : 70, 2011

93) Li L, Yang L, Zhuo CJ, et al : A randomised controlled trial of combined EEG feedback and methylphenidate therapy for the treatment of ADHD. Swiss medical weekly, 143 : w13838, 2013

94) Lin DY, Kratochvil CJ, Xu W, et al : A randomized trial of edivoxetine in pediatric patients with attention-deficit/hyperactivity disorder. Journal of child and adolescent psychopharmacology, 24 (4) : 190-200, 2014

95) Lion-Francois L, Gueyffier F, Mercier C, et al : The effect of methylphenidate on neurofibromatosis type 1 ; a randomised, double-blind, placebo-controlled, crossover trial. Orphanet journal of rare diseases, 9 : 142, 2014

96) Manos M, Frazier TW, Landgraf JM, et al : HRQL and medication satisfaction in children with ADHD treated with the methylphenidate transdermal system. Current medical research and opinion, 25 (12) : 3001-3010, 2009

97) Martins S, Tramontina S, Polanczyk G, et al : Weekend holidays during methylphenidate use in ADHD children ; a randomized clinical trial. Journal of child and adolescent psychopharmacology, 14 (2) : 195-206, 2004

98) McBride MC : An individual double-blind crossover trial for assessing methylphenidate response in children

with attention deficit disorder. The Journal of pediatrics, 113（1 Pt 1）：137-145, 1988
99) McGough JJ, McBurnett K, Bukstein O, et al：Once-daily OROS methylphenidate is safe and well tolerated in adolescents with attention-deficit/hyperactivity disorder. Journal of child and adolescent psychopharmacology, 16（3）：351-356, 2006
100) McGough JJ, Wigal SB, Abikoff H, et al：A randomized, double-blind, placebo-controlled, laboratory classroom assessment of methylphenidate transdermal system in children with ADHD. Journal of attention disorders, 9（3）：476-485, 2006
101) Mohammadi MR, Ghanizadeh A, Alaghband-Rad J, et al：Selegiline in comparison with methylphenidate in attention deficit hyperactivity disorder children and adolescents in a double-blind, randomized clinical trial. Journal of child and adolescent psychopharmacology, 14（3）：418-425, 2004
102) Mohammadi MR, Hafezi P, Galeiha A, et al：Buspirone versus methylphenidate in the treatment of children with attention- deficit/ hyperactivity disorder；randomized double-blind study. Acta medica Iranica, 50（11）：723-728, 2012
103) Mohammadi MR, Kashani L, Akhondzadeh S, et al：Efficacy of theophylline compared to methylphenidate for the treatment of attention-deficit hyperactivity disorder in children and adolescents；a pilot double-blind randomized trial. Journal of clinical pharmacy and therapeutics, 29（2）：139-144, 2004
104) Mohammadi MR, Kazemi MR, Zia E, et al：Amantadine versus methylphenidate in children and adolescents with attention deficit/hyperactivity disorder；a randomized, double-blind trial. Human psychopharmacology, 25（7-8）：560-565, 2010
105) Mohammadi MR, Mohammadzadeh S, Akhondzadeh S：Memantine versus Methylphenidate in Children and Adolescents with Attention Deficit Hyperactivity Disorder；A Double-Blind, Randomized Clinical Trial. Iranian journal of psychiatry, 10（2）：106-114, 2015
106) Mohammadi MR, Mostafavi SA, Keshavarz SA, et al：Melatonin effects in methylphenidate treated children with attention deficit hyperactivity disorder；a randomized double blind clinical trial. Iranian journal of psychiatry, 7（2）：87-92, 2012
107) Mulhern RK, Khan RB, Kaplan S, et al：Short-term efficacy of methylphenidate；a randomized, double-blind, placebo-controlled trial among survivors of childhood cancer. Journal of clinical oncology ;official journal of the American Society of Clinical Oncology, 22（23）：4795-4803, 2004
108) Muniz R, Brams M, Mao A, et al：Efficacy and safety of extended-release dexmethylphenidate compared with d, l-methylphenidate and placebo in the treatment of children with attention-deficit/hyperactivity disorder；a 12-hour laboratory classroom study. Journal of child and adolescent psychopharmacology, 18（3）：248-256, 2008
109) Murray DW, Childress A, Giblin J, et al：Effects of OROS methylphenidate on academic, behavioral, and cognitive tasks in children 9 to 12 years of age with attention-deficit/hyperactivity disorder. Clinical pediatrics, 50（4）：308-320, 2011
110) Musten LM, Firestone P, Pisterman S, et al：Effects of methylphenidate on preschool children with ADHD；cognitive and behavioral functions. Journal of the American Academy of Child and Adolescent Psychiatry, 36（10）：1407-1415, 1997
111) Newcorn JH, Kratochvil CJ, Allen AJ, et al：Atomoxetine and osmotically released methylphenidate for the treatment of attention deficit hyperactivity disorder；acute comparison and differential response. The American journal of psychiatry, 165（6）：721-730, 2008
112) Overtoom CC, Verbaten MN, Kemner C, et al：Effects of methylphenidate, desipramine, and L-dopa on attention and inhibition in children with Attention Deficit Hyperactivity Disorder. Behavioural brain research, 145（1-2）：7-15, 2003
113) Pataki CS, Carlson GA, Kelly KL, et al：Side effects of methylphenidate and desipramine alone and in combination in children. Journal of the American Academy of Child and Adolescent Psychiatry, 32（5）：1065-1072, 1993
114) Pearson DA, Santos CW, Aman MG, et al：Effects of extended release methylphenidate treatment on ratings of attention-deficit/hyperactivity disorder（ADHD）and associated behavior in children with autism spectrum disorders and ADHD symptoms. Journal of child and adolescent psychopharmacology, 23（5）：337-351, 2013
115) Pelham WE, Aronoff HR, Midlam JK, et al：A comparison of ritalin and adderall；efficacy and time-course

in children with attention-deficit/hyperactivity disorder. Pediatrics, 103 (4) : e43, 1999
116) Pelham WE, Gnagy EM, Burrows-Maclean L, et al : Once-a-day Concerta methylphenidate versus three-times-daily methylphenidate in laboratory and natural settings. Pediatrics, 107 (6) : E105, 2001
117) Pelham WE, Jr., Greenslade KE, Vodde-Hamilton M, et al : Relative efficacy of long-acting stimulants on children with attention deficit-hyperactivity disorder ; a comparison of standard methylphenidate, sustained-release methylphenidate, sustained-release dextroamphetamine, and pemoline. Pediatrics, 86 (2) : 226-237, 1990
118) Pelham WE, Jr., Manos MJ, Ezzell CE, et al : A dose-ranging study of a methylphenidate transdermal system in children with ADHD. Journal of the American Academy of Child and Adolescent Psychiatry, 44 (6) : 522-529, 2005
119) Pliszka SR, Browne RG, Olvera RL, et al : A double-blind, placebo-controlled study of Adderall and methylphenidate in the treatment of attention-deficit/hyperactivity disorder. Journal of the American Academy of Child and Adolescent Psychiatry, 39 (5) : 619-626, 2000
120) Quinn D, Wigal S, Swanson J, et al : Comparative pharmacodynamics and plasma concentrations of d-threo-methylphenidate hydrochloride after single doses of d-threo-methylphenidate hydrochloride and d,l-threo-methylphenidate hydrochloride in a double-blind, placebo-controlled, crossover laboratory school study in children with attention-deficit/hyperactivity disorder. Journal of the American Academy of Child and Adolescent Psychiatry, 43 (11) : 1422-1429, 2004
121) Ramtvedt BE, Aabech HS, Sundet K : Minimizing adverse events while maintaining clinical improvement in a pediatric attention-deficit/hyperactivity disorder crossover trial with dextroamphetamine and methylphenidate. Journal of child and adolescent psychopharmacology, 24 (3) : 130-139, 2014
122) Ramtvedt BE, Roinas E, Aabech HS, et al : Clinical gains from including both dextroamphetamine and methylphenidate in stimulant trials. Journal of child and adolescent psychopharmacology, 23 (9) : 597-604, 2013
123) Riggs PD, Winhusen T, Davies RD, et al : Randomized controlled trial of osmotic-release methylphenidate with cognitive-behavioral therapy in adolescents with attention-deficit/hyperactivity disorder and substance use disorders. Journal of the American Academy of Child and Adolescent Psychiatry, 50 (9) : 903-914, 2011
124) Salardini E, Zeinoddini A, Kohi A, et al : Agomelatine as a Treatment for Attention-Deficit/Hyperactivity Disorder in Children and Adolescents ; A Double-Blind, Randomized Clinical Trial. Journal of child and adolescent psychopharmacology, 26 (6) : 513-519, 2016
125) Salehi B, Imani R, Mohammadi MR, et al : Ginkgo biloba for attention-deficit/hyperactivity disorder in children and adolescents ; a double blind, randomized controlled trial. Progress in neuro-psychopharmacology & biological psychiatry, 34 (1) : 76-80, 2010
126) Samuels JA, Franco K, Wan F, et al : Effect of stimulants on 24-h ambulatory blood pressure in children with ADHD ; a double-blind, randomized, cross-over trial. Pediatric nephrology (Berlin, Germany), 21 (1) : 92-95, 2006
127) Santisteban JA, Stein MA, Bergmame L, et al : Effect of extended-release dexmethylphenidate and mixed amphetamine salts on sleep ; a double-blind, randomized, crossover study in youth with attention-deficit hyperactivity disorder. CNS drugs, 28 (9) : 825-833, 2014
128) Schachar R, Ickowicz A, Crosbie J, et al : Cognitive and behavioral effects of multilayer-release methylphenidate in the treatment of children with attention-deficit/hyperactivity disorder. Journal of child and adolescent psychopharmacology, 18 (1) : 11-24, 2008
129) Schachar RJ, Tannock R, Cunningham C, et al : Behavioral, situational, and temporal effects of treatment of ADHD with methylphenidate. Journal of the American Academy of Child and Adolescent Psychiatry, 36 (6) : 754-763, 1997
130) Schulz E, Fleischhaker C, Hennighausen K, et al : A double-blind, randomized, placebo/active controlled crossover evaluation of the efficacy and safety of Ritalin (R) LA in children with attention-deficit/hyperactivity disorder in a laboratory classroom setting. Journal of child and adolescent psychopharmacology, 20 (5) : 377-385, 2010
131) Shakibaei F, Radmanesh M, Salari E, et al : Ginkgo biloba in the treatment of attention-deficit/hyperactivity disorder in children and adolescents. A randomized, placebo-controlled, trial. Complementary therapies in clinical practice, 21 (2) : 61-67, 2015

132) Shang CY, Pan YL, Lin HY, et al：An Open-Label, Randomized Trial of Methylphenidate and Atomoxetine Treatment in Children with Attention-Deficit/Hyperactivity Disorder. Journal of child and adolescent psychopharmacology, 25（7）：566-573, 2015

133) Silva R, Muniz R, McCague K, et al：Treatment of children with attention-deficit/hyperactivity disorder；results of a randomized, multicenter, double-blind, crossover study of extended-release dexmethylphenidate and D, L-methylphenidate and placebo in a laboratory classroom setting. Psychopharmacology bulletin, 41（1）：19-33, 2008

134) Silva RR, Muniz R, Pestreich L, et al：Efficacy and duration of effect of extended-release dexmethylphenidate versus placebo in schoolchildren with attention-deficit/hyperactivity disorder. Journal of child and adolescent psychopharmacology, 16（3）：239-251, 2006

135) Simonoff E, Taylor E, Baird G, et al：Randomized controlled double-blind trial of optimal dose methylphenidate in children and adolescents with severe attention deficit hyperactivity disorder and intellectual disability. Journal of child psychology and psychiatry, and allied disciplines, 54（5）：527-535, 2013

136) Smith BH, Pelham WE, Evans S, et al：Dosage effects of methylphenidate on the social behavior of adolescents diagnosed with attention-deficit hyperactivity disorder. Experimental and clinical psychopharmacology, 6（2）：187-204, 1998

137) Solanto M, Newcorn J, Vail L, et al：Stimulant drug response in the predominantly inattentive and combined subtypes of attention-deficit/hyperactivity disorder. Journal of child and adolescent psychopharmacology, 19（6）：663-671, 2009

138) Starr HL, Kemner J：Multicenter, randomized, open-label study of OROS methylphenidate versus atomoxetine；treatment outcomes in African-American children with ADHD. Journal of the National Medical Association, 97（10 Suppl）：11S-16S, 2005

139) Steele M, Weiss M, Swanson J, et al：A randomized, controlled effectiveness trial of OROS-methylphenidate compared to usual care with immediate-release methylphenidate in attention deficit-hyperactivity disorder. The Canadian journal of clinical pharmacology = Journal canadien de pharmacologie clinique, 13（1）：e50-62, 2006

140) Stein MA, Blondis TA, Schnitzler ER, et al：Methylphenidate dosing；twice daily versus three times daily. Pediatrics, 98（4 Pt 1）：748-756, 1996

141) Stein MA, Sarampote CS, Waldman ID, et al：A dose-response study of OROS methylphenidate in children with attention-deficit/hyperactivity disorder. Pediatrics, 112（5）：e404, 2003

142) Stein MA, Waldman ID, Charney E, et al：Dose effects and comparative effectiveness of extended release dexmethylphenidate and mixed amphetamine salts. Journal of child and adolescent psychopharmacology, 21（6）：581-588, 2011

143) Swanson JM, Wigal SB, Wigal T, et al：A comparison of once-daily extended-release methylphenidate formulations in children with attention-deficit/hyperactivity disorder in the laboratory school（the Comacs Study）. Pediatrics, 113（3 Pt 1）：e206-216, 2004

144) Taylor E, Schachar R, Thorley G, et al：Which boys respond to stimulant medication? A controlled trial of methylphenidate in boys with disruptive behaviour. Psychological medicine, 17（1）：121-143, 1987

145) Tucker JD, Suter W, Petibone DM, et al：Cytogenetic assessment of methylphenidate treatment in pediatric patients treated for attention deficit hyperactivity disorder. Mutation research, 677（1-2）：53-58, 2009

146) Wang Y, Zheng Y, Du Y, et al：Atomoxetine versus methylphenidate in paediatric outpatients with attention deficit hyperactivity disorder；a randomized, double-blind comparison trial. The Australian and New Zealand journal of psychiatry, 41（3）：222-230, 2007

147) Wigal S, Swanson JM, Feifel D, et al：A double-blind, placebo-controlled trial of dexmethylphenidate hydrochloride and d,l-threo-methylphenidate hydrochloride in children with attention-deficit/hyperactivity disorder. Journal of the American Academy of Child and Adolescent Psychiatry, 43（11）：1406-1414, 2004

148) Wigal SB, Childress AC, Belden HW, et al：NWP06, an extended-release oral suspension of methylphenidate, improved attention-deficit/hyperactivity disorder symptoms compared with placebo in a laboratory classroom study. Journal of child and adolescent psychopharmacology, 23（1）：3-10, 2013

149) Wigal SB, Greenhill LL, Nordbrock E, et al：A randomized placebo-controlled double-blind study evaluating the time course of response to methylphenidate hydrochloride extended-release capsules in children with attention-deficit/hyperactivity disorder. Journal of child and adolescent psychopharmacology, 24（10）：562-

569, 2014

150) Wigal SB, Nordbrock E, Adjei AL, et al：Efficacy of Methylphenidate Hydrochloride Extended-Release Capsules (Aptensio XR) in Children and Adolescents with Attention-Deficit/Hyperactivity Disorder；A Phase III, Randomized, Double-Blind Study. CNS drugs, 29（4）：331-340, 2015

151) Wilens TE, McBurnett K, Bukstein O, et al：Multisite controlled study of OROS methylphenidate in the treatment of adolescents with attention-deficit/hyperactivity disorder. Archives of pediatrics & adolescent medicine, 160（1）：82-90, 2006

152) Wolraich ML, Greenhill LL, Pelham W, et al：Randomized, controlled trial of oros methylphenidate once a day in children with attention-deficit/hyperactivity disorder. Pediatrics, 108（4）：883-892, 2001

153) Zarinara AR, Mohammadi MR, Hazrati N, et al：Venlafaxine versus methylphenidate in pediatric outpatients with attention deficit hyperactivity disorder；a randomized, double-blind comparison trial. Human psychopharmacology. 25（7-8）：530-535, 2010

154) Zeni CP, Tramontina S, Ketzer CR, et al：Methylphenidate combined with aripiprazole in children and adolescents with bipolar disorder and attention-deficit/hyperactivity disorder；a randomized crossover trial. Journal of child and adolescent psychopharmacology, 19（5）：553-561, 2009

155) Zhang H, Du M, Zhuang S：Impact of long-term treatment of methylphenidate on height and weight of school age children with ADHD. Neuropediatrics, 41（2）：55-59, 2010

156) Bright GM：Abuse of medications employed for the treatment of ADHD；results from a large-scale community survey. Medscape journal of medicine, 10（5）：111, 2008

157) ノバルティスファーマ：リタリン錠10mg, 医薬品添付文書（第13版，2016年2月改訂）
（https：//drs-net.novartis.co.jp/siteassets/common/pdf/rit/pi/pi_rit_1602.pdf）

158) Bangs ME, Wietecha LA, Wang S, et al：Meta-analysis of suicide-related behavior or ideation in child, adolescent, and adult patients treated with atomoxetine. Journal of child and adolescent psychopharmacology, 24（8）：426-434, 2014

159) Cheng JY, Chen RY, Ko JS, et al：Efficacy and safety of atomoxetine for attention-deficit/hyperactivity disorder in children and adolescents-meta-analysis and meta-regression analysis. Psychopharmacology, 194（2）：197-209, 2007

160) Erder MH, Xie J, Signorovitch JE, et al：Cost effectiveness of guanfacine extended-release versus atomoxetine for the treatment of attention-deficit/hyperactivity disorder；application of a matching-adjusted indirect comparison. Applied health economics and health policy, 10（6）：381-395, 2012

161) Greenhill LL, Newcorn JH, Gao H, et al：Effect of two different methods of initiating atomoxetine on the adverse event profile of atomoxetine. Journal of the American Academy of Child and Adolescent Psychiatry, 246（5）：566-572, 2007

162) Kratochvil CJ, Milton DR, Vaughan BS, et al：Acute atomoxetine treatment of younger and older children with ADHD；a meta-analysis of tolerability and efficacy. Child and adolescent psychiatry and mental health, 15：2（1）：25, 2008

163) Kratochvil CJ, Wilens TE, Greenhill LL, et al：Effects of long-term atomoxetine treatment for young children with attention-deficit/hyperactivity disorder. Journal of the American Academy of Child and Adolescent Psychiatry, 45（8）：919-927, 2006

164) Schwartz S, Correll CU：Efficacy and safety of atomoxetine in children and adolescents with attention-deficit/hyperactivity disorder；results from a comprehensive meta-analysis and metaregression. Journal of the American Academy of Child and Adolescent Psychiatry, 53（2）：174-187, 2014

165) Tanaka Y, Rohde LA, Jin L, et al：A meta-analysis of the consistency of atomoxetine treatment effects in pediatric patients with attention-deficit/hyperactivity disorder from 15 clinical trials across four geographic regions. Journal of child and adolescent psychopharmacology, 23（4）：262-270, 2013

166) Wietecha LA, Ruff DD, Allen AJ, et al：Atomoxetine tolerability in pediatric and adult patients receiving different dosing strategies. The Journal of clinical psychiatry, 74（12）：1217-1223, 2013

167) Wilens TE, Kratochvil C, Newcorn JH, et al：Do children and adolescents with ADHD respond differently to atomoxetine? Journal of the American Academy of Child and Adolescent Psychiatry, 45（2）：149-157, 2006

168) Allen AJ, Kurlan RM, Gilbert DL, et al：Atomoxetine treatment in children and adolescents with ADHD and comorbid tic disorders. Neurology, 65（12）：1941-1949, 2005

169) Arnold LE, Aman MG, Cook AM, et al：Atomoxetine for hyperactivity in autism spectrum disorders；

placebo-controlled crossover pilot trial. Journal of the American Academy of Child and Adolescent Psychiatry, 45（10）：1196-1205, 2006

170) Bangs ME, Emslie GJ, Spencer TJ, et al：Efficacy and safety of atomoxetine in adolescents with attention-deficit/hyperactivity disorder and major depression. Journal of child and adolescent psychopharmacology, 17（4）：407-420, 2007

171) Biederman J, Heiligenstein JH, Faries DE, et al：Efficacy of atomoxetine versus placebo in school-age girls with attention-deficit/hyperactivity disorder. Pediatrics, 110（6）：e75, 2002

172) Biederman J, Wigal SB, Spencer TJ, et al：A post hoc subgroup analysis of an 18-day randomized controlled trial comparing the tolerability and efficacy of mixed amphetamine salts extended release and atomoxetine in school-age girls with attention-deficit/hyperactivity disorder. Clinical therapeutics, 28（2）：280-293, 2006

173) Block SL, Kelsey D, Coury D, et al：Once-daily atomoxetine for treating pediatric attention-deficit/hyperactivity disorder；comparison of morning and evening dosing. Clinical pediatrics, 48（7）：723-733, 2009

174) Buitelaar JK, Michelson D, Danckaerts M, et al：A randomized, double-blind study of continuation treatment for attention-deficit/hyperactivity disorder after 1 year. Biological psychiatry, 61（5）：694-699, 2007

175) Cardo E, Porsdal V, Quail D, et al：Fast vs. slow switching from stimulants to atomoxetine in children and adolescents with attention-deficit/hyperactivity disorder. Journal of child and adolescent psychopharmacology, 23（4）：252-261, 2013

176) Dell'Agnello G, Maschietto D, Bravaccio C, et al：Atomoxetine hydrochloride in the treatment of children and adolescents with attention-deficit/hyperactivity disorder and comorbid oppositional defiant disorder；A placebo-controlled Italian study. European neuropsychopharmacology；the journal of the European College of Neuropsychopharmacology, 19（11）：822-834, 2009

177) Dittmann RW, Cardo E, Nagy P, et al：Efficacy and safety of lisdexamfetamine dimesylate and atomoxetine in the treatment of attention-deficit/hyperactivity disorder；a head-to-head, randomized, double-blind, phase IIIb study. CNS drugs, 27（12）：1081-1092, 2013

178) Escobar R, Montoya A, Polavieja P, et al：Evaluation of patients' and parents' quality of life in a randomized placebo-controlled atomoxetine study in attention-deficit/hyperactivity disorder. Journal of child and adolescent psychopharmacology, 19（3）：253-263, 2009

179) Fuentes J, Danckaerts M, Cardo E, et al：Long-term quality-of-life and functioning comparison of atomoxetine versus other standard treatment in pediatric attention-deficit/hyperactivity disorder. Journal of clinical psychopharmacology, 33（6）：766-774, 2013

180) Garg J, Arun P, Chavan BS：Comparative short term efficacy and tolerability of methylphenidate and atomoxetine in attention deficit hyperactivity disorder. Indian pediatrics, 51（7）：550-554, 2014

181) Gau SS, Huang YS, Soong WT, et al：A randomized, double-blind, placebo-controlled clinical trial on once-daily atomoxetine in Taiwanese children and adolescents with attention-deficit/hyperactivity disorder. Journal of child and adolescent psychopharmacology, 17（4）：447-460, 2007

182) Geller D, Donnelly C, Lopez F, et al：Atomoxetine treatment for pediatric patients with attention-deficit/hyperactivity disorder with comorbid anxiety disorder. Journal of the American Academy of Child and Adolescent Psychiatry, 46（9）：1119-1127, 2007

183) Gilbert DL, Wang Z, Sallee FR, et al：Dopamine transporter genotype influences the physiological response to medication in ADHD. Brain；a journal of neurology, 129（Pt 8）：2038-2046, 2006

184) Handen BL, Aman MG, Arnold LE, et al：Atomoxetine, Parent Training, and Their Combination in Children With Autism Spectrum Disorder and Attention-Deficit/Hyperactivity Disorder. Journal of the American Academy of Child and Adolescent Psychiatry, 54（11）：905-915, 2015

185) Harfterkamp M, van de Loo-Neus G, Minderaa RB, et al：A randomized double-blind study of atomoxetine versus placebo for attention-deficit/hyperactivity disorder symptoms in children with autism spectrum disorder. Journal of the American Academy of Child and Adolescent Psychiatry, 51（7）：733-741, 2012

186) Hazell P, Becker K, Nikkanen EA, et al：Relationship between atomoxetine plasma concentration, treatment response and tolerability in attention-deficit/hyperactivity disorder and comorbid oppositional defiant disorder. Attention deficit and hyperactivity disorders, 1（2）：201-210, 2009

187) Hervas A, Huss M, Johnson M, et al：Efficacy and safety of extended-release guanfacine hydrochloride in children and adolescents with attention-deficit/hyperactivity disorder；a randomized, controlled, phase III

trial. European neuropsychopharmacology : the journal of the European College of Neuropsychopharmacology, 24（12）：1861-1872, 2014

188）Ince Tasdelen B, Karakaya E, Oztop DB：Effects of Atomoxetine and Osmotic Release Oral System-Methylphenidate on Executive Functions in Patients with Combined Type Attention-Deficit/Hyperactivity Disorder. Journal of child and adolescent psychopharmacology, 25（6）：494-500, 2015

189）Kaplan S, Heiligenstein J, West S, et al：Efficacy and safety of atomoxetine in childhood attention-deficit/hyperactivity disorder with comorbid oppositional defiant disorder. Journal of attention disorders, 8（2）：45-52, 2004

190）Kelsey DK, Sumner CR, Casat CD, et al：Once-daily atomoxetine treatment for children with attention-deficit/hyperactivity disorder, including an assessment of evening and morning behavior；a double-blind, placebo-controlled trial. Pediatrics, 114（1）：e1-8, 2004

191）Kratochvil CJ, Michelson D, Newcorn JH, et al：High-dose atomoxetine treatment of ADHD in youths with limited response to standard doses. Journal of the American Academy of Child and Adolescent Psychiatry, 46（9）：1128-1137, 2007

192）Kratochvil CJ, Newcorn JH, Arnold LE, et al：Atomoxetine alone or combined with fluoxetine for treating ADHD with comorbid depressive or anxiety symptoms. Journal of the American Academy of Child and Adolescent Psychiatry, 44（9）：915-924, 2005

193）Kratochvil CJ, Vaughan BS, Stoner JA, et al：A double-blind, placebo-controlled study of atomoxetine in young children with ADHD. Pediatrics, 127（4）：e862-868, 2011

194）Martenyi F, Zavadenko NN, Jarkova NB, et al：Atomoxetine in children and adolescents with attention-deficit/hyperactivity disorder：a 6-week, randomized, placebo-controlled, double-blind trial in Russia. European child & adolescent psychiatry, 19（1）：57-66, 2010

195）Michelson D, Allen AJ, Busner J, et al：Once-daily atomoxetine treatment for children and adolescents with attention deficit hyperactivity disorder；a randomized, placebo-controlled study. The American journal of psychiatry, 159（11）：1896-1901, 2002

196）Michelson D, Buitelaar JK, Danckaerts M, et al：Relapse prevention in pediatric patients with ADHD treated with atomoxetine；a randomized, double-blind, placebo-controlled study. Journal of the American Academy of Child and Adolescent Psychiatry, 43（7）：896-904, 2004

197）Michelson D, Faries D, Wernicke J, et al：Atomoxetine in the treatment of children and adolescents with attention-deficit/hyperactivity disorder；a randomized, placebo-controlled, dose-response study. Pediatrics, 108（5）：E83, 2001

198）Montoya A, Hervas A, Cardo E, et al：Evaluation of atomoxetine for first-line treatment of newly diagnosed, treatment-naive children and adolescents with attention deficit/hyperactivity disorder. Current medical research and opinion, 25（11）：2745-2754, 2009

199）Newcorn JH, Michelson D, Kratochvil CJ, et al：Low-dose atomoxetine for maintenance treatment of attention-deficit/hyperactivity disorder. Pediatrics, 118（6）：e1701-1706, 2006

200）Prasad S, Harpin V, Poole L, et al：A multi-centre, randomised, open-label study of atomoxetine compared with standard current therapy in UK children and adolescents with attention-deficit/hyperactivity disorder (ADHD). Current medical research and opinion, 23（2）：379-394, 2007

201）Sangal RB, Owens J, Allen AJ, et al：Effects of atomoxetine and methylphenidate on sleep in children with ADHD. Sleep, 29（12）：1573-1585, 2006

202）Shang CY, Yan CG, Lin HY, et al：Differential effects of methylphenidate and atomoxetine on intrinsic brain activity in children with attention deficit hyperactivity disorder. Psychological medicine, 46（15）：3173-3185, 2016

203）Shaywitz S, Shaywitz B, Wietecha L, et al：Effect of Atomoxetine Treatment on Reading and Phonological Skills in Children with Dyslexia or Attention-Deficit/Hyperactivity Disorder and Comorbid Dyslexia in a Randomized, Placebo-Controlled Trial. Journal of child and adolescent psychopharmacology, 27（1）：19-28, 2017

204）Shibao C, Raj SR, Gamboa A, et al：Norepinephrine transporter blockade with atomoxetine induces hypertension in patients with impaired autonomic function. Hypertension (Dallas, Tex：1979), 50（1）：47-53, 2007

205）Spencer T, Heiligenstein JH, Biederman J, et al：Results from 2 proof-of-concept, placebo-controlled studies

of atomoxetine in children with attention-deficit/hyperactivity disorder. The Journal of clinical psychiatry, 63（12）：1140-1147, 2002
206) Spencer TJ, Sallee FR, Gilbert DL, et al：Atomoxetine treatment of ADHD in children with comorbid Tourette syndrome. Journal of attention disorders, 11（4）：470-481, 2008
207) Su Y, Yang L, Stein MA, et al：Osmotic Release Oral System Methylphenidate Versus Atomoxetine for the Treatment of Attention-Deficit/Hyperactivity Disorder in Chinese Youth；8-Week Comparative Efficacy and 1-Year Follow-Up. Journal of child and adolescent psychopharmacology, 26（4）：362-371, 2016
208) Sumner CR, Schuh KJ, Sutton VK, et al：Placebo-controlled study of the effects of atomoxetine on bladder control in children with nocturnal enuresis. Journal of child and adolescent psychopharmacology, 16（6）：699-711, 2006
209) Svanborg P, Thernlund G, Gustafsson PA, et al：Atomoxetine improves patient and family coping in attention deficit/hyperactivity disorder；a randomized, double-blind, placebo-controlled study in Swedish children and adolescents. European child & adolescent psychiatry, 18（12）：725-735, 2009
210) Takahashi M, Takita Y, Yamazaki K, et al：A randomized, double-blind, placebo-controlled study of atomoxetine in Japanese children and adolescents with attention-deficit/hyperactivity disorder. Journal of child and adolescent psychopharmacology, 19（4）：341-350, 2009
211) Thurstone C, Riggs PD, Salomonsen-Sautel S, et al：Randomized, controlled trial of atomoxetine for attention-deficit/hyperactivity disorder in adolescents with substance use disorder. Journal of the American Academy of Child and Adolescent Psychiatry, 49（6）：573-582, 2010
212) Trzepacz PT, Spencer TJ, Zhang S, et al：Effect of atomoxetine on Tanner stage sexual development in children and adolescents with attention deficit/hyperactivity disorder；18-month results from a double-blind, placebo-controlled trial. Current medical research and opinion, 2：45-52, 2011
213) Waxmonsky JG, Waschbusch DA, Akinnusi O, et al：A comparison of atomoxetine administered as once versus twice daily dosing on the school and home functioning of children with attention-deficit/hyperactivity disorder. Journal of child and adolescent psychopharmacology, 21（1）：21-32, 2011
214) Waxmonsky JG, Waschbusch DA, Pelham WE, et al：Effects of atomoxetine with and without behavior therapy on the school and home functioning of children with attention-deficit/hyperactivity disorder. The Journal of clinical psychiatry, 71（11）：1535-1551, 2010
215) Wehmeier PM, Schacht A, Dittmann RW, et al：Effect of atomoxetine on quality of life and family burden；results from a randomized, placebo-controlled, double-blind study in children and adolescents with ADHD and comorbid oppositional defiant or conduct disorder. Quality of life research；an international journal of quality of life aspects of treatment, care and rehabilitation, 20（5）：691-702, 2011
216) Wehmeier PM, Schacht A, Wolff C, et al：Neuropsychological outcomes across the day in children with attention-deficit/hyperactivity disorder treated with atomoxetine；results from a placebo-controlled study using a computer-based continuous performance test combined with an infra-red motion-tracking device. Journal of child and adolescent psychopharmacology, 21（5）：433-444, 2011
217) Weisler RH, Pandina GJ, Daly EJ, et al：Randomized clinical study of a histamine H3 receptor antagonist for the treatment of adults with attention-deficit hyperactivity disorder. CNS drugs, 1；26（5）：421-434, 2012
218) Weiss M, Tannock R, Kratochvil C, et al：A randomized, placebo-controlled study of once-daily atomoxetine in the school setting in children with ADHD. Journal of the American Academy of Child and Adolescent Psychiatry, 44（7）：647-655, 2005
219) Wernicke JF, Adler L, Spencer T, et al：Changes in symptoms and adverse events after discontinuation of atomoxetine in children and adults with attention deficit/hyperactivity disorder；a prospective, placebo-controlled assessment. Journal of clinical psychopharmacology, 24（1）：30-35, 2004
220) Wietecha L, Williams D, Shaywitz S, et al：Atomoxetine improved attention in children and adolescents with attention-deficit/hyperactivity disorder and dyslexia in a 16 week, acute, randomized, double-blind trial. Journal of child and adolescent psychopharmacology, 23（9）：605-613, 2013
221) Wietecha LA, Williams DW, Herbert M, et al：Atomoxetine treatment in adolescents with attention-deficit/hyperactivity disorder. Journal of child and adolescent psychopharmacology, 19（6）：719-730, 2009
222) Wigal SB, McGough JJ, McCracken JT, et al：A laboratory school comparison of mixed amphetamine salts extended release (Adderall XR) and atomoxetine (Strattera) in school-aged children with attention deficit/hyperactivity disorder. Journal of attention disorders, 9（1）：275-289, 2005

223) Yang L, Cao Q, Shuai L, et al：Comparative study of OROS-MPH and atomoxetine on executive function improvement in ADHD；a randomized controlled trial. The international journal of neuropsychopharmacology, 15（1）：15-26, 2012
224) Yildiz O, Sismanlar SG, Memik NC, et al：Atomoxetine and methylphenidate treatment in children with ADHD；the efficacy, tolerability and effects on executive functions. Child psychiatry and human development, 42（3）：257-269, 2011
225) Adler L, Dietrich A, Reimherr FW, et al：Safety and tolerability of once versus twice daily atomoxetine in adults with ADHD. Annals of clinical psychiatry；official journal of the American Academy of Clinical Psychiatrists, 18（2）：107-113, 2006
226) Dittmann RW, Schacht A, Helsberg K, et al：Atomoxetine versus placebo in children and adolescents with attention-deficit/hyperactivity disorder and comorbid oppositional defiant disorder；a double-blind, randomized, multicenter trial in Germany. Journal of child and adolescent psychopharmacology, 21（2）：97-110, 2011
227) Catala-Lopez F, Hutton B, Nunez-Beltran A, et al：The pharmacological and non-pharmacological treatment of attention deficit hyperactivity disorder in children and adolescents；A systematic review with network meta-analyses of randomised trials. PloS one, 12（7）：e0180355, 2017
228) Chan E, Fogler JM, Hammerness PG：Treatment of Attention-Deficit/Hyperactivity Disorder in Adolescents；A Systematic Review. Jama, 315（18）：1997-2008, 2016
229) Hirota T, Schwartz S, Correll CU：Alpha-2 agonists for attention-deficit/hyperactivity disorder in youth；a systematic review and meta-analysis of monotherapy and add-on trials to stimulant therapy. Journal of the American Academy of Child and Adolescent Psychiatry. 2014 Feb；53（2）：153-173.
230) Joseph A, Ayyagari R, Xie M, et al：Comparative efficacy and safety of attention-deficit/hyperactivity disorder pharmacotherapies, including guanfacine extended release；a mixed treatment comparison. European child & adolescent psychiatry, 26（8）：875-897, 2017
231) Ruggiero S, Clavenna A, Reale L, et al：Guanfacine for attention deficit and hyperactivity disorder in pediatrics；a systematic review and meta-analysis. European neuropsychopharmacology；the journal of the European College of Neuropsychopharmacology, 24（10）：1578-1590, 2014
232) Whittington C, Pennant M, Kendall T, et al：Practitioner Review；Treatments for Tourette syndrome in children and young people - a systematic review. Journal of child psychology and psychiatry, and allied disciplines, 57（9）：988-1004, 2016
233) Rugino TA：Effect on Primary Sleep Disorders When Children With ADHD Are Administered Guanfacine Extended Release. Journal of attention disorders, 22（1）：14-24, 2018
234) Strawn JR, Compton SN, Robertson B, et al：Extended Release Guanfacine in Pediatric Anxiety Disorders；A Pilot, Randomized, Placebo-Controlled Trial. Journal of child and adolescent psychopharmacology, 27（1）：29-37, 2017
235) Murphy TK, Fernandez TV, Coffey BJ, et al：Extended-Release Guanfacine Does Not Show a Large Effect on Tic Severity in Children with Chronic Tic Disorders. Journal of child and adolescent psychopharmacology, 27（9）：762-770, 2017
236) Newcorn JH, Harpin V, Huss M, et al：Extended-release guanfacine hydrochloride in 6-17-year olds with ADHD；a randomised-withdrawal maintenance of efficacy study. Journal of child psychology and psychiatry, and allied disciplines, 57（6）：717-728, 2016
237) McCracken JT, McGough JJ, Loo SK, et al：Combined Stimulant and Guanfacine Administration in Attention-Deficit/Hyperactivity Disorder；A Controlled, Comparative Study. Journal of the American Academy of Child and Adolescent Psychiatry, 55（8）：657-666 e651, 2016
238) Wilens TE, Robertson B, Sikirica V, et al：A Randomized, Placebo-Controlled Trial of Guanfacine Extended Release in Adolescents With Attention-Deficit/Hyperactivity Disorder. Journal of the American Academy of Child and Adolescent Psychiatry, 54（11）：916-925 e912, 2015
239) Scahill L, McCracken JT, King BH, et al：Extended-Release Guanfacine for Hyperactivity in Children With Autism Spectrum Disorder. The American journal of psychiatry, 172（12）：1197-1206, 2015
240) Newcorn JH, Stein MA, Childress AC, et al：Randomized, double-blind trial of guanfacine extended release in children with attention-deficit/hyperactivity disorder；morning or evening administration. Journal of the American Academy of Child and Adolescent Psychiatry, 52（9）：921-930, 2013

241) Wilens TE, Bukstein O, Brams M, et al : A controlled trial of extended-release guanfacine and psychostimulants for attention-deficit/hyperactivity disorder. Journal of the American Academy of Child and Adolescent Psychiatry, 51 (1) : 74-85 e72, 2012
242) Kollins SH, Lopez FA, Vince BD, et al : Psychomotor functioning and alertness with guanfacine extended release in subjects with attention-deficit/hyperactivity disorder. Journal of child and adolescent psychopharmacology, 21 (2) : 111-120, 2011
243) Connor DF, Findling RL, Kollins SH, et al : Effects of guanfacine extended release on oppositional symptoms in children aged 6-12 years with attention-deficit hyperactivity disorder and oppositional symptoms : a randomized, double-blind, placebo-controlled trial. CNS drugs, 24 (9) : 755-768, 2010
244) Handen BL, Sahl R, Hardan AY : Guanfacine in children with autism and/or intellectual disabilities. Journal of developmental and behavioral pediatrics ; JDBP, 29 (4) : 303-308, 2008
245) Biederman J, Melmed RD, Patel A, et al : A randomized, double-blind, placebo-controlled study of guanfacine extended release in children and adolescents with attention-deficit/hyperactivity disorder. Pediatrics, 121 (1) : e73-84, 2008
246) Scahill L, Chappell PB, Kim YS, et al : A placebo-controlled study of guanfacine in the treatment of children with tic disorders and attention deficit hyperactivity disorder. The American journal of psychiatry, 158 (7) : 1067-1074, 2001
247) Sayer GR, McGough JJ, Levitt J, et al : Acute and Long-Term Cardiovascular Effects of Stimulant, Guanfacine, and Combination Therapy for Attention-Deficit/Hyperactivity Disorder. Journal of child and adolescent psychopharmacology, 26 (10) : 882-888, 2016

第Ⅱ章 児童・青年期精神疾患における薬物治療の有効性・安全性

1-4 児童・青年期精神疾患の薬物治療における副作用
気分安定薬の副作用

はじめに──背景・目的

　気分安定薬にはコンセンサスを得られた定義は存在しないが，狭義には「躁病エピソードとうつ病エピソードに対する急性期の効果と予防効果をもつ薬剤」，広義には「双極性障害において予防効果がある薬」と考えられており[1,2]，通常リチウム，バルプロ酸ナトリウム，カルバマゼピン，ラモトリギンの4剤を指す。従来，双極性障害の好発年齢は青年期後期以降で，それ以前の発症はまれと考えられていた。しかし，これまでの疫学研究から小児期の双極性障害（双極Ⅰ型またはⅡ型障害）の頻度は0.1～0.9％と幅がある[3,4]が，以前考えられていたよりもまれではないことが明らかになってきた。児童・青年期の双極性障害患者における気分安定薬の効果および副作用の研究は乏しいが，リチウム以外の気分安定薬は抗てんかん薬のカテゴリーに属し，小児てんかん患者への使用実績は比較的蓄積している。

　本研究は，児童・青年期患者における気分安定薬の副作用についてのエビデンスがどの程度存在するか（クリニカルクエスチョン1）を把握し，各薬剤の副作用において注意すべき情報は何か（クリニカルクエスチョン2）という情報を臨床家に提供することを目的とした。注意すべき重要な副作用については総論的にまとめ，各薬剤の詳細な副作用プロフィールについては，特に薬剤選択の際の一助となることを意識して総括した。

クリニカルクエスチョンと推奨・解説

CQ 1. 児童・青年期患者における気分安定薬の副作用についてのエビデンスがどの程度存在するか？

CQ 2. 各薬剤の副作用において注意すべき情報は何か？

▶ 推奨・解説

　本研究は，気分安定薬の副作用についてのエビデンスの記述にとどまるため，特定の障害に対する推奨される治療あるいは推奨されない治療について言及することはできない。各障害の治療についてはそれぞれの章を参照されたい。

【研究結果報告】
1）研究方法

文献については，PubMed，医中誌web，メディカルオンラインにて検索し，取得可能な英語，日本語論文を対象とした。副作用や有害事象について記載のない研究，英語・日本語以外の文献は除外した。また，児童・青年期患者の症例報告も発見できない場合は成人患者での無作為化比較試験やメタ解析を参考として記載した。

2）児童・青年期における気分安定薬の安全性（総論）

　気分安定薬は総じて，治療域と中毒域の血中濃度が近いことが知られており，特にリチウムは「投与初期又は用量を増量した時には1週間に1回程度をめどに測定」し，「維持療法中は，少なくとも1年に2～4回は測定する」ことが日本うつ病学会の双極性障害治療ガイドライン[5]において推奨されている。また日本てんかん学会の小児てんかんの包括的治療ガイドライン[6]においても，副作用および血中濃度モニターの項目に「1.血中濃度のモニターは治療に抵抗する患児で服用のコンプライアンスを確認する場合，中毒症状の可能性がある場合に行われる。2.公表されているそれぞれの抗てんかん薬の血中濃度の治療域はおおよその目安として参考にされるべきである。3.定期的に抗てんかん薬の副作用はモニターする必要がある。」とあり，注意点は成人における使用上の注意点とおおむね一致しているが，一般に児童・青年期の患者は成人と比べて薬剤服用による有害事象に対してより感受性が高いと考えられるため，血中濃度測定を含めた有害事象のモニタリングに成人以上に注意する必要がある。

　気分安定薬の有害事象で一般的に注意すべきものとしては，体重増加，過鎮静，脂質異常，めまい，嘔気，消化管症状，頭痛，振戦，視力障害などがあげられ，まれに肝臓，膵臓，腎臓，皮膚，および骨髄の機能に深刻な影響を与えることがある。バルプロ酸ナトリウムは多嚢胞性卵巣，リチウムは甲状腺機能異常や腎機能異常を引き起こすことが知られている。さらに，この2剤およびカルバマゼピンは先天性形成不全に関連している[7]。

　Camposら[8]は焦点てんかん患者に対するラモトリギン，バルプロ酸ナトリウム，カルバマゼピンを含む抗てんかん薬の有効性と忍容性を比較するために65のランダム化比較臨床試験（対象者16,025人）のメタ解析を行った。有害事象による脱落率において，全16剤中でラモトリギンが2番目と気分安定薬の中で最も忍容性が高く，バルプロ酸ナトリウムが9番，カルバマゼピンが16番目であった。頻度の高い有害事象の種類としては，カルバマゼピンは発疹，過鎮静，体重増加，眼振，胃腸症状，歩行障害，気分変動，振戦，認知機能低下，複視，およびインポテンスがあげられ，ラモトリギンでは頭痛，嘔気，嘔吐，複視，眩暈，運動失調，および振戦があげられていた。

　Diaz-Canejaら[9]は，小児期双極性障害患者に対する12週以上の長期フォローアップ試験について系統的レビューを行った。条件を満たす報告はリチウムでは3つ[10)-12)]，バルプロ酸ナトリウムでは2つ[11),13)]，ラモトリギンでは1つ[14)]が存在し，カルバマゼピンにはなかった。リチウムでは胃腸症状［嘔気および嘔吐（41～47%），胃痛（10～41%），下痢（13%）］，振戦（20～41%），体重増加（41%），傾眠（10～35%），認知機能低下（35%），食欲増加（35%），食欲減退（15%），頭痛（13～34%），倦怠感（29%），焦燥（29%），口渇（17%），遺尿（17～30%）が頻度の高い有害事象として報告された。また3つの試験のうちの1つである16週間のフォローアップ試験では，座瘡および甲状腺刺激ホルモ

ンの上昇（≧10 mIU/L）が認められた[10]。バルプロ酸ナトリウムは胃腸症状［腹痛（5〜23.5%），嘔気および嘔吐（7〜27%）］，過鎮静（5〜47.1%），頭痛（23.3%），認知機能低下（41.2%），体重増加（16〜58.8%），肝機能異常（6.7%）が頻度の高い有害事象として報告された。ラモトリギンでは傾眠（23.8%），食欲増加（10.9%），多尿症（10.9%），発疹（6.4%）が頻度の高い有害事象として報告された。

3）児童・青年期における気分安定薬の安全性（各論）

　児童・青年期における気分安定薬の安全性・副作用については明らかとなっていないことが多い。児童・青年期の気分安定薬の安全性について，ここでは各薬剤についての副作用について成人のデータも含めて概説する。

(1) リチウム

　リチウムの躁状態への効果は，Mg^{2+}との拮抗作用を介して作用していると考えられ[15]，その標的酵素としては，イノシトールモノホスファターゼ[16]とGSK-3β[17]が有力視されているが，一致した見解には至っていない[18]。わが国において「躁病および躁うつ病の躁状態」に対する適応が通っているが，小児における安全性，有効性は確認されておらず，小児への適応はない[19]。使用成績調査終了時に副作用が確認できたものは4,993例中777例（15.6%），1,202件であり，その主なものは，振戦227件（4.5%），口渇120件（2.4%），下痢59件（1.2%）であった[19]。重大な副作用としてリチウム中毒（頻度不明）があげられ，初期症状として食欲低下，嘔気・嘔吐，下痢等の消化器症状，振戦，傾眠，錯乱等の中枢神経症状，運動障害，運動失調等の運動機能症状，発熱，発汗等の全身症状を示すことがあり，このような症状が認められた場合には，「減量又は投与を中止するなど適切な処置を行うこと」とされている。中毒が進行すると，急性腎障害により電解質異常が発現し，全身けいれん，ミオクローヌス等がみられることがある。

　有効血中濃度がおよそ0.4〜1.2 mEq/Lで中毒を生じる濃度がおよそ1.5 mEq/L以上とそれらの濃度が近いことが知られている[18]。躁病エピソードの治療には1.0 mEq/Lと高い濃度で維持していくことが必要であり，「投与初期又は用量を増量した時には1週間に1回程度をめど」に「朝方服用前の血中濃度（トラフ値）を測定すること」が推奨されている。また，非ステロイド性抗炎症薬の併用によりリチウムの腎からの排泄が阻害され血中濃度が上昇するため，原則として併用は控えるべきである。

　Findlingら[20]は7〜17歳の双極Ⅰ型障害（躁病エピソードもしくは混合性のエピソード）と診断された81人についてリチウム内服群（53人）とプラセボ群（28人）に分け，無作為割り付け二重盲検比較試験を行った。最終的に服用していたリチウム量は7〜11歳の対象者（49人）で1,292±420mg，12〜17歳の対象者（32人）で1,716±606mgで，リチウム投与群全体での最終的リチウム血中濃度の平均は0.98±0.47mEq/Lであった。リチウム内服による有害事象のために脱落した者はいなかった。1人あたりの有害事象数の平均はリチウム投与群で7.7，プラセボ群で4.0であった。頻度の多い有害事象は頻度の高い順に嘔吐（45%），嘔気（43%），頭痛（36%）であった。甲状腺刺激ホルモンであるthyrotropinの血中濃度はリチウム投与群（3.0±3.1mIU/L）でプラセボ投与群（0.1±0.9mIU/L）に比し有意に増加していた。

(2) バルプロ酸ナトリウム

バルプロ酸ナトリウムの作用機序としては，電位依存性Na+チャンネルの抑制作用，電位依存性Ca^{2+}チャンネルの抑制作用，ヒストン脱アセチル化酵素阻害作用など，多くの説があり，細胞レベルでは，リチウムと同様の神経保護作用，成長円錐拡大作用などが知られている[18),21)]。躁病において有効血中濃度は，71μg/mL以上とされる[22)]。わが国では，「各種てんかん（小発作・焦点発作・精神運動発作ならびに混合発作）およびてんかんに伴う性格行動障害（不機嫌・易怒性等）の治療」，「躁病および躁うつ病の躁状態」，「片頭痛発作の発症抑制」に対する適応があり，添付文書[23)]によると前2者の適応については「低出生体重児，新生児に対する安全性は確立していない（使用経験が少ない）」とされており，また「片頭痛発作の発症抑制に対する，小児における安全性及び有効性については，現在までの国内外の臨床試験で明確なエビデンスが得られていない」とされている。承認時および使用成績調査において，3,919例中，副作用および臨床検査値異常の発現例は254例（6.5%），341件であり，主なものは高アンモニア血症35件（0.9%），傾眠・眠気34件（0.9%），悪心・嘔吐29件（0.7%），ALP上昇14件（0.4%），白血球減少・好中球減少17件（0.4%），血小板減少11件（0.3%），好酸球増多11件（0.3%），体重増加・肥満11件（0.3%），失調10件（0.3%）等であった[23)]。また重大な副作用として，劇症肝炎等の重篤な肝障害，高アンモニア血症を伴う意識障害，溶血性貧血，赤芽球癆，汎血球減少，重篤な血小板減少，顆粒球減少，急性膵炎，間質性腎炎，ファンコニー症候群，中毒性表皮壊死融解症（Toxic Epidermal Necrolysis：TEN），皮膚粘膜眼症候群（Stevens-Johnson症候群）などがあげられている。

Kowatchら[24)]は3～7歳の双極Ⅰ型障害（躁病エピソードもしくは混合性のエピソード）と診断された46人について，バルプロ酸ナトリウム内服群（21人）とリスペリドン内服群（18人），プラセボ群（7人）に分け，6週間の無作為割り付け二重盲検比較試験を行った。脱落者については，バルプロ酸ナトリウム内服群では5人が脱落したが有害事象によるものは2人でそれぞれ嘔気，怒りの爆発の増加によるものであった。研究期間の最後までフォローできた対象者に出現した有害事象は，バルプロ酸ナトリウム内服群では怒りの爆発（6人），悲哀（3人），興奮（2人），腹痛（1人）であった。またバルプロ酸ナトリウム内服群とリスペリドン内服群では体重およびBMIの増加が認められた。

Hollanderら[25)]は27人（4～14歳）の小児自閉症患者を対象に，12週間の無作為割り付け二重盲検プラセボ対照比較試験を行った。バルプロ酸ナトリウム群16人，プラセボ群11人に割り付けられたが，脱落者はプラセボ群の1人のみであった。有害事象の内訳についてはバルプロ酸ナトリウム群で不眠（2人），発疹（2人），多尿（2人），いらいら感（2人），感染症（2人），体重増加（1人）であった。

Hellingsら[26)]は30人（6～20歳）の広汎性発達障害患者を対象に8週間の二重盲検プラセボ対照無作為比較を行った。有害事象の内訳についてはバルプロ酸ナトリウム群で食欲増加（56%），体重増加（44%），皮疹（38%），頭痛（31%），嘔気（25%），嘔吐（25%），腹痛（25%），発熱（25%），傾眠（19%），倦怠感（19%），悪寒（19%），便秘（13%），プラセボ群では体重増加（29%），便秘（21%），頭痛（21%），傾眠（21%），嘔気（14%），腹痛（14%），食欲増加（14%），皮疹（7%），悪寒（7%），発熱（7%）であったが，バルプロ酸ナトリウム群とプラセボ群で頻度に有意にバルプロ酸ナトリウム群で多かった有害事象は食欲増加であった。

(3) カルバマゼピン

カルバマゼピンの作用機序としては、電位依存性Na+チャンネルの阻害作用、アデノシン受容体への作用などが知られている[18]。双極性障害における有効血中濃度は不明であるが、てんかんにおける有効濃度である5～9mEq/Lを目安として治療を行うことが多い[18]。わが国では、「精神運動発作、てんかん性格及びてんかんに伴う精神障害、てんかんの痙攣発作：強直間代発作（全般痙攣発作、大発作）」、「躁病、躁うつ病の躁状態、統合失調症の興奮状態」、「三叉神経痛」に対する適応があり、てんかんに関しては小児にも適応を有している[27]。副作用調査例数1,613例中、614例（38.1%）に1,282件の副作用が認められ、主な症状としては眠気223件（13.8%）、めまい146件（9.1%）、ふらつき137件（8.5%）、けん怠・易疲労感56件（3.5%）、運動失調56件（3.5%）、脱力感50件（3.1%）、発疹46件（2.9%）、頭痛・頭重43件（2.7%）、立ちくらみ40件（2.5%）、口渇34件（2.1%）等がみられ、臨床検査値異常としてγ-GTP上昇18.1%（53/293）、AST上昇4.5%（15/335）、ALT上昇7.7%（26/336）、ALP上昇5.5%（18/325）、白血球減少3.7%（12/321）等がみられた[27]。

Tanら[28]は中心・側頭部に棘波をもつ良性小児てんかん（BECT）の抗てんかん薬の有用性について系統的レビューを行い、基準を満たす4つの無作為化比較試験のうち、カルバマゼピンを対象とするものは2つあり、1つはクロバザムとの比較[29]、もう1つはトピラマートとの比較[30]であった。前者は対象者が45人のオープンラベル無作為化比較試験であり、96週の試験での脱落者は各群1人ずつであり、原因はカルバマゼピンでは傾眠であった。カルバマゼピン群25人中8人（32%）に有害事象が報告され、内訳としては眩暈（20%）、頭痛（20%）、傾眠（12%）、嘔気・嘔吐（12%）、倦怠感（8%）、下痢（4%）、振戦（4%）であった。トピラマートと比較した試験は対象者が112人の観察者盲検オープンラベル無作為比較試験であり、カルバマゼピン群54人のうち5人（9.3%）が有害事象により脱落した。脱落者に認められた有害事象は発疹が4人（7.4%）、疲労感が1人（1.9%）であった。脱落者を含めたカルバマゼピン群54人に認められた有害事象は発疹（14.8%）、傾眠（9.3%）、疲労感（9.3%）、食欲増加（9.3%）、眩暈（1.9%）であった。

(4) ラモトリギン

ラモトリギンの作用機序としては、電位依存性ナトリウムチャネルへの作用を介したグルタミン酸放出抑制や電位依存性ナトリウムイオンチャネル阻害によるBDNFの増加などが想定されている[18]。わが国では、てんかんおよび「双極性障害における気分エピソードの再発・再燃抑制」に対する適応が通っており、てんかんに用いる場合には小児へも適応を得ている[31]。重大な副作用として、中毒性表皮壊死融解症（Toxic Epidermal Necrolysis：TEN）、皮膚粘膜眼症候群（Stevens-Johnson症候群）、薬剤性過敏症症候群等の重篤な皮膚障害があらわれることがあり、死亡に至った例も報告されているため十分に注意する必要がある。

Ramaratnamら[32]は、薬剤耐性部分てんかん患者に対するラモトリギン併用療法のプラセボ対照無作為化比較試験について系統的レビューを行い、14試験についてメタ解析を行った。脱落率の相対リスク比は1.11であり、高頻度の有害事象別の相対リスク比は、それぞれ運動失調が3.34、眩暈が2.00、嘔気1.81、疲労感0.82であった。なお、14試験のうち小児患者を対象とした試験は2つ[33),34)]であった。

Duchownyら[33]は2～16歳の小児患者199人を対象として、18週の二重盲検無作為化比較試験を行った。脱落者はラモトリギン群で14人おり、相対リスク比は0.80であった。有害事象別の相対リ

表1　気分安定薬の注意すべき副作用

薬剤名	症状
(1) リチウム	胃腸症状（嘔気・嘔吐，胃痛，下痢），振戦，体重増加，傾眠，認知機能低下，食欲増加もしくは減退，頭痛，倦怠感，焦燥，口渇，遺尿，甲状腺機能異常，腎機能異常
(2) バルプロ酸ナトリウム	胃腸症状（腹痛，嘔気・嘔吐），傾眠，頭痛，認知機能低下，体重増加，肝機能異常，多嚢胞性卵巣
(3) カルバマゼピン	眩暈，眼振，頭痛，傾眠，胃腸症状（嘔気・嘔吐，下痢），倦怠感，振戦，歩行障害，気分変動，認知機能低下，インポテンス
(4) ラモトリギン	運動失調，眩暈，複視，傾眠，倦怠感，頭痛，嘔気・嘔吐，振戦，食欲増加，多尿症，発疹（中毒性表皮壊死融解症〔Toxic Epidermal Necrolysis：TEN〕，皮膚粘膜眼症候群〔Stevens-Johnson症候群〕，薬剤性過敏症症候群など重篤な皮膚障害を含む）

スク比はそれぞれ運動失調が5.15，眩暈が4.33，嘔気5.67，疲労感1.89，傾眠1.37，頭痛1.24であった。小児患者では成人に比して有害事象の相対リスク比が全般的に高かった。

Pina-Garzaら[34]は月齢1～24カ月の乳幼児38人を対象とし，8週の二重盲検プラセボ対照無作為化比較試験を行った。脱落者はラモトリギン群で11人おり，相対リスク比は0.69であった。乳幼児期，小児期においても脱落の相対リスク比はプラセボ対照より高くなかった。

Belsitoら[35]は，3～11歳の小児自閉症患者35名を対象にラモトリギンのプラセボ対照二重盲検無作為化比較試験を行った。7名の脱落者のうち，6名が有害事象により脱落したが，4名がラモトリギン群であった。有害事象の内訳はラモトリギン群で不眠が3名，常同行為の増加（自己刺激行動）が1名，攻撃性の増加が1名であった。このうち28名が，平均投与量5.0mg/kg/dayで4週間維持されたが，報告された有害事象の対象者あたりの平均数はラモトリギン群で0.63，プラセボ群で0.69であった。不眠と多動が最も頻度が高かったが発疹が出現した対象者はいなかった。

まとめ

児童・青年期患者に対する気分安定薬の副作用について，複数のデータベースからレビューを行い，臨床家が使用する際に注意すべき副作用について記載した。リチウム，バルプロ酸ナトリウム，カルバマゼピン，ラモトリギンの各薬剤で比較的頻度の高い，あるいは注意を要する副作用は，表1にまとめたとおりである。

てんかん治療ガイドライン2010[36]において「抗てんかん薬の血中濃度測定は，①血中濃度上昇による副作用出現時，②薬剤の服用状況の確認，③投与量決定の際に測定が推奨される（グレードB）」とされ，リチウムは「投与初期又は用量を増量した時には1週間に1回程度をめどに測定」し，「維持療法中は，少なくとも1年に2～4回は測定する」という特に厳しいモニタリングが推奨されている[5]。血中濃度が中毒域に達した場合に致死的な副作用が出現することがあるため，気分安定薬を投与する際は薬物血中濃度測定を中心とした定期的なモニタリングが必須である。児童・青年期患者における気分安定薬の副作用についてはいまだに明らかでないことが多く，今後さらなる知見の積み重ねが必要である。

（江川　純，杉本　篤言，吉永　清宏，林　剛丞）

文献

1) Bauer MS, Mitchner L：What is a "mood stabilizer"? An evidence-based response. The American journal of psychiatry, 161（1）：3-18, 2004
2) Goodwin FK, Jamison KR：Manic-Depressive Illness -Bipolar Disorders and Recurrent Depression-. Second Edition ed. Oxford University Press, 2007
3) Lewinsohn PM, Klein DN, Seeley JR：Bipolar disorders in a community sample of older adolescents；prevalence, phenomenology, comorbidity, and course. Journal of the American Academy of Child and Adolescent Psychiatry, 34（4）：454-463, 1995
4) Stringaris A, Santosh P, Leibenluft E, et al：Youth meeting symptom and impairment criteria for mania-like episodes lasting less than four days；an epidemiological enquiry. Journal of child psychology and psychiatry, and allied disciplines, 51（1）：31-38, 2009
5) Kanba S, Kato T, Terao T, et al：Guideline for treatment of bipolar disorder by the Japanese Society of Mood Disorders, 2012. Psychiatry and clinical neurosciences, 67（5）：285-300, 2013
6) 満留 昭久，日本てんかん学会ガイドライン作成委員会：日本てんかん学会ガイドライン作成委員会報告；小児てんかんの包括的治療ガイドライン．てんかん研究, 23（3）：244-248, 2005
7) Lee T：Pediatric Bipolar Disorder. Pediatric annals, 45（10）：e362-e366, 2016
8) Campos MS, Ayres LR, Morelo MR, et al：Efficacy and Tolerability of Antiepileptic Drugs in Patients with Focal Epilepsy；Systematic Review and Network Meta-analyses. Pharmacotherapy, 36（12）：1255-1271, 2016
9) Diaz-Caneja CM, Moreno C, Llorente C, et al：Practitioner review；Long-term pharmacological treatment of pediatric bipolar disorder. Journal of child psychology and psychiatry, and allied disciplines, 55（9）：959-980, 2014
10) Findling RL, Kafantaris V, Pavuluri M, et al：Post-acute effectiveness of lithium in pediatric bipolar I disorder. Journal of child and adolescent psychopharmacology, 23（2）：80-90, 2013
11) Findling RL, McNamara NK, Youngstrom EA, et al：Double-blind 18-month trial of lithium versus divalproex maintenance treatment in pediatric bipolar disorder. Journal of the American Academy of Child and Adolescent Psychiatry, 44（5）：409-417, 2005
12) Pavuluri MN, Henry DB, Carbray JA, et al：A one-year open-label trial of risperidone augmentation in lithium nonresponder youth with preschool-onset bipolar disorder. Journal of child and adolescent psychopharmacology, 16（3）：336-350, 2006
13) Pavuluri MN, Henry DB, Carbray JA, et al：Divalproex sodium for pediatric mixed mania；a 6-month prospective trial. Bipolar disorders, 7（3）：266-273, 2005
14) Pavuluri MN, Henry DB, Moss M, et al：Effectiveness of lamotrigine in maintaining symptom control in pediatric bipolar disorder. Journal of child and adolescent psychopharmacology, 19（1）：75-82, 2009
15) Frausto da Silva JJ, Williams RJ：Possible mechanism for the biological action of lithium. Nature, 263（5574）：237-239, 1976
16) Hallcher LM, Sherman WR：The effects of lithium ion and other agents on the activity of myo-inositol-1-phosphatase from bovine brain. The Journal of biological chemistry, 255（22）：10896-10901, 1980
17) Klein PS, Melton DA：A molecular mechanism for the effect of lithium on development. Proceedings of the National Academy of Sciences of the United States of America, 93（16）：8455-8459, 1996
18) 加藤 忠史：脳科学辞典－気分安定薬－京都：京都大学大学院 医学研究科 システム神経薬理学分野；2013［cited 2017 10, Jan.］．(https://bsd.neuroinf.jp/wiki/%E6%B0%97%E5%88%86%E5%AE%89%E5%AE%9A%E8%96%AC)
19) 大正製薬：リーマス錠100／リーマス錠200，医薬品添付文書（第11版，2018年2月改訂）(http://www.info.pmda.go.jp/downfiles/ph/PDF/400059_1179017F1056_1_14.pdf)
20) Findling RL, Robb A, McNamara NK, et al：Lithium in the Acute Treatment of Bipolar I Disorder；A Double-Blind, Placebo-Controlled Study. Pediatrics, 136（5）：885-894, 2015
21) Williams RS, Cheng L, Mudge AW, et al：A common mechanism of action for three mood-stabilizing drugs. Nature, 16；417（6886）：292-295, 2002
22) Allen MH, Hirschfeld RM, Wozniak PJ, et al：Linear relationship of valproate serum concentration to response and optimal serum levels for acute mania. The American journal of psychiatry, 163（2）：272-

275, 2006
23) 協和発酵キリン：デパケン R 錠100mg／デパケン R 錠200mg．医薬品添付文書（第18版，2014年11月改訂）（http://www.info.pmda.go.jp/downfiles/ph/PDF/230124_1139004G1040_1_03.pdf）
24) Kowatch RA, Scheffer RE, Monroe E, et al：Placebo-controlled trial of valproic Acid versus risperidone in children 3-7 years of age with bipolar I disorder. Journal of child and adolescent psychopharmacology, 25（4）：306-313, 2015
25) Hollander E, Chaplin W, Soorya L, et al：Divalproex sodium vs placebo for the treatment of irritability in children and adolescents with autism spectrum disorders. Neuropsychopharmacology ; official publication of the American College of Neuropsychopharmacology, 35（4）：990-998, 2010
26) Hellings JA, Weckbaugh M, Nickel EJ, et al：A double-blind, placebo-controlled study of valproate for aggression in youth with pervasive developmental disorders. Journal of child and adolescent psychopharmacology, 15（4）：682-692, 2005
27) 田辺三菱製薬：テグレトール錠100mg／テグレトール錠200mg／テグレトール細粒50％．医薬品添付文書（第19版，2016年11月改訂）（http://www.info.pmda.go.jp/downfiles/ph/PDF/480866_1139002C1082_3_02.pdf）
28) Tan HJ, Singh J, Gupta R, et al：Comparison of antiepileptic drugs, no treatment, or placebo for children with benign epilepsy with centro temporal spikes. The Cochrane database of systematic reviews, 5（9）：CD006779, 2014
29) Andrade R, Garcia-Espinosa A, Machado-Rojas A, et al：[A prospective, open, controlled and randomised study of clobazam versus carbamazepine in patients with frequent episodes of Rolandic epilepsy]. Revista de neurologia, 49（11）：581-586, 2009
30) Kang HC, Eun BL, Wu Lee C, et al：The effects on cognitive function and behavioral problems of topiramate compared to carbamazepine as monotherapy for children with benign rolandic epilepsy. Epilepsia, 48（9）：1716-1723, 2007
31) グラクソ・スミスクライン：ラミクタール錠小児用2mg／ラミクタール錠小児用5mg／ラミクタール錠25mg／ラミクタール錠100mg．医薬品添付文書（第12版，2017年12月改訂）（http：//www.info.pmda.go.jp/downfiles/ph/PDF/340278_1139009F1021_1_18.pdf）
32) Ramaratnam S, Panebianco M, Marson AG：Lamotrigine add-on for drug-resistant partial epilepsy. The Cochrane database of systematic reviews, 22（6）：CD001909, 2016
33) Duchowny M, Pellock JM, Graf WD, et al：A placebo-controlled trial of lamotrigine add-on therapy for partial seizures in children. Lamictal Pediatric Partial Seizure Study Group. Neurology, 53（8）：1724-1731, 1999
34) Pina-Garza JE, Levisohn P, Gucuyener K, et al：Adjunctive lamotrigine for partial seizures in patients aged 1 to 24 months. Neurology, 70（22 Pt 2）：2099-2108, 2008
35) Belsito KM, Law PA, Kirk KS, et al：Lamotrigine therapy for autistic disorder ; a randomized, double-blind, placebo-controlled trial. Journal of autism and developmental disorders, 1（2）：175-181, 2001
36) 「てんかん治療ガイドライン」作成委員会・編：てんかん治療ガイドライン2010. 医学書院，東京，2010

第Ⅱ章　児童・青年期精神疾患における薬物治療の有効性・安全性

1-5　児童・青年期精神疾患の薬物治療における副作用
睡眠薬の副作用

はじめに――背景と目的

　小児期の不眠の原因として，不適切な睡眠衛生，小児の行動性不眠のほか，精神障害や薬剤，身体疾患に伴う不眠，特発性の不眠などがあげられる[1]。海外においては，約25～40％の小児が入眠困難，中途覚醒などの睡眠における問題を経験していると報告されている[2]。日本の小児は欧米に比べて就寝時刻が遅いとの報告があり，全国の中学・高校240校の10万2,451人を対象に行われた調査によると，14.8％が入眠困難を，11.3％が中途覚醒を，5.5％が早朝覚醒を訴え，いずれか1つ以上を呈したものは23.5％に達している[3]。ほとんどの小児における睡眠障害に対する治療は行動療法単独で行われるが，薬物治療，行動療法と薬物治療の組み合わせも小児期，青年期の不眠に対して行われることがある[4]。特に，注意欠如・多動症，自閉スペクトラム症，知的能力障害などの神経発達症，アトピー性皮膚炎，気管支喘息などの身体合併症を有する場合には，行動療法のみでは改善が難しいこともあり，薬物治療が施行されることもある。しかし，小児に対する睡眠薬の安全性については明らかになっていないことが多い。われわれは，これまでに行われた無作為化試験やメタ解析を調査し，児童・青年期患者における睡眠薬の副作用について検討を行った。

　本研究では，児童・青年期患者における睡眠薬の副作用についてのエビデンスがどの程度存在するか（クリニカルクエスチョン1）を把握するため，各薬剤について系統的レビューに準じた詳細なレビューを行い，各薬剤の副作用において注意すべき情報は何か（クリニカルクエスチョン2）を臨床家に提供することを目的とした。小児の不眠に対する治療として，ベンゾジアゼピン（BZD）系薬剤の使用を推奨するものではないことを付記する。

クリニカルクエスチョンと推奨・解説

CQ 1. 児童・青年期患者における睡眠薬の副作用についてのエビデンスがどの程度存在するか？

CQ 2. 各薬剤の副作用において注意すべき情報は何か？

▶ 推奨・解説

本研究は，睡眠薬の副作用についてのエビデンスの記述にとどまるため，特定の障害に対する推奨される治療あるいは推奨されない治療について言及することはできない。各障害の治療についてはそれぞれの章を参照されたい。

【研究結果報告】
1）研究方法

2名の精神科医がそれぞれ個別に複数のデータベース（Pubmed, 医中誌web）を用いて，児童・青年期患者に対して睡眠薬が投与されている無作為化試験（Randomized Controled Trial：RCT），メタ解析の系統的検索を行い，英文または和文で入手可能なものを対象とした。英論文については，(各薬剤一般名) AND ((((((((child) OR children) OR pediatric) OR pediatrics) OR kid) OR kids) OR infantum) の検索式で，和文論文については（各薬剤一般名/TH or 各薬剤一般名/AL) and (小児/TH or 小児/AL or 児童/AL or 子ども/AL or 子供/AL) の検索式でそれぞれ検索を行った。対象患者は18歳以下，対象薬剤はわが国で薬価収載されているすべての睡眠薬［フルラゼパム，ハロキサゾラム，ニトラゼパム，ニメタゼパム，フルニトラゼパム，エスタゾラム，トリアゾラム，ミダゾラム，リルマザホン，ロメタゼパム，クアゼパム，エチゾラム，ブロチゾラム，ゾピクロン，エスゾピクロン，ゾルピデム，ラメルテオン，スボレキサント］とし，検索期間は1980年1月1日〜2016年8月31日までとした。副作用や有害事象について記載のない研究，英語・日本語以外の文献は除外した。包含基準を満たしたRCTおよびメタ解析の結果に基づいて，睡眠薬の代表的な副作用についてまとめた。対象薬剤が多いこと，十分なエビデンスのない薬剤も多かったこと，各論文で副作用に関するアウトカムが統一されていないことなどからバイアスの評価や結果の統合は行わなかった。RCTもメタ解析も存在しない薬剤に関しては，症例報告や後方視的研究あるいは成人患者の研究から注意すべき副作用についての情報を抽出し，記載した。

2）検索結果

PubMedおよび医中誌を検索した結果，フルラゼパム1編，ハロキサゾラム1編，ニトラゼパム12編，ニメタゼパム0編，フルニトラゼパム19編，エスタゾラム0編，トリアゾラム10編，リルマザホン0編，ロメタゼパム3編，クアゼパム0編，エチゾラム1編，ブロチゾラム0編，ゾピクロン1編，エスゾピクロン1編，ゾルピデム11編，ラメルテオン7編，スボレキサント0編の報告が該当した。上記の除外基準により，最終的にフルラゼパム1編，ハロキサゾラム0編，ニトラゼパム5編，ニメタゼパム0編，フルニトラゼパム0編，エスタゾラム0編，トリアゾラム0編，リル

マザホン 0 編，ロメタゼパム 1 編，クアゼパム 0 編，エチゾラム 1 編，ブロチゾラム 0 編，ゾピクロン 0 編，エスゾピクロン 1 編，ゾルピデム 2 編，ラメルテオン 4 編，スボレキサント 0 編が同定された。それぞれの内容につていは各論で後述する。

3）児童・青年期における睡眠薬の安全性（総論）

　わが国において，小児に対する安全性が確立され，保険適応のある睡眠薬は今のところない。小児・青年期に対する睡眠薬の報告は，症例報告か小規模な臨床試験のみであり，大規模試験はほとんどなされていない。米国においても，米国食品医薬品局の小児の不眠症に対して適応がある薬剤はなく，適応外処方として，抗ヒスタミン薬，抱水クロラール，ベンゾジアゼピン系薬剤，α刺激薬，メラトニン，メラトニン受容体刺激薬，抗精神病薬，ビタミンB_{12}などが処方されている[4]。

　睡眠薬の歴史を振り返ると，1832 年に最初の近代医学における睡眠薬抱水クロラールが開発され，20 世紀初頭にバルビツール酸系薬が開発された。バルビツール酸系薬は，優れた催眠作用を有していたものの，耐性・依存性を生じやすいこと，離脱時に退薬症状を呈しやすいこと，脳幹部に対して抑制的に作用し，高用量では死に至る可能性が高いなどの問題があることから，睡眠薬としては用いられなくなってきている[5]。1960 年代から登場したベンゾジアゼピン系薬剤は，呼吸抑制の危険性が比較的低いため安全性が高く，成人においては画期的な不眠治療薬となった。1980 年代後半には非ベンゾジアゼピン系のゾルピデムが欧州において発売され，作用時間が短く持ち越し効果などがより改善されたことから成人患者に対しては広く用いられるようになっている。成人におけるベンゾジアゼピン作用薬剤の副作用としては，持ち越し効果，健忘，反跳性不眠，筋弛緩作用，転倒，事故の増加，奇異反応，抗コリン作用，依存性，離脱などが指摘されている[6]。

　中枢性の抑制機構に脆弱性を有する小児においては，ベンゾジアゼピン系薬剤の投与による奇異反応が起こりやすいとされている[7]。奇異反応とは本来鎮静作用を示すはずのベンゾジアゼピン系薬剤の投与により，不安，焦燥が高まり，気分易変性，攻撃性，興奮などを呈することである[8]。Kraft ら[9]は，さまざまな疾患の 130 人の小児に対し，長時間型抗不安薬であるクロルジアゼポキシド 30～110mg/day を投与し，13 人（10.0％）に奇異反応を認めた。奇異反応を呈した 13 人のうち，5 人に脳波異常を認めており，脳波異常は奇異反応のリスクファクターの可能性があるとした。また，一卵性双生児[10]や母娘[11]にてベンゾジアゼピン系薬内服後に同様の奇異反応を認めたという報告もあり，投与前に家族歴を確認する必要があるかもしれない。ベンゾジアゼピン系薬剤による敵意，攻撃性，興奮の増悪には，病前の性格傾向や患者を取り巻く環境が症状の発現に大きく影響するとも言われている。もともと衝動性コントロールに問題のある患者，敵意や攻撃性の強い患者にのみ生じるとの意見や，多くは軽度であるため見逃されたり，ある患者では症状が改善したと認識されたり，元来の性格傾向と誤診されているため報告が少ないとの意見もある[12]が，ベンゾジアゼピン系薬剤の種類による奇異反応の発生頻度，重症度などに関するエビデンスは乏しい[8]。Dietch ら[11]は，一般成人における奇異反応の発生頻度は 1％以下であるとしており，奇異反応は特に小児において注意する必要がある副作用であると思われる。

　Coldwell ら[13]は，39～81 カ月（平均 60 カ月）の小児 30 人に対し，歯科治療の前投薬としてトリアゾラム 0.005，0.015，0.030mg/kg をランダムに投与し，投与前後の歩行運動失調，健忘，視覚の鋭敏さ，立体認知，複視の各項目について検査を行い比較した。歩行運動失調（0.005mg で 40％，

0.015mgで80%，0.030mgで100%），健忘（0.005mgで11.1%，0.015mgで33.3%，0.030mgで55.5%）が出現する頻度は用量依存的に増加した。成人においても，転倒・骨折や交通事故とベンゾジアゼピン系薬剤の関連も指摘されており[14),15)]注意が必要である。

睡眠薬においては，耐性，依存，離脱といった問題も指摘されている。バルビツール酸系薬においては，連用により依存を形成し，急激な減量または中止により不安，不眠，けいれん，幻覚，妄想，せん妄などの離脱症状を呈することがある。ベンゾジアゼピン系薬剤においても，臨床で使用される通常量を長期に服用していても依存が出現することが指摘されている。Schweizerら[16)]は，3～6カ月間ベンゾジアゼピン系薬剤を内服していた場合，減量または中止によって20～30%に不眠，不安，焦燥感，頭痛，嘔気などの離脱症状を呈したとしている。

ベンゾジアゼピン系薬剤内服による記憶機能，認知機能への報告もなされている。ベンゾジアゼピン系薬剤による健忘は前向性健忘であり，服用後の記憶の想起に障害を生じ，服用前の記憶には問題がない。これは，作用時間の短い非ベンゾジアゼピン系薬剤で多く認められ，成人においてはω_1選択性の高い薬剤でも認められている[17)]。成人において，ベンゾジアゼピン系薬による記憶障害は内服を中止することにより改善するという報告がある[18)]。一方で，Barkerら[19)]はベンゾジアゼピン薬の長期使用と認知機能との関連についてメタ解析を行った。ベンゾジアゼピン薬の平均用量はジアゼパム換算で17.2±9.9mg，平均服用期間は9.9年であり，感覚処理，精神運動速度，非言語性記憶，視空間認知機能においてコントロール群との差を認め，長期間の内服で認知機能低下をきたす可能性に言及している。また，近年ベンゾジアゼピン系薬と認知症の関連についても報告されており，長期間の服用は避けるべきと考えられる[20)-22)]。

4) 児童・青年期における睡眠薬の安全性（各論）

児童・青年期における睡眠薬の安全性・副作用については明らかとなっていないことが多い。児童・青年期の睡眠薬の安全性について，ここでは各薬剤についての副作用について成人のデータも含めて概説する。

■ベンゾジアゼピン系

ベンゾジアゼピン系薬剤と非ベンゾジアゼピン系薬剤であるゾピクロン，エスゾピクロン，ゾルピデムは，化学構造が異なる。しかし，いずれも$GABA_A$受容体の結合部位に作用することで効果を発現するため，本項ではベンゾジアゼピン系睡眠薬と一括する。ベンゾジアゼピン系薬剤はバルビツール酸系薬剤と異なり，大量服薬による脳幹網様体や脳幹の生命維持機構への抑制は比較的少ないが，奇異反応，眠気，倦怠感，頭重感，嘔気・嘔吐などの副作用を認めている。わが国においては，小児に対する適応はなく，小児に対する副作用の調査が施行されていないものについては，成人の結果を記した

(1) フルラゼパム

フルラゼパムは小児における安全性・有効性は確認されておらず，わが国では小児への適応はない[23)]。フルラゼパムを小児に投与した研究で副作用についての記載のあるものは，RCTが1編のみで，メタ解析はなかった。Reimaoら[24)]は，睡眠時遊行症，睡眠時驚愕症などの睡眠障害を認めた1～15歳の小児40人に対し，フルラゼパム30mgとプラセボのクロスオーバー試験を行った。副作用の出

現は，プラセボ3例に対し，フルラゼパム6例（15%）であり，フルラゼパムの副作用としては眠気（2.5%），嘔気・嘔吐（5%），神経過敏（7.5%）であった。副作用のために投与中止となったのは2例（5%）で，投与開始の3日間で嘔気，眠気を呈したため，フルラゼパムを7.5mgに減量したが，その後3日間も副作用が持続したため内服中止となった。

(2) ハロキサゾラム

ハロキサゾラムは小児における安全性・有効性は確認されておらず，わが国では小児への適応はない[23]。ハロキサゾラムを小児に投与した研究で副作用についての記載のあるものは，RCTもメタ解析も存在しなかった。成人においては，22,798例のうち1,055例（4.63%）で，副作用が認められ，そのうち主なものは眠気（1.83%），ふらつき（1.57%），頭重感（0.55%），倦怠感（0.52%），脱力感（0.32%）であり[23]，小児に使用する際にもこれらの副作用に注意が必要である。

(3) ニトラゼパム

ニトラゼパムは抗てんかん薬としては小児への適応があるが，睡眠薬としては小児への安全性・有効性は確認されておらず，わが国では小児への適応はない[23]。ニトラゼパムを小児に投与した研究で副作用についての記載のあるものは，RCT，メタ解析はなく，オープンラベル研究が5編であった。

Dennisら[25]は，56人の結節性硬化症，てんかんを合併した5歳以上の小児に対してニトラゼパムを使用し，眠気（26.7%），運動能力低下（30.3%），歩行不能（7.1%）などの副作用を報告している。Chamberlain[26]は，乳児けいれん，Lennox-Gastaut症候群の患児20名（4～28カ月，平均12カ月）に対して，ニトラゼパム 0.5～3.5mg/kg/日にて治療を行い，食欲低下12名，鎮静6名を認めたが，重大な副作用は認めなかった。Limら[27]は，ミオクローヌスてんかんを有するニトラゼパム内服中の14名の小児の食道内圧測定を行い，4名（28.6%，ニトラゼパム 0.54～1.5mg/kg/日）において嚥下反射の遅延を認めた。嚥下反射の遅延は，ニトラゼパムの用量と相関を認め，年齢，内服期間とは相関を認めなかった。Hosainら[28]は，Lennox-Gastaut症候群の小児14名（11カ月～8歳）に対して，ニトラゼパムを使用し，6名に鎮静，9名に流涎を認めたが，重大な副作用は認めなかった。

(4) ニメタゼパム

ニメタゼパムは小児における安全性，有効性は確認されておらず，わが国では作用が強く現れる可能性があると小児に対しては慎重投与となっている[23]。ニメタゼパムを小児に投与した研究で副作用についての記載のあるものは，RCTもメタ解析も確認できなかった。成人においては，5,574例のうち333例（5.9%）に副作用が生じ，主なものはふらつき（2.5%），倦怠感（1.6%），眠気（1.2%），脱力感（1.0%），頭重（0.7%）であり[23]，小児に使用する際にもこれらの副作用に注意が必要である。

(5) フルニトラゼパム

フルニトラゼパムは小児における安全性，有効性は確認されておらず，わが国では小児への適応はない[23]。フルニトラゼパムを小児に投与した研究で副作用についての記載のあるものは，RCTもメタ解析も確認できなかった。成人においては，13,205例のうち792例に副作用が報告され，主なものはふらつき（1%以上），眠気（1%以上），倦怠感（1%以上）であり[23]，頻度は少ないと思われるが，小児に使用する際にもこれらの副作用に注意が必要である。

(6) エスタゾラム

　エスタゾラムは小児における安全性，有効性は確認されておらず，わが国では小児への適応はない[23]。エスタゾラムを小児に投与した研究で副作用についての記載のあるものは，RCTもメタ解析も確認できなかった。成人においては，8,731例のうち1,897例（21.7%）に副作用が報告され，主なものは眠気，ふらつき（5%以上），めまい感，歩行失調，頭痛，頭重感，不快感，発揚状態，構音障害（0.1～5%未満）であり[23]，頻度は少ないと思われるが，小児に使用する際にもこれらの副作用に注意が必要である。

(7) トリアゾラム

　トリアゾラムは小児における安全性，有効性は確認されておらず，わが国では小児への適応はない[23]。トリアゾラムを小児に投与した研究で副作用についての記載のあるものは，RCTが3編，オープンラベル試験が3編で，メタ解析は確認できなかった。小児においては，処置前の前投薬としての報告が数件ある。

　Meyerら[29]は，歯科処置前の前投薬として21～74週の小児20人に対して，トリアゾラム0.2mg/kgを投与し，明らかな副作用は認めなかったと報告したが，Raadalら[30]の3～5歳の54例を対症としたRCTでは，歯科処置前にトリアゾラム0.03mg/kgを内服し，トリアゾラム群の7例（25.9%）に嘔気・気分不快が出現し，そのうち6例（22.2%）が嘔吐したと報告されている。またColdwellら[13]が39～81週の小児30名に対して，歯科処置前にトリアゾラム0.005mg/kg，0.015mg/kg，0.030mg/kgを無作為に割りつけし，投与したところ，運動失調，記憶障害，複視の出現率は用量依存的に増加していた。成人において，Wysowskiら[31]は，アメリカ食品医薬品局への市販後の副作用報告に基づき，トリアゾラムが原因と考えられる異常行動について報告している。1983年から1985年の間に，837件の報告があり，混乱133例（15.9%），記憶喪失109例（13.0%），奇異行動59例（7.0%），興奮58例（5.8%），幻覚（4.8%）であった。同時期に集計されたテマゼパムと比較して異常行動の報告が多く，高用量，高齢者における報告が多かった。

(8) ミダゾラム

　抗不安薬の項（222頁）にて記述する。

(9) リルマザホン

　リルマザホンは小児における安全性，有効性は確認されておらず，わが国では小児への適応はない[23]。リルマザホンを小児に投与した研究で副作用についての記載のあるものは，RCTもメタ解析も確認できなかった。成人においては，12,618例において副作用は135例（1.07%）に認められ，主なものは眠気（0.19%），ふらつき（0.13%），倦怠感（0.01%）であり[23]，小児に使用する際にもこれらの副作用に注意が必要である。

(10) ロメタゼパム

　ロメタゼパムは小児における安全性，有効性は確認されておらず，わが国では小児への適応はない[23]。ロメタゼパムを小児に投与した研究で副作用についての記載のあるものは，RCTもメタ解析も確認できず，症例報告が1編であった。Marcusら[32]は，母親の処方されたロメタゼパム2mgを内服後，不安，パニック，怒り，見当識障害などを呈して病院へ搬送された11歳の少年の症例を報告している。成人においては，12,150例のうち副作用は453例（3.73%）に報告され，主なものは眠気（1.17%），ふらつき（0.95%），倦怠感（0.59%），頭重感（0.40%）等であり[23]，小児に使用する

際にもこれらの副作用に注意が必要である。

(11) クアゼパム

クアゼパムは小児における有効性・安全性は確認されておらず，わが国では小児への適応はない[23]。クアゼパムを小児に投与した研究で副作用についての記載のあるものは，RCTもメタ解析も確認できなかった。成人においては，495例のうち52例（10.5%）で副作用が報告され，主なものは眠気（6.1%），ふらつき（3.6%），頭重感（1.4%），倦怠感（1.0%）等であり[23]，小児に使用する際にもこれらの副作用に注意が必要である。

(12) エチゾラム

エチゾラムは小児における安全性，有効性は確認されておらず，わが国では小児への適応はない[23]。エチゾラムを小児に投与した研究で副作用についての記載のあるものは，RCTもメタ解析も確認できず，症例報告が1編であった。Katoら[33]は，小児に対してエチゾラムを成人と同じ量で誤投与したところ，奇異反応，筋力低下を呈した小児の症例を報告している。成人においては，12,328例のうち866例（7.0%）で副作用が報告され，主なものは眠気（3.6%），ふらつき（1.9%），倦怠感（0.6%），脱力感（0.3%）等であり[23]，小児に使用する際にもこれらの副作用に注意が必要である。

(13) ブロチゾラム

ブロチゾラムは小児における安全性，有効性は確認されておらず，わが国では小児への適応はない[23]。ブロチゾラムを小児に投与した研究で副作用についての記載のあるものは，RCTもメタ解析も確認できなかった。成人においては，6,548例のうち256例（3.9%）で副作用が報告され，主なものは眠気（2.2%），ふらつき（1.0%），頭重感（0.7%），だるさ（0.7%），めまい（0.3%），頭痛（0.1%），倦怠感（0.1%）であり[23]，小児に使用する際にもこれらの副作用に注意が必要である。

(14) ゾピクロン

ゾピクロンは小児における安全性，有効性は確認されておらず，わが国では小児への適応はない[23]。ゾピクロンを小児に投与した研究で副作用についての記載のあるものは，RCTもメタ解析も確認できなかった。成人においては，11,677例のうち831例（7.1%）に副作用が報告され，主なものはにがみ（4.1%），ふらつき（0.89%），眠気（0.51%），口渇（0.48%），倦怠感（0.41%），頭重（0.22%）等であり[23]，小児に使用する際にもこれらの副作用に注意が必要である。

(15) エスゾピクロン

エスゾピクロンは小児における安全性，有効性は確認されておらず，わが国では小児への適応はない[23]。エスゾピクロンを小児に投与した研究で副作用についての記載のあるものは，RCTが1編あり，メタ解析は確認できなかった。

Sangalら[34]は，ADHDと診断された6〜17歳の小児を対象とした二重盲検試験とその後の長期継続オープンラベル試験を報告している。二重盲検試験では，486例を高用量，低用量，プラセボの3群に分けて比較され（6〜11歳は1mgまたは2mg，12〜17歳は2mgまたは3mg），有害事象が出現したのは高用量で61%，低用量で59.5%，プラセボで46.0%であった。副作用は，頭痛（高用量13.8%　低用量11.7%　プラセボ11.8%），味覚障害（高用量13.8%　低用量4.9%　プラセボ1.2%），めまい（高用量8.2%　低用量3.8%　プラセボ1.9%）等であり，用量依存的に有害反応の頻度は多くなっていた。内服中止に至ったのは，高用量5例（3.1%），低用量4例（2.5%），プラセボ3例（1.9%）であった。幻覚（高用量1.3%　低用量2.5%　プラセボ0%）はエスゾピクロン内服群のみ

で認められた．また，6〜11歳で高用量を内服したうち，1例において内服2日目に鎮静を認め，1例において呼吸困難を認めた．2重盲検試験後に304名を対象にオープンラベル試験を行い，平均184日間内服を継続し，何らかの有害作用を呈したのは212名（70.0％）であった．多く認めた有害事象は，頭痛（6〜11歳17.0％　12〜17歳27.3％），味覚障害（6〜11歳9.4％　12〜17歳19.7％），鼻咽頭炎（6〜11歳2.9％　12〜17歳11.4％）であった．重大なものとして，めまいが30例（9.9％）に出現し，そのうち4例が内服中止，幻覚が10例（3.3％）に出現し，そのうち5例が内服を中断した．実験中，企図には至らなかったものの希死念慮が3例（1.0％）に出現した．

(16) ゾルピデム

ゾルピデムは小児における安全性，有効性は確認されておらず，わが国では小児への適応はない[23]．ゾルピデムを小児に投与した研究で副作用についての記載のあるものは，RCTが4編，オープンラベル試験が1編で，メタ解析は確認できなかった．

内山ら[35]は，12〜18歳の非器質性睡眠症と診断された患児に対し，122例をゾルピデム投与群とプラセボ投与群に分けて二重盲検試験を行った．有害事象はプラセボ群で2例（4.7％）に4件，ゾルピデム5mg群で2例（5.3％）に2件，ゾルピデム10mg群で4例（9.8％）に6件認められた．副作用の内容は，プラセボ群で悪夢，前向性健忘および浮動性めまいが同一の1例，尿中ウロビリン陽性が1例で，ゾルピデム5mgで尿蛋白および尿中蛋白陽性がそれぞれ1例ずつに，10mg群で悪心・嘔吐および便秘が同一の1例に，夢遊症，浮動性めまいおよび好酸球増加がそれぞれ1例ずつに認められた．また，服薬中止に至った有害事象として中等度のうつ症状が10mgの1例に認められたが，中止後も症状に変化はなかったため，ゾルピデムとの関連性は否定的としている．

Blumerら[36]は，6〜17歳のADHDと診断された201人について，ゾルピデム0.25mg/kg/day（最大10mg）内服群（136人）とプラセボ群（65人）に分け，オープンラベル検試験を行った．ゾルピデム内服群の62.5％，プラセボ群の47.7％に副作用が出現し，ゾルピデム内服群ではめまい23.5％，頭痛23.5％，幻覚7.4％を認めた．Koiralaら[37]は，歯科治療前の前投薬としてゾルピデム，ケタミン，ミダゾラム単剤と各薬剤とトラマドールの併用を120名の2〜9歳の小児に対して行った．ケタミン，ミダゾラム内服群では50％以上の前向性健忘を認めたが，ゾルピデム内服群では健忘はほとんど認めなかった．成人においては，16,944人の外来患者において，副作用を生じたのは182例（1.1％）で，118例が副作用のために内服を中止した[38]．内服を中止した副作用の内訳は，嘔気28例（0.17％），眠気35例（0.20％），不快感23例（0.13％），悪夢20例（0.11％），落ち着きのなさ19例（0.11％），頭痛18例（0.10％）で，生命にかかわる副作用の報告はなかったという．Colleら[39]は，健常な成人12人と小児12人に対して，ゾルピデム10mgとプラセボを投与する二重盲検試験を行った．副作用は女児1例に浮遊感を認め，ゾルピデム群とプラセボ群で成長ホルモンの分泌に差は認めなかった．

■ラメルテオン

ラメルテオンはメラトニンMT1およびMT2受容体に対する高い親和性を有するメラトニン受容体アゴニストである．MT1受容体刺激は視交差上核の抑制を起こし催眠作用をきたし，MT2受容体は催眠・覚醒リズムの調整に関係し，その刺激は概日リズムの位相前進をきたすとされている．ラメルテオンの乳児，幼児，小児における安全性については明らかではなく，小児に対する適応はない[23]．ラメルテオンの代謝はチトクロムP450であるCYP1A2によって行われ，CYP1A2の阻害作用

をもつフルボキサミンと併用すると最高血中濃度AUCが顕著に上昇するという報告があり，併用禁忌となっている．小児に対してのラメルテオン投与の報告は症例報告のみである．

Miyamotoら[40]は，睡眠障害に対してメラトニン3mgを使用していた3〜25歳の11例に対して，メラトニンを中止しラメルテオン4〜8mgを投与した．3例（27.2％）において日中の眠気を認めたが，そのほか明らかな副作用は認めなかったとしている．そのほかの小児の報告では，症例数は1〜3例と少ないが，16歳の高機能自閉症[41]，7，18歳の自閉症[42]，9〜12歳の自閉症[43]に対しラメルテオンを使用した報告では，日中の眠気など明らかな副作用は認めなかった．

成人において，Kuriyamaら[44]はラメルテオンとプラセボで比較検討された13の論文（5,812例）を用いて，効果と安全性についてメタ解析を行っている．副作用が出現したのはラメルテオン内服群で33.7％，プラセボ内服群で31.9％であった．ラメルテオン内服群において，眠気2.8％，嘔気2.3％，頭痛5.8％，めまい3.2％，疲労感2.0％等を認めたが，プラセボと比較して有意差を認めたものは日中の眠気のみで（相対リスク 1.97，95％信頼区間 1.21〜3.20），ほかの項目については有意差を認めなかった．

■スボレキサント

2014年11月26日にわが国で発売された，オレキシン受容体OX1RおよびOXR2の選択的拮抗薬であるスボレキサントは，オレキシンニューロンの神経支配を受けている覚醒に関する神経核を抑制することで睡眠を誘発する．小児に対する用量，安全性につてはいまだ明らかになっておらず，わが国で小児への適応はない．スボレキサントを小児に投与した研究で副作用についての記載のあるものは，RCTもメタ解析も確認できなかった．2015年7月の市販後調査からは10代への処方はほとんどなされていないことがわかる[45]．3,076名の成人を対象としたメタ解析において，眠気2.18〜4.57％，倦怠感1.08〜4.09％，睡眠麻痺0.47〜16.0％，睡眠関連行動異常0.17〜15.86％，入眠時幻覚0.38〜13.95％などが認められ[46]，小児に使用する際にもこれらの副作用に注意が必要である．

おわりに

小児期の睡眠薬の副作用について系統的検索に準じたレビューを行い，注意すべき副作用について概説した．睡眠薬の小児患者に対する効果や安全性に関してのエビデンスは十分とはいえない．バルビツール酸系は喉頭けいれんなどの重篤な副作用もあるため，小児の不眠症に対する使用は注意が必要[5]であり，ベンゾジアゼピン系についても奇異反応，依存，認知機能低下などの副作用が懸念される．睡眠は，成長期である小児期・青年期において重要なことはいうまでもなく，特に自閉スペクトラム症，ADHDなどの原疾患をもつ児の不眠で，行動療法のみで改善が難しい場合には，どうしても薬物治療が必要となる場面に遭遇するが，小児の不眠に対する治療として，BZD系薬剤の使用を推奨するものではないことを付記する．小児の研究協力に関する倫理面での制約はあるが，必要なときに安全に使用するための，エビデンスの蓄積も望まれる．

（吉永 清宏，杉本 篤言，江川 純）

文献

1) 神山 潤：小児の不眠．日本臨床，67（8）：1543-1547, 2009
2) Owens J：Classification and epidemiology of childhood sleep disorders. Primary care, 35（3）：533-546, 2008
3) Kaneita Y, et al：Insomnia among Japanese adolescents；a nationwide representative survey. Sleep, 29（12）：1543-1550, 2006
4) Owens JA, et al：Medication use in the treatment of pediatric insomnia；results of a survey of community-based pediatricians. Pediatrics, 111（5 Pt 1）：e628-635, 2003
5) Lopez-Munoz F, et al：The history of barbiturates a century after their clinical introduction. Neuropsychiatric disease and treatment, 1（4）：329-343, 2005
6) 戸澤 亜, 他：睡眠薬の副作用と対応策．新薬と臨牀，55（8）：1226-1236, 2006
7) van der Bijl P, Roelofse JA：Disinhibitory reactions to benzodiazepines；a review. Journal of oral and maxillofacial surgery；official journal of the American Association of Oral and Maxillofacial Surgeons, 49（5）：519-523, 1991
8) 上田 幹, 下田 和：ベンゾジアゼピンの奇異反応．臨床精神医学，35（12）：1663-1666, 2006
9) Kraft IA, et al：A clinical study of chloridazepoxide used in psychiatric disorders of children. International journal of neuropsychiatry, 1（5）：433-437, 1965
10) Short TG, et al：Paradoxical reactions to benzodiazepines--a genetically determined phenomenon? Anaesthesia and intensive care, 15（3）：330-331, 1987
11) Dietch JT, Jennings RK：Aggressive dyscontrol in patients treated with benzodiazepines. The Journal of clinical psychiatry, 49（5）：184-188, 1988
12) Hall RC, Zisook S：Paradoxical reactions to benzodiazepines. British journal of clinical pharmacology, 1：99s-104s, 1981
13) Coldwell SE, et al：Side effects of triazolam in children. Pediatric dentistry, 21（1）：18-25, 1999
14) Boyle N, et al：Medication and falls；risk and optimization. Clinics in geriatric medicine, 26（4）：583-605, 2010
15) Thomas RE：Benzodiazepine use and motor vehicle accidents. Systematic review of reported association. Canadian family physician Medecin de famille canadien, 44：799-808, 1998
16) Schweizer E, Rickels K：Benzodiazepine dependence and withdrawal；a review of the syndrome and its clinical management. Acta psychiatrica Scandinavica Supplementum, 393：95-101, 1998
17) 石郷岡 純：睡眠薬と夜間異常行動．精神医学，51（7）：675-679, 2009
18) Chouinard G：Issues in the clinical use of benzodiazepines；potency, withdrawal, and rebound. The Journal of clinical psychiatry, 5：7-12, 2004
19) Barker MJ, et al：Cognitive effects of long-term benzodiazepine use；a meta-analysis. CNS drugs, 18（1）：37-48, 2004
20) Billioti de Gage S, et al：Benzodiazepine use and risk of dementia；prospective population based study. BMJ (Clinical research ed), 345：e6231, 2012
21) Chen PL, et al：Risk of dementia in patients with insomnia and long-term use of hypnotics；a population-based retrospective cohort study. PloS one, 7（11）：e49113, 2012
22) Nixon GM, et al：Short sleep duration in middle childhood：risk factors and consequences. Sleep, 31（1）：71-78, 2008
23) 髙久 史, 他：日本医薬品集 医療薬 2016年版．株式会社 じほう，東京，2016
24) Reimao R, Lefevre AB：Evaluation of flurazepam and placebo on sleep disorders in childhood. Arquivos de neuro-psiquiatria, 40（1）：1-13, 1982
25) Dennis J, Hunt A：Prolonged use of nitrazepam for epilepsy in children with tuberous sclerosis. British medical journal (Clinical research ed), 291（6497）：692-693, 1985
26) Chamberlain MC：Nitrazepam for refractory infantile spasms and the Lennox-Gastaut syndrome. Journal of child neurology, 11（1）：31-34, 1996
27) Lim HC, et al：Nitrazepam-induced cricopharyngeal dysphagia, abnormal esophageal peristalsis and associated bronchospasm；probable cause of nitrazepam-related sudden death. Brain & development, 14（5）：309-314, 1992
28) Hosain SA, et al：Nitrazepam for the treatment of Lennox-Gastaut syndrome. Pediatric neurology, 28（1）：

16-19, 2003
29) Meyer ML, et al：Comparison of triazolam to a chloral hydrate/hydroxyzine combination in the sedation of pediatric dental patients. Pediatric dentistry, 12（5）：283-287, 1990
30) Raadal M, et al：A randomized clinical trial of triazolam in 3- to 5-year-olds. Journal of dental research, 78（6）：1197-1203, 1999
31) Wysowski DK, Barash D：Adverse behavioral reactions attributed to triazolam in the Food and Drug Administration's Spontaneous Reporting System. Archives of internal medicine, 151（10）：2003-2008, 1991
32) Marcus A, et al：Benzodiazepine administration induces exogenic psychosis；a case of child abuse. Child abuse & neglect, 19（7）：833-836, 1995
33) Kato Z, et al：Accidental etizolam ingestion in a child. Pediatric emergency care, 23（7）：472-473, 2007
34) Sangal RB, et al：Eszopiclone for insomnia associated with attention-deficit/hyperactivity disorder. Pediatrics, 134（4）：e1095-1103, 2014
35) 内山 真, 他；ゾルピデム酒石酸塩の小児不眠症患者に対する有効性と安全性の検討．日本小児科学会雑誌, 115（5）：948-955, 2011
36) Blumer JL, et al：Controlled clinical trial of zolpidem for the treatment of insomnia associated with attention-deficit/ hyperactivity disorder in children 6 to 17 years of age. Pediatrics, 123（5）：e770-776, 2009
37) Koirala B, et al：A comparative evaluation of newer sedatives in conscious sedation. The Journal of clinical pediatric dentistry, 30（4）：273-276, 2006
38) Hajak G, Bandelow B：Safety and tolerance of zolpidem in the treatment of disturbed sleep；a post-marketing surveillance of 16944 cases. International clinical psychopharmacology, 13（4）：157-167, 1998
39) Colle M, et al：Nocturnal profile of growth hormone secretion during sleep induced by zolpidem；a double-blind study in young adults and children. Hormone research, 35（1）：30-34, 1991
40) Miyamoto A, et al：[Treatment with ramelteon for sleep disturbance in severely disabled children and young adults]. No to hattatsu Brain and development, 45（6）：440-444, 1013
41) Asano M, et al：Ramelteon monotherapy for insomnia and impulsive behavior in high-functioning autistic disorder. Journal of clinical psychopharmacology, 34（3）：402-403, 2014
42) Stigler KA, et al：Ramelteon for insomnia in two youths with autistic disorder. Journal of child and adolescent psychopharmacology, 16（5）：631-636, 2006
43) Kawabe K, et al：The melatonin receptor agonist ramelteon effectively treats insomnia and behavioral symptoms in autistic disorder. Case reports in psychiatry, 2014：561071, 2014
44) Kuriyama A, et al：Ramelteon for the treatment of insomnia in adults；a systematic review and meta-analysis. Sleep medicine, 15（4）：385-392, 2014
45) MSD株式会社：ベルソムラ錠，審査報告書（2014年7月）
46) Kishi T, et al：Suvorexant for Primary Insomnia；A Systematic Review and Meta-Analysis of Randomized Placebo-Controlled Trials. PloS one, 10（8）：2015

第Ⅱ章 児童・青年期精神疾患における薬物治療の有効性・安全性

1-6 児童・青年期精神疾患の薬物治療における副作用
抗不安薬の副作用

はじめに――背景と目的

　小児では，不安症の有病率は15～20％であり，不安症の治療には選択的セロトニン再取り込み阻害薬（SSRI）やベンゾジアゼピン系薬剤（BZD）が用いられる[1,2]。1980年代までは，BZDが抗不安薬の中心的役割を担っていたが，近年薬物治療では主にSSRIが不安症や気分障害の治療に用いられるようになっており，一定の効果が確認されている[3]。現在では依存と耐性の問題からBZDが用いられる機会は減っているが，SSRIについては他章で論じられており，BZDの小児への使用時の注意点も多々あるため，本項ではわが国で薬価収載されているBZD系抗不安薬を中心に記述する。

　BZDは，ベンゼン環とジアゼピン環から構成され，GABA受容体に結合して複合体を形成し，アロステリック効果によって抗不安作用，筋弛緩作用，催眠作用，抗けいれん作用を示す[4]。1960年にクロルジアゼポキシドが発売され，その3年後にジアゼパムが登場して以降，有効な抗不安薬として広く世界で用いられてきたが，抑うつ状態，躁状態，興奮，敵意などの奇異反応，記憶障害，過鎮静，依存性，離脱症候群，乱用などの有害作用の存在も明らかとなっており[5-8]，処方の際にはリスクとベネフィットの慎重な検討が必要である。わが国ではほとんどの抗不安薬が小児に対する適応はなく，安全性が確立されていない。倫理面の問題から小児を対象とした研究は比較的困難であり，小児患者への抗不安薬投与において系統的な副作用に関する報告はないが，その一部，主に抗けいれん薬あるいは手術前投薬として使用されるものについては，単回投与の研究が多いため使用条件は限られるものの安全性がある程度確認されている。

　本研究では，児童・青年期患者に対する抗不安薬使用のエビデンスがどの程度存在するか（クリニカルクエスチョン1）を把握するため，各薬剤について系統的レビューに準じた詳細なレビューを行い，各薬剤の副作用において注意すべき情報は何か（クリニカルクエスチョン2）を臨床家に提供することを目的とした。上記のとおり，すでにBZD系薬剤は小児の不安症やうつへの治療の主体ではなくなっているが，場合によっては使用する可能性があるため副作用について本項で記載している。小児の不安症やうつに対しての治療にBZD系薬剤の使用を推奨するものではないことを付記する。

クリニカルクエスチョンと推奨・解説

CQ 1. 児童・青年期患者に対する抗不安薬使用のエビデンスがどの程度存在するか？

CQ 2. 各薬剤の副作用において注意すべき情報は何か？

▶ 推奨・解説

> 本研究は，抗不安薬の副作用についてのエビデンスの記述にとどまるため，特定の障害に対する推奨される治療あるいは推奨されない治療について言及することはできない。各障害の治療についてはそれぞれの章を参照されたい。

【研究結果報告】

1）研究方法

2名の精神科医がそれぞれ別個にPubMedおよび医中誌webを用いて検索し，英文または和文で入手可能なものを対象文献とした。英論文については，（各薬剤一般名）AND（((((((child) OR children) OR pediatric) OR pediatrics) OR kid) OR kids) OR infantum）の検索式で，和文論文については（各薬剤一般名/TH or 各薬剤一般名/AL）and（小児/TH or 小児/AL or 児童/AL or 子ども/AL or 子供/AL）の検索式でそれぞれ検索を行った。選択基準として，1980年1月1日〜2016年8月31日までに公開された，18歳以下の患者を対象に含むメタ解析および無作為化比較試験（Randomized Controled Trial：RCT）のうち，副作用に関する記述のあるものを対象とした。副作用について記載されたメタ解析もRCTも存在しない薬剤については，症例報告や後方視的研究あるいは成人患者の研究から注意すべき副作用についての情報を抽出し，記載した。対象薬剤が多いこと，十分なエビデンスのない薬剤も多かったこと，各論文で副作用に関する評価方法が統一されていないことなどから，バイアスの評価や結果の統合は行わなかった。

2）児童・青年期における抗不安薬の安全性（総論）

わが国では，ほとんどの抗不安薬が小児への安全性が確認されておらず，小児への適応はない。BZDに関連する問題は，物質使用障害，依存，運転機能障害，過量服薬や離脱症状と関連した死亡などの問題がある。さらに，高齢者では認知機能低下や認知症，転倒のリスクもある[9]。

BZDの最も重要な有害事象と考えられる依存および耐性について，小児においては系統的な研究はなされていないが，Witekら[10]は，小児のBZDの長期使用に関して文献的レビューを行い，BZD中毒や依存などの潜在的な問題にさらに注意を払うべきであると勧告している。彼らはさらに，BZD使用の際は，眠気や脱抑制，反跳性不安を回避するために，緩徐に用量設定を行い，徐々に減量すべきだと主張している。成人では，BZD依存の発生率はおおよそ15〜44％程度との報告がある[11]。Kawanoら[12]は，BZD依存形成の最大の要因は長期使用であるとしている。長期使用すると依存が形成され，依存が形成されると薬剤の減量・中止時に離脱症状を生じる。離脱症状のために中止が困難となり，さらに長期使用となる。依存が形成される期間は個体差が大きいが，Rickelsら[13]は，BZD内服が8カ月以内の場合は5％，8カ月以上では43％に中断時の離脱症状が出現し，身体依

存の形成には時間経過が関与することを明らかにしている。Sussman[14]は，離脱症状は心理，身体，知覚の3領域にわたって現れるとしており，心理症状としては不安，焦燥，不眠，イライラ，抑うつ気分，記憶障害，集中力障害など，身体症状としては発汗，心悸亢進，悪心・嘔吐，食欲低下，体重減少，筋肉痛，振戦，けいれんなど，知覚症状としては知覚過敏，味覚異常，身体動揺感などをあげている。Brettら[9]は，耐性形成や離脱症状のため，BZDの長期使用は，用量増大および症状増悪を引き起こす可能性があり，3～4週間以上BZDを内服していた患者はBZDを突然中止されると離脱症状を起こしやすいため，BZD処方は1～2週間に限定するのが望ましいと述べている。Kawanoら[12]は，内服していたBZDを中止する際には，作用時間の長い薬剤では薬の血中濃度がゆっくり下降するため，作用時間の短い薬剤に比べると離脱症状を自覚しにくいため，短時間作用型のBZDを服用しており，離脱症状の自覚が強い場合には等力価で，半減期の長いBZDに置換してから漸減することが適切であると報告している。BZDの長期使用による社会経済コストとして，事故（交通，家庭内，仕事中）のリスクの増大，ほかの薬剤と併用して過量服薬した場合の致死リスクの増大，自殺企図のリスク増大，攻撃的行動や暴行のリスク増大，感情障害や認知障害による夫婦間・家庭内不和や崩壊，病気による失業・失職・作業損失，医療機関での検査・診断・入院コスト，妊婦や新生児への有害作用，依存および乱用の可能性，薬剤処方コスト，訴訟コストなどがある[5]。小児においてもBZD使用に際しては依存や耐性形成には注意を払う必要があり，使用の際にはリスクとベネフィットの慎重な検討が必要である。

　小児におけるBZDの主な副作用としては，最も多いのは眠気，次いでめまい，不明瞭発語，ほかにも幻覚妄想，焦燥，ジストニア，嘔気，混乱などがある[7), 15]。また，常用量であっても，心血管系，中枢神経系，内分泌代謝系，呼吸系，消化器系，血液系などの有害作用を生じることもある[16]。それに加えて，イライラや易怒性，攻撃性などの奇異反応も報告されており，これらの奇異反応は中枢神経系の抑制機構に脆弱性を有する患者（精神病の既往，脳器質障害，小児，高齢者など）に起こりやすいとされている。クロルジアゼポキシドを投与されていた2～17歳の130名の小児において，13名（10％）に過活動，激怒，脱抑制などの奇異反応を認め，このうちの5名は脳波異常を伴っていたという報告もある[17]。クロナゼパム投与中の16～19歳の12名の青年のうち1名にイライラや不穏が生じたという報告[18]や，同剤使用中の7～13歳の12名の小児の10名（83％）にイライラや反抗的なふるまいが出現したという報告[19]も散見され，BZD使用時には奇異反応の出現に注意する必要がある。

3）児童・青年期における抗不安薬の安全性（各論）

　児童・青年期における抗不安薬の安全性については報告が少なく，明らかとなっていないものも多い。ここでは前述の選択基準によって選定された対象文献から得られた，各薬剤の副作用についての情報を記載する。わが国で薬価収載されている抗不安薬は，ミダゾラム，ジアゼパム，ロラゼパム，ブロマゼパム，アルプラゾラム，ロフラゼプ酸エチル，クロルジアゼポキシド，クロキサゾラム，クロラゼプ酸ジカリウム，クロチアゼパム，エチゾラム，フルジアゼパム，フルタゾラム，フルトプラゼパム，メダゼパム，メキサゾラム，オキサゾラム，タンドスピロンクエン酸塩の18種である。

(1) ミダゾラム

　ミダゾラムはわが国では麻酔前投薬（筋注）および集中治療における人工呼吸中の鎮静（静注）にのみ適応を有している[20]。ミダゾラムの小児における副作用について検討した研究は，メタ解析が12件，RCTが1件あるが，処置前の鎮静目的のものやてんかんにおけるけいれん発作抑制目的のものがほとんどである。

　Conwayら[21]は，上部消化管内視鏡検査や気管支鏡検査などの医学的処置前に鎮静目的にミダゾラムを投与した2,319名に対し，ジアゼパムやプラセボ群と副作用について比較するためメタ解析を行い，ミダゾラムはジアゼパムよりも順行性健忘を起こしやすいことを報告した。Chenら[22]は，危篤状態の患者1,624名（小児，成人を含む）に対する24時間以上の鎮静目的に使用されるα2アゴニストと従来の抗不安薬の安全性についてメタ解析を行い，高血圧を生じた1,356名中，282名（20.8％）はミダゾラムを内服していたことを報告している。Brigoら[23]は，てんかんの小児患者1,602名（1,573名は16歳以下）において経鼻，舌下，経直腸投与のミダゾラムと経直腸投与のジアゼパムの副作用を比較したメタ解析を行い，ミダゾラムのいずれの投与方法においてもジアゼパムと比較して副作用に有意な差はなかったと報告している。Papineni McIntoshら[24]は，ミダゾラムの小児における副作用に関して文献的レビューを行い，いずれの研究でも重篤な有害事象はなく，嘔気や眠気，過鎮静などの一般的な有害事象のみが出現したことを報告している。Ngら[25]は，NICUに入所した小児に対するミダゾラム投与の副作用についての3件（28名）のRCTに準ずる研究について文献的レビューを行い，プラセボ群と比較して，高血圧や低血圧，追視の欠如，舞踏病様運動，ジスキネジア様運動，ミオクローヌス，てんかん様発作などが生じやすく，脳波異常も生じやすいことを報告した。また，Massanariら[26]は，内視鏡検査の際にミダゾラムとメペリジンを投与された1～17歳（平均5歳）の小児2,617名のうち，36名（1.4％）に奇異反応を認めたと報告している。

(2) ジアゼパム

　ジアゼパムは，わが国でも経口薬については神経症，うつ病，心身症などにおける不安，緊張，抑うつや麻酔前投薬として小児への適応がある[27]が，臨床ではリスクとベネフィットを慎重に検討して適応を決める必要がある。また作用が強く出る場合があるとして，乳児，幼児には慎重投与となっている。小児に用いる場合には，3歳以下は1日量ジアゼパムとして1～5mgを，4～12歳は1日量ジアゼパムとして2～10mgを，それぞれ1～3回に分けて分割経口投与することとなっている。注射剤についてはこれらに加えてんかん重積状態におけるけいれんの抑制の適応があるが，小児には慎重投与となっている[28]。坐剤は小児に対して熱性けいれんおよびてんかんのけいれん発作の改善に適応があり，1回0.4～0.5mg/kgを1日1～2回，直腸内に挿入する，とある[29]。ジアゼパムの小児における副作用について検討した研究は，メタ解析が5件，RCTが4件確認できたが，これらのほとんどは抗けいれん薬または麻酔前投薬としての単回投与の研究であった。また，使用成績調査等の副作用発現頻度が明確となる調査を実施していないが，眠気やふらつき，悪心・嘔吐，血圧低下などが報告されており，これらの副作用に注意が必要である。Conwayら[21]は鎮痛・鎮静目的で使用されるミダゾラムとジアゼパムの効果と副作用についてメタ解析を行い，鎮静や血圧，酸素飽和度などのバイタルサイン，痛みや不快感において両者で有意な差はないと報告している。Brigoら[23]はてんかんの小児患者1,331名に対して副作用を評価するメタ解析を行い，ミダゾラム舌下錠とジアゼパム静注，ミダゾラム舌下錠とジアゼパム坐剤を比較して，血液学的所見や副作用に有意差はな

かったと報告している。Offringaら[30]はてんかん小児患者に対するジアゼパムの副作用に関する26件のRCT（2,740名）についてレビューを行い，ジアゼパムを使用している小児患者の有害事象はさまざまであり，一過性の副作用を経験する小児は36％にのぼると報告している。

Abou-Khalilら[31]は，けいれん重積発作を呈した小児患者234名に対し，プラセボ群110名，ジアゼパム群124名（いずれもオートインジェクター）のRCTを行い，プラセボ群では81名，ジアゼパム群では82名が評価対象となった。ジアゼパム群では2名（2.5％）に頭痛，2名（2.5％）に焦燥感，2名（2.5％）に耳感染，1名（1.2％）に不眠が生じ，プラセボ群とジアゼパム群の副作用の出現率は有意差がなかった。Pintoら[32]は，64名の生後3カ月〜18歳以下の小児のてんかん患者をロラゼパム静脈注射群（26名）とジアゼパム静脈注射群（38名）に無作為に割りつけ，初回の薬剤投与4時間後の換気障害について検討した。いずれの群でも16〜17％に換気障害が生じたが，ロラゼパム群とジアゼパム群で有意な差はなかった。

Francoisら[33]は，徐波睡眠期持続性棘徐波を示すてんかん性脳症の小児患者で，高用量のジアゼパムを投与されていた42名について介助者にふるまいの問題点や副作用を評価するアンケートを実施した。アンケートに回答があった28名のうち，16名（57.1％）にイライラ，14名（50％）に睡眠障害，8名（36.4％）に運動失調，6名（22.2％）にめまいと夜尿，1名（3.6％）に発疹を認めた。さらに，ジアゼパムの用量別にグループ分けして副作用を評価したところ，副作用には用量依存性はみられなかった。Folayanら[34]は，歯科治療の鎮静目的に低用量のケタミン（5mg/kg）とジアゼパム（0.2mg/kg）の併用療法を使用された小児患者25名について調査し，3名（12％）に同剤投与日の夜に発熱，1名（4％）に幻覚が生じたことを報告している。

（3）ロラゼパム

ロラゼパムは小児における安全性，有効性は確認されておらず，わが国では小児への適応はない[35]。ロラゼパムの小児における副作用について検討した研究は，メタ解析が2件，RCTが17件確認できた。添付文書上，成人の第三相試験では副作用の報告された症例は11.5％であり，精神神経系（眠気，ふらつき，めまい，頭重，頭痛），消化器（悪心，胃部不快感，食欲不振，口渇）の症状が主であった（頻度不明）。また海外ではロラゼパムの静注薬があるが，わが国では経口薬のみが薬価収載されている。

Chenら[22]は，危篤状態の患者1,624名（小児，成人を含む）に対する24時間以上の鎮静目的に使用されるα2アゴニストと従来の抗不安薬の安全性についてメタ解析を行い，51名（3.1％）のロラゼパム使用者に徐脈を認めたと報告している。Appletonら[36]は，てんかん小児患者のロラゼパムとミダゾラム，ジアゼパム，フェノバルビタール，フェニトイン，パラアルデヒドの効果と副作用について検討した4件のRCT（383名）についてメタ解析を行い，ロラゼパム静注は，ジアゼパム静注と同等の効果があり，副作用もほとんどないと報告している。

Chamberlain[37]は，生後3カ月〜18歳以下のてんかんの小児患者273名を無作為にジアゼパム群140名とロラゼパム群133名に割りつけ，効果と副作用を検討した。ジアゼパム群の患者は0.2mg/kg静注投与され，ロラゼパム群の患者は0.1mg/kg静注投与された。各群26名ずつ（ジアゼパム群16.0％，ロラゼパム群17.6％）が呼吸補助を要し，ロラゼパム群のほうがジアゼパム群と比較して鎮静されやすい傾向があることを報告した。Pintoら[32]は，64名の生後3カ月〜18歳以下の小児のてんかん患者をロラゼパム静脈注射群（26名）とジアゼパム静脈注射群（38名）に無作為に割りつけ，

初回の薬剤投与4時間後の換気障害について検討した。いずれの群でも16～17%に換気障害が生じたが、ロラゼパム群とジアゼパム群で有意な差はなかった。Rellingら[38]は、リンパ芽球性白血病の25名の小児患者に対し、化学療法による副作用である嘔吐を改善させる目的でクロルプロマジン単剤群11名とクロルプロマジンにロラゼパムを併用する群14名に無作為に割りつけ、効果と副作用を検討した。クロルプロマジン単剤群は化学療法の31コース、ロラゼパム併用群は化学療法の42コースの期間、それぞれクロルプロマジン単剤あるいはクロルプロマジンにロラゼパムを併用投与された。ジストニアが単独群で3%、ロラゼパム併用群で5%、アカシジアが単独群で13%、ロラゼパム併用群で10%であり、重篤な副作用である症候性低血圧が1名、ロラゼパム併用群で生じたことを報告した。Chanら[39]は、造血幹細胞移植術を施行された生後5カ月～19歳のブスルファン1mg/kgを投与されている小児29名に対し、けいれん予防目的でロラゼパム0.015～0.045mg/kg経口（12名）または静脈内投与（17名）を行い、生じた有害作用について報告した。ブスルファンを投与される30分前よりロラゼパムは投与開始され、ブスルファン投与終了後、6時間ごとに4回追加で投与された。およそ半数の小児に眠気が生じたが、このうちの大半は予防的に鎮静作用のある制吐薬も投与されていた。2名（7%）で嘔気のためにロラゼパムの減量を要し、2名（7%）で過鎮静が生じたが、ほかに明らかな有害事象は確認されず、ロラゼパムは耐用性が高いと評価された。Ponnuduraiら[40]は、産婦人科領域の手術を受ける患者153名を対象に、手術12時間前にブロマゼパム6.0mgまたはロラゼパム2.0mgを投与した。0～24歳の対象者は11名で、ブロマゼパムを投与されたのは4名、ロラゼパムを投与されたのは7名であった。年齢ごとの副作用出現数については触れられていないが、ロラゼパム内服群では投与同日に嘔気が0名、嘔吐が0名、記憶喪失が6名に生じ、投与翌日には嘔気が17名、嘔吐が6名、記憶喪失が1名に生じた。

(4) ブロマゼパム

ブロマゼパムは小児における安全性、有効性は確認されておらず、わが国では小児への適応はない[41]。ブロマゼパムの小児における副作用について検討した研究は、RCTが4件と少ないが、添付文書上、成人の第三相試験では眠気15.69%、ふらつき7.75%、疲労感5.74%が報告されており、これらの副作用に注意が必要である。

Ponnuduraiら[40]は、産婦人科領域の手術を受ける患者153名を対象に、手術12時間前にブロマゼパム6.0mgまたはロラゼパム2.0mgを投与した。0～24歳の対象者は11名で、ブロマゼパムを投与されたのは4名、ロラゼパムを投与されたのは7名であった。年齢ごとの副作用出現数については触れられていないが、ブロマゼパム内服群では投与同日に嘔気が3名、嘔吐が0名、健忘が4名に生じ、投与翌日には嘔気が13名、嘔吐が3名、健忘が1名に生じた。Shimoyamaら[42]は、生後6カ月～7歳の鼠径ヘルニアの手術を施行された141名の小児患者にブロマゼパムまたは抱水クロラールを投与し、抱水クロラール群は覚醒までの時間が11.4±4.0分であったのに対し、ブロマゼパム群は同時間が15.4±6.9分であり、ブロマゼパムのほうが麻酔からの覚醒が遅くなることを報告している。

(5) アルプラゾラム

アルプラゾラムは小児における安全性、有効性は確認されておらず、わが国では小児への適応はない[43]。アルプラゾラムの小児における副作用について検討した研究は、RCTが1件、open labelが3件確認できた。

Simeon[44]は、8.8～16.5歳（平均11.5歳）の児童および青年期の不安障害患者30名にプラセボ対照

二重盲検RCTを行い，アルプラゾラムは忍容性が高く，有害事象はほとんどなかったと報告している。アルプラゾラム群とプラセボ群の両群で口渇感と易疲労感を訴えた患者がいた（頻度不明）。また，Strawnら[2]は，不安障害および回避性障害（DSM-Ⅲ）の8.8～16.5歳の小児患者12例に対し，アルプラゾラム 0.5～1.5mg/日を open label で4週間投与し，血液生化学検査，血圧，脈拍，呼吸数に対する影響はなかったが，平均0.87 kgの体重増加を認め，有害事象はまれであり軽度で一時的なものしかなかったと報告した。本薬剤を小児に用いる状況はまれであろうが，成人の第三相試験では傾眠が4.31%，めまいが1.38%，倦怠感が0.53%報告されており，これらの副作用に注意が必要である。

(6) ロフラゼプ酸エチル

ロフラゼプ酸エチルは小児における安全性，有効性は確認されておらず，わが国では小児への適応はない[45]。ロフラゼプ酸エチルの小児における副作用について検討した研究は，後方視研究が2件，症例報告が1件と少ない。使用成績調査等の副作用発現頻度が明確となる調査を実施していないが，眠気やふらつき，口渇，嘔気，肝機能障害，発疹などの副作用が報告されており，これらの副作用に注意が必要である。

Kanemuraら[46]は，ロフラゼプ酸エチルを投与されている生後9カ月～17歳のてんかんの小児患者に21名において効果と副作用を評価した。ロフラゼプ酸エチルは0.015mg/kg/dayから投与開始され，1週ごとに増量可能とし，最終的な投与用量の中央値は1.35mg/dayであった。副作用が生じたのは1名（4.8%）のみであり，眠気，過分泌，唾液分泌過多が出現した。ロフラゼプ酸エチル減量後にこれらの症状は速やかに軽減した。血液生化学検査は正常範囲内であった。Ohiraら[47]は，5例の年齢依存性てんかん性脳症に対しロフラゼプ酸エチルを投与し，そのうち1例で易興奮性，不機嫌などの行動異常が出現したため，2カ月で投与を中止した。眠気やふらつき，活動性低下などはいずれの症例でも確認されず，生化学検査の異常も認めなかった。

(7) クロルジアゼポキシド

クロルジアゼポキシドは乳児，幼児では作用が強く現れるため慎重投与となっており，小児では1日10～20mgを2～4回にそれぞれ分割経口投与することとなっている[48]。クロルジアゼポキシドの小児における副作用について検討した研究は，比較研究が1件，後方視研究が1件，open labelが2件確認できた。使用成績調査等の副作用発現頻度が明確となる調査を実施していないが，5%以上に眠気，その他ふらつきやめまい，悪心などが報告されている。

Kraftら[17]はさまざまな診断の2～17歳の130名の小児にクロルジアゼポキシドを投与し，26名（20%）に眠気とめまいが生じたが，これらは一過性であり薬剤中止によりほとんどは改善した。13名（10%）に過活動，激怒，脱抑制などの奇異反応が生じ，そのうちの5名（38%）は脳波異常を認めた。2名（1%）に抑うつ症状が出現し，クロルジアゼポキシド投与を中止した。Krakowski[49]は，行為障害や習慣障害などの適応反応，神経症，統合失調症などさまざまな診断の51名の4～16歳（平均10歳）の小児にクロルジアゼポキシド 15～60mgを10カ月投与し，効果と副作用について評価した。生じた副作用は，うつ状態が7.8%，運動失調が7.8%，不安が5.8%，眠気が3.9%，易疲労感が1.9%，筋無力症が1.9%であった。1例を除いて，いずれの副作用もクロルジアゼポキシドの減量により軽快した。

(8) クロキサゾラム

クロキサゾラムは副作用発現の可能性が高いとしてわが国では小児への適応はない[50]。クロキサゾラムの小児における副作用について検討した研究はopen labelが2件と少ないが，添付文書上，成人の第三相試験では眠気が6.35%，ふらつきが4.16%，倦怠感が1.37%報告されており，これらの副作用に注意が必要である。

Kimuraら[51]は，1〜12歳（平均6歳6カ月）の32名の小児のけいれん患者に対してクロキサゾラムを投与し，8名（25%）に何らかの副作用が生じ，5名（16%）は眠気，3名（9%）は過活動，2名（6%）はイライラ，1名（3%）は食欲低下であったと報告している。過活動の1例を除いて，これらの副作用はいずれもクロキサゾラムの用量の減量に伴い消失した。過活動の患者はやむを得ずクロキサゾラム投与を中止された。同様の研究で，Itoら[52]は生後2カ月〜8歳5カ月（平均1歳9カ月）の23名の小児のけいれん患者に対してクロキサゾラムを投与し，4名（17%）に眠気が生じたことと，クロキサゾラムの増量が急速であると眠気や運動失調を呈しやすく，これらの副作用は用量依存性であり，低用量から同剤投与を開始すると副作用の出現を最小限にすることができると報告している。

(9) クロラゼプ酸ジカリウム

クロラゼプ酸ジカリウムは小児における安全性，有効性は確認されておらず，わが国では小児への適応はない[53]。クロラゼプ酸ジカリウムは小児における副作用は検討されていないが，添付文書上，成人の第三相試験では眠気が4%，めまい・ふらつきが1.7%，易疲労感・脱力感・倦怠感が1.2%報告されており，これらの副作用に注意が必要である。成人では，34歳女性でクロラゼプ酸ジカリウムを内服した1日後に発疹が出現した症例が報告されている[54]。

Laubeら[55]は，白内障手術を予定されている97名をクロラゼプ酸ジカリウム 10mg経口投与群（47名）とミダゾラム 1mg静脈注射群（50名）に無作為に割りつけ，順行性健忘や疼痛，手術の満足度について評価した。順行性健忘は両群で有意な差はなく，術中の疼痛は有意にクロラゼプ酸ジカリウム群で強かったが，手術後には疼痛は消失した。また，術前の不安はミダゾラム群と比較してクロラゼプ酸ジカリウム群で低くはなかったが，クロラゼプ酸ジカリウムは作用時間が長いため，術後の不安はミダゾラム群より低く，患者満足度はクロラゼプ酸ジカリウム群のほうが高かった。Erbら[56]は，60歳以上の，眼科手術が施行された60名をブロマゼパム 3mg投与群（20名），クロラゼプ酸ジカリウム 20mg投与群（20名），プラセボ群（20名）に無作為に割りつけ，手術前日の22時と手術のおよそ90分前にそれぞれの薬剤を投与し，短期記憶障害がブロマゼパム群でのみ認められ，クロラゼプ酸ジカリウム群とプラセボ群では明らかでなかった。いずれの群でも，ほかに目立った副作用は認めなかった。

(10) クロチアゼパム

クロチアゼパムは小児における安全性，有効性は確認されておらず，わが国では小児への適応はない[57]。クロチアゼパムの小児における副作用は検討されていないが，添付文書上，成人の第三相試験では眠気が2.78%，ふらつきが0.78%，倦怠感が0.41%報告されており，これらの副作用に注意が必要である。Habersetzerら[58]は，クロチアゼパム投与7カ月後に急性肝炎を呈した成人の症例を報告している。

(11) エチゾラム

エチゾラムは小児における安全性，有効性は確認されておらず，わが国では小児への適応はない[59]。

エチゾラムは小児における副作用を検討した報告はない。使用成績調査等の副作用発現頻度が明確となる調査を実施していないが，眠気やふらつき，呼吸困難，動悸，口渇，悪心，発疹などの副作用が報告されており，これらの副作用に注意が必要である。成人では，主な副作用として眠気や筋力低下が報告されている。誤って成人に使用するのと同用量のエチゾラムを単回投与された小児に興奮，筋力低下が出現したという症例が報告されている[60]。

(12) フルジアゼパム

フルジアゼパムは小児における安全性，有効性は確認されておらず，わが国では小児への適応はない[61]。フルジアゼパムは小児における副作用は検討されていないが，添付文書上，成人の第三相試験では眠気が3.4%，めまい・ふらつきが0.7%，倦怠感が0.6%報告されており，これらの副作用に注意が必要である。成人における副作用の報告も検索した範囲では確認できなかった。

(13) フルタゾラム

フルタゾラムは小児における安全性，有効性は確認されておらず，わが国では小児への適応はない[62]。フルタゾラムは小児における副作用は検討されていないが，添付文書上，成人の第三相試験では眠気が0.80%，口渇が0.28%，めまい・ふらつき・立ちくらみが0.16%報告されており，これらの副作用に注意が必要である。成人における副作用の報告も検索した範囲では確認できなかった。

(14) フルトプラゼパム

フルトプラゼパムは小児における安全性，有効性は確認されておらず，わが国では小児への適応はない[63]。フルトプラゼパムは小児における副作用は検討されていないが，添付文書上，眠気が3.5%，ふらつきが0.9%，易疲労感・倦怠感が0.4%報告されており，これらの副作用に注意が必要である。成人でも副作用の報告はほとんどなかったが，健常な成人18名にフルトプラゼパム 4mgを投与した2.5時間後に自動車運転能力が障害されたと報告している研究がある[64]。

(15) メダゼパム

メダゼパムは小児における安全性，有効性は確認されておらず，わが国では小児への適応はない[65]。メダゼパムは小児における副作用は検討されていない。使用成績調査等の副作用発現頻度が明確となる調査を実施していないが，眠気やふらつき，発汗，食欲不振などの副作用が報告されており，これらの副作用に注意が必要である。10年前よりC型肝炎に罹患，抗ウイルス薬により安定しており，倦怠感や腹痛，嘔気のため入院した84歳女性が入院後より訴えた排尿障害に対し，入院2日目よりメダゼパムとヒヨスチンブチルブロミドが投与され，翌日に急性腎障害を生じた症例報告がある[66]。

(16) メキサゾラム

メキサゾラムは小児における安全性，有効性は確認されておらず，わが国では小児への適応はない[67]。メキサゾラムは小児における副作用は検討されていないが，添付文書上，成人の第三相試験では総症例8,195例中，眠気が3.90%，ふらつきが1.29%，倦怠感が0.54%報告されており，これらの副作用に注意が必要である。Fernandesら[68]はメキサゾラムの副作用について主な副作用は眠気（29名中5名 17.2%）であり，そのほかには認知機能障害および生化学検査の異常などの明らかな有害事象は報告されていないとしている。

(17) オキサゾラム

オキサゾラムは小児における安全性，有効性は確認されておらず，わが国では小児への適応はな

い[69]。オキサゾラムは小児における副作用は検討されていない。使用成績調査等の副作用発現頻度が明確となる調査を実施していないが，眠気やふらつき，めまい，頻脈，悪心，発疹などの副作用が報告されており，これらの副作用に注意が必要である。成人における副作用の報告も検索した範囲では確認できなかった。

(18) タンドスピロンクエン酸塩

タンドスピロンクエン酸塩は小児における安全性，有効性は確認されておらず，わが国では小児への適応はない[70]。タンドスピロンクエン酸塩は小児における副作用は検討されていない。使用成績調査等の副作用発現頻度が明確となる調査を実施していないが，眠気，めまい，動悸，悪心，食欲不振，発疹，倦怠感などの副作用が報告されており，これらの副作用に注意が必要である。

Miwaら[71]は機能性消化不良の成人患者150名をタンドスピロンクエン酸塩群（75名）とプラセボ群（75名）に無作為に割りつけ，効果や有害事象について検討した。タンドスピロンクエン酸塩群で生じた有害作用は，めまい5名（6.7%），眠気2名（2.7%），頭痛1名（1.3%），下痢1名（1.3%），失神1名（1.3%）であり，プラセボ群に比して多くはなかった。Evansら[72]は，タンドスピロンクエン酸塩（40, 80, 160mg）とアルプラゾラム（0.5, 1, 2mg）の成人患者での有害事象について比較検討し，アルプラゾラムのほうが，実行機能障害が生じやすいが，タンドスピロンクエン酸塩は光偏向とバランスのタスクでのみアルプラゾラムよりも障害が起きやすいことを報告した。いずれの薬剤でも血圧や心拍数などのバイタルに影響はなかった。Tamuraら[73]は，タンドスピロンクエン酸塩30mg/日（1日3回）のみを投与した42歳の女性に，投与1カ月後に首や四肢の強直やミオクローヌス，発熱，発汗，下痢などのセロトニン症候群を呈した症例を報告している。

おわりに

抗不安薬はわが国では小児への適応がない薬剤が多く，小児患者における抗不安薬の副作用について検討した報告が非常に少なく，統一された見解も得られていない。また，ある程度エビデンスの得られている薬剤も，その多くはてんかんのけいれん発作抑制目的や人工呼吸器使用時の鎮静目的の使用がほとんどであった。すでにBZD系薬剤は小児の不安障害やうつへの治療の主体ではなくなっているが，場合によっては使用する可能性があるため，これらの薬剤の副作用について本項で記載した。小児の不安障害やうつに対しての治療にBZD系薬剤の使用を推奨するものではないことを付記しておきたい。成人において，最も問題となるのはBZD長期使用に関連した依存，耐性形成であり，またBZD投与により易怒性や攻撃性などの奇異反応を呈する場合もあるので注意が必要である。特に小児患者においてはBZDを投与する場合はリスクとベネフィットを十分考慮したうえで，慎重な観察とともに使用することが必要だろう。

（大竹 裕美，杉本 篤言，江川 純）

文献

1) Strawn JR, et al：Establishing the neurobiologic basis of treatment in children and adolescents with generalized anxiety disorder. Depress Anxiety, 29（4）：328-339, 2012
2) Strawn JR, et al：Efficacy and tolerability of antidepressants in pediatric anxiety disorders；a systematic review and meta-analysis. Depress Anxiety, 32（3）：149-157, 2015

3) Strawn JR, et al：Primary Pediatric Care Psychopharmacology；Focus on Medications for ADHD, Depression, and Anxiety. Current problems in pediatric and adolescent health care, 47（1）：3-14, 2017
4) 田ヶ谷 浩邦：ベンゾジアゼピン系薬物の薬理と開発動向；ベンゾジアゼピン系薬物の功罪．臨床精神医学, 35（12）：1631-1635, 2006
5) Ashton CH：BENZODIAZEPINES；HOW THEY WORK AND HOW TO WITHDRAW（aka The Ashton Manual）Newcastle. Institute of Neuroscience, Newcastle University, 2013（http://www.benzo.org.uk/manual/）
6) 押淵 英弘, 他：ベンゾジアゼピンと記憶障害；ベンゾジアゼピン系薬物の功罪．臨床精神医学, 35（12）：1659-1662, 2006
7) 上田 幹人, 他：ベンゾジアゼピンの奇異反応；ベンゾジアゼピン系薬物の功罪．臨床精神医学, 35（12）：1663-1666, 2006
8) 田中 輝明, 他：ベンゾジアゼピンの鎮静作用―効用と危険性―；ベンゾジアゼピン系薬物の功罪．臨床精神医学, 35（12）：1647-1652, 2006
9) Brett J, et al：Management of benzodiazepine misuse and dependence. Australian prescriber, 38（5）：152-155, 2015
10) Witek MW, et al：Review of Benzodiazepine use in Children and Adolescents. Psychiatric Quarterly, 76（3）：283-296, 2005
11) Higgitt AC, et al：Clinical management of benzodiazepine dependence. British medical journal, 291（6497）：688-690, 1985
12) Kawano T, Inada K：[The benzodiazepines use disorder]. Nihon Rinsho, 73（9）：1506-1510, 2015
13) Rickels K, et al：Long-term diazepam therapy and clinical outcome. Jama, 250（6）：767-771, 1983
14) Sussman N：Treating anxiety while minimizing abuse and dependence. J Clin Psychiatry, 54：44-51, 1993
15) Oray NC, et al：Sedative-hypnotic medication exposures and poisonings in Izmir,Turkey. Basic Clin Pharmacol Toxicol, 103（4）：380-385, 2008
16) Karimpour H KS, Zamani MJ：〈Toxic reactions to chronic use of benzodiazepines an overview..pdf〉. Int J Pharmacol, 376-382, 2005
17) Kraft IA, et al：A clinical study of chloridazepoxide used in psychiatric disorders of children. International journal of neuropsychiatry, 1（5）：433-437, 1965
18) Kutcher SP, et al：The pharmacotherapy of anxiety disorders in children and adolescents. The Psychiatric clinics of North America, 15（1）：41-67, 1992
19) Graae F, et al：Clonazepam in childhood anxiety disorders. Journal of the American Academy of Child and Adolescent Psychiatry, 33（3）：372-376, 1994
20) アステラス製薬：ドルミカム注射液10mg, 医薬品添付文書（第19版, 2016年10月改訂）
21) Conway A,et al：Midazolam for sedation before procedures. Cochrane Database Syst Rev, 20（5）：2016
22) Chen K, et al：Alpha-2 agonists for long-term sedation during mechanical ventilation in critically ill patients. Cochrane Database Syst Rev, 1：2015
23) Brigo F, et al：Nonintravenous midazolam versus intravenous or rectal diazepam for the treatment of early status epilepticus；A systematic review with meta-analysis. Epilepsy Behav, 49：325-336, 2015
24) Papineni McIntosh A, et al：Reported side effects of intravenous midazolam sedation when used in paediatric dentistry；a review. Int J Paediatr Dent, 25（3）：153-164, 2015
25) Ng E, et al：Intravenous midazolam infusion for sedation of infants in the neonatal intensive care unit. Cochrane Database Syst Rev, 13（6）：2012
26) Massanari M, et al：Paradoxical reactions in children associated with midazolam use during endoscopy. Clin Pediatr（Phila）, 36（12）：681-684, 1997
27) 武田薬品工業：2mgセルシン錠／5mgセルシン錠／10mgセルシン錠／セルシン散1％, 医薬品添付文書（第14版, 2017年3月改訂）
28) 武田薬品工業：セルシン注射液5mg／セルシン注射液10mg, 医薬品添付文書（第12版, 2017年3月改訂）
29) 高田製薬：ダイアップ坐剤4／ダイアップ坐剤6／ダイアップ坐剤10, 医薬品添付文書（第11版, 2017年3月改訂）
30) Offringa M, Newton R：Prophylactic drug management for febrile seizures in children. Cochrane Database Syst Rev, 18（4）：2012
31) Abou-Khalil B, et al：A double-blind, randomized, placebo-controlled trial of a diazepam auto-injector

administered by caregivers to patients with epilepsy who require intermittent intervention for acute repetitive seizures. Epilepsia, 54 (11): 1968-1976, 2013

32) Pinto RF, et al: diazepam for pediatric status epilepticus. Cjem, 18 (3): 235-238, 2016
33) Francois D, et al: Medical management with diazepam for electrical status epilepticus during slow wave sleep in children. Pediatr Neurol, 50 (3): 238-242, 2014
34) Folayan MO, et al: A prospective study on the effectiveness of ketamine and diazepam used for conscious sedation in paediatric dental patients' management. Eur J Paediatr Dent, 15 (2): 132-136, 2014
35) ファイザー：ワイパックス錠0.5／ワイパックス錠1.0，医薬品添付文書（第12版，2017年3月改訂）
36) Appleton R, et al: Drug management for acute tonic-clonic convulsions including convulsive status epilepticus in children. Cochrane Database Syst Rev, 16 (3): 2008
37) Chamberlain JM, et al: Pharmacokinetics of intravenous lorazepam in pediatric patients with and without status epilepticus. J Pediatr, 160 (4): 667-672, 2012
38) Relling MV, et al: Chlorpromazine with and without lorazepam as antiemetic therapy in children receiving uniform chemotherapy. J Pediatr, 123 (5): 811-816, 1993
39) Chan KW, et al: Lorazepam for seizure prophylaxis during high-dose busulfan administration. Bone Marrow Transplant, 29 (12): 963-965, 2002
40) Ponnudurai R, Hurdley J: Bromazepam as oral premedication. A comparison with lorazepam. Anaesthesia, 41 (5): 541-543, 1986
41) エーザイ：レキソタン錠1／レキソタン錠2／レキソタン錠5／レキソタン細粒1％，医薬品添付文書（第15版，2017年3月改訂）
42) Shimoyama M, et al: [Premedication in children--a clinical trial of bromazepam and chloral hydrate suppositories]. Masui, 39 (1): 64-69, 1990
43) ファイザー：ソラナックス0.4mg錠／ソラナックス0.8mg錠，医薬品添付文書（第14版，2017年3月改訂）
44) Simeon JG, et al:〈Clinical cognitive and neurophysiological effects of alprazolam in children and adolescents with overanxious and avoidant disorders.pdf〉. J Am Acad Child Adolesc Psychiatry, 29-33, 1992
45) Meiji Seika ファルマ：メイラックス錠1mg／メイラックス錠2mg，医薬品添付文書（第12版，2017年3月改訂）
46) Kanemura H, et al: Effects of ethyl loflazepate on refractory epilepsy in children. J Child Neurol, 26 (10): 1284-1289, 2011
47) Ohira T, et al: [Effect of ethyl loflazepate on age-dependent epileptic encephalopathy]. No To Hattatsu, 25 (2): 180-183, 1993
48) 武田薬品工業：5mgコントール錠／10mgコントール錠，医薬品添付文書（第11版，2017年3月改訂）
49) Krakowski AJ: CHLORDIAZEPOXIDE IN TREATMENT OF CHILDREN WITH EMOTIONAL DISTURBANCES. N Y State J Med, 63: 3388-3392, 1963
50) 第一三共：セパゾン錠1／セパゾン錠2／セパゾン散1％，医薬品添付文書（第7版，2017年3月改訂）
51) Kimura N, et al: Initial and long-term effects of cloxazolam with intractable epilepsy. Pediatr Neurol, 43 (6): 403-406, 2010
52) Ito M, et al. Cloxazolam treatment for patients with intractable epilepsy. Pediatr Neurol, 30 (2): 111-114, 2004
53) マイランEPD：メンドンカプセル7.5mg，医薬品添付文書（第5版，2017年3月改訂）
54) Aznar RC, et al: Hypersensitivity to chlorazepate dipotassium. Allergy, 60 (2): 264-265, 2005
55) Laube T, et al: Clorazepate dipotassium versus midazolam for premedication in clear corneal cataract surgery. Journal of Cataract & Refractive Surgery, 29 (10): 1956-1961, 2003
56) Erb T, et al: Preoperative anxiolysis with minimal sedation in elderly patients; bromazepam or clorazepate-dipotassium? Acta Anaesthesiol Scand, 42 (1): 97-101, 1998
57) 田辺三菱製薬：リーゼ錠5mg／リーゼ錠10mg／リーゼ顆粒10％，医薬品添付文書（第14版，2017年3月改訂）
58) Habersetzer F, et al: Clotiazepam-induced acute hepatitis. J Hepatol, 9 (2): 256-259, 1989
59) 田辺三菱製薬：デパス錠0.25mg／デパス錠0.5mg／デパス錠1mg／デパス細粒1％，医薬品添付文書（第23版，2017年3月改訂）
60) Kato Z, et al: Accidental etizolam ingestion in a child. Pediatric emergency care, 23 (7): 472-473, 2007
61) 大日本住友製薬：エリスパン錠0.25mg／エリスパン細粒0.1％，医薬品添付文書（第10版，2017年4月改訂，細粒販売中止に伴う改訂）

62) 田辺三菱製薬：コレミナール錠4mg／コレミナール細粒1%，医薬品添付文書（第11版，2017年3月改訂）
63) 日本ジェネリック：レスタス錠2mg，医薬品添付文書（第2版，2017年3月改訂）
64) Moser L, et al：Effect of flutoprazepam on skills essential for driving motor vehicles. Arzneimittel-Forschung, 40（5）：533-535, 1990
65) 共和薬品工業：レスミット錠2／レスミット錠5，医薬品添付文書（第12版，2017年3月改訂）
66) Sayiner ZA, Ozturk ZA：Acute kidney injury with medazepam-hyoscine buthylbromide. Wiener klinische Wochenschrift, 126（9-10）：291-293, 2014
67) 第一三共：メレックス錠0.5mg／メレックス錠1mg／メレックス細粒0.1%，医薬品添付文書（第8版，2017年3月改訂）
68) Fernandes H, et al：clinical efficacy and tolerability in the treatment of anxiety. Neurol Ther, 3（1）：1-14, 2014
69) 第一三共：セレナール錠5／セレナール錠10／セレナール散10%，医薬品添付文書（第9版，2017年3月改訂）
70) 大日本住友製薬：セディール錠5mg／セディール錠10mg／セディール錠20mg，医薬品添付文書（第14版，2016年4月改訂）
71) Miwa H, et al：Efficacy of the 5-HT1A agonist tandospirone citrate in improving symptoms of patients with functional dyspepsia；a randomized controlled trial. Am J Gastroenterol, 104（11）：2779-2787, 2009
72) Evans SM, et al：Tandospirone and alprazolam；comparison of behavioral effects and abuse liability in humans. J Pharmacol Exp Ther, 271（2）：683-694, 1994
73) Tamura N, et al：［Serotonin syndrome caused by tandospirone citrate alone］. Rinsho shinkeigaku = Clinical neurology, 42（9）：892-894, 2002

第Ⅱ章 児童・青年期精神疾患における薬物治療の有効性・安全性

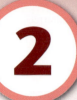

乳幼児における精神科薬物治療の有効性と安全性のエビデンス

はじめに――背景と目的

　海外ではここ15年あまり，幼児への抗精神病薬の使用状況は増加の傾向にあり，使用対象は主に自閉スペクトラム症（Autism Spectrum Disorders：ASD）などの発達障害，気分障害，行動障害である。米国において1995～2000年の2地域の医療記録では，0～4歳での使用は5年間で5倍になっている[1]。年齢が上がるにつれ処方率は増加しており，乳幼児への処方の75％以上が2～4歳の幼児への使用と報告されている[2,3]。2008年のLancetのarticleでも，2002年の米国で抗精神病薬（antipsychotics）が250万人，精神刺激薬（stimulants）が220万人，情動安定薬（mood stabilizers）が150万人の子どもに処方され，2歳の子どもの使用も散見されると報告がある[4]。2006年に米国食品医薬品局（Food and Drug Administration：FDA）が自閉症の易刺激性に対しリスペリドンを推奨して以来，ASD，双極性障害（Bipolar Disorder），破壊的素行症（Disruptive Conduct Disorders）の易刺激性と衝動性に対する第二世代抗精神病薬の短期試験の結果が報告されるにつれ使用頻度が増加しているが，FDAは5歳未満の抗精神病薬の投与を推奨していない[5]。

　本研究では乳幼児に特化した精神科薬物治療に関する研究について，海外のガイドラインおよび文献を中心に文献レビューを行い，現時点で安全かつ有効な薬物治療のエビデンスを確認した。なお，重複を避けるため，各疾患に対する薬物治療についてはここでの言及は行わないものとする。

乳幼児における精神科薬物治療に関する研究

1. 推奨される治療

- 乳幼児の薬物治療は有効性と安全性のエビデンスが少なく，推奨される薬物治療は現時点では確定が困難である。
- 乳幼児に薬物治療を行う際には，治療期間や有害事象報告などの具体的対応策が必要である。

2. 推奨されない治療

- 小児と成人の薬物動態の違いや発達過程にある脳への中枢神経系に与える影響が成人と異なる点から，安易な薬物治療は避けるべきである。

3. 研究方法・結果・考察

【研究方法】

英国国立医療技術評価機構（National Institute for Health and Care Excellence：NICE）ガイドラインおよび米国児童青年精神医学会（American Academy of Child and Adolescent Psychiatry：AACAP）ガイドライン，2000～2014年掲載の乳幼児に対する抗精神病薬・抗うつ薬・抗てんかん薬に関する文献の中で，乳幼児に特化したシステマティックレビューやメタアナリシスは見つからなかったため，以下の項目で検索（PubMed）を行った。

①疫学（コホート・random sampling study）：使用実態について
②治療効果（RCT）：抗精神病薬，抗うつ薬について
③副作用報告（コホート）：妊娠期・授乳期の薬物治療の乳幼児への神経発達への影響について

【研究結果】

1）乳幼児における抗精神病薬の使用状況

米国での乳幼児の抗精神病薬の使用状況は，2012年Robert J.らが，2003～2004年のフロリダのコホートにおいて，何らかの薬物療法をうけた116,078名の幼児のうち，528名が抗精神病薬の曝露に該当していることを報告している[6]。これによると，4歳以上から曝露リスクは増加し，6歳前の平均曝露日数は821.9 ± 431.9日に及び，さらに多剤併用曝露は623.8 ± 447.6日であった。広汎性発達障害（Pervasive Developmental Disorders：PDD）と気分障害（Affective Disorders）は注意欠如・多動症（Attention Deficit Hyperactivity Disorder：ADHD）に比べて曝露日数が多く，合併診断によりさらに増える傾向がみられた。（表1）

アジアでは，2013年にYuan-Chang Hsuらが行った報告では，1997～2005年において，0～5歳までの乳幼児の1.96%に何らかの抗精神病薬（第一世代抗精神病薬が1.95%）が投与されていた[7]。（表2）

ドイツでは，2013年にC.J. BachmannらがASDの薬物治療の頻度は0～4歳で16.3%の使用と報告している。乳幼児は抗てんかん薬の投与が主流（てんかん合併はASDの11%）となっており，90%以上が小児科医の処方であった[8]。（表3）

調査方法の違いがあり比較はできないものの，近年ASDを中心に幼児期の睡眠障害[9]（表4）やせん妄[10]（表5）での薬物治療の実態が報告され，米国において増加が報告されている。

2）乳幼児期の自閉スペクトラム症に対する薬物治療の効果

乳幼児に発達障害に特化したRCTの報告は極めて少なく，あってもASD対象でサンプル数が極めて少ない。2012年のCarolyn Aらによる報告では，乳幼児を含むRCT研究は，ASDのこだわり行動（interfering repetitive behaviors）に対する選択的セロトニン再取り込み阻害薬（Selective Serotonin Reuptake Inhibitors：SSRIs）で3件（表6），過敏・易刺激性（irritability）に対する抗精神病薬で6件（表7）のみが該当した[11]。

表1　米国における乳幼児への抗精神病薬の使用状況

Table 5. Participant characteristics and odds of additional days of antipsychotic exposure				
Characteristic	OR	95%CI		p value
Gender (ref.=male)	0.96	0.86	1.07	0.458
Enrollment in SSI (ref.=other)	1.06	0.94	1.19	0.337
Age (ref.=5 years)				
0-3 years	0.94	0.81	1.08	0.367
4 years	1.08	0.98	1.20	0.130
Race/ethnicity (ref.=white)				
Black	0.87	0.74	1.02	0.088
Hispanic	0.99	0.81	1.21	0.909
Other non-white	1.00	0.89	1.13	0.961
Primary diagnosis (ref.=ADHD)				
PDD	1.22	1.07	1.39	0.003
DBDs	1.08	0.95	1.21	0.234
Psychotic disorders	1.10	0.92	1.32	0.278
Affective disorders	1.17	1.01	1.35	0.034
Other disorders	0.82	0.71	0.96	0.011
No diagnosis	0.68	0.57	0.81	<0.001
Secondary diagnosis (ref.=no diagnosis)				
Attention deficit disorder	1.17	1.06	1.30	0.003
PDD	1.24	1.07	1.43	0.003
DBDs	1.25	1.15	1.36	<0.001
Psychotic disorders	1.27	1.09	1.47	0.002
Affective disorders	1.20	1.09	1.33	<0.001
Other disorders	1.01	0.88	1.16	0.901
Pre-period medications (ref.=none)				
Antipsychotics only	1.18	0.94	1.48	0.154
Non-antipsychotics only	1.11	0.93	1.32	0.240
Both	1.13	0.96	1.32	0.154
Post period medications				
Stimulants (ref.=no)	1.18	1.08	1.30	0.001
Alpha agonists (ref.=no)	1.23	1.13	1.35	<0.001
Mood stabilizers (ref.=no)	1.34	1.19	1.52	<0.001
Antidepressants (ref.=no)	1.10	1.02	1.20	0.020

Notes：OR=odds ratio：bold in dicates p<0.05.
(Robert J. Constantine, et al：Exposure to antipsychotic medications over a 4-year period among children who initiated antipsychotic treatment before their sixth birthday. Pharmacoepidemiology and drug safety, 21：157, 2012 より)

表2 アジアにおける乳幼児への抗精神病薬の使用状況

Table 2 Demographic characterstics of study and preva-lence of antipsychotic use				
Variable	n	Any antipsychotic (%)	PGA (%)	SGA (%)
Age				
0-5	64,659	1.96	1.95	0.01
6-11	81,210	2.17	2.11	0.08
12-17	83,585	2.92	2.82	0.16
Sex				
Male	119,752	2.45	2.36	0.13
Female	109,702	2.32	2.29	0.05

Table 3 Logistic regression of antipsychotic use				
Variable	FGA		SGA	
	OR[a]	95%CI	OR[a]	95%CI
Age				
0-5	1.00	—	1.00	—
6-11	1.08[*]	1.00-1.16	5.88[***]	2.93-11.80
12-17	1.45[***]	1.35-1.56	11.81[***]	6.02-23.19
Sex				
Male	1.03	0.98-1.09	2.37[***]	1.75-3.20
Female	1.00	—	1.00	—

(Hsu YC, et al:Trends, correlates, and disease patterns of antipsychotic use among children and adolescents in Taiwan. Soc Psychiatry Psychiatr Epidemiol, 48:1892, 2013 より)

表3 ドイツにおけるASDへの抗精神病薬の使用状況

The twenty-five most frequently prescribed psychotropic drugs (≧ten dispensed entities) for children and adolescents with autism spectrum disorder in 2009.					
Rank	Substance	No. of entities dispensed	Percentage of prescriptions	Year of approval	Licensing status in Germany for <18 year olds
1	Methylphenidate	1039	24.40	1955	>6 years
2	Risperidone	566	13.29	1994	>5 years (intellectual disability), >16 years
3	Valproic acid	388	9.11	1973	a
4	Lamotrigin	252	5.92	1993	>12 years
5	Pipamperon	158	3.71	1960	a
6	Atomoxetine	148	3.47	2004	>6 years
7	Oxcarbazepine	124	2.91	2000	>6 years
8	Sultiam	109	2.56	1960	a
9	Carbamazepine	108	2.54	1964	a
10	Diazepam	102	2.39	1963	>6 months
11	Levetiracetam	96	2.25	2000	>1 month (add-on)
12	Topiramate	95	2.23	1998	>2 years
13	Promethazin	81	1.90	1950	>2 years
14	Quetiapine	75	1.76	2000	b
15	Fluoxetine	54	1.27	1990	>8 years (for depression only)
16	Melperon	53	1.24	1975	>12 years
17	Potassium bromide	52	1.22	1857	a
18	Olanzapine	50	1.17	1996	b
19	Clobazam	46	1.08	1962	(>6 months) >3 years
20	Ethosuximid	42	0.99	1951	a
21	Chloralhydrat	40	0.94	1956	a
22	Lorazepam	40	0.94	1972	b
23	Citalopram	39	0.92	1996	b
24	Clozapine	33	0.77	1972	>16 years
25	Phenobarbital	33	0.77	1912	a

a Licensed for patients <18 years.
b Not licensed for patients <18 years.

(Christian J, et al:Psychopharmacological treatment in children and adolescents with autism spectrum disorders in Germany. Research in Developmental Disabilities, 34:2557, 2013 より)

表4 乳幼児ASDの睡眠障害の薬物治療

Table 1. Comparison of sleep in autism spectrum disorder with that in general intellectual disability

Parameter	Autism Spectrum Disorder	General Intellectual Disability
Anxiety about falling asleep	+ + + +	+
Fixation on daytime events that may interfere with onset of sleep	+ + +	−
Limit-setting disorder	+ + + +	+
Sleep-onset association disorder	+ + + +	+
Circadian rhythm sleep disturbances	+ + +	+ +
REM sleep behavior disorder	+ +	+
Sleep-related epilepsy	+ +	+ +
Response of sleep disturbance to melatonin	+ + + +	+

Abbreviarions:
+ = Presence；number of + signs is an arbitrary indicator of the strength of the association
− = Absence of association
REM = Rapid eye movement

Table 3. Medications used in treating sleep-wake disturbancers in autism spectrum disorder

Indication	Medication	Dose	Remarks
Deiayed sleep-phase syndrome	Melatonin*	0.5 mg. given 5.5-6 hours before desired sleep onset	Helps shift sleep-onset time to an earlier hour
Insomnia, mainly with difficulties maintaining sleep	Melatonin+	1-6 mg at bedtime 1 mg/kg	Promotes sleep maintenance
	Rameleton+	4-8 mg at bedtime	Melatonin type 2 receptor agonist
	Trazodone+	12.5-25 mg	May lower seizure threshold；may be paradoxically alerting at higher doses；risk of priapism
	Mirtazapine	7.5-22.5 mg at bedtime	May be paradoxically alerting at higher doses
Restless legs syndrome/ periodic Iimb movement disorder	Gabapentin	50 − 200 mg at bedtime	Sedating
	Oral iron	6 mg/kg/day on an empty stomach with or ange juice	Constipation and abdominal discomfort comprise side effects
Anxiety	Clonidine	0.1-0.2 mg/day in two divided doses	Sedating
	Guanfacine	0.05-0.08 mg/kg/day. up to a maximum of 4 mg/day	May be sedating or activating
	SSRIs	Doses as shown below	
Depression	SSRIs：fluoxetine, citalopram+	10-20 mg/day	Can be activating
		10-20 mg/day	
Epilepsy：many, depending on epilepsy classification	Valprolc acid	10-60 mg/kg/day	Most are sedating, but paradoxic reactions may occur
	Levetiracetam	10-40 mg/kg/day	
	Benzodiazepines	Varies	

Abbreviation:
SSRIs = Selective serotonin reuptake inhitors
*Over the counter.
+Use in children is off-label.
(Suresh Kotagal, Eileen Broomall：Sleep in children with Autism Spectrum Disorder. Pediatric Neurology, 47：243, 245, 2013 より)

表5 乳幼児のせん妄における抗精神病薬の使用

TABLE 4. ANTIPSYCHOTIC DOSAGES								
	Olanzapine (n=16)				Risperidone (n=3)			
	Mean	SD	Median	Range	Mean	SD	Median	Range
Start (mg)	2.8	4.79	1.25	0.5-20	0.2	0.09	0.25	0.1-0.25
End (mg)	2.84	2.57	1.25	0.5-10	0.28	0.2	0.25	0.1-0.5
Minimum (mg)	1.4	1.07	1.25	0.5-5	0.2	0.09	0.25	0.1-0.25
Maximum (mg)	7.59	8.96	3.75	1.25-35	0.28	0.202	0.25	0.1-0.5
Days	39	41.4	23	2-151	37.9	38.13	25	2-151
Total (mg)	308	626	53	4-1955	8.83	7.43	7.75	2-16.75
Average (mg)	4.81	5.76	3.38	0.69-23	0.24	0.14	0.25	0.1-0.37

A retrospective chart review was undertaken to describe the use of atypical antipsychotics in controlling symptoms of delirium in infants and toddlers. ※10 males and 9 females, ages 7-34 months (mean age 20.5 months), and their diagnosis was confirmed by use of the DRS.
(Susan Backwitt Turkel, et al：The Diagnosis and Management of Delirium in Infancy. Journal of Child and Adolescent psychopharmacology, 23 (5)：354, 2013 より)

表6 ASDのこだわり行動 (interfering repetitive behaviors) に対するSSRIの研究

Study	Drug	Subjects	Design	Results
Gordon et al, 1993[17]	Clomipramine	N=30 Age=6-23 Dx=AUT	5 weeks Crossover	Clomipramine>PLA Clomipramine>DMI 19/28 (68%) responders
Remington et al, 2001[18]	Clomipramine Haloperidol	N=36 Age=10-36 Dx=AUT	7 weeks Crossover	Clomipramine>PLA Clomipramine>Haloperidol
Sugie et al, 2005[21]	Fluvoxamine	N=18 Age=3-8 Dx=AUT	12 weeks Crossover	Fluvoxamine 5/18 (28%) responders
McDougle et al, 1996[24]	Fluvoxamine	N=30 Age=18-53 Dx=AUT	12 weeks Parallel groups	Fluvoxamine>PLA 8/15 (53%) responders
Hollander et al, 2005[26]	Fluoxetine	N=45 Age=5-16 Dx=AUT, ASP	8 weeks Crossover	Fluoxetine>PLA repetitive behavior
Hollander et al, 2012[34]	Fluoxetine	N=37 Age=18-60 Dx=AUT	12 weeks Parallel groups	Fluoxetine>PLA 7/20 (35%) responders
Klng et al, 2009[41]	Citalopram	N=149 Age=5-17 Dx=AUT	12 weeks Parallel groups	Citalopram=PLA

Published placebo-controlled studies of SRIs for interfering repetitive behaviors. SRIs, serotonin reuptake inhibitors；AUT, autistic disorder, ASP, Asperger's disorder, Dx, diagnosis；PLA, placebo；DMI, desipramine；all ages are in years
Placebo-controlled studies of SRIs for interfering repetitive behaviors
(Doyle CA, et al：Pharmacologic treatments for the behavioral symptoms associated with autism spectrum disorders across the lifespan. Dialoques Clin Neurosci, 14：265, 2012 より)

表7 ASDの過敏・易刺激性（irritability）に対する抗精神病薬の研究

Study	Drug	Subjects	Design	Results
Campbell et al, 1978[52]	Haloperidol	N=40 Age=2-7 Dx=AUT	10 weeks Parallel groups	Haloperidol>PLA
Cohen et al, 1980[53]	Haloperidol	N=10 Age=2-7 Dx=AUT	2 weeks Crossover	Haloperidol>PLA
Anderson et al, 1984[54]	Haloperidol	N=40 Age=2-7 Dx=AUT	4 weeks Crossover	Haloperidol>PLA
Naruse et al, 1982[63]	Pimozide Haloperidol	N=87 Age=3-16 Dx=AUT, PDD	8 weeks Crossover	Pimozide>PLA Haloperidol>PLA Pimozide=Haloperidol
McCracken et al, 2002[69]	Risperidone	N=101 Age=5-17 Dx=AUT	8 weeks Parallel groups	Risperidone>PLA 34/49 (69%) responders： (57%) improvement on ABC-I
Shea et al. 2004[70]	Risperidone	N=79 Age=5-12 Dx=AUT, PDD	8 weeks Parallel groups	Risperidone (64%) >PLA (31%) improvement on ABC-I
McDougle et al, 1998[78]	Risperidone	N=31 Age=18-43 Dx=AUT, PDD	12 weeks Parallel groups	Risperidone>PLA 8/14 (57%) responders
Hollander et al, 2006[87]	Olanzapine	N=11 Age=6-17 Dx=AUT, ASP, PDD	8 weeks Parallel groups	Olanzapine>PLA 6/11 (55%) responders
Marcus et al, 2009[97]	Ariplprazole	N=218 Dx=AUT	8 weeks Parallel groups	Ariplpraole>PLA on ABC-I
Owen et al, 2009[98]	Ariplprazole	N=98 Age=6-17 Dx=AUT	8 weeks Parallel groups	Ariplprazole>PLA (52%) responders

Published placebo-controlled studies of antipsychotics for irritability. Dx, diagnosis：AUT, autistic disorder；PDD, pervasive developmental disorder not otherwise specified：PLA, placebo：RUPP, Research Units on Pediatric Psychopharmacology：ABC-I, Aberrant 8ehavior Checklist Irritability subscale：all aqes are in years
Placebo-controlled studies of antipsychotics for irritability
(Doyle CA, et al：Pharmacologic treatments for the behavioral symptoms associated with autism spectrum disorders across the lifespan. Dialoques Clin Neurosci, 14：269, 2012 より)

3）妊娠期・授乳期の薬物治療の乳幼児期の発達への影響

　胎生期の曝露に対する，乳幼児の発達への影響はここ数年報告数が増加している。Kimford Jらは，2009年に胎生期の高用量バルプロ酸曝露が3歳の知能発達の遅れに影響があることを報告し[12]，2013年には6歳の知的障害に影響することを報告している[13]。2014年には同氏らにより，乳児期早期の授乳による抗てんかん薬，特にバルプロ酸の曝露が6歳の言語能力に関連があることが報告された[14]。ほかにも2013年にGyri Veibyらにより，胎生期の抗てんかん薬の多剤曝露により6カ月の乳児の運動機能や社会性の障害と関連および授乳による生後6カ月未満の抗てんかん薬曝露でも3歳の自閉傾向や文章能力の問題のリスクを上げることなどが報告されている[15]。(**表8**)

表8 妊娠期の抗てんかん薬曝露の影響

Table 1. Risk of Adverse Developmental Outcome at Age 6 Months in Children of Mothers With Epilepsy Compared With the Reference Group

Child Group[a]	No.	Fine Motor Impairment No. (%)	Fine Motor Impairment OR (95% CI)[b]	Gross Motor Impairment No. (%)	Gross Motor Impairment OR (95% CI)[b]	Social Impairment No. (%)	Social Impairment OR (95% CI)[b]
Reference	77 770	3648 (4.8)	1 [Reference]	7507 (9.8)	1 [Reference]	7848 (10.2)	1 [Reference]
No antiepileptic drug	276	19 (6.9)	1.4 (0.8-2.2)	33 (12.0)	1.2 (0.8-1.8)	37 (13.4)	1.4 (1.0-2.0)
Antiepileptic drugs in total	223	25 (11.5)	2.1 (1.3-3.2)[c]	30 (13.7)	1.3 (0.9-1.9)	28 (12.7)	1.3 (0.9-1.9)
Monotherapy	182	15 (8.5)	1.6 (0.9-2.7)	21 (11.7)	1.1 (0.7-1.7)	19 (10.5)	1.0 (0.6-1.7)
Lamotrigine monotherapy	71	7 (10.1)	1.8 (0.8-3.9)	11 (15.7)	1.5 (0.8-2.9)	9 (12.7)	1.2 (0.6-2.5)
Carbamazepine monoterapy	48	5 (10.9)	2.3 (0.9-6.0)	6 (12.8)	1.3 (0.5-3.0)	6 (12.8)	1.4 (0.6-3.3)
Valproate sodium monotherapy	27	3 (11.5)	2.1 (0.6-7.3)	2 (7.4)	0.7 (0.2-2.8)	1 (3.7)	0.3 (0.1-2.4)
Polytherapy	41	10 (25.0)	4.3 (2.0-9.1)[c]	9 (23.1)	2.1 (1.0-4.4)	9 (22.5)	2.6 (1.2-5.5)[c]

Abbreviation: OR, odds ratio.
[a] Categorized according to maternal antiepileptic drug use during pregnancy.
[b] The ORs with corresponding 95% CIs were adjusted for maternal age, parity, education, folate supplementation, smoking, depression/anxiety, breastfeeding (number of months), and child malformation.
[c] $P \leq .05$.

(Gyri Veiby, et al:Early Child Development and Exposure to Antiepileptic Drugs Prenatally and Through Breastfeeding:A Prospective Cohort Study on Children of Women With Epilepsy. JAMA Neurol, 70 (11):1370, 2013 より)

【考察】
1）乳幼児期の精神科薬物治療の現状について

　欧米の文献によれば，乳幼児への抗精神病薬などの薬物治療は自閉症をはじめとする発達障害に対しての使用を中心に増加していると言える。日本では，2011年に中川らが児童精神科医を中心としたアンケート調査で，返答のあった医師の約3割が自閉性障害児の情緒，行動上の問題，興奮，睡眠障害等の問題に対して就学前からの薬物治療の経験があると答えている[16]。また2014年に奥村らが2002～2010年の社会医療診療行為別調査をもとに18歳未満の外来患者の診療報酬と調剤報酬のデータから，わが国の子どもへの向精神薬処方の経年変化を算出している[17]。それによると，6～12歳におけるADHD薬，抗精神病薬の処方件数，13～18歳の抗うつ薬の処方件数が増加しているものの，0～5歳では抗不安薬・睡眠薬の処方オッズが50％減（0.11→0.06％）であった。しかし，ほかの年齢と比べて少ないが，同効薬間多剤併用の割合は抗精神病薬で15％，抗不安薬・睡眠薬で2％あった。併用においては，併存症例への治療であることが推測されるが，調査の限界から用途については検証できていない。乳幼児の薬物治療は有効性と安全性のエビデンスが少ないことから，使用においては治療期間や有害事象報告などの具体的対応策が必要であると言える。

　自閉症の根本的障害である社会性の障害への治療は，国内ではオキシトシンや不飽和脂肪酸についていまだ治験が行われているに過ぎない段階である。世界規模でみても，乳幼児においてRCTをはじめとした研究は少なく，現状では成人のエビデンスに基づいて小児の治療薬を選択せざるを

得ない。2013年に齊藤は，小児と成人の薬物動態の違いや発達過程にある脳への中枢神経系に与える影響が成人と異なる点から安易な薬物治療は避けるべきであると指摘している[18]。近年報告が相次いでいる，妊娠や授乳による抗てんかん薬の曝露が子どもの長期的な認知，運動，社会性の発達に影響をみても，薬物治療の長期的な影響の解明が急がれる。短期的，長期的な視点で薬物治療のリスク・ベネフィットを検証していく必要がある。

2) 乳幼児薬物療法の基礎知識について

　小児においては，特に新生児から乳児期に薬物代謝や排泄に関係する肝・腎機能に大きな発達変化が生じるため，成人の薬物治療にもまして臨床薬理学的な観点に基づいたアプローチが重要である。新生児では薬物動態に関係する肝薬物代謝酵素活性や腎糸球体濾過機能などが未熟で乳児期にかけて急速な発達を遂げることも知られている。このような発達変化（ontogeny）を生じる小児の薬物治療は，本来小児で観察されるPK/PD情報に基づいて行われるべきであるが，倫理的配慮や種々の技術的な困難さにより臨床薬理学的な臨床試験は少なく，小児の薬物治療ガイドラインの基礎となるべきPK/PDデータは不備である。以下の基礎知識について『循環器病の診断と治療に関するガイドライン（2010～2011年度合同研究班報告）小児期心疾患における薬物療法ガイドライン』小児薬物療法の基礎知識より抜粋する[19]。

(1) 吸収（absorption）

　ほとんどの薬物の消化管吸収過程は受動拡散である。消化管粘膜の絨毛形成はすでに胎生期に完了している。一方，胃から小腸への排泄運動の未成熟により，新生児と乳児の薬物吸収速度は年長児よりも遅く，最高血中濃度到達時間は遅れる傾向がある。しかし，吸収総量には臨床的に問題となるほどの差はないとされる[20]。また，ヒトの消化管PgP（P糖蛋白）活性の小児発達については情報が少ない。

(2) 分布（distribution）

　新生児および乳児では成人よりも体重当たりの体内水分量・細胞外水分量が多いため，アミノグリコシド系抗菌薬のように比較的水溶性が高く血漿蛋白結合率の低い薬物の体重当たりの分布容積は成人よりも大きい。したがって，それらの薬物では小児薬用量を体重当たりの成人用量から換算して投与すると血中濃度が治療域を下回ることがある[21]。一方，脂溶性が高い薬物の体重当たりの分布容積は小児と成人で大きな差異はない。新生児・乳児では後述するように肝臓や腎臓の遊離型薬物に対するクリアランス（酵素活性自体）が未発達であるため，蛋白結合率の低下による遊離型薬物濃度の増加が薬物クリアランスにより迅速かつ充分に正常化できず薬理効果の増強や毒性発現が生じるものと考えられる。したがって，新生児では生理的に増加している遊離型薬物濃度をさらに増加させるような蛋白結合部位での相互作用を持つ薬物の投与は避けるべきである。臨床で日常的に実施されている薬物血中濃度モニタリング（TDM）ではほとんどの場合総（結合型＋遊離型）濃度を測定するので，血液中の薬物結合蛋白濃度が低下している新生児や低蛋白血症の小児では遊離形分率の増加を考慮して，報告された測定値を蛋白濃度が正常な場合の測定値に換算して解釈する必要がある。

(3) 代謝（metabolism）

　新生児から2歳ころまでの肝細胞あたりの酵素発現量が成人値に向かって増加する時期（質的成

長期）である。ヒトの薬物酸化代謝酵素で最も重要なものは3種類のチトクロム P450（CYP）ファミリーである（CYP1，CYP2，CYP3）。CYP3 群では，成人型のCYP3A4 は出生時には発現量が少ないが，生後1～2年後にかけて発現量が増加する[22]。CYP2C9 の発現量は胎生25週ころから発現し，個人差は大きいものの出生後急速に増加し，生後5カ月ころまでに半数の小児では成人値に到達する[23]。CYP2C19 は，生後5カ月以上かけて緩やかに発現量が増加する[23]。CYP1A2 は発現が遅く，生後1～3カ月から発現が始まる[24]。CYP2D6 は，抗うつ薬，抗精神病薬，抗てんかん薬，コデインなどの中枢神経作用薬の代謝に関係する。出生時にはほとんど活性がなく，生後2週間までは低いが，3週目以降に活性が発達し10歳までに成人値に達する[25]。代表的な抱合酵素であるグルクロン酸転移酵素（UGT）は遺伝子構造からUGT1A とUGT2Bのサブファミリーに分類される。UGT2B7 はモルヒネの代謝に関係する。モルヒネの全身クリアランスで評価した新生児のUGT2B7 活性は10歳前後の小児の10～20％程度に過ぎず，出生後2～6カ月で急速に増加することが知られている[26]。

(4) 腎排泄 (renal elimination)

腎臓組織におけるネフロンの形成は胎生期の早期から始まり，36週にはほぼ完成されるとされる。さらに生後2週間の間に急速に発達し，8～12カ月で完成する。このため，糸球体濾過率（GFR）は，未熟児では$0.6～0.8 mL/min/1.73m^2$であるが，満期産の新生児では$2～4 mL/min/1.73m^2$に増加し，1歳前後には体表面積で標準化した値（$mL/min/1.73m^2$）は成人とほぼ同等となる。尿細管分泌機能も新生児期には未熟であるが糸球体濾過機能より遅れて生後1年前後に成熟する[20]。

(5) 薬物感受性

薬力学（PD）のontogenyについてはPKよりも情報がはるかに少ない。従来の研究では，薬物応答性の発達変化は「投与量―効果関係」により評価されることが多かったので，今後は「血中濃度―効果関係」に基づいて評価し，PDのontogenyを検討する必要がある。

(6) 授乳期の薬物治療

授乳期の薬物治療では，母乳分泌への薬理作用，母乳への薬物・代謝物の移行性，母乳を介した乳児の薬物曝露量，経母乳的な薬物曝露が乳児に及ぼす薬理作用，その薬理作用と母乳保育のリスク・ベネフィット評価が必要となる。

DSM-5において初めてASDとADHD，DCDなどの併記が可能になった。Rao PAらによれば，ASDの31％がADHD診断基準に合致し，24％が基準以下のADHD症状を有している[27]。われわれが2014年に地域で行った5歳児発達健診でのCommunity-basedの調査では，ASDの41％にADHDが併存していた（第55回日本青年精神医学会で報告）。CSHQ（the Children's Sleep Habits Questionnaire）を用いた調査では5歳児の睡眠時間はADHD群で健常群と比較して有意に短く，夜間の覚醒はASD群がADHD群と比較して有意に多い結果であったことや，Conners 3（The Conners 3rd Edition）を用いた調査で素行症的行動および反抗挑発症的行動，不安，抑うつ症状は発達障害群で健常群と比較して有意に得点が高い結果であったことを考慮すると，薬物治療を必要とする併存障害の存在を否定できない。今後は，薬物治療の対象となりうる併存障害の程度や薬物治療以外の治療法との比較などを含め，実態調査が必要と考える。

まとめ

 乳幼児期に特化した薬物治療についてNICE（National Institute for Health and Care Excellence）ガイドラインおよびAACAP（American Academy of Child and Adolescent Psychiatry）ガイドライン，2000～2014年における海外の文献レビューを行った。乳幼児に特化したシステマティックレビューやメタアナリシスは見つからなかったものの，コホート，RCTで数報の文献が得られた。疫学データからは，発達障害や行動障害への使用が世界的に増加しているにもかかわらず，治療効果および成長への影響などのエビデンスが少ないのはわが国と同じ状況である。副作用報告によれば，妊娠期授乳期曝露の乳幼児への影響が明らかとなってきており，胎児期から幼児期にかけての発達変化を踏まえた安全かつ有効な薬物治療の確立が必須である。日本において，欧米同様，薬剤使用実態調査およびRCTが必要である。

（斉藤 まなぶ，栗林 理人，三上 珠希）

文献

1) Zito JM, et al：Psychotherapeutic medication prevalence in Medicaid-insured preschoolers. J Child Adolesc Psychopharmacol, 17：195-203, 2007
2) Patel NC, et al：Trends in antipsychotic use in a Texas medicaid population of children and adolescents；1996 to 2000. J Child Adolesc Psychopharmacol, 12：221-229, 2002
3) Patel NC, et al：Diagnoses and antipsychotic treatment among youths in a public mental health system. Ann Pharmacother, 40：205-211, 2006
4) Children and psychiatric drugs；disillusion and opportunity. Lancet, 372：1194, 2008（www.thelancet.com）
5) U. S. Food and Drug Administration. Risperidone, Aripiprazole, Quetiapine, and Olanzapine Drug Details.（http://www.accessdata.fda.gov/scripts/cder/drugsatfda/index.cfm［14 June 2010］）
6) Robert J. Constantine, et al：Exposure to antipsychotic medications over a 4-year period among children who initiated antipsychotic treatment before their sixth birthday. Pharmacoepidemiology and drug safety, 21：152-160, 2012
7) Hsu YC, et al：Trends, correlates, and disease patterns of antipsychotic use among children and adolescents in Taiwan. Soc Psychiatry Psychiatr Epidemiol, 48：1889-1896, 2013
8) Christian J, et al：Psychopharmacological treatment in children and adolescents with autism spectrum disorders in Germany. Research in Developmental Disabilities, 34：2551-2563, 2013
9) Suresh Kotagal, Eileen Broomall：Sleep in children with Autism Spectrum Disorder. Pediatric Neurology, 47：242-251, 2012
10) Susan Backwitt Turkel, et al：The Diagnosis and Management of Delirium in Infancy. Journal of Child and Adolescent psychopharmacology, 23（5）：352-356, 2013
11) Doyle CA, et al：Pharmacologic treatments for the behavioral symptoms associated with autism spectrum disorders across the lifespan. Dialoques Clin Neurosci, 14：263-279, 2012（www.dialogues-cns.org）
12) Kimford J. Meador, et al：Cognitive Function at 3 Years of Age after Fetal Exposure to Antiepileptic Drugs. N Engl J Med, 360（16）：1597-1605, 2009
13) Kimford J. Meador, et al：Fetal antiepileptic drug exposure and cognitive outcomes at age 6 years（NEAD study）；a prospective observational study. Lancet Neurol, 12（3）：244-252, 2013
14) Kimford J. Meador, et al：Breastfeeding in Children of Women Taking Antiepileptic Drugs；Cognitive Outcomes at Age 6 Years. JAMA Pediatr, 168（8）：729-736, 2014
15) Gyri Veiby, et al：Early Child Development and Exposure to Antiepileptic Drugs Prenatally and Through Breastfeeding；A Prospective Cohort Study on Children of Women With Epilepsy. JAMA Neurol, 70（11）：1367-1374, 2013
16) 中川栄二：発達障害の診断・治療の標準化に関する研究；精神・神経疾患研究開発費による研究報告集　平成22年度　発達障害の神経科学的基盤の解明と治療法開発に関する研究. pp.313-314, 2011

17) 奥村泰之, 他：日本における子どもへの抗精神病薬処方の経年変化―2002年から2010年の社会医療診療行為別調査の活用―. 精神神経学雑誌, 116：921-935, 2014
18) 齊藤卓弥：成人の臨床エビデンスを小児に外挿できるか. 臨床精神薬理, 16（12）：2013
19) 佐地 勉, 他：小児期心疾患における薬物療法ガイドライン；循環器病の診断と治療に関するガイドライン（2010-2011年度合同研究班報告）
20) Kearns GL, et al：Developmental pharmacology-drug disposition, action and therapy in infants and children. N Engl J Med, 349：1157-1167, 2003
21) Siber GR, et al：Pharmacokinetics of gentamicin in children and adults. J Infect Dis, 132：647-651, 1975
22) Stevens JC, et al：Developmental expression of the major human hepatic CYP3A enzymes. J Pharmacol Exp Ther, 307：573-582, 2003
23) Koukouritaki SB, et al：Developmental expression of human hepatic CYP2C9 and CYP2C19. J Pharmacol Exp Ther, 308：965-974, 2004
24) Kraus DM, et al：Alterations in theophylline metabolism during the first year of life. Clin Pharmacol Ther, 54：351-359, 1993
25) Blake MJ, et al：Ontogeny of dextromethorphan O-and N-demethylation in the first year of life. Clin Pharmacol Ther, 81：510-516, 2007
26) Miyagi S, Collier AC：Pediatric development of glucuronidation；the ontogeny of hepatic UGT1A4. Drug Metab Dispos, 35：1587-1591, 2007
27) Rao PA, et al：Association between severity of behavioral phenotype and comorbid attention deficit hyperactivity disorder symptoms in children with autism spectrum disorders. Autism, 18（3）：272-280, 2014

第Ⅱ章　児童・青年期精神疾患における薬物治療の有効性・安全性

3 発達障害および複雑性PTSDへの少量処方

はじめに

　発達障害に限らず，精神科領域の多剤大量処方は，わが国において今や社会的問題化している。発達障害に関して言えば，主として二次的な問題行動に対応するために薬物治療が行われているが，臨床で出合う例を見るかぎり，明確な臨床診断と方針とをもって処方が行われているとは言いがたい現状がある。パニックや，暴力的噴出などに対して，抗精神病薬を安易に処方し，改善がないので徐々に増量し，比較的大量の薬物治療が続いているという例をよく見る。またカテゴリー診断による表面的な症状による診断が行われている。発達障害における問題行動や併存症において，カギとなるのはトラウマとの複雑な絡み合いである。トラウマの影響が多彩で多様な精神症状を呈することについては，広く知られるようになった。診断の時期が遅れ，発達障害のさまざまな問題行動をしつけによって何とかしようとすれば，容易に虐待的な対応に至ってしまう。この議論が複雑になるのは，子ども虐待において，その後遺症として生じる愛着障害が発達障害類似の臨床像を呈するからである。カテゴリー診断に頼るかぎり，この両者の要因を鑑別することは不可能と言ってよい[1]。

　発達障害もトラウマも，ともに世代を超える。大きな問題行動を生じている場合には，しばしば子どもの治療のみでは解決にならず，親子併行治療が必要になる。これは小児科医には最も嫌われるアイデアであるが，子どもへの治療を本気で行おうと思ったらほかに方法がない。成人を対象とする大多数の精神科医は，発達障害に対してもトラウマに対しても，診断も治療もできないからである。

　発達障害によく認められる問題行動に関して，有効な対応を見ていくと，薬物治療の適応範囲は予想外に狭いことが明らかになる。

　まず自閉スペクトラム症（autism spectrum disorder：ASD）の中核症状である知覚過敏性を巡る問題である。ある年齢になると，患児が適応のために解離による防衛の方法を身につけるようになるが，それ以前においては，過敏性の対象となる刺激を見つけ，例えば耳栓やカラーグラスなどで刺激を軽減させることが確実な対応方法であり，薬は無効である。次に多いのが，こだわりへの抵触である。この問題に関してはスケジュールの遵守が何よりも大切であり，予定の変更を最小にすることが対応策としては最も有効である。次に，誤学習による問題行動である。特にASDが狭い領域の認知のみによって判断を行うために起きる現象である。これもまた薬物治療は無効で，もっとも有効なのはソーシャルスキル・トレーニングであろう。学力とのミスマッチも大きな問題である。発達障害における不登校は近年増えている印象があるが，もっとも多いのは適正就学がで

きていないことによる。発達障害の良好な適応を保障するためには，一人ひとりに対し，きちんと学ぶことができる適正就学を提供するシステムが必要不可欠である。もう一つの大問題はタイムスリップ現象[2]としても生じる，フラッシュバックである。こちらはトラウマ処理という対処法（後述）があり，神田橋処方[3,4]の名前で知られる漢方薬の組み合わせが有効である。次に，併存症として非常に多い問題に，うつ病，双極性障害などの気分障害がある。発達障害者自身も，その親も，気分の上下を示す者が多い。しかし単極うつ病はむしろ少なく，気分の上下があるために，抗うつ薬を安易に用いると逆に悪化を招きかねない。気分調整剤は一部に有効であるが，無効である場合も多い。その理由は，子ども虐待の既往をもつ気分変動は，フラッシュバックが背後にあることが多く，気分変動を引き起こしやすい基盤に共通の素因はあるとしても，臨床像を見るかぎり異なった治療的アプローチを必要とするからである。

　上記のすべての問題行動に対し，抗精神病薬を用いて，患者を落ち着かせることはある程度有効である。そうしてみると，今日の薬物治療における一つのポイントは，抗精神病薬の馴化作用（一般的には，攻撃的な行動や闘争行動を抑制する効果をいう。動物実験において，抗精神病薬が動物の上記の行動を抑える作用が認められている）を用いて，問題行動の"治療"が可能かという点に絞られることに気づく。

　この小論では，発達障害の臨床で用いられることが多い向精神薬について見直しを行い，また筆者が臨床のなかでその有効性に気づいた発達障害に対する向精神薬の極少量処方，さらに漢方薬の活用を示し，あわせて難治例である発達障害と複雑性PTSDとがともに認められる子どもとその親への，簡易版トラウマ処理の方法を紹介する。

薬物治療の解説，推奨

1．薬物の種類とその特徴

　薬物治療は精神科治療の一部として選択される。すべての精神科疾患と同じであるが，とりわけ発達障害の場合には，ほかの疾患以上に正確な診断が重要である。家族歴まで含めた丁寧なインテークを行うこと，特にトラウマ歴の聴取は世代をさかのぼって確認を行う必要がある。

　当然ではあるが，薬物治療に関しては，薬を用いるにあたって，標的を定めた限定的な処方を行うこと，また副作用を意識し，できるだけ少量処方を行うことが求められる。またこの小論で繰り返すことになるが，発達障害とトラウマとは分かちがたく絡み合うので，発達障害臨床に従事するものは，基本的な治療手技として，トラウマ処理ができるようになっておくことは今日必要不可欠ではないだろうか。

　薬物治療のテキストとして『カプラン精神科薬物ハンドブック　第6版』[5]がある。この本（翻訳版は，神庭監訳）は，最新のEBMに基づく知見をコンパクトにまとめた原本に加えて，日本で用いることができる薬の一覧や副作用などのさまざまな対比表が訳者によって加えられた懇切丁寧なテキストで，臨床家にとって必携の本である。

　抗精神病薬は基本的には，幻覚，妄想を止める薬である。つまり頭の空回りを止める薬と考えると分かりやすいのではないだろうか。その結果，通常の頭の働きもいくらか止める。最近の主流で

あるセロトニン・ドパミン拮抗薬は，いわゆる非定型抗精神病薬とよばれ，錐体外路症状の副作用が少ないだけでなく，抗うつ作用などより広範な作用をもつ。注意を喚起したいのは，トラウマ系の幻覚（解離による幻覚）には無効であることだ[6]。複雑性PTSDの場合，抗精神病薬に一般的に認められる抑制作用や傾眠作用が全く見られない場合が非常に多く，逆にあまりに薬に強い幻覚は，解離性の幻覚ではないかと疑ってみる必要がある。さて，統合失調症ではない人に抗精神病薬を用いたらどうなるか。馴化作用（いらいら止め），傾眠，鎮静などが認められる。これは先ほどした提示課題であり，その是非は後に論じる。

抗うつ薬とは，うつ病のときに元気を出すための薬である。現在用いられることが多いのは，選択的セロトニン再取り込み阻害薬（SSRI）である。副作用が少なく，より広い効果があることが知られていて，強迫，不安，パニック，過食などにも用いられる。副作用は，悪心，頭痛，セロトニン症候群（下痢・発汗・振戦・運動失調・気分変動など）のほかに離脱症状がある。特にパロキセチンは離脱症状が著しいことが知られており，前述のカプランのハンドブックには，ほかのSSRIに置き換えてから減薬をすることが推奨されている。注意を喚起したいのは，子どもや（青年）に抗うつ薬は無効であるという報告が多く，カプランのハンドブックにおいて効果がほぼ確認されているのはわが国では販売されていないプロザック®のみである。また全般にプラセボ効果が非常に高いことも知られている。抗うつ薬をうつ病でない人に用いたらどうなるか。時として躁転が生じることが知られている。

気分調整薬は，気分の上下を止める薬である。これは基本的には双極Ⅰ型に対する治療薬であることに注意する必要がある。古典的な気分調整薬，炭酸リチウムは抗躁作用が強く，過量服用で重篤な副作用が認められる。ところがリチウムの微量服用は抗うつ作用があるらしい。後述するように，地下水にリチウムが含まれた地域で自殺やうつ病が少ないことに関してはさまざまな地域から報告がなされている。もう一つの気分調整剤は，抗てんかん薬である。こちらは，抗うつ作用が中心である。発疹の出やすいものや，催奇性をもつものがあり，最も使われることが多いバルプロ酸ナトリウム（VPA）の妊娠中の服用は，子どものASDのリスクを上げることが明らかになり，妊娠可能性のある女性にVPAを用いにくくなった[7]。

問題は双極Ⅱ型（うつが基盤で躁のエピソードがある症例）である。この治療に関して，十分な知見が得られていない。さらに子どもの双極性障害に関しては検討が続いている状況である。自験例によって検討してみた（表1）。気分障害と診断された15歳以下の症例を掲げる。満遍なく気分障害の症例が認められるが，双極Ⅰ型を除き，虐待の既往がすべての類型の過半数を超える。さらに発達障害の基盤も極めて多い。表1の3〜5歳の幼児について見てみると，実に虐待の既往100%，家族の気分障害の既往100%，何らかの発達障害60%という結果になる。逆に15歳以下で，虐待も発達障害もない症例は172名中15名しかいない。高校生年齢から初めて成人類似の臨床例が増えるのであるが，児童の場合，虐待も発達障害もないうつ病はむしろ例外的である。筆者が診ている症例が偏っているのかもしれない。しかしながらカテゴリー診断によって診断名を分けたところで，治療に役立つと思えない状況が浮かび上がってくる[6]。DSM-5[8]で重篤気分変調症としてまとめられた抑うつの基盤に癲癇の頻発を生じる病態は，自験例で見るかぎり，子ども虐待との結びつきが非常に強く，むしろこの病態がその後に，成人の双極Ⅱ型類似の気分変動につながっていくと考えると，臨床的な経験に合致する。するとこの気分変動は，むしろトラウマや愛着障害に由来する気

表1 自験例 15歳以下の気分障害（N=172）

年齢	双極Ⅰ型	双極Ⅱ型（薬剤賦活あり）	重篤気分調整症	気分変調症	大うつ病
3-5歳	2	2	6	6	0
6-8歳	1	5	20	7	5
9-11歳	2	7(2)	12	21	11
12-15歳	6	9(1)	11	19	20
計	11	23	49	53	36
虐待の既往	3	20	49	34	26
ASD 知的障害	3	0	0	0	0
ASD	4	12	11	18	9
ADHD	0	1	15	4	1
その他の発達障害	0	3	1	4	2

分の上下であり，一般的な気分調整薬があまり効かない理由も明らかになる．表1に示すように，知的障害を伴ったASDにおいて，双極Ⅰ型と考えられる気分変動がしばしば認められるので，まだまだ臨床的な蓄積が必要であるが，少なくとも双極Ⅱ型を呈する場合，発達障害および複雑性PTSDの基盤をもつ症例に関しては，双極性障害から分けるべきではないかと考える．治療法が異なるグループを同じ名前で呼ぶのは混乱を引き起こすだけである．

　抗不安薬は，いらいらを押さえ，眠気を催す働きがあり，抗不安薬系の睡眠薬としても用いられている．重篤な身体的な副作用はないが，依存を作りやすく，特に短い効き目の薬ほど依存の危険がある．抗不安薬は抑制を外し，易興奮や行動化傾向を引き起こすことも多い．児童精神科の病棟で，夕方に子どもたちがハイテンションになるのに対して抗不安薬系の睡眠薬が処方されており，これを整理したら夕方の落ち着きが改善したという例を経験している．このタイプの睡眠導入剤は，本人が眠ろうとしないと効かない．トリアゾラム（ハルシオン®）の誤った用い方でハイな状況を作ることなど周知のとおりである．

2．発達障害への少量処方

　発達障害の精神科併存症に成人量の処方を行うと，副作用のみ著しく出現し薬理効果は認められないということが少なくない．そのため従来から筆者は，成人児童を問わず，発達障害診断の患者に特に抗精神病薬や抗うつ薬を処方するときは，最低容量の錠剤の半錠相当の力価処方を行うことが常であった．その理由は，彼らの多くが過敏性を抱え，薬物に対しても非常に敏感に反応するからと考えていた[9]．しかしそれよりもさらに減らしてもよいということを指摘され，試みに薬の量を減らしていったところ，著効を示す症例が，児童，成人を問わず多いことに驚嘆した．有効な薬物の量を模索し，試行錯誤するうちに，徐々に一般の精神科の常識よりはるかに少ない量での処方を行うことが自分の症例ではむしろ普通になった．そうしてみると，なぜこのような常識外の処方が有効なのか検討が必要になった．これまでの常識としては，薬物治療の効果が不十分なときに増量，あるいはほかの薬の付加を行う．その結果，多剤併用，大量処方が生じる．しかし筆者が見出

したのは，発達障害，複雑性PTSDともに，著効が得られない場合には最初に薬剤の減量を試みることの必要性である。

　一般的な常識において，薬理効果は直線モデルで考えられている（図1）。ところが，実は，このモデルに収まらない薬理効果を示すグループが少なからずある。第一は，U字型の薬理効果を示すグループである。図2はレベチラセタム（イーケプラ®）の薬理効果の報告である[10]。この薬物

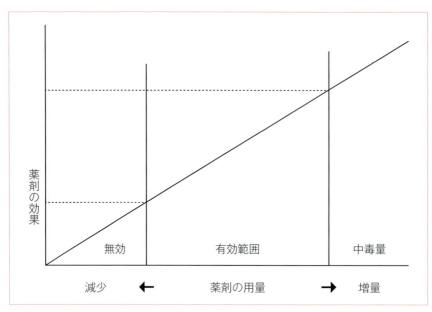

図1　薬理効果と用量の直線モデル

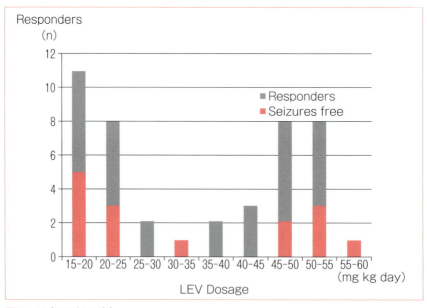

図2　U字モデルの例
（Kanemura H, et al：Efficacy and safety of add-on levetiracetam in refractory childhood epilepsy. Brain Development, 35；386-391, 2013 より）

がなぜこのような曲線を描くのか，低用量と高用量で効果があるてんかんのタイプが異なっているという説明があるが本当だろうか。この薬がU字型を描くのであるとすると，ほかの抗てんかん薬はどうなのだろうと興味が湧く。またレベチラセタムにしても，さらに減量をしたときの効果については分からない。てんかんの治療において，発作がなくなった症例で，抗てんかん薬を減薬していき，血中濃度が計測できないところまで減らしてもてんかん発作は生じないのに，ゼロにすると発作が起きるという例を時に経験しているので，レベチラセタムだけではないのではと考えるのである。第二は，逆U字型とよばれるパターンである。図3は妊娠中のマウスに合成女性ホルモン剤DESを投与したとき，生まれてきた雄の成熟後の前立腺重量である[11]。化学物質の低用量は高用量とは別の薬理効果が生じるという結果を示す有名な報告であるという。これはホルモンの一種なので即効性の効果ではなく，長期的な影響を見たものである。ホルモンが非常に微量で大きな効果を現すことを考えてみればこのような働きに関しては了解できるところである。薬物が一連の反応を長期に引き起こすという場合において生じるパターンである。第三は，逆相関型である。これはある種の毒物において，低用量ほど強い効果を発揮し，増量するとむしろその効果は軽減されるという不思議なパターンを示すグループである。図4はアフラトキシンB_1（カビ毒の一種）に対するベロ細胞（アフリカミドリザルの腎臓上皮細胞に由来する細胞培養に用いられる実験用細胞）の反応である[12]。この逆相関型で，さらに用量を上げていくとどうなるかという点に関しても，興味が引かれるところである。この3つのパターンを非直線モデルと呼ぼう。先に述べたように，U字型のさらに低用量，逆相関型のさらに高用量のデータを加えれば，おそらくは逆U字型パターンがこの非直線モデルの基本と考えてよいのではないかと思う（図5）。

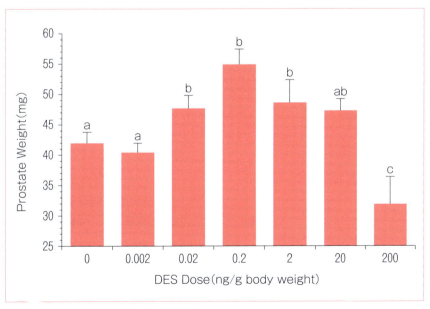

図3　逆U字モデルの例
（vom Saal FS, et al：Prostate enlargement in mice due to fetal exposure to low doses of estradiol or diethylstilbestrol and opposite effects at high doses. Proc Natl Acad Sci USA, 94：2056-2061, 1997 より）

第Ⅱ章　児童・青年期精神疾患における薬物治療の有効性・安全性

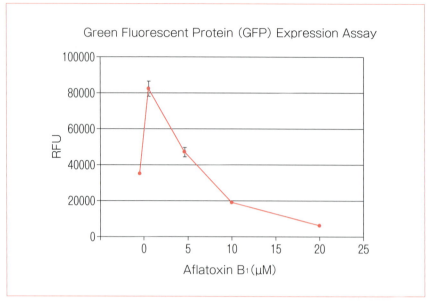

図4　逆相関モデルの例（Rassoly et al., 2013）
（Rasooly R, et al：Non-linear relationships between aflatoxin B$_1$ levels and the biological response of monkey kidney vero cells. Toxins（Basel），5：1447-1461, 2013 より）

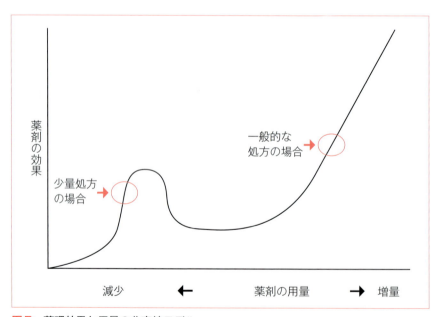

図5　薬理効果と用量の非直線モデル

　なぜこのような「常識外」の薬理効果が認められるのであろうか。筆者は薬物の病態生理に関しては非専門家であるが，二つの可能性を考えつく。一つは逆U字における低用量薬理効果と高用量における薬理効果と，生体に働く部位が異なるという可能性である。もう一つは生体の反応である。低用量では生体の反応は生じないかわずかであるが，増量していくと，生体がそれに対応する反応

250

表2　発達障害（および複雑性PTSD）の薬物治療

- 抗精神病薬
  アリピプラゾール（エビリファイ）0.1〜0.5mg，ピモジド（オーラップ）0.1〜0.3mg
  易興奮に対する頓服：レボメプロマジン（ヒルナミン）3〜5mg〔塩酸プロメタジン（ピレチア）5mgと一緒に用いる〕
- 気分調整薬
  炭酸リチウム（リーマス）1〜5mg
  脳波異常がある場合：カルバマゼピン（テグレトール）5〜50mg
  ラモトリギン（ラミクタール）2〜25mg，または柴胡桂枝湯　1〜2包　分2
- 睡眠導入薬
  ラメルテオン（ロゼレム）0.8mg
  易興奮や過敏性を伴う場合：プロペリシアジン（ニューレプチル）2〜3mg〔塩酸プロメタジン（ピレチア）5mgと一緒に用いる〕
  悪夢に対して：ミアセリン（テトラミド）10mg　分1
- フラッシュバック
  桂枝加芍薬湯（小健中湯，桂枝加竜骨牡蛎湯）2包，四物湯（十全大補湯）2包，分2
  （クラシエから錠剤）
- 易興奮に対して
  抑肝散，抑肝散加陳皮半夏，甘麦大棗湯　1〜2包　分2

を生むようになって，むしろ効果は軽減する。さらに増量してその生体の反応を押さえ込むと，今度は直線モデルに類似した効果を示すようになる，という可能性である。筆者としては，少なくとも後者については，向精神薬においても実際にあるのではないかと思う。ドパミン遮断薬もセロトニン賦活薬も広く言えばtoxinの一種だからである。そうすると，生体が侵襲に対して大々的な反応を生じないレベルで薬物を使うことこそ，本来の正しい用い方ではないか。最低限の生体への刺激を行い，それによって生体におきる一連のカスケードに後は任せるといった用い方である。中井久夫氏（神戸大学精神医学教室前教授）が，乱暴な処方を行うと，患者の最もよい敏感な部分を削り取ってしまうと言われたことも，これに通じるのではないかと思う。

表2に少量処方の実際を掲げる。少し補足を加える。微量のリチウムは地域の自殺率を下げることに関してはいくつもの証拠がある。大分県[13]，オーストリア[14]，テキサス州[15]，ギリシャ[16]，青森県[17]などから報告がなされている。ここでの飲料水のリチウム濃度はすべて1日あたり0.1mg以下である。睡眠導入薬として用いやすいのは，ラメルテオン0.8mg（10分の1錠）である。この薬物はこの量で用いると，睡眠位相を前にずらすという働きをするのである。希望する睡眠時間の2時間前に飲んでもらうようにしている。発達障害基盤の子ども，成人でこの量でも多いという場合がある。適量を探していくとさらにその5分の1（50分の1錠；0.16mg）という場合を何度か経験している。

抗不安薬系の睡眠導入薬は，抑制をはずすので非常に慎重に用いることが求められる。筆者は最低容量の半錠以上をなるべく出さないようにしている。

フラッシュバックの特効薬が神田橋処方[3,4]である。これは，桂枝加芍薬湯（もしくは小健中湯または桂枝加竜骨牡蛎湯）2包，四物湯（もしくは十全大補湯）2包を分2で服用してもらう。この漢方薬に関しては，クラシエから錠剤が出ており，粉の漢方薬の服用が難しい場合に用いることができる。子どもの場合には，小学校低学年において，1包を分2に分けて服用してもらうことが多い。神田橋はオーリングを用いて相性を決めることを推奨しているが，筆者は初診の患者にそれを

行う勇気がなく，用意した漢方薬を少量なめてもらって，一番飲みやすい組み合わせを処方するようにしている。それ以外の漢方薬でよく用いるものは，抑肝散および抑肝散加陳皮半夏（こちらはおなかが弱い子ども，成人の場合）と甘麦大棗湯である。

　一般的に，向精神薬の処方は，子ども・成人とも同量の処方でよい。漢方薬は小学生の場合には1包を分2にする。抗多動薬に関して一言触れておきたい。特に毎日服用が必要なアトモキセチン（ストラテラ®）の場合，敵はアドヒアランスである。ADHDも複雑性PTSDもきちんと服薬をするということは病態に合わないのだ。「きちんと飲みましたがなぜか（1カ月処方のうち）2週間余っています」といったことをしばしば聞くうちに，アトモキセチンに関しては，1日1回，なるべく割り切って1カプセルでという用い方をするようになった。そのほうがまだしも，飲み忘れが少ないからである。小学校高学年に可能な症例は頓服服用ができるメチルフェニデート徐放錠（コンサータ®）への切り替えを行う。このコンサータ®はできるだけ18mg以上を出さないようにしている。中学では頓服にして，高校生では本人の自発的な服薬に任せている。服薬に頼らず，発達特性に対し，徐々に自分自身が対応法を工夫することが重要ではないかと考えるからである。

3．発達障害とトラウマとの複雑な絡み合い

　発達障害臨床で，今日大きな問題になっているのは，発達障害と複雑性PTSDの絡み合った症例が少なくないことである。この問題は非常に複雑な議論が必要になる[6]。できるだけ簡略に述べれば，発達障害は特に未診断の場合，トラウマを招き寄せやすい。発達障害に子ども虐待（およびトラウマ体験）が重なったときには最大の増悪因子になる。その一方で，子ども虐待の後遺症として生じる愛着障害の臨床像は発達障害に類似した臨床像を示すので，相互に要因とも結果ともなりうる。この両者がともに世代を跨ぐ。そうして世代間連鎖が生じ，何代かにわたったとき，どちらが一義的であったのかまったくわからない状況が生じる。このような症例において，社会性や共感性の障害（つまりASD症状），多動性行動症（ADHD）および複雑性PTSDの臨床像を呈するのである。

　今日発達障害臨床で，難治例として扱われている症例とは，この組み合わせであり，次のような親子例となる。子どもはASD（＋ADHD）の症状を呈し発達障害という診断を受けている。その一方で被虐待の既往があり，学校での大暴れなど，著しい不適応行動が存在する。親の側はさまざまなレベルのASDであるが，主は凸凹レベル（broad autism phenotype：BAP）[18]の型である。そしてこの親の側に被虐待の既往があり，現在は加虐側になっている。子どもに癲癇の爆発や易興奮，親の側に双極Ⅱ型類似の気分変動があり，親の側は精神科未治療者は少数であるが，しかし寛解を得られていない。この親子はともに，発達障害（凸凹）と複雑性PTSDの両方の要素をもつ。

　現在筆者の臨床はこのような親子で溢れており，筆者が外来で治療を行った児童とその親の資料をとってみた。児童127名（男児82名，女児45名；3～18歳，平均年齢10.2±3.45歳），親39名（男性3名，女性36名；33～54歳，平均年齢41.9±4.9歳）で，治療期間は少なくとも半年（～3年）を経過した親子である。このすべてが，上記の少量処方と漢方薬，後述する簡易トラウマ処理で治療を行った。年齢も治療期間はばらばらで，診断もさまざまなものを含む，あまり科学的とは言いがたい資料であるが，全体像を見ることはできるのではないかと思う。

　子どもの指標として，子どもの強さと困難度尺度（Strengths and Difficulties Questionnaire：

表3 子どものSDQの変化

	情緒	行為	多動	仲間関係	向社会性	全困難度
治療開始時	4.54	4.04	6.32	4.43	4.46	19.34
現在	3.16	2.98	4.91	3.94	6.08	14.44
t値	6.5	6.05	7.53	5.53	-8.5	8.49
p	<.01	<.01	<.01	<.01	<.01	<.01

SDQ）を用いて治療前後の評価を行った。公表されたほかのすべてのSDQ資料より不良である。社会的養護の児童のSDQ資料が菅原ら[19]によって示されているが，治療前の対象について，平均年齢である10歳の資料と比較をしてみると，向社会性が児童自立支援施設や情緒障害児短期治療施設よりは良好（ただし児童養護施設より不良）で，それ以外のすべての項目はどの社会的養護グループより不良である。表3に治療前後でのSDQの変化を示す。服薬をしていた子どもについて，その服薬状況をクロルプロマジン換算と，イミプラミン換算[20]で治療開始前と後で比較してみると，抗精神病薬クロルプロマジン換算値平均初診時221から17に減少しており，抗うつ薬のイミプラミン換算値も40から9に減少していた。それ以外の薬物としては，抗多動薬は，コンサータ®使用12名（全員1日18mg），アトモキセチン26名，コンサータ®，アトモキセチンの併用5名で，約3分の1の児童が用いていた。一方，漢方薬の使用は，神田橋処方19名，抑肝散・抑肝散加陳皮半夏5名，その他9名であった。

親の側の治療前後の変化をベックのうつ病尺度（DBI-Ⅱ）とPTSD評価尺度（IES-R）でみると，DBI-IIは平均33.1 ± 16.9から15.3 ± 10.3（t=8.3 p<.01）と下がり，重度の抑うつから境界線値に減少した。しかしIES-Rは，51.2 ± 20.9から31.0 ± 18.9（t=6.06 p<.01）へ変化し，下がったがもののいまだに病理的レベルに留まっている。言い訳がましいが，これが複雑性PTSDということなのであろう。これらの親の多くは，すでに精神科受診の既往があるため，親の服薬状況の変化を同じくクロルプロマジン換算ほかで見ると，抗精神病薬のクルールプロマジン換算値平均194から9に，抗うつ薬のイミプラミン換算値で平均108から14に，さらに抗不安薬ジアゼパム換算値で平均15から8といずれも下がっており，こういった極端な少量処方でも，きちんと治療的な効果を上げていることが示される。ちなみに，漢方薬は，神田橋処方が20名と最も多く，抑肝散・抑肝散加陳皮半夏9名，そのほかの漢方薬を6名に用いていた。

さて，冒頭からの疑問である。抗精神病薬の馴化作用を用いて発達障害や，複雑性PTSDの症状はよくなるのだろうか。もちろん上手な用い方をすれば，服薬中はおとなしく扱いやすくなる。しかし薬を抜くと，前の状態に戻るのである。Van der Kolk[21]は向精神薬の効果そのものは認めており，薬物を上手に用いることは必要と述べている。しかし症状の軽減は，トラウマの解決にはならず，問題を先送りするだけで，時としては本人がトラウマの治療を行う妨げになると警告している。筆者はこの見解に全く同感である。

特に抗精神病薬に関しては過鎮静をはじめとするさまざまな副作用，さらに遅発性ジスキネジアの可能性に常に注意が必要である。ひとたび遅発性ジスキネジアが生じたときには，極めて難治性であり，脳深部刺激療法手術以外に根本的な治療法はない。

4. 複雑性PTSDへのトラウマ処理

　親に被虐待の既往があると，フラッシュバックが親子関係のなかで頻々と（親の側にも）噴出し，暴力加害を含むさまざまな親の加害へ発展する。この親子の多彩な症状は，複雑性PTSDとして初めて理解ができる。また解離性同一性障害もしばしば経験する。このような症例において，フラッシュバックが気分変動の引き金になることが見て取れる。これらの症例に対しては，トラウマへの治療が行われないかぎり，親の側の問題が解決しないが，複雑性PTSD症例において，一度にトラウマ処理をすることは不可能で，深く入ると，フラッシュバックが吹き出し，収拾がつかなくなる。患者はそれに怯え，次回は来なくなってしまう。筆者はこのような病態に対し，ASDのタイムスリップ現象に実施してきた，チャンスEMDRを援用することを思いついた。安全な場所を固め，パルサーを用いた短時間のトラウマ処理の実施を繰り返し，徐々に内部のトラウマの圧力を下げるという方法である。筆者は4セットによるトラウマ処理を愛用している。第一セットは肋骨の下縁，第二セットは鎖骨の下，第三セットは後頸部，第四セットはこめかみ部分である。呼吸は，胸郭呼吸を用いて，イメージとしては地面から息を吸い，頭頂から上に強く息を抜く。不快感が残る場合には，安全な場所のイメージで開いたトラウマのふたを閉じる。つまりフラッシュバックの内部圧力を少しずつ徐々に下げていくといったトラウマ処理の方法である。しかしこの簡易法によっても除反応（圧されていた過去のトラウマ状況が再現され，そのときの情動が激しい形で表現され解放される現象，解除反応ともよばれる）を生じる複雑性PTSDの症例が散見され，この簡易法にしてもEMDRの正規のトレーニングを受け，除反応が生じたときに対応ができる治療者によって行われることが好ましい。

　この簡易EMDRを繰り返していくと，自ずからテーマが決まってくる。これは性的虐待を除き，ほとんどが母子関係のトラウマである。なぜこのテーマに収束するのかと考えてみると，正にここに愛着障害の根っこがあるからにほかならない。重篤さによって差はあるが，数回から十回程度の処理で，フラッシュバックに日常的に悩まされる程度は著しく軽減してくる。

5. 症例

　患児は10歳の男児である。治療者への紹介は，きわめて激しい家庭内暴力のためであった。月に数回以上，警察を呼ばなくてはならないような大暴れが家庭でも学校でも起きているという。家族歴を確認すると，父親は抑うつあり仕事を休みがちで，母親や患児への暴力があり，数年前に両親は離婚をした。母親によれば，父親もASD的な人という。母親はやはり抑うつが続き，患児の幼児期から精神科を受診したが軽快がなかったという。母親は患児に体罰を繰り返していた。離婚後に抑うつがひどくなり服薬をしているが気分変動が著しく，月経前に特に荒れてしまうことが多いという。

　患児は，幼児期から多動で，迷子になることもあって，3歳児健診のあと，保健センターで相談を受けたが，その後，母親の不調もあって継続的な相談をしなかった。電子機器などへの興味の限局があるため，児童精神科クリニックを受診しASDという診断を受けた。多動が著しいので，抗多動薬を開始したが著効せず，むしろ7歳頃から攻撃的な行動が目立つようになった。両親の離婚を経て，さまざまな治療を患児は受けたが家庭内暴力はどんどんひどくなり学校でも大暴れが続い

た。そのため，薬が徐々に増え，その副作用で，女性化乳房が生じ，また著しい肥満となったため，治療者の元に転医した。このときの服用薬は，オランザピン（ジプレキサ®）10mg，プロペリシアジン（ニューレプチル®）10mg，バルプロ酸（デパケン®）800mg，トリヘキシフェニジル（アーテン®）4mg，メチルフェニデート徐放剤（コンサータ®）18mgであった。

　薬の減薬を行い，簡易法によるトラウマ処理を行った。その結果，治療開始約3カ月で，家庭内暴力はなくなり，学校にきちんと通うようになった。桂枝加芍薬湯　1包，四物湯　1包，炭酸リチウム（リーマス®）3mg　アリピプラゾール（エビリファイ®）0.3mg，ラメルテオン（ロゼレム®）0.8mgをしばらく用いた後，8カ月後に服薬をゼロにできた。しかしその後，患児からの希望で，炭酸リチウム1mgの服用を再開した。この薬を飲んでいるほうが，気分が落ち着くとのことである。

　母親に対しても，併行治療を行った。母親の家族歴は，両親がずっと不仲で小学校低学年で離婚した。先に述べたように，夫とは離婚をしたが，夫も，また息子もASDの特徴を有していた。夫からDVを受け，また息子に対して患者は激しい体罰を行っていたが，数年前から，息子が家庭内暴力で大暴れを繰り返すようになった。

　患者の初診時に，患者の両親の離婚後，母親の同棲相手から重症の性被害があったことを開示した。患者は不安定な状態が継続したまま結婚をしたが，出産後抑うつが続き，精神科を受診し，抗うつ薬を服用したがむしろ悪化し，寝たきりと，ハイテンションを繰り返し，子どもへの激しい体罰も生じるようになった。夫との離婚後，再び抑うつがひどくなり，自殺企図の大量服薬も何度かあった。次第に子どもが大暴れをするようになって，精神状態が再び悪化した。息子の転医に伴って，母親もカルテを移動し併行治療を開始した。初診時の服薬は，ミルタザピン（リフレックス®）30mg，パロキセチン（パキシル®）25mg，バルプロ酸（デパケン®）500mg，エチゾラム（デパス®）3mgであった。

　抗うつ薬を速やかに減薬し，漢方薬，リチウム少量を服用のうえ，EMDRにてトラウマ処理を行った。治療を開始して2カ月後，フラッシュバックは著しく軽減し，仕事に休まず通えるようになった。その後，抑肝散加陳皮半夏　2包，アリピプラゾール（エビリファイ）0.1mg　炭酸リチウム（リーマス）1mgという処方になった。母親の側も，治療開始6カ月後に，服薬はゼロになった。その後，元気に仕事と家事を続けている。

　この母子治療は特に心理士に依頼をせず，一般の短時間の再来診療で行われたものである。受診前の患児は大暴れが止まらず，服薬量が増えることを繰り返し，そのために女性化乳房や肥満といった副作用が出現し，さらに荒れる状態になっていた。治療開始数カ月で，これまでの警察沙汰が繰り返されていた状態は一挙になくなり，学校にきちんと通えるようになった。母親は初診にて初めて自分の被害を開示した。母親に対して，抗うつ薬を中止し，トラウマ処理を実施した結果，母親も数カ月で別人のように健康になった。

　トラウマ処理は，効果が出るまでに3～4回のセッションが必要であるが，このように，少量処方と漢方薬と簡易型トラウマ処理の組み合わせで，筆者のような多忙な外来でも，心理士への依頼なしの外来治療のみで，減薬と効果的な治療が可能である。

　筆者は，患者が医療機関に受診する目的は，発達障害といえども受診しなくてもよくなることと考えるようになった。難治例は歴然と存在するものの，さまざまな工夫によって，治療ができる領域を広げていけるのではないかと考えている。

まとめ

　発達障害に関しても，多剤大量処方が行われている例が少なくない。本項では，発達障害への薬物療法に関して整理を試みた。発達障害の臨床で用いられることが多い向精神薬について，見直しを行った。また筆者が臨床のなかでその有効性に気づいた発達障害に対する向精神薬の極少量処方，さらに漢方薬の活用方法を示し，あわせて簡易版でのトラウマ処理の方法を紹介した。このような治療的組み合わせによって，難治例である発達障害と複雑性PTSDとが掛け算になった症例に対しても，子どもとその親ともども，安全に治療を進めることが可能である。抗精神病薬の馴化作用など，向精神薬の使用は一時的には効果があるものの，それだけでは根本治療につながらない。

　トラウマを中核にもつ症例の場合には，力動的な精神療法はフラッシュバックによって解離反応が引き起こされ，積みあげた治療の記憶が吹き飛ばされてしまうことを繰り返すため，治療は堂々巡りを呈することがまれではない。長い治療を続ければそれなりの進展はあるかもしれない。しかしその間に，親子の間は決定的な亀裂が生じてしまう。治療のためにはトラウマに直面化が必要である。しかしながら辛い記憶であるからわざわざ解離を用いて切り離すのである。トラウマへの直面化は困難な作業である。

　今日，トラウマ処理という特殊な精神療法に関して，さまざまな技法が工夫され，発展している。それは，認知行動療法による遷延曝露法[22]，眼球運動による脱感作と再処理法（Eye movement desensitization and reprocessing：EMDR）[23]，ブレイン・スポッティング，ソマティック・エクスペリエンス，思考場療法（Thought Field Therapy：TFT），ホログラフィー・トーク，自我状態療法などである。それぞれが特徴をもち，固有の使い勝手の良さと悪さとをもっている。

　震災，子ども虐待，性被害，DV，いじめ等，今日トラウマは子どもたちの周りに溢れている。さらに本論で取り上げたように，トラウマは複雑に絡み合う。発達障害の臨床をしていれば必ずトラウマの症例に出合う。トラウマも発達障害も世代を超えて続く。またこの両者に関しては，誤診が極めて多く，放置を含み成人の精神科医において誤った対応も多い。また一般的なカウンセリングで治療ができず，むしろ悪化もありうる。われわれはプロとして，治療方法が示されているのに知らないというのは許されることではない。小児神経科医にとってもトラウマ処理の何らかの技法を身につけておくことが必要な時代になったと言えるのではないだろうか。

（杉山 登志郎）

文献

1) 杉山登志郎：子ども虐待という第四の発達障害．学研プラス，東京，2007
2) 杉山登志郎：タイムスリップ現象再考：症候からみる自閉症スペクトラム．精神科治療学，25：1639-1645, 2010
3) 神田橋條治：PTSDの治療．臨床精神医学，36：417-433, 2007
4) 神田橋條治：難治例に潜む発達障害．臨床精神，38：349-365, 2009
5) Sadock BJ, et al：Kaplan & Sadock's Pocket Handbook of Psychiatric Drug Treatment, Sixth Edition. Lippincott Williams & Wilkins/Wolters Kluwer Health Inc., Philaderphia,2014（神庭重信監修，山田和男・黒木俊秀監訳：カプラン精神科薬物ハンドブック 第5版—エビデンスに基づく向精神薬療法—．メディカル・サイエンス・インターナショナル，2015）
6) 杉山登志郎：発達障害の薬物療法．岩崎学術出版社，東京，2015
7) Christensen J, et al.：Prenatal valproate exposure and risk of autism spectrum disorders and childhood

autism. JAMA, 309（16）：1696-1703, 2013
8) American Psychiatric Association：Diagnostic Statistical Manual of Mental Disorders 5 edition；DSM-5. Washington D.C. , 2013
9) 三好輝：難治例に潜む発達障害；おとなの発達障害．そだちの科学，13：32-37, 2009
10) Kanemura H, et al：Efficacy and safety of add-on levetiracetam in refractory childhood epilepsy. Brain Development , 35：386-391, 2013
11) vom Saal FS, et al：Prostate enlargement in mice due to fetal exposure to low doses of estradiol or diethylstilbestrol and opposite effects at high doses. Proc Natl Acad Sci U S A, 94：2056-2061, 1997
12) Rasooly R, et al：Non-linear relationships between aflatoxin B_1 levels and the biological response of monkey kidney vero cells. Toxins（Basel）, 5：1447-1461, 2013
13) Ohgami H, et al：Lithium levels in drinking water and risk of suicide. Br J Psychiatry, 194：464-465, 2009
14) Kapusta ND, et al：Lithium in drinking water and suicide mortality. Br J Psychiatry, 198：346-350, 2011
15) Blüml V, et al：Lithium in the public water supply and suicide mortality in Texas. J Psychiatr Res, 47：407-411, 2013
16) Giotakos O, et al：Lithium in the public water supply and suicide mortality in Greece. Biol Trace Elem Res, 156：376-379, 2013
17) Sugawara N, et al：Lithium in tap water and suicide mortality in Japan. Int J Environ Res Public Health, 10：6044-6048, 2013
18) Losh, M, Piven, J：Social-cognition and the broad autism phenotype；identifying genetically meaningful phenotypes. J Child Psychol Psychiatry, 48：105-112, 2007
19) 菅原ますみ，他：子どもの心理的発達と精神的健康度に関する尺度の開発と全国標準値の設定：厚生科学研究補助金総合研究報告書，要保護児童のための児童自立支援計画ガイドラインの活用評価に関する研究（主任研究者菅原ますみ），2006（http://www.aiiku.or.jp/~doc/houkoku/h18/73073040.pdf）
20) 稲垣中，稲垣俊也：向精神薬の等価換算2006年版向精神薬等価換算．精神薬理, 9：1443-1447, 2006
21) Van der Kolk B：The Body Keeps the Score, London：Penguin Books, 2015.
22) Foa EB, et al：Profonged exposure therapy for PTSD. Oxford University Press, 2009（金吉晴，他訳：PTSDの持続エクスポージャー療法．星和書店，東京，2009）
23) Shapiro, F：Eye movement desensitization and reprocessing；basic principles, protocols, and procedures 2nd ed, 2001（市井雅哉監訳，EMDR：外傷記憶を処理する心理療法．二瓶社，東京，2004）

第Ⅱ章　児童・青年期精神疾患における薬物治療の有効性・安全性

4 向精神薬の適応外使用と知的発達症に対する薬物治療について

はじめに

　成人の精神疾患と同様に，児童・青年期の精神疾患において薬物治療は重要な治療アプローチの一つである。しかし，わが国では児童・青年期患者を対象とした厳密な治験を経て許可された向精神薬は限られており，また，論文などによって治療効果が報告される疾患・状態と向精神薬が承認されている疾患とは一致していないことも多く，エビデンスに基づいた薬物治療を行おうとすると向精神薬を適応外使用せざるを得ない場合もある。その一方，向精神薬を適応外使用することの問題点については，これまで十分に検討されてこなかった。本項では児童・青年期精神疾患における向精神薬の適応外使用の問題点に関して，特に知的発達症への向精神薬の適応外使用の問題点について概説する。

児童・青年期における向精神薬の適応外使用

1. 児童・青年期精神疾患に対する適応外使用の増加

　近年，精神疾患をもつ児童・青年期患者に対する向精神薬，特に第二世代抗精神病薬の処方は増加しており，このことは世界的な公衆衛生上の問題の一つとなっている。わが国では児童・青年期患者を対象とした厳密な治験を経て許可された向精神薬が少ないため，その多くが適応外使用＊であると推測される[1]。長らくわが国において18歳未満の患者に適応を有する向精神薬は，小児の自閉性障害・知的障害に伴う異常行動，病的・精神症状に対するピモジド，注意欠如・多動症（以下，ADHD）に対する徐放性メチルフェニデートおよびアトモキセチンの3剤のみであった。2016年，小児期の自閉スペクトラム症に伴う易刺激性に対してアリピプラゾールおよびリスペリドンの適応が追加され，2017年には小児期におけるADHDに対するグアンファシンが承認，小児期の強迫性障害に対するフルボキサミンの適応が追加となった。このように，わが国における児童・青年期精神疾患に対する薬物治療の選択肢は増えつつあるが，児童・青年期患者に対して使用されている向精神薬の多くが適応外使用であるという状況には変わりがない。

＊本ガイドラインでは適応外使用について，狭義には「ある疾患・障害について，その疾患・障害自体にわが国では適応のないもの」，広義には「ある疾患・障害について，その疾患・障害自体についてはわが国でも適応があるが，小児に対して用法・用量の記載がないもの」と定義している。例をあげると，「18歳未満のうつ病に対するSSRIの使用」は広義の適応外使用となり，「チックに対しての抗精神病薬の使用」は狭義の適応外使用となる。

諸外国においてはこれまで，精神疾患をもつ児童・青年期患者に対する向精神薬，特に第二世代抗精神病薬の適応外使用についての懸念が提起されてきた[2]。例えば，アイスランドにおける精神刺激薬と抗うつ薬の適応外使用の増加[3]，オランダやドイツにおける抗うつ薬の適応外使用の増加[4,5]，フランスにおける抗精神病薬の適応外使用の増加[6]，またクロアチアや米国における第2世代抗精神病薬の適応外使用の増加[7,8]など，向精神薬の種類を問わず適応外使用が行われている実態が報告されている。わが国においても，日本児童青年精神医学会に所属する精神科医の多くに向精神薬，特に抗精神病薬，抗うつ薬，気分安定薬・抗てんかん薬の適応外使用の経験があること[9]が報告されている。

2. 適応外使用が生じる要因

精神疾患をもつ児童・青年期患者への向精神薬の適応外使用が生じる要因として，"児童・青年期患者に対する適応を有する薬剤がごく限られているため"，"用量・用法が年齢や体重といった適応範囲から外れるため"とは想像にたやすいが，そもそも論文などによって治療効果が報告される疾患と，その薬剤が承認されている疾患とは一致していない場合が多いことに留意する必要がある。向精神薬，特に近年第二世代抗精神病薬の適応外使用が生じている要因として，①過去10～15年，精神疾患をもつ児童・青年期患者の攻撃性や興奮性に対する第二世代抗精神病薬の有用性に関する臨床試験が数多く報告され，医療従事者のあいだに抗精神病薬の有用性に関する知識と認識が広がったこと，②児童・青年期・成人を問わず精神疾患に対する国際的な治療ガイドラインはすべて，第二世代抗精神病薬の使用を推薦していること，③第二世代抗精神病薬の適応，特に，適応が双極性障害へ拡大したこと，④治療期間が長期化するなかで，副作用としての錐体外路症状が起こりにくいとされる第二世代抗精神病薬が好まれること，があげられる[10,11]。

またわが国では小児の自閉症等に適応を有する抗精神病薬としてピモジドが存在するものの，ピモジドはQT間隔を延長させることが知られており臨床医がその使用を避けがちであろうことも第二世代抗精神病薬の適応外使用を増加させている要因として考えられる。さらに，臨床医は精神疾患の症状そのものに対してというよりは衝動制御の問題や攻撃性といった状態像に対して向精神薬を使用しているという現状もあげられるが[12-14]，このことはペアレントトレーニングや認知行動療法といった非薬物治療は家族にとって費用がかかり，そして危機的な状況にある家族にとっては時間のかかる治療となるため[10,11]，応急処置として速やかに効果の現れる薬物治療が求められるという臨床現場の切実な問題も背景にあるのであろう。

表1 適応外使用についての説明

1. 適応外医薬品の使用目的および方法
2. 予想される効果および副反応
3. あなたの疾患に関するほかの治療法の可能性
4. 同意しない場合にはこの薬による薬物療法は開始しないこと
5. 同意した場合でも随時これを撤回できること
6. 人権保護に関しての必要な事項
7. 副反応が生じた場合の対応について

（上林靖子，他：注意欠陥／多動性障害-AD／HD-の診断・治療ガイドライン 第1版．じほう，270-273, 2003より）

表2 向精神薬の適応外使用を望まれない経験に関連する要因

	Odds Ratio	95%信頼区間	p-value
望まれない経験を増加させる因子			
・適応外使用について親に説明すること	2.73	1.09–6.82	0.03
・適応外使用について子どもに説明すること	1.70	1.12–2.58	0.01
・抗うつ薬を使用すること	2.98	1.25–7.10	0.01
望まれない経験を減少させる因子			
・医師の経験年数	0.98	0.96–1	0.03

(Tsujii N, et al：Experiences with Patient Refusal of Off-Label Prescribing of Psychotropic Medications to Children and Adolescents in Japan. J Child Adolesc Psychopharmacol, 26（7）：642-645, 2016 より）

3．適応外使用についての説明

　精神疾患をもつ児童・青年期患者に対する同意と説明，インフォームド・アセントに関しては他項に詳しい（269頁）。ここでは向精神薬の適応外使用について留意するべき点について整理を行う。表1には向精神薬の適応外使用に際して説明されるべき点をあげた[15]。

　適応外使用についての説明は，本人や親（養育者）に混乱や困惑を生じさせることなく行うことが医師の役割であるが[16]，その情報は医療者に対する信頼を損ね，治療には否定的に作用しやすいとの指摘もある[17]。日本児童青年精神医学会・薬物治療に関する検討委員会は，向精神薬の適応外使用の経験のある精神科医のうち38％に，その使用について親や子どもに説明を行うことで，薬物治療を望まれない経験があることを報告している[18]。この調査では，向精神薬の適応外使用を望まれないという精神科医の経験に関連する要因として，親に適応外使用であることを説明すること，子ども自身に説明すること，そして，抗うつ薬を適応外使用すること，があげられている（表2）。

　一方，医師としての経験年数は適応外使用を望まれないという経験にはほとんど影響しないことが示され，向精神薬の適応外使用について説明を行うことでそれを望まれないというジレンマに，すべての精神科医が向き合っているという現状が明らかになっている。特に，抗うつ薬の適応外使用について説明を行うことは，その使用を望まれないという精神科医の経験を増加させる最も強い要因であった。これは，児童・青年期患者に対する抗うつ薬の副作用，特に自殺関連事象という副作用が広く一般に知れ渡り，抗うつ薬そのものへの懸念がその処方を望まれないという経験につながっていると指摘されている。事実，児童・青年期患者に対する抗うつ薬の使用と自殺関連事象の関連についての米国食品医薬品局によるpublic warningの後，米国の精神科医の22％が子どもへの抗うつ薬の処方を断られることが増加したと回答している[19]。

　これらの結果は，向精神薬の適応外使用について説明を行うことが治療には否定的に作用しやすいということを示しているのであろうか。児童・青年期精神科臨床においては，臨床医は適応外使用について親のみでなく子どもにも説明しようとするとき，その概念や副作用をより平易にわかりやすく説明を行うであろうことが推察され，そのことが親の適応外使用についての理解を深め，適応外使用を望まないという精神科医の経験につながる[9]ことも考えられる。成人の精神科臨床において患者から向精神薬の使用を望まれない状況が生じる要因について，園部と谷向（2010）[20]は，①患者が短時間の面接で薬が出されたと感じたとき，②患者が薬による治療に納得しないまま薬を処

方されたとき，③患者が薬よりもカウンセリングで治してほしいと考えているとき，そして④「統合失調症ではない」と説明されたのに出ている薬は統合失調症の薬だったとき，をあげている。そして薬物治療の各場面であぶり出される問題や納得のいかないさまざまな事柄にこそ，患者の抱えている問題や精神科医療そのものが内包する問題の解決の糸口があると述べている。

　これらの指摘は児童・青年期精神科臨床においても当てはまるであろう。日々の臨床のなかで感じることは，向精神薬の適応外使用を望まれないという経験には，ある患者とその患者に関わるすべての人（例：親，祖父母，教師，塾講師，知り合い，そして介護者など）が抱えるさまざまな問題が現れる瞬間でもある，ということである。「処方を望まれない理由にはどのようなものがあるのだろうか？」と患者や家族に聞くことで，気づくことのできていなかった患者の思いや，どのような人たちがその患者に関わっているのか，各々がその患者が医療に関わることをどのように考えているのか，などについて知ることができることもある。つまり，「向精神薬の使用を望まれないとき」を，「子ども・家族・その子を取り巻く社会との関係が深まるとき」と捉える視点も，精神疾患をもつ児童・青年期患者に対して薬物治療を行ううえでは必要ではないだろうか。

知的発達症に対する薬物治療について

1．知的発達症と向精神薬

　種々の向精神薬の臨床試験において知的能力障害（知的発達症）はその対象から除外されている。また，知的発達症そのものに効果のある向精神薬は存在せず，向精神薬は知的発達症に併存する精神疾患や行動障害に対して用いられるが，このことは向精神薬の過量投与や多剤併用を引き起こす[21),22)]。さらに，知的発達症をもつ人たちは一般人口と比較して副作用が生じやすい[23),24)]。臨床医は知的発達症に対する薬物治療のエビデンスは限りなく乏しい一方で，知的発達症は向精神薬の過量投与や多剤併用が行われるリスクの高い疾患であることを知る必要がある。そのため，知的発達症をもつ患者に対して向精神薬を使用する場合，そのリスクとベネフィットのみならず，ほかに変わる治療法に関してなど，患者自身，家族，そして介護者などに十分なインフォームドコンセントを行うべきである。

　知的発達症は生涯にわたる疾患であり，論理的思考，問題解決，計画，抽象的思考，判断，学校での学習，経験からの学習のような全般的精神機能の欠陥によって特徴づけられる[25)]。それらの欠陥は，家庭または地域でのコミュニケーション，社会参加，学業または職業機能，および自立を含めた日常生活の複数の場面における自立，社会的責任の基準を満たすことができないという適応機能の障害をもたらす。知的発達症の発症は発達期の間であり，知的発達症の診断は臨床的評価ならびに知的機能および適応機能の標準化された検査（ウェスクラー系知能検査など）の結果に基づく。知的発達症の有病率は一般人口全体の約1％，全体の85％は軽度知的発達症であり，男女比では約1.5：1と男性がやや多い[26)]。先にも述べたように，知的発達症そのものに効果のある向精神薬は存在せず，薬物治療を行ううえではその標的疾患・標的症状を明確にすることに特別な留意が必要となる。

2. 知的発達症に対する薬物治療の標的症状

　知的発達症に対する薬物治療の標的の一つに，ADHDや自閉スペクトラム症といった神経発達症，統合失調症，そしてうつ病や双極性障害といった気分障害などの併存症がある。これらの精神疾患が併存すると問題はより複雑となり，情緒的発達や適応能力の獲得に困難を来すことになる。知的発達症に併存する精神疾患に対しては，各治療ガイドラインに準じて治療が行われるが，概してエビデンスは乏しい。

　加えて，知的発達症ではしばしば脳障害を背景にした行動異常（異食，常同行動，自傷など）を認め，特に，一定以上の著しい行動異常を「強度行動障害」という。これは「自傷，他傷，破壊行動，情緒爆発，飛び出し，多動，こだわり行動など，複数の著しい行動異常が頻発し，本人も混乱しており，周囲も通常の関わりでは対応しきれず，双方にとって，極めて深刻な状態」と定義される[26]。これは医学的な診断名ではなく，行動的に規定される状態像である。強度行動障害に対してもしばしば向精神薬，特に抗精神病薬が用いられるが[27),28]，どのような行動異常を薬物治療の標的とするのか，その治療効果判定，そして副作用評価などのモニタリングを常に行う必要がある。特に，知的発達症に対する薬物治療においては，モニタリングすべき事項に関して親や教師，介護者など第三者からの情報に頼ることが多い。このことは医療者の捉える薬物治療の標的症状と第三者の考える標的症状（問題行動）との間に大きな乖離を生じさせる要因になり，その結果薬物治療の適切な評価に対する障壁となることがある[29]。

　知的発達症の併存症，特に重度行動障害への薬物治療については，その行動障害の背景，原因について精確に評価し，その子どもの特性に合わせた環境調整など適切な対応を行うことが第一となる。重度行動障害の背景に精神疾患が存在する場合にはそれに対する薬物治療を行うことが必要となり，行動障害そのものに薬物治療を行うとしても，その標的症状を明確にして，短期間の使用，

表3 児童・青年期の知的発達症に対する薬物治療の注意点

1. 知的能力障害（知的発達症）は生涯にわたる疾患であり，薬物治療は包括的・集学的治療法（療育，行動療法，ソーシャルスキル・トレーニング，その他）のごく一部として考慮されるべきである。
2. 臨床医は知的能力障害に対する薬物治療を考慮する前に，非薬物治療（機能行動分析，行動管理，環境調整）を考慮すべきである。
3. 薬物治療は予測される副作用のリスクを正当化できるほどの症状（行動障害）が見られないかぎり保留すべきである。
4. 薬物治療のリスクとベネフィット，ほかの治療法に関してなど詳細な説明を含めた適切なインフォームドコンセントが行われるべきである。
5. 標的症状を慎重に同定し，治療の優先度をつけるべきである。それらの効果判定は客観的な評価（症状の頻度・重症度・持続期間などの評価，標的症状に対する適切な評価尺度）を用いて定期的に行われなければならない。
6. "低量から開始してゆっくり増量する"という原則が，副作用の出現を最小限にし，認容性を増加させる。
7. 質問票や評価尺度を用いて頻回にかつ定期的に副作用モニタリングを行う。
8. 向精神薬間の相互作用，副作用，そして服薬アドヒアランス低下を生じさせる可能性を下げるため，多剤併用を最小限にする。
9. 向精神薬が奏効しなければ，ほかの薬剤に変更する前に診断仮説が見直されるべきである。
10. 最も低い有効量での使用を目指し，6～12カ月安定が得られれば，減量するか中止することを考慮する。

(Ji NY and RL Findling：Pharmacotherapy for mental health problems in people with intellectual disability. Curr Opin Psychiatry, 29 (2)：103-125, 2016, Simonoff E：Intellectual disability. Rutter's Child and Adolescent Psychiatry, 6th Edition〔ed. T Anita, et al〕,Wiley-Blackwell, 2015, Christopher T, M and G Julie P：Psychotropic Medications. Psychiatry of intellectual disability〔ed. P Julie, et al〕, UK, Wiley-Blackwell, 2012をもとに作成)

表4 子どもへの薬物治療を行ううえでの注意点

1. 発達の偏りの存在
2. 成人期に比べて症状が非特異的
3. ほかの精神疾患や発達障害の併存率が高い
4. 家族関係・仲間関係などを含めた多面的な理解が必要
5. 副作用が情緒や行動面の変化として現れやすい

岡田俊:薬物療法. 現代児童青年精神医学第2版〔山崎晃資, 他・編〕, 金剛出版, 東京, 654-663, 2012より)

かつ,複数回のモニタリングが必要となる.本人や保護者,そして第三者への十分な説明が必要であることはいうまでもない.

3. 知的発達症に対する薬物治療における注意点

近年,知的発達症をもつ児童・青年期患者の重度行動障害に対する向精神薬の有用性についての報告が散見される.重度行動障害に対しては第2世代抗精神病薬の有効が報告されているが[30)~33)],眠気や体重増加,プロラクチン上昇といった副作用が現れる割合も非常に高いことが示されている.さらに,多くの臨床試験では6~12週という短期間での治療効果について検討されるのみであり,長期的な有効性と安全性については不明である[31)].一方,知的発達症患者に投与されている抗精神病薬を減量または中断することで体重やBMIは減少していくことが報告されているが[34), 35)],抗精神病薬を減量または中止することにより一過性にジスキネジアがみられることがあることも念頭に置く必要がある[36)].これは,抗精神病薬の減量の程度に関係し,また数カ月は続くとされているため,抗精神病薬を減量または中断する際にも慎重なモニタリングが必要である.表3には児童・青年期の知的発達症に対する薬物治療の注意点をあげた.

わが国において知的発達症をもつ児童・青年期患者の13%に抗精神病薬が用いられていること,そのうちの半数に300日以上の長期処方が認められることが報告されている[37)].わが国においては知的発達症,また,知的発達症のもつ重度行動障害に対する薬物治療については,その治療効果のみならず,副作用等のモニタリングの内容や方法についても十分に検討されていない.今後の診療ガイドラインの整備,副作用モニタリング等の制度化が求められる.

おわりに

向精神薬の適応外使用が行われるには,それに関して論文など複数の科学的なエビデンスが存在し,予測される効果が予測される副作用を上回ると合理的に判断できることが必要である[38)].しかしわが国では,児童・青年期精神医学に関する教育体制の不備やそれを専門とする医師不足のみならず,研究体制が不足しているという実情があり[39)],知的発達症を含む児童・青年期精神疾患の薬物治療におけるエビデンスは乏しい.

また,児童・青年期患者には表4にあげるような特徴がみられるが[40)],これらの特徴は薬物治療を行ううえで,その標的症状を明確にすることを困難にさせる要因となる.その結果,向精神薬の投与期間が長期にわたり,また,過量投与や多剤併用につながることも考えられる.向精神薬の適応外使用について患者家族に十分に説明することは,患者,患者家族とのshared decision making

のあり方を考えるうえでも重要であり，精神疾患をもつ児童・青年期患者に対する薬物治療が適切に行われることが望まれる。何より，一人ひとりの子どもにとって何が最善であるのかを常に考えることが，臨床医には求められている。

(辻井 農亜)

文献

1) 奥村泰之, 他：日本における子どもへの向精神薬処方の経年；2002年から2010年の社会医療診療行為別調査の活用. 精神神経学雑誌, 116 (11)：921-935, 2014
2) Haw C & Stubbs J：Off-label use of antipsychotics；are we mad? Expert Opin Drug Saf, 6 (5)：533-545, 2007
3) Zoega H, et al：Psychotropic drug use among Icelandic children；a nationwide population-based study. J Child Adolesc Psychopharmacol, 19 (6)：757-764, 2009
4) Volkers AC, et al：Antidepressant use and off-label prescribing in children and adolescents in Dutch general practice (2001-2005). Pharmacoepidemiol Drug Saf, 16 (9)：1054-1062, 2007
5) Dorks M, et al：Antidepressant drug use and off-label prescribing in children and adolescents in Germany：results from a large population-based cohort study. Eur Child Adolesc Psychiatry, 22 (8)：511-518, 2013
6) Winterfeld, U, et al：Psychotropic medication use in the child and adolescent psychiatry wards of a French hospital. Pharm World Sci, 30 (5)：600-604, 2008
7) Alexander GC, et al：Increasing off-label use of antipsychotic medications in the United States, 1995-2008. Pharmacoepidemiol Drug Saf, 20 (2)：177-184, 2011
8) Marsanic VB, et al：Outpatient treatment of children and adolescents with antipsychotic drugs in Croatia. Nord J Psychiatry, 66 (1)：2-7, 2012
9) 辻井農亜, 他：児童青年期患者に対する向精神薬の適応外使用についての意識調査. 児童青年精神医学とその近接領域, 56 (2)：220-235, 2015
10) Harrison JN, et al：Antipsychotic medication prescribing trends in children and adolescents. J Pediatr Health Care, 26 (2)：139-45, 2012
11) Verdoux H, et al：Antipsychotic prescribing trends；a review of pharmaco-epidemiological studies. Acta Psychiatr Scand, 121 (1)：4-10, 2010
12) Hugtenburg J, et al：Psychoactive drug prescribing by Dutch child and adolescent psychiatrists. Acta Paediatrica, 94 (10)：1484-1487, 2005
13) Doey T, et al：Survey of atypical antipsychotic prescribing by Canadian child psychiatrists and developmental pediatricians for patients aged under 18 years. Can J Psychiatry, 52 (6)：363-368, 2007
14) Rodday AM, et al：Child and adolescent psychiatrists' attitudes and practices prescribing second generation antipsychotics. J Child Adolesc Psychopharmacol, 24 (2)：90-93, 2014
15) 上林靖子, 他：注意欠陥/多動性障害-AD/HD-の診断・治療ガイドライン 第1版. じほう, 270-273, 2003
16) Zachry WM 3rd and Ginsburg DB：Patient autonomy and the regulation of direct-to-consumer advertising. Clin Ther, 23 (12)：2024-2037；discussion 2022-2023, 2001
17) Sweis, D. and I.C. Wong：Giving medicines to children；understanding the parents' views. Paediatr Drugs, 6 (1)：67-69, 2004
18) Tsujii N, et al：Experiences with Patient Refusal of Off-Label Prescribing of Psychotropic Medications to Children and Adolescents in Japan. J Child Adolesc Psychopharmacol, 26 (7)：642-645, 2016
19) Bhatia S.K, et al：Antidepressant prescribing practices for the treatment of children and adolescents. J Child Adolesc Psychopharmacol, 18 (1)：70-80, 2008
20) 園部漢太郎, 谷向知：薬物療法の必要性（治療に疑問を感じたら）—（こんな疑問をおぼえたら）. こころの科学, (152)：43-47, 2010
21) Sheehan R, et al：Mental illness, challenging behaviour, and psychotropic drug prescribing in people with intellectual disability；UK population based cohort study. Bmj, 351：h4326, 2015
22) Häβler F, et al：Polypharmacy in the treatment of subjects with intellectual disability. Journal of Neural Transmission, 122 (1)：93-100, 2015
23) Matson JL and S Mahan：Antipsychotic drug side effects for persons with intellectual disability. Res Dev

Disabil, 31（6）：1570-1576, 2010
24) Simonoff E, et al：Randomized controlled double-blind trial of optimal dose methylphenidate in children and adolescents with severe attention deficit hyperactivity disorder and intellectual disability. J Child Psychol Psychiatry, 54（5）：527-535, 2013
25) American Psychiatric Association：Diagnostic and Statistical Manual of Mental Disorders. 5th ed. American Psychiatric Association, Washington DC, 2013
26) 中島洋子：知的障害（精神遅滞）；現代 児童青年精神医学 改訂第2版（山崎晃資，他・編著），永井書店，東京，2012
27) 木村育美，他：知的障害をもつ児者における自傷行動への対処方法の検討．脳と発達，48（2）：117-121, 2016
28) 田中恭子，他：強度行動障害の医学的背景と薬物療法に関する検討．脳と発達，38（1）：19-24, 2006
29) Christian L, et al：Direct service staff and their perceptions of psychotropic medication in non-institutional settings for people with intellectual disability. J Intellect Disabil Res, 43（Pt 2）：88-93, 1999
30) Deb S, et al：The effectiveness of antipsychotic medication in the management of behaviour problems in adults with intellectual disabilities. J Intellect Disabil Res, 51（Pt 10）：766-777, 2007
31) McQuire C, et al：Pharmacological interventions for challenging behaviour in children with intellectual disabilities；a systematic review and meta-analysis. BMC Psychiatry, 15：303, 2015
32) Ji NY and RL Findling：Pharmacotherapy for mental health problems in people with intellectual disability. Curr Opin Psychiatry, 29（2）：103-125, 2016
33) Unwin GL and S Deb：Efficacy of atypical antipsychotic medication in the management of behaviour problems in children with intellectual disabilities and borderline intelligence；a systematic review. Res Dev Disabil, 32（6）：2121-2133, 2011
34) Ahmed Z, et al：Reducing antipsychotic medication in people with a learning disability. Br J Psychiatry, 176：42-46, 2000
35) de Kuijper G, et al：Effects of controlled discontinuation of long-term used antipsychotics on weight and metabolic parameters in individuals with intellectual disability. J Clin Psychopharmacol, 33（4）：520-524, 2013
36) Urbano M, et al：Atypical antipsychotic withdrawal dyskinesia in 4 patients with mood disorders. J Clin Psychopharmacol, 27（6）：705-707, 2007
37) 井上祐紀，他：知的障害児に併存する精神疾患・行動障害への向精神薬処方の実態；大規模レセプトデータベースを活用したコホート研究．精神神経学雑誌，118（11）：823-833, 2016
38) 寺尾岳，他：精神科のくすりの適応外使用（精神科のくすり）—（精神科のくすりと精神医療），こころの科学，(143)：77-82, 2009
39) 飯田順三：児童精神科医の眠れぬ夜．精神医学，55（12）：1130-1131, 2013
40) 岡田俊：薬物療法．現代児童青年精神医学第2版（山崎晃資，他・編），金剛出版，東京，pp.654-663, 2012
41) Simonoff E：Intellectual disability. Rutter's Child and Adolescent Psychiatry, 6th Edition（ed. T Anita, et al）,Wiley-Blackwell, 2015
42) Christopher TM and G Julie P：Psychotropic Medications. Psychiatry of intellectual disability（ed. P Julie, et al）, UK, Wiley-Blackwell, 2012

児童・青年期における同意能力と留意点

第Ⅲ章　児童・青年期における同意能力と留意点

1　児童・青年期精神疾患患者へのインフォームド・アセント

はじめに

　患者の自己決定を尊重する近年の動向のなかで，研究参加や治療選択において，インフォームド・コンセント（説明と同意）が必須とされるが，児童・青年期患者においては保護者による代諾に加え，インフォームド・アセントを適切に取得することが推奨されるようになった。しかし，アセント能力は，児童・青年期という年齢と精神疾患の性質（種類と重症度）との両面において制限があり，個々の患者にどの程度のアセント能力があるかを見積もることは容易ではない。また，アセントの前提となる説明を患者の能力に合わせて行うにあたり，個々の患者の理解力や判断力に関する評価，提供される情報の範囲や分量は，医師の裁量に任されているのが現状である。薬物治療の実施にあたり，どのようなアセント取得の手順が必要であるのかのガイドラインはいまだ確立していない。本章では，アセント能力をめぐる歴史的な議論とその現状について，わが国の実態を含めてまとめる。

アセント概念の歴史的展望と留意点

1. アセント概念の黎明と展開

　児童・青年期の患者では，理解力と同意能力に一定の制限があると考えられる。1947年のニュルンベルグ綱領では，研究参加に対し被験者の自由意志による同意が絶対的条件とされた。そのため，同意能力に制限のある児童・青年期患者は，研究参加に伴うリスクから保護する目的で対象から除外されることになる。しかし，このことは児童・青年期における研究エビデンスが何ら蓄積されないことを意味しており，児童・青年期患者が研究成果の恩恵を受ける可能性を排除することが問題になった。そのため，1964年の世界医学会で採択されたヘルシンキ宣言では，同意能力がない被験者が研究に参加する場合，法的に権利が付与された代理人からコンセントと患者からのアセントを得ることと記載された。従来，コンセントは法的保護者による同意であるのに対して，アセントは未成年者による同意であり，法的な拘束はなく自発的努力にとどまる。しかし，ヘルシンキ宣言発表後のガイドラインでは，未成年者からのアセント取得を一様に求めている。

　いまだ取得されるアセントの定義は明確でない。米国の連邦規則集（Code of Federal Regulations：CFR）（1978）では，アセントは「研究参加への積極的同意を意味する。単に反対がない，すなわち積極的同意がない場合に同意と見なしてはならない」，米国小児科学会（American

Academy of Pediatrics：AAP[1])では,「同意とまで見なすことのできない,部分的な積極的同意のことをいう。これは精神年齢が7歳以上に達している場合に適用されることが一般的である」,欧州各国における小児科医の専門家連合（Confederation of European Specialists in Paediatrics：CESP[2])では,「インフォームド・アセントとは,法的権利を有さない,または,完全な同意に必要とされる理解が十分でない場合に,医学的処置に同意することをいう」,英国の王立小児科学会（Royal College of Paeditrics and Child Health：RCPCH[3])では,「アセントとは黙諾を意味する」,Medical Research Council：MRC（2004）では,「参加への積極的同意であり,反対がないということで同意と見なすべきではない。しかし,積極的に反対がなければ研究は遂行してよい」,オーストラリアとニュージーランドにおける王立オーストラリア医学国（The Royal Australasian College of Physicians：RACP（2008））では,「アセントとは,インフォームド・コンセントが正式かつ法的に期待できないときの意見の一致または同意である」と記されている。すなわち,各国のガイドラインはアセントを必要としている点で一致しているが,その定義は黙諾,すなわち「積極的な反対がない」から「積極的同意」まださまざまである。また,同意能力はないとしながらアセントを求めることの矛盾を指摘し,アセントそのものを不要と考える研究者もいる[4]などの混乱が認められる。

2. 保護者と子の状況が同意取得に与える影響

アセントは医師との治療関係や,同席する保護者との関係性を反映する可能性がある。また,児童・青年期の子どもは能力の問題ではなく,その年代の発達的特徴として被暗示性が強い。これらの理由により,養育者は子の意思とは無関係に単独に意思決定をしているのではなく,子の行動や言葉で判断を代行しており[5],そのため,両者を分離するのではなく,家族における意思決定を重視すればよいという考え方もある[6]。しかし,家族による意思決定は,良好な家族関係があり,養育者が子の意思を尊重する場合においてのみ成立しうるものである。つまり,養育者が法的保護者として下すコンセントが,子の利益につながるとは限らないことがある。例えば,子に必要な医療を受けさせないネグレクト,子どもを病気に仕立て上げ医療を受けさせる代理ミュンヒハウゼン症候群では,養育者によるコンセントは必ずしも子の利益につながらない。さらにやっかいなことは,このような虐待事例では,養育者の意向（コンセント）を読み取って子が「アセント」に至る可能性が高い,すなわち独立したアセントが存在しないということである。このような事例では,家族による意思決定も,子の研究参加や治療についてコンセントを下すこと自体がふさわしくないと考えられる。そのため,養育者が法的保護者としてコンセントを下してよいかどうかを判断するためには,虐待の有無を含めた,家族状況の評価が不可欠である。

近年では,児童・青年期患者においても同意無能力ではなく,いくらかの同意能力があることを前提とすべきであると考えられるようになるなど[7],児童・青年期患者の同意能力を一律に低く見積もることがないように警鐘が鳴らされている。そのため,養育者のコンセントと子のアセントは独立に存在しえないことを意識し,養育者のコンセントと子のアセントの内容が一致していたとしても,子のアセントは真にアセントといえるのか,養育者はコンセントを下すにふさわしいか,養育者との関係がどうかを見極める必要がある。養育者のコンセントと子のアセントに何らかの相違を読み取った場合,あらかじめ子のアセント能力の程度について正確に把握しておき,子の意思を

可能な限り尊重することが求められる。

アセント能力に影響を与える要因

1. アセント能力に年齢が与える影響

アセント能力については，厚生労働省の小児集団における医薬品の臨床試験に関するガイダンス[8]のように「中学生以降はアセントを取得する。7歳以上は簡単な説明に対し理解可能であり，理解できると思われる事項があれば説明し，アセントを取得すべき」とされる。7～8歳では自由意思と同意撤回の理解[9]，9歳では抽象概念の理解[10]，14歳では自律的判断，利他行為の理解が可能になる[11]とされるが，7～20歳を対象にした研究[12]では，年齢と理解度との関係は不明確であることが報告されている。アセントで求められる能力の内容によってもアセントの可否は異なると考えられる。したがって，個々のアセントについて，どの年齢で可能と考えるかは明らかでない。

アセント能力を推測する方法として，暦年齢（生活年齢）ではなく知能指数や発達指数で得られた精神年齢や発達年齢を参照することも考えられる。しかし，正常知能であったとしても，十分なアセント能力があるとはいいきれない。なぜなら，児童・青年期患者において，発達障害や精神障害がある場合は認知機能のプロフィールに偏りのある状態で意思が表明される可能性があるからである。そのため，同意能力評価には，個別的なアセント内容の評価とアセント能力の評価が必要である[13]と考えられる。

2. アセント能力に影響を及ぼす神経心理学機能とその評価

日本では半構造化面接により成人の治療同意能力を評価するMacArthur Competence Assessment Tool-Treatment（MacCAT-T）[14]の日本語版が北村ら[15]によって作成されている。MacCAT-Tは，**理解**（ワーキングメモリー，結晶性言語知識，ヘルス・リテラシー；具体的には，医療者から与えられた，疾患，予後，治療に関する情報を理解する），**認識**（社会的認知，セルフ・モニタリング，実行機能；具体的には，自分の病気について理解し，その治療を選択した場合に起こりうる結果に関する情報を理解できる），**論理的思考**（ワーキングメモリー，抽象概念化能力，プラニング，洞察能力；具体的には，論理的な思考（関連情報をもとに論理的な過程で治療の選択を比較考察するような，論理的に考える能力，例：薬物治療を受ける利益は，自分が今困っていることを考えると，薬物の副作用や薬物治療を受けない選択を上回る，と考えられること），**選択の表明**（心的柔軟性，セットの転換，表出性言語；具体的には，最終的に導いた自分の決断・選択を表明する能力）の4領域で構成される[16]。そのほか，Kitamuraら[17]によってStructured Interview for Competency and Incompetency Assessment Testing and Ranking Inventoryが作成されている。

しかし，治療に対する小児期におけるアセント能力を評価するアセスメントツールは存在しない。研究参加へのアセントについては，Heinら[18]は，MacArthur Competence Assessment Tool-Clinical Research（MacCAT-CR）小児版を作成しているが，日本語版は作成されていない。

3. 児童・青年期患者において精神疾患がアセント能力に及ぼす影響

　アセント能力が「理解」,「認識」,「論理的思考」,「選択の表明」の4領域の能力で構成されるとすれば，発達障害における知的機能の偏倚や精神疾患に伴う認知機能障害は，アセント能力に重大な影響を及ぼしうるし，その障害のパターンによって，適切な工夫が行われなければならない。

　著者らは，児童精神科医を対象に質問紙による郵送調査を行った[19]。その結果，アセント能力を構成する4領域の能力と年齢との関係について，いずれの領域の能力も年齢とともに増加し，特に小学生中～高学年からその能力を徐々に持ち合わせ，中学生になると成人とかなり同等に，高校生になるとほぼ同等であると考えられた。高校生と成人では，「理解」と「選択の表明」では差がないが，「認識」と「論理的思考」では差があると考えられていた。

　また，精神障害（統合失調症，抑うつ状態，社交不安症）や発達障害（軽度知的能力障害，自閉スペクトラム症，注意欠如・多動症）とアセント能力との関係については，障害のない同年代の子どもと各々の障害をもつ子どもとでは，すべてのアセント能力の領域で能力が低いととらえられていた。そして，統合失調症は軽度知的能力障害と同等，自閉スペクトラム症，注意欠如・多動症，抑うつ状態，社交不安症は同等のアセント能力であるが，いずれの領域の能力においても統合失調症と軽度知的能力障害は，ほかの障害に比べて能力が低いと見積もられていた。「認識」において自閉スペクトラム症は社交不安症より能力が低いと考えられ，「認識」と「論理的思考」では抑うつ状態は社交不安症で低いと考えられた。これらの結果は，それぞれの患者におけるアセント能力を実測したものではないという限界はあるが，臨床医が発達障害や精神疾患の存在によってその特性や認知機能障害のパターンに応じたアセント能力の低下が見られると考えていることを示している。

アセントの実践とその工夫

1. アセントに先立つ説明の実態

　臨床医は薬物治療導入に先立つ説明において，患者の理解力や発達に応じて説明を試みていることが示唆される[19]。就学前から，服薬の負担（薬の色，味，剤形，服薬回数など）に関する説明が実施されており，小学校の中学年からは疾患の病名や病状の説明，薬物治療の効果や副作用といった疾患や治療に関する説明がほかの項目よりも重視され，小学校高学年以降では服薬の負担（薬の色，味，剤形，服薬回数など）に関する説明は減少していた。中学・高校生でも同様に，疾患の病名や病状の説明，薬物治療の効果や副作用についての説明が行われていた。

　すべての年齢層で，ほかの項目と比べて有意差はないものの相対的に頻繁に説明が行われているのは，疾患の病名や病状の説明，薬物治療の効果と副作用，服薬の負担（薬の色，味，剤形，服薬回数など），薬物治療以外の選択肢があること，自由意思で決めてよいこと，の項目であった。しかし，薬物治療にかかる費用，適応外使用に関する説明はどの年齢層においても説明されていなかった。費用についての説明は，公的負担により自己負担額が少額あるいはない場合も多いことや，支払うのは保護者であるという事情もあると思われるが，適応外使用であることは，患者のリスク

に関わる要因である。「適応症」がその疾患に関する薬物治療のエビデンスに基づいている一方で，薬事制度に関する理解も必要であるため，児童・青年期の患者には避けがちであると考えられる。

2. アセントを促進する工夫

アセントが，児童・青年期患者の能力に応じた説明とそれに基づく十分な理解のうえに成立するならば，その前提となる理解を助けることもアセントの成立には重要である。先行研究によれば，実演[20]，図解[21]，ビデオ[22]などの使用が有効であると示唆されている。

前述の調査[19]においても，リーフレットや薬の写真が多く使用されたり，図や言葉を文字に書いて説明するなど，「視覚化」を利用した説明を行っていた。その背景に，自閉スペクトラム症の視覚優位を考慮していることや，ワーキングメモリーの弱い注意欠如・多動症の特性に応じた対応が行われている。また，標的とする症状と薬剤の効果だけでなく，服用後に奏効したときの姿を具体的に伝えるなど，想像力の乏しさに配慮した工夫も多く示された。森川ら[23]は，発達障害のある児童・青年期患者のアセントを促進する工夫について表1のような提言を行っているが，調査[19]の結果に基づけば，ほかの精神疾患においても同様の工夫が有用であると考えられる。

表1　インフォームド・アセントを促進するための工夫

■　子どもにあわせたわかりやすい表現
・年齢にあわせた平易なことば
・病態を外在化して説明（例：いらいら虫）
・作用メカニズムを擬人化（例：薬がいらいら虫を攻撃）
■　視覚化
・症状のうち何が薬物治療の標的となるかを図示
・薬剤やシートを実物大のカラー写真で示す
■　具体化
・薬剤の味を具体的に説明する
・服用タイミングを実際の生活場面に照らしてイメージする
・治療が奏効したときのイメージを具体的にイメージする
・副作用のイメージを症状名ではなく体の感覚として伝える
■　自由な意思決定
・子どもや保護者の希望にオープンであり，一緒に考えていくという姿勢
・自分がよくないから，周りに迷惑をかけているからではなく，今後の子どもの生活に役立つかどうかという視点で提案する
・自分が服用してみたいかどうかを聞く
・意味がない，やめたいと思えば，子どもの気持ちを尊重することを伝える

(岡田俊，森川真子：発達障害を含む児童・思春期精神疾患患者へのインフォームド・アセントのガイドライン作成と普及．厚生労働科学研究委託事業障害者対策総合研究開発事業（精神障害分野），発達障害を含む児童・思春期精神疾患の薬物治療ガイドライン作成と普及（班長：中村和彦）：平成27年度委託業務成果報告書．2016をもとに作成)

インフォームド・アセントの成否は，子ども側の能力だけでなく，説明を行う医師の側の要因とも関連しうる。調査[19]によれば，アセント取得の工夫をしている医師のほうが工夫をしていない医師と比較して，低学年の子どものアセント能力をより低く見積もり，逆に高学年になると高く見

積もっていた。また薬物治療導入時の説明において，工夫をする医師は低学年の子どもにおいてより多くを説明していることが明らかになった。アセント取得において工夫をしている医師は，低年齢層の児童のアセント能力不足を知り，それに即して，工夫をしてより多くのことを説明している，また，そのようなことを通して，低年齢層の児童のアセント能力不足を強く認識していると考えられた。さらに，精神障害や発達障害と同意能力評価との関係については，抑うつ症状以外はおおむね工夫している医師のほうがアセント能力を高く評価していた。

クリニカルクエスチョンと推奨・解説

CQ 1. 児童・青年期患者におけるアセントとは何か？

▶ 推奨

> ガイドラインによって必要とされる同意の範囲は異なるが，いずれのガイドラインも患者の理解に応じた説明のもと，部分的な積極的同意の表明が必要と考えている。[1B]

▶ 解説

児童・青年期患者におけるアセントの定義は変遷している。米国のCode of Federal Regulations（1978）では，アセントは「研究参加への積極的同意を意味する。単に反対がない，すなわち積極的同意がない場合に同意と見なしてはならない」，AAP[1]では，「同意とまで見なすことのできない，部分的な積極的同意のことをいう。これは精神年齢が7歳以上に達している場合に適用されることが一般的である」，欧州各国におけるCESP[2]では，「インフォームド・アセントとは，法的権利を有さない，または，完全な同意に必要とされる理解が十分でない場合に，医学的処置に同意することをいう」，英国のRCPCH[3]では，「アセントとは黙諾を意味する」，MRC（2004）では，「参加への積極的同意であり，反対がないということで同意を見なすべきではない。しかし，積極的に反対がなければ研究は遂行してよい」，オーストラリアとニュージーランドにおけるRACP（2008）では，「アセントとは，インフォームド・コンセントが正式かつ法的に期待できないときの意見の一致または同意である」，とされている。すなわち，各国のガイドラインは一様にアセントを必要と見なしているものの，その定義は不明確であり，黙諾で済む，すなわち積極的な反対がなければよい，と考えるガイドラインから積極的同意を求めるガイドラインまでさまざまである。このような曖昧さがあり，また，同意能力はないとしながらアセントを求めることの矛盾を指摘し，アセントそのものを不要と考える研究者もいる[4]。

これらの混乱の背景には，同意能力に制限がある以上，完全な同意は成立しないという前提と，自己決定権の尊重を考えれば一定水準の同意を必要とするが，その範囲は黙諾，つまり積極的反対がないという範囲から積極的同意まで表現に幅があるということである。しかし，いずれもガイドラインもまったく同意が必要ないとは見なしていない。患者の理解に応じた適切な説明のもと，部分的な積極的同意の表明が必要であると考えることが推奨される。

CQ 2. 児童・青年期患者と保護者による共同的な意思決定はいかなる場合に成立するとみなすか，患者と保護者の意見が異なる場合にはどう判断するか？

▶ 推奨

> 家族による共同的な意思決定は，良好な家族関係においてのみ成立しうる。そのため，同意取得に先立ち，親が代諾者としてふさわしいかは，虐待の有無を含めた家族状況の評価を行う。患者と養育者の意見が異なる場合，患者はアセント能力を見定めたうえで，一定のアセント能力があると見なされる場合には子の意思を可能なかぎり尊重する。[1B]

▶ 解説

児童・青年期患者のアセントは，患者と医師の治療関係や保護者との関係性を反映する可能性がある。児童・青年期患者は，その発達的特徴として被暗示性が強く，独立した意思決定が困難なことが多い。他方，親は子の意思とは無関係に単独に意思決定をしているのではなく，子どもの行動や言葉で判断を代行しており[5]，そのため，両者を分離するのではなく，家族における意思決定を重視すべきとの考え方もある[6]。しかし，家族による意思決定は，良好な家族関係においてのみ成立しうるものである。つまり，養育者のコンセントが，子の利益につながるとは限らないことがある。例えば，子に必要な医療を受けさせないネグレクト，子どもを病気に仕立て上げ医療を受けさせる代理ミュンヒハウゼン症候群のような虐待事例を考えれば，養育者によるコンセントは必ずしも子の利益を優先するとは限らない。このような事例では，家族としての共同的意思決定も，子の研究参加や治療について親がコンセントを下すこともふさわしくないと考えられる。そのため，親がコンセントを下してよいかどうかを判断するためには，虐待の有無を含めた家族状況の評価が不可欠であるということになる。

近年では，児童・青年期患者においても同意無能力ではなく，いくらかの同意能力があることを前提とすべきであると考えられ[7]，児童・青年期患者の同意能力を一律に低く見積もることがないように警鐘が鳴らされている。以上の議論を踏まえると，子が養育者と異なる意見であった場合，子のアセント能力を見積もったうえで，可能なかぎり子の意思を尊重することが求められる。

CQ 3. 薬物治療におけるアセントの成立要件はどのようなものか？

▶ 推奨

> アセント取得にあたっては，(1) 病状について年齢相応の理解を得る，(2) 治療選択肢の性質とその内容について開示する，(3) 与えられた情報を理解する能力があるか，病状に対する思いにどのような影響を与えるかを評価する，(4) 介入を積極的に受け入れるかどうか表明するよう働きかける，という手順を踏む。対象には，(1) どのような手順で行われるのかがわかる，(2) その手順を経験するか自由に選択できる，(3) この選択について明確にやりとりができる，(4) 断わってもよいことが理解できる，という能力が求められる。[1A]

▶解説

アセントの成立にあたっては，説明と同意取得の手順が明確化され，アセントを表明する側の患者に求められる能力も明らかにされている。

米国小児科学会生命倫理委員会（Committee on Bioethics, American Academy of Pediatrics）[24]では，アセント取得に求められる手順について以下のように明確化している。

(1) 病状について年齢相応の理解を得る。
(2) 治療選択肢の性質とその内容について開示する。
(3) 与えられた情報を理解する能力があるか，病状に対する思いにどのような影響を与えるかを評価する。
(4) 介入を積極的に受け入れるかどうか表明するよう働きかける。

他方，生物医学および行動研究の人間の被験者保護のための国家委員会（The National Commission for the Protection of Human Subjects of Biomedical and Behavioral Research）[25]では，アセントの成立に必要となる対象の能力を明確化している。

(1) どのような手順で行われるのかがわかる。
(2) その手順を経験するか自由に選択できる。
(3) この選択について明確にやりとりができる。
(4) 断わってもよいことが理解できる。

すなわち，アセントの成立には，対象の能力の評価とアセント取得にあたり適切な手続きを踏むことが推奨される。

CQ 4. 児童・青年において，薬物治療に対するアセントは何歳から可能か？

▶推奨

> 中学生以降はアセントを取得することが推奨されている［1A］。しかし，アセント能力は年齢だけでなく，知能指数/発達指数，発達障害による認知機能のプロフィールの偏りも影響するため，理解が求められる内容と対象の能力について個別的な評価が必要である［1A］。

▶解説

厚生労働省の小児集団における医薬品の臨床試験に関するガイダンスでは「中学生以降はアセントを取得する。7歳以上は簡単な説明に対し理解可能であり，理解できると思われる事項があれば説明し，アセントを取得すべき」とされる。7～8歳では自由意思と同意撤回の理解[9]，9歳では抽象概念の理解[10]，14歳では自律的判断，利他行為の理解が可能になる[11]と報告されているが，7～20歳を対象にした研究[12]では，年齢と理解度との関係は不明確であるとされており，先行研究の知見は必ずしも一致しない。アセントに先立ち求められる理解の性質によってもアセントの可否は異なると考えられる。したがって，どの年齢で可能と考えるかは一律に明確ではない。しかしながら，わが国における児童・青年期精神科専門医を対象にした質問紙調査では，アセント能力の4領域すべてにおいて（CQ5に詳述），年齢に比例してその能力は上昇すると考えられていた[19]。

アセント能力を推測する方法として，知能指数や発達指数を参照することも考えられる。しかし，

正常知能であったとしても，十分なアセント能力があるとはいいきれない。なぜなら，児童・青年期患者においては，発達障害や精神疾患による認知機能のプロフィールに偏りや低下のある小児によって意思が表明される可能性があるからである。以上を踏まえると，同意能力評価には，個別的なアセント内容の評価とアセント能力の評価が必要である[13]ということが支持された。

CQ 5. 児童・青年におけるアセント能力はどのように評価するか？

▶推奨・研究提言

> 成人における同意能力は，半構造化面接により「理解」，「認識」，「論理的思考」，「選択の表明」の4領域の能力を評価することができるが［1A］，児童・青年を対象にした治療へのアセント能力のアセスメントツールは開発されていない。今後の児童・青年を対象にしたアセント能力のアセスメントツールの開発が求められる。

▶解説

成人期の治療同意能力については15種類のアセスメントツールが作成されている。半構造化面接により同意能力を評価するMacArthur Competence Assessment Tool-Treatment（MacCAT-T）[14]が開発され，日本語版を北村ら[15]が作成している。MacCAT-Tでは，同意能力を，以下の神経心理学的機能によって遂行されるとしている[14),16]：理解（ワーキングメモリー，結晶性言語知識，ヘルス・リテラシー），認識（社会的認知，セルフ・モニタリング，実行機能），論理的思考（ワーキングメモリー，抽象概念化能力，プラニング，洞察能力），選択の表明（心的柔軟性，セットの転換，表出性言語）。また，Kitamuraら（1993）[17]は，Structured Interview for Competency and Incompetency Assessment Testing and Ranking Inventoryを作成している。しかし，治療に対する小児のアセント能力を評価するアセスメントツールは存在しない。

研究参加へのアセントについては，Heinら[18]は，MacArthur Competence Assessment Tool-Clinical Research（MacCAT-CR）小児版を作成しているが，日本語版は作成されていない。

CQ 6. 児童・青年において，精神障害の存在はアセント能力にいかなる影響を与えるか？

▶推奨

> アセントにおいて必要と考えられる理解，認識，論理的思考，選択の表明のすべての機能で，精神疾患や発達障害のある子どもでは，そうでない子どもに比べて能力低下がみられる。しかし，その低下のパターンは，精神疾患や発達障害により異なる。［1C］

▶解説

わが国における児童・青年期精神科専門医を対象とした質問紙調査によると[19]，精神疾患や発達障害のない同年代の子どもと各々の障害をもつ子どもとでは，アセント能力を構成するすべての領域（理解，認識，論理的思考，選択の表明）の能力において有意な低下がみられると考えられていた。

また，すべての領域において軽度知的能力障害と統合失調症はほかの障害に比べて能力が低いと考えられた．社交不安症と比較し，自閉スペクトラム症は，「認識」の領域だけアセント能力に有意に低く，抑うつ状態は「認識」と「論理的思考」で有意に低いと考えられていた．これは自閉スペクトラム症による生得的な物事の捉え方の偏り，抑うつ状態による抑うつに伴う認知の歪みがある可能性が考えられた．

CQ 7. 児童・青年における薬物治療のアセント取得に際し，どのような説明を行うか？

▶ 推 奨

就学前には「服薬の負担（薬の色，味，剤形，服薬回数など）」の説明を中心に行う．小学校中学年頃より「疾患の病名や病状の説明」，「薬物治療の効果と副作用について」，さらに，薬物治療に関する見通しを含めた「薬物の増量スケジュール」，「服薬の継続期間」といった具体的な説明が必要とされている［1C］．

▶ 解 説

わが国の児童精神科医を対象にした質問紙による実態調査（参考資料1）[19]によると，すべての年齢層において比較的頻繁に行われているのは，「疾患の病名や病状の説明，薬物治療の効果と副作用」，「服薬の負担（薬の色，味，剤型，服薬回数など）」，「薬物治療以外の選択肢があること」，「自由意思で決めてよいこと」であった．

就学前から有意に行われている説明は，「服薬の負担（薬の色，味，剤形，服薬回数など）」についてであった．小学校中学年より増加する説明内容としては，「疾患の病名や病状の説明」，「薬物治療の効果と副作用について」，さらに，薬物治療に関する見通しを含めた「薬物の増量スケジュール」，「服薬の継続期間」といった具体的な説明が増えていた．小学校高学年以降に減少する説明は，「服薬の負担（薬の色，味，剤形，服薬回数など）」であった．

中学・高校生では，「疾患の病名や病状の説明」，「薬物治療の効果と副作用」の説明が重要視されていた．他方，中学生より，「複数の薬剤や剤形が選択できること」の説明の重要度が低下していた．高校生においては，「疾患の病名や病状の説明」，「薬物治療の効果と副作用」の説明は，常に行われている傾向にあった．一貫してほかの説明より有意に行われていないものは，「薬物治療にかかる費用」，「適応外使用に関する説明」であった．

CQ 8. アセント取得にあたり，理解を促進する説明方法にはどのようなものがあるか？

▶ 推 奨

実演，図解，ビデオなどの使用が有効であることはすでに示唆されている．わが国では，リーフレットや写真を用いた視覚化，平易な言葉で説明する，保護者と医療者が協力する，治療奏効時をイメージさせるなどが用いられている［1C］．

▶ **解説**

　アセントが，児童・青年期患者の能力に応じた説明とそれに基づく十分な理解のうえに成立するならば，その前提となる理解を助けることもアセントの成立には重要である。先行研究によれば，実演[20]，図解[21]，ビデオ[22]などの使用が有効であると示唆される。

　わが国の児童・青年期精神科専門医を対象にした質問紙による実態調査において（参考資料）[19]，インフォームド・アセントを促進するために，「疾患についての説明や薬の効果についてリーフレットなどを使用する」，「薬の写真などを用いて形や大きさを説明している」と回答した。特に自由記述において，子どもに合わせたわかりやすい言葉，親と協力，視覚化，治療奏効時をイメージさせるといった工夫が特に多かった。

おわりに

　児童・青年期患者に対する薬物治療の実施にあたっては，インフォームド・アセントの必要性は広く認識されているものの，アセント取得の際の説明の程度や工夫は各医師の裁量によって行われており，子どもに伝達される情報の質や量に差が生じていることが危惧される。また，アセント能力の個別の能力を評価する方法が未確立な状況では，アセント能力の推定に差が出る可能性もある。しかし，調査の結果などからは，臨床医がそのほかの認知プロファイルからアセント能力の有無やその能力を構成する個々の能力のパターンについて，一定の合理的な感触を得ており，それに基づいた工夫が行われていることが推察される。今後は，このような臨床技能の均てん化と，他方では，精緻な能力評価に基づくアセント能力の基礎的知見の蓄積を行い，両者をすりあわせていく作業が必要になると思われる。

〈岡田　俊，森川　真子〉

文献

1) American Academy of Pediatrics：Guidelines for the ethical conduct of studies to evaluate drugs in pediatric populations. Committee on Drugs, Pediatrics, 95：286-294, 1995
2) De Lourdes Levy M, et al：Informed consent/ assent in children. Statement of the Ethics Working Group of the Confederation of European Specialists in Paediatrics（CESP）. Eur J Pediatr, 162：629-633, 2003
3) McIntosh N, et al：Guidelines for the ethical conduct of medical research involving children. Royal College of Paediatrics, Child Health；Ethics Advisory Committee. Arch Dis Child, 82：177-182, 2000
4) Baines, P：Assent for children's participation in research is incoherent and wrong. Arch Dis Child, 96：960-962, 2011
5) John T, et al：Children's consent and paediatric research：Is it appropriate for healthy children to be the decision-makers in clinical research? Arch Dis Child, 93：379-383, 2008
6) Gibson BE, et al：Assessment of children's capacity to consent for research; a descriptive qualitative study of researchers' practices. J Med Ethics, 37：504-509, 2011
7) Alderson P & Montgomery J：Volunteering children for bone marrow donation；Children may be able to make their own decisions. BMJ, 313：50, 1996
8) 厚生労働省医薬局審査管理課：小児集団における医薬品の臨床試験に関するガイダンスに関する質疑応答集（Q & A）. 2001
9) Hurlcy JC & Underwood MK：Children's understanding of their research rights before and after debriefing; informed assent, confidentiality, and stopping participation. Child Dev, 73：132-143, 2002
10) Ondrusek N, et al：Empirical examination of the ability of children to consent to clinical research. J Med

Ethics, 24:158-165, 1998
11) Wendler D & Shah S：Should children decide whether they are enrolled in nonbeneficial research? Am J Bioeth, 3:1-7, 2003
12) Susman EJ, et al：Participation in biomedical research; the consent process as viewed by children, adolescents, young adults, and physicians. J Pediatr, 121:547-552, 1992
13) Waligora M, et al：Child's assent in research; age threshold or personalisation? BMC Med Ethics, 15:44, 2014
14) Grisso T & Appelbaum PS：Assessing Competence to Consent to Treatment; A Guide for Physicians and Other Health Professionals. Oxford University Press, 1998
15) 北村總子, 北村俊則・訳：治療に同意する能力を測定する；医療・看護・介護・福祉のためのガイドライン. 日本評論社, 東京, 2000
16) Berg JW, et al：Constructing competence; formulating standards of legal competence to make medical decisions. Rutgers Law Rev, 48:345-371, 1996
17) Kitamura T & Kitamura F：Structured Interview for Competency Assessment Testing and Ranking Inventory (SICIATRI). Department of Sociocultural Environmental Research, National Institute of Mental Health, National Center of Neurology and Psychiatry, 1993
18) Hein IM, et al：Assessing children's competence to consent in research by a standardized tool；a validity study. BMC Pediatrics, 12:156-164, 2012
19) 岡田俊, 森川真子：発達障害を含む児童・思春期精神疾患患者へのインフォームド・アセントのガイドライン作成と普及. 厚生労働科学研究委託事業障害者対策総合研究開発事業（精神障害分野），発達障害を含む児童・思春期精神疾患の薬物治療ガイドライン作成と普及（班長：中村和彦）：平成27年度委託業務成果報告書. 2016
20) Vaknin O & Zisk-Rony RY：Including children in medical decisions and treatments; perceptions and practices of healthcare providers. Child Care Health Dev, 37:533-539, 2011
21) Adcock KG, et al：Do illustrations improve children's comprehension of assent documents? J Pediatr Pharmacol Ther, 17:228-235, 2012
22) O'Lonergan TA & Forster-Harwood JE：Novel approach to parental permission and child assent for research; improving comprehension. Pediatrics, 127:917-924, 2011
23) 森川真子, 岡田俊：小児期発達障害の薬物療法で求められるインフォームド・アセント. 臨床精神薬理, 20（6）：677-683, 2017
24) Committee on Bioethics, et al；Informed Consent, Parental Permission, and Assent in Pediatric Practice. Pediatrics, 95:314-317, 1995
25) The National Commission for the Protection of Human Subjects of Biomedical and Behavioral Research：Research involving children；report and recommendations. Washington, D.C., 1977

第Ⅲ章　児童・青年期における同意能力と留意点

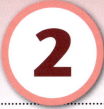

2　児童・青年期精神疾患患者と保護者における薬物治療に対する意思決定とアドヒアランスについて

はじめに――背景と目的

「アドヒアランス」とは，患者が自ら同意した治療内容に沿って行動することを意味し，薬物治療の文脈では，患者が自発的な意思によって処方どおりに服薬を行うことを指す。かつて使われていた「コンプライアンス」という用語は，医師の指示に従うという受動的な意味合いが強かったが，アドヒアランスは患者が自らの疾病や障害の治療内容に関する意思決定に積極的に関与し，それに沿った行動を自発的に行うという能動的な意味合いをもっており，世界保健機関（WHO）[1]では後者の使用を推奨している。

服薬アドヒアランスの定義については，研究者によってやや見解が異なるが，最も広い定義では，①服薬の開始，②服薬の実行，③服薬の中断，という3つの要素が含まれる[2]。一方で，②服薬の実行のみを指してアドヒアランスとすることも多い[1,3]。ここではより一般的な後者の用法に従い，単に「アドヒアランス」と記載する場合には，服薬の実行のみを指すこととする。

アドヒアランスが保たれていない状態は「アドヒアランス不良」（non-adherence）とよばれ，患者や保護者の意図が介在するか否かによって，意図的アドヒアランス不良と無意図的アドヒアランス不良に分けられる。意図的アドヒアランス不良は，患者や保護者が薬効，副作用，コスト，周囲の意見などを考慮し，自主的な判断で服薬を行わないことを意味する。一方で，無意図的アドヒアランス不良は，意図せず服薬を忘れてしまうことを意味する。アドヒアランス不良への介入にあたっては，こうした生起プロセスの違いを見極めて，適切な対応策を検討する必要がある。

WHO（2003）は，平均して約半数の患者が薬物治療におけるアドヒアランス不良を示すことから[4]，アドヒアランス不良を公衆衛生上の重大な懸念事項として位置づけた。児童期の慢性疾患におけるアドヒアランス不良の割合は，成人と同様，平均して50％程度と推定されている[5-7]。青年期における統計は不足しているが，保護者の目を離れることで児童期よりもアドヒアランス不良が増加するという報告がある[8]。

図1に示すように，アドヒアランスは診療とその成果を媒介する役割を果たしており，いかに適切な診療が行われても，処方された薬物が適切に服用されなければ治療成果が望めないのは，必然的な帰結である。アドヒアランスに対する介入は，薬物そのものの改善よりも人々の健康に貢献するという指摘もある[9]。また，アドヒアランス不良は，治療成果の半減[10]だけでなく，投与量の不適切な増大[11]，健康問題のリスクの増加[12]，医療コストの拡大[12]など，さまざまな問題を波及的に引き起こす。米国では，アドヒアランス不良によって生じる年間コストが300億ドルにものぼると推定されている[13]。このようなアドヒアランス不良の生起頻度の高さと影響の大きさは，アドヒア

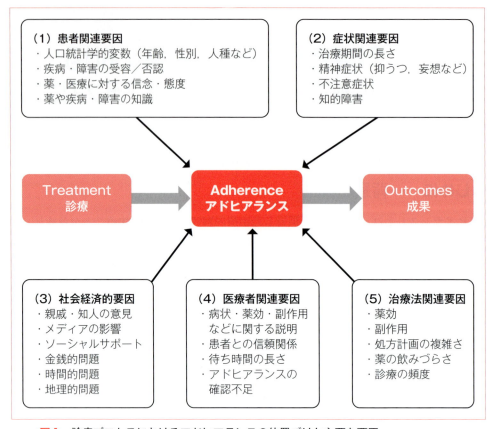

図1 診療プロセスにおけるアドヒアランスの位置づけと主要な要因

ランス不良のアセスメントと対策の重要性を指し示している。

　WHO（2003）は，アドヒアランスに影響する要因を，(1) 患者関連要因，(2) 症状関連要因，(3) 社会経済的要因，(4) 医療者関連要因，(5) 治療法関連要因の5つに分類している。図1にはこれまでのシステマティックレビュー[1),14)-22)]において取りあげられているアドヒアランスの主要な要因を，この5分類に沿って示した。

(1) 患者関連要因

　患者・保護者自身の属性や心理状態に関連する要因である。人口統計学的変数に関して，年齢による違いはすでに述べたが，性別については一般に女性のほうがアドヒアランスが良好であることが示されている。患者・保護者の心理状態に関しては，患者・保護者が疾病・障害の診断を受け入れられず，服薬を勧める医師の判断に同意できないことがある。発達障害のように症状が見えにくい障害の場合，こうした問題は特に発生しやすい。また，薬一般に対する心理的抵抗や医療に対する不信感がアドヒアランスを阻害することもある。こうした抵抗や不信感の背後には，薬や疾病・障害に関する誤った知識が存在することもある。

(2) 症状関連要因

　疾病・障害の症状に関連する要因である。治療期間はアドヒアランスの頑健な要因として知られ

ており，長くなるほどアドヒアランスが低下する傾向にあるため，急性疾患よりも慢性疾患のほうがアドヒアランスの問題が生じやすい。精神症状の影響についてのエビデンスは明確でないが，複数の研究で抑うつや妄想などの精神症状がアドヒアランスを低下することが示されている。ADHDの不注意症状や知的障害も無意図的なアドヒアランス不良を生じさせる要因となりうる。

(3) 社会経済的要因

患者が利用できる社会的・経済的な資源に関連する要因である。親戚・知人の意見やメディア・インターネットの情報は，患者・保護者の薬物や医療に対する知識・信念・態度を媒介して，アドヒアランスに影響を及ぼす。一方，家族や友人が服薬行動をリマインドしたり，強化することによって，アドヒアランスをサポートすることもある。病院を受診する経済的あるいは時間的な余裕がないことや，地理的に自宅と病院の距離が長いことは，アドヒアランスを低下させる原因になる。

(4) 医療者関連要因

医師をはじめとする医療従事者の行動やサービスに関わる要因である。疾病・障害の性質や薬物の効果・副作用に関する丁寧な説明，また，そうしたやりとりを通した患者との信頼関係の構築は，治療に対する患者・保護者の関与を高め，アドヒアランスを向上させる。一方，診療の待ち時間の長さは，受診の頻度を低下させ，アドヒアランスの低下につながる。また，アドヒアランスの確認不足は，患者の服薬への意識や動機づけの低下を介してアドヒアランスを低下させる。

(5) 治療法関連要因

実際に行われる治療の方法に関連する要因である。薬の効果が実感できなかったり，副作用が顕著であれば，必然的にアドヒアランスは低下する。処方計画の複雑さ（例えば一日あたりの服薬回数の多さ）もアドヒアランスを低下させる頑健な要因として知られている。また，特に低年齢の子どもや味覚・触覚過敏の症状をもつ患者の場合は，薬そのものの味，形状による飲みづらさもアドヒアランスを低下させる要因になる。一方，すでに述べた治療期間の長期化によるアドヒアランスの低下は，定期的な診療によって，ある程度防ぐことができる。

こうした知見を踏まえて，児童・青年期精神疾患におけるアドヒアランスの維持・改善のために推奨される方策について以下に述べる。これまで児童・青年期精神疾患のガイドラインにおいてはアドヒアランスの問題がほとんど扱われていないため，児童・青年期精神疾患に限定せず，アドヒアランスの問題を扱っているガイドラインをもとに推奨文を作成することとした。具体的には，WHO（2003）のガイドラインに加え，Rupparら[23]のアドヒアランスに関するガイドラインのシステマティックレビューにおいて，AGREE II-GRS尺度[24]によるガイドラインクオリティ（1～7点）が6点以上の3つのガイドラインを参考とした（表1）。ただし，腎疾患グローバルアウトカムの改善（Kidney Disease Improving Global Outcomes：KDIGO）[25]やエイズケアの国際医師協会（International Association of Physicians in AIDS Care：IAPAC）[26]のガイドラインは単一の身体疾患に関する知見にのみ基づいているため，多様な疾患の知見に基づくWHO（2003）とイギリスの国立医療技術評価機構（National Institute for Health and Care Excellence：NICE）[3]のガイドラインをより重視した。また，これらのガイドラインはいずれも児童・青年に特化したものではないため，必要に応じて，個別のシステマティックレビューなどを参考とし，児童・青年の特性に配慮した推奨文となるように努めた。

表1 推奨文の参考にしたガイドライン

著者	タイトル	出版年	地域	対象疾患	ガイドラインクオリティスコア*
World Health Organization (WHO)	Adherence to long-term therapies：Evidence for action	2003	国際	ぜんそく，癌，うつ病，糖尿病，てんかん，エイズ，高血圧，禁煙，結核	
National Collaborating Center for Primary Care (NICE)	Medicines adherence: involving patients in decisions about prescribed medicines and supporting adherence	2009	英国	全般	6.5
Kidney Disease：Improving Global Outcomes (KDIGO)	KDIGO Clinical Practice Guideline for the Care of Kidney Transplant Recipients	2010	国際	腎臓移植	6.5
International Association of Physicians in AIDS Care (IAPAC)	Guidelines for Improving Entry Into and Retention in Care and Antiretroviral Adherence for Persons With HIV：Evidence-Based Recommendations From an International Association of Physicians in AIDS Care Panel	2012	国際	エイズ	7

*Ruppar et al. (2015) より
(Ruppar TM, et al：Systematic review of clinical practice guidelines for the improrement of medication adherence. Int J Behav Med, 22：702-703, 2015 より)

推奨される治療

　NICEのガイドライン（2009）が強調するように，アドヒアランスの問題は，服薬開始の意思決定の問題と密接に関連しているため，ここでは「意思決定のサポート」と「アドヒアランスのサポート」という2つの観点から方策を議論する．また，それに先立ち，アドヒアランスの問題を予防・解決するうえでの「基本原則」について述べる．なお，本項では，小島原ら[27]に従い，それぞれの推奨文について，推奨の強さを1（強く推奨する），2（弱く推奨する）の2段階で，エビデンスの強さをA（強），B（中），C（弱），D（とても弱い）の4段階で評価する．

1．基本原則

▶ 推奨 1.

　治療に関する決定に当事者や保護者が積極的に関与できるようにサポートする．治療への積極的な関与は当事者・保護者の主体性と動機づけを高め，アドヒアランス不良の予防につながる．[1B]

▶ 解説

　従来の「コンプライアンス」の概念とは異なる「アドヒアランス」の概念の特徴は，患者が治療内容の決定に積極的に関与するという点であり，いずれのガイドラインにおいても，医師と患者の綿密なコミュニケーションを通して，治療に対する患者の積極的な関与を促すことを推奨している．

特にNICE（2009）のガイドラインにおいては，49の推奨文のうち，約3分の2にあたる32の推奨文で，患者の関与を促す方策について述べており，アドヒアランス向上における中核的な課題として認識されていることがうかがわれる。患者の関与をサポートするための具体的な方策については，「2. 意思決定のサポート」において述べる。

▶ 推奨 2.

> アドヒアランス不良は介入によって改善できるが，個々の介入策がすべての当事者に有効とは限らない。個々の当事者が直面しているアドヒアランス不良の課題に応じて，介入策を調整する必要がある。[1B]

▶ 解説

アドヒアランスを改善するための方策は数多く提案されており，エビデンスも徐々に蓄積されてきているが，実際には個々の患者がアドヒアランス不良に陥る原因は共通ではないため，それぞれの患者が直面している課題を的確に見極め，それに応じた対策を取る必要がある。IAPAC（2012）のガイドラインでは，それぞれの推奨について，すべての患者に有効か，大部分の患者に有効か，一部の患者に有効かというグレーディングを行っている。また，ほかの3つのガイドラインでは，個々の患者の実状に応じて，介入の方策を調整（tailor）することを推奨している。

2. 意思決定のサポート

ここでは当事者・保護者が治療内容に関する意思決定に積極的に関与することをサポートするために医師が果たすべき役割について述べる。

1）当事者・保護者の状況の把握

▶ 推奨 3.

> 良好なアドヒアランスには，家族の理解と協力が不可欠であるため，治療方針に関する意思決定の場には，母親だけでなく父親（状況によって祖父母などの同居者）の同席も求めることが望ましい。[1D]

CQ18でも述べるように，アドヒアランスの維持において家族によるサポートの役割は大きい。特に児童・青年の場合，服薬開始の意思決定をはじめ，普段の服薬行動や病院の受診など，治療プロセスの全体において，保護者が監督者としての役割を果たすことになる。今回参考とした4つのガイドラインは，児童・青年に特化したものではないため，家族の役割に関する記述は限定的であるが，WHO（2003）とKDIGO（2010）のガイドラインでは，家族によるバックアップ体制を整えることを推奨している。いずれのガイドラインでも，面談における家族の同席についての具体的な記述は見られないが，家族による協力を得るうえで疾病・障害や治療内容についての家族の理解と同意は不可欠であるため，少なくとも児童・青年の養育に中心的な役割を果たす家族の同席を求めることが望ましいと考えられる。

第Ⅲ章　児童・青年期における同意能力と留意点

▶推奨 4.

> 当事者・保護者との面談に際しては，批判的・対立的にならず，共感的で寛容な姿勢を心がけ，当事者・保護者が自由に質問や意見が言える雰囲気を作り出す。当事者・保護者に質問する際には，誘導的にならず，率直な考えを引き出すために，オープンエンド質問（自由回答形式の質問）を用いる。[1C]

▶解説

　WHO（2003），KDIGO（2010），IAPAC（2012）のガイドラインでは，医師と当事者のコミュニケーションは推奨されているが，その具体的な方策についてはあまり述べられていない。一方，NICE（2009）のガイドラインでは，緊密なコミュニケーションのための方策が事細かに記されている。NICE（2009）によれば，当事者・保護者のありのままの理解や考えを明らかにするためには，批判的でなく受容的な姿勢で臨むこと，また，質問が誘導的にならないようオープンエンド質問を用いることが推奨されている。こうした具体的なコミュニケーションの方策についての実証的なエビデンスは乏しいが，心理学的観点からは合理的な方略であり，強く推奨される。

▶推奨 5.

> 当事者・保護者が治療によって何を望んでいるのかを明確にする。また，疾病・障害や薬物治療に対する当事者・保護者の知識，信念，懸念を明らかにする。[1C]

▶解説

　この推奨文もNICE（2009）のガイドラインに基づいている。治療内容を検討するうえでは，当事者・保護者が現在どのような状況に直面しており，治療によってそれがどのように変化することを望んでいるのかを明確にすることが不可欠である。また，当事者・保護者が正しい理解のもとで治療内容に関する意思決定を行うためには，当事者・保護者の現在の知識や考えを明らかにすることが必要となる。こうした傾聴的なコミュニケーションは，単に情報を引き出すだけでなく，当事者・保護者との情緒的な信頼関係を構築するうえでも重要な役割を果たす。

▶推奨 6.

> 侵入的にならない範囲で，アドヒアランスを阻害しうる要因のアセスメントを行う（診断や薬物療法に対する態度，精神症状，不注意傾向，金銭的・地理的問題，味覚・触覚の過敏性，家族・親戚の考えやサポートなど）。特定された要因に応じて適切な対処（推奨 7〜20）を行う。[1C]

　推奨2で述べたように，WHO（2003），NICE（2009），KDIGO（2010）のガイドラインでは，個々の患者が直面する原因に応じた対処を推奨している。その原因をどの段階でどのようにアセスメントするかについての具体的な記述はないが，予防的観点から，治療開始前のこの段階でアドヒアランスを阻害しうる要因を可能な限り明らかにし，未然に対応を取ることが望ましいと考えられる。ただし，当事者・保護者の自己開示には，医師との信頼関係が前提となることを理解し，過度に侵

入的にならないよう配慮しなければならない。

2) 意思決定のための情報の伝達

▶ 推奨 7.

> 当事者・保護者のニーズ，知識，懸念などに応じて，最適な説明のスタイルを選択する。[1C]

▶ 解説

WHO（2003）およびNICE（2009）のガイドラインに基づいている。どの程度詳細な情報の提供を求めているかは，当事者・保護者によって異なるため，当事者・保護者のニーズに応じて提供する情報のレベルを変える必要がある。また，疾病・障害や薬物に関して，当事者・保護者がどのような知識や懸念をもっているかによっても，望ましい説明のあり方は異なる。特に当事者・保護者が誤った理解をもっている場合，それを修正するためにより多くの説明が必要となるであろう。

▶ 推奨 8.

> フローチャートなどの視覚的表現を含んだ文書を用いながら，口頭で説明を行う。説明に際しては，できる限り専門用語を避け，平易な表現で説明する。必要に応じて，書籍やWebサイトなど，信頼できる情報源を提示する。[1B]

▶ 解説

文書を併用して説明を行うことは，WHO（2003），NICE（2009），KDIGO（2010）のガイドラインで推奨されている。また，専門用語を避けた説明や補足的な情報源の紹介は，NICE（2009）のガイドラインで推奨されている。いずれも当事者・保護者が，自由意思に基づく判断の前提となる正しい理解に到達することをサポートする重要な手段となる。

▶ 推奨 9.

> 当事者・保護者が正しい知識のもとで，自由意思に基づく判断を行うために，最低限，以下の事柄について説明する。[1B]
> ・障害・疾病の症状，原因，経過，予後
> ・候補となる薬物の効果，副作用，依存性の有無
> ・薬物治療の代替となりうる療法（心理社会的療法）
> ・治療の長期的な見通し（投与量の調整や服薬のやめ時など）
> ・アドヒアランス不良によって，どのような問題が生じうるか

▶ 解説

当事者・保護者に提供する情報の内容についての推奨は，ガイドラインによって具体性が異なるが，最も具体的な記述がなされているNICE（2009）では，これらの情報の提供を推奨している。薬物の説明に入る前に，まず障害や疾病そのものについて，症状，原因，経過，予後などの基本的な情報を提供する必要がある。薬物については，当事者・保護者は，特に薬の副作用や依存性という負の

側面について懸念をもっていることが多いため，これらの点については明確なエビデンスに基づいた丁寧な説明が求められる。また，薬物治療の代替となりうる心理社会的療法と比較して，薬物治療がどのようなメリットやデメリットをもっているかを明確にする。投与量の調整や服薬のやめ時など，治療の長期的なビジョンを示すことは，長い治療プロセスにおける当事者・保護者の動機づけの維持に寄与する。また，アドヒアランス不良によって生じる問題について説明することで，アドヒアランスに対する当事者・保護者の意識を高めることができる。

▶ 推奨 10.

> 児童・青年期精神疾患，特に生涯にわたる支援が必要となる発達障害などに関しては，当事者・保護者が診断を受容するのに多くの時間とサポートを要する場合がある。診断の否認は，服薬の必要性の過小評価を媒介して，偏った意思決定やアドヒアランス不良を導くため，診断の受容が薬物治療の前提条件となる。医師は共感的な態度で当事者・保護者の不安や苦悩に向き合い，当事者・保護者が診断を受容するための情緒的・道具的サポート（こまめな診療，カウンセリング，各種支援制度や支援機関・団体の紹介，書籍などの情報源の紹介など）を提供する。[1C]

▶ 解説

今回参考とした4つのガイドラインは，精神疾患や発達障害に特化したものではないため，診断の受容についての具体的記述は見られない。しかし，ADHDの薬物治療における保護者の意思決定に関する質的研究のシステマティックレビュー[14]では，意思決定に影響する要因を「診断の受容」，「外部要因」，「薬物治療に関する懸念」，「医療機関での経験」の4つに分類しており，児童・青年期精神疾患の薬物治療に関する意思決定において，診断の受容が中核的な役割を果たすことが示唆されている。児童・青年期精神疾患を扱う医師には，治療を開始する前に，当事者・保護者が診断に向き合うためのきめ細かいサポートを提供することが求められる。

3）合意形成

▶ 推奨 11.

> 医師と保護者，可能であれば当事者との間での双方向的な協議によって，治療内容に関する合意を形成する。当事者・保護者が正常な判断能力を有し，かつ，判断が正しい情報と理解に基づく限りにおいて，当事者・保護者が医師と異なる判断を行うことを許容する。逆に，誤った知識に基づいて判断を行っていると推測される場合，当事者のインフォームド・コンセントの権利を保障するため，医師にはその誤りを修正する責任がある。[1C]

合意形成のプロセスについては，NICE（2009）のガイドラインのみが具体的な推奨を提示している。当事者・保護者が疾病・障害や薬物について正確な理解をもっていても，薬物のリスクとベネフィットの価値判断において，医師と異なる見解をもつことはありうるため，そのような場合には当事者・保護者の意思を尊重しなければならない。しかし，当事者・保護者が誤った理解を有していると考えられる場合には，その理解に基づいて意思決定を行うことは，当事者・保護者のイン

フォームド・コンセントの権利を阻害することになるため，医師の責任において正しい理解に導いたうえで改めて意思決定を求める必要がある。

3．アドヒアランスのサポート

ここでは，当事者・保護者との合意に基づいて薬物治療を実施するうえで，アドヒアランスを維持・改善するための方策について述べる。

1）医療的アプローチ

▶ 推奨 12.

> 無意図的なアドヒアランス不良を防ぐため，徐放製剤を用いて服薬回数を減らすなどして，処方計画をできる限り単純化する。[1A]

▶ 解説

処方計画の単純化が飲み忘れを減らしアドヒアランスを向上させることは，アドヒアランスに関して最も頑健な効果の一つとして知られており，4つのガイドラインのすべてで推奨されている。処方計画の単純化の方法としては，徐放製剤を用いるなどして一日あたりの服薬回数を減らす，複数の薬剤の服用のタイミングを統一する，複数の薬剤を混合した多剤混合薬を用いる，などの方法がある。朝一回のみの服薬とすれば，飲み忘れを減らせるだけでなく，子どもが学校で薬を飲む必要がなくなるため，差別やいじめ被害によるアドヒアランス低下を減らせるという副次的な効果もある。

▶ 推奨 13.

> 低年齢の子どもや味覚・触覚過敏をもつ当事者などで薬の服用に困難を示す場合には，服薬補助ゼリーなど，薬の飲みづらさを低減する方法を紹介する。必要に応じて，錠剤を飲み込むトレーニングを行う。[1C]

▶ 解説

4つのガイドラインは，児童・青年に特化したものではないため，薬の飲みづらさに関する記述はほとんどみられず，唯一，IAPAC（2012）のガイドラインが錠剤を飲み込むトレーニング（pill-swallowing training）のみを推奨している。しかし，小児科領域では，薬剤の味がアドヒアランスを左右することは広く知られている[28]。特に発達障害児は感覚の過敏性を有することが多く，薬剤の服用にも困難をきたすケースが多いと考えられる。したがって，当事者の選好に応じて服薬補助ゼリーなどを用いることは，アドヒアランスを向上する有効な手段になると考えられる。

▶ 推奨 14.

> 併存する精神症状（抑うつ，不安，妄想など）によってアドヒアランスが妨げられる可能性がある場合は，併存症状の治療を並行して行う。[1C]

▶ **解説**

　精神症状に関する言及は，WHO（2003）とIAPAC（2012）のガイドラインに見られ，特にIAPAC（2012）では，複数のRCTの結果を根拠に，抑うつやそのほかの精神症状のアセスメントと対処を強く推奨している。

▶ **推奨 15.**

> 金銭的・時間的・地理的問題が診療の妨げとなりうる場合，それらを解決または緩和するための対策を検討する。［1C］

▶ **解説**

　WHO（2003）やNICE（2009）のガイドラインでは，金銭的問題が診療の妨げとなる場合，より安価な治療オプションを検討することを推奨している。日本では，国民皆保険制度が敷かれ，児童・青年の場合は自治体の医療費助成制度の対象となることも多いため，金銭的な問題が顕在化することは比較的少ないと考えられるが，保険が適用されない適応外処方を検討する際には，治療費が負担とならないか明確に確認する必要がある。時間的問題については，いずれのガイドラインでも言及が見られないが，Jinら[29]のシステマティックレビューでは，待ち時間の長さがアドヒアランスに影響する要因としてあげられている。これは病院のシステムやわが国の医療制度に関わる問題であり，医師個人の努力では解決が難しい問題であるが，可能な範囲内で対策を検討することが望ましい。地理的問題については，WHO（2003）においてアドヒアランスに影響する要因としてあげられているが，具体的な対策は提案されていない。考えられる対策としては，当事者の自宅により近い位置に良質の医療機関があれば紹介するといった方法がありうる。

2）行動的アプローチ

▶ **推奨 16.**

> 無意図的なアドヒアランス不良を減らすためのツール（アラーム，ピルボックスなど）の利用を勧める。［1A］

▶ **解説**

　ガイドラインによって種類は異なるものの，4つのガイドラインのすべてが飲み忘れを防ぐためのツールの利用を推奨している。アラームは，服薬のタイミングを知らせるリマインダーとして利用でき，現代では腕時計，携帯電話など，さまざまな電子機器に搭載されているため導入しやすい。ピルボックスは，曜日や日付で区分された薬剤の容器であり，特に複数の薬剤を服用していたり，一日の服用回数が多い場合には，飲み忘れ，飲み間違いを防ぐ有効なツールとなる。いずれのツールも容易に導入でき，効果も大きいことから，導入が推奨される。

▶ 推奨 17.

　日常の習慣的な行動（食事，歯磨き，勉強，テレビ視聴など）と合わせて服薬を行うことを勧める。[1B]

▶ 解説

　WHO（2003）とKDIGO（2010）のガイドラインでは，日常の習慣的行動と服薬を合わせて行うことで飲み忘れを防ぐことを推奨している。この方法もノーコストで実施でき，一定の効果が期待できるため，導入が推奨される。

▶ 推奨 18.

　家族による服薬行動のリマインドや強化の方法を教示する。強化の方法には，褒める，トークン（集めるとおもちゃ，お菓子，遊びなどに交換できるコインやステッカー）を与えるなどがある。[1B]

▶ 解説

　WHO（2003）とKDIGO（2010）のガイドラインにおいて，家族が当事者の服薬行動のリマインドや強化の役割を担うことが推奨されている。アドヒアランスに対する家族のサポートの影響は大きいが，とりわけ児童・青年においては家族の協力が不可欠となる。アドヒアランスを維持するためには，単に飲み忘れを防止するだけでなく，服薬行動に対する動機づけを保つことが重要であり，その点において家族による強化の役割は大きい。この方法は，特に治療の意味がまだ十分に理解できず，治療そのものを目標として定めることが難しい低年齢の子どもに有効である。

▶ 推奨 19.

　青年期には，当事者自身に，処方通りに服薬することを約束する誓約書を書いてもらう。ただし，当事者が自身の病状や治療の目的，意義，期待される結果を理解し，治療の成功を自らの目標と見なすことが前提となる。[2C]

▶ 解説

　この方法はKDIGO（2010）のガイドラインにおいて推奨されており，治療の意義が見出せるようになった青年期以降，服薬行動への動機づけを維持するために有効な方法である。この方法を用いるためには，当事者自身が治療内容に同意し，治療によって生じる症状の改善を自らの目標として捉えられることが前提条件となる。そのような前提が満たされていれば，その目標を外的に表出し，医師との「約束」という形で文書に保存することは，当事者の治療に対する意識をより明確にし，高い水準の動機づけを維持する効果をもたらすと考えられる。ただし，当事者の自発的な意思が弱い場合，この方法は当事者にとって「押しつけ」となり，むしろ治療への動機づけを低下させる可能性があるため，導入に際しては当事者の意思の見極めが重要である。

第Ⅲ章　児童・青年期における同意能力と留意点

3）定期的なアセスメント

▶ 推奨 20.

療法が開始されたら，定期的な診察によって，症状や副作用のアセスメントを行う。必要に応じて，投与量の調整，別の薬物への切り替え，服薬タイミングの変更など，薬効と副作用のバランスを最適化するための手段を検討する。[1A]

▶ 解説

NICE（2009），WHO（2003），KDIGO（2010）のガイドラインでは，特に副作用に関して連続的なモニタリングと対処の重要性が強調されている。しかし，仮に副作用がなかったとしても，症状そのものの改善も見られなければ，服薬を続ける合理性はないため，当然のことながら，症状の改善と副作用を合わせてモニタリングする必要がある。もし薬効と副作用のバランスが良好でなければ，バランスを最適化するための方法を検討する必要がある。薬効のなさと副作用の強さは，アドヒアランスを規定する最も主要な要因であるため，こうした対応の重要性は非常に高い。

▶ 推奨 21.

診察の際には，アドヒアランスのモニタリングも行う。原則的に，当事者・保護者の自己報告に委ねる。「審査」するような姿勢ではなく，受容的な態度で質問する。簡便な自己評定尺度を問診票のようにルーチンとして使用してもよい。[1A]

▶ 解説

NICE（2009），WHO（2003），IAPAC（2012）のガイドラインにおいて，アドヒアランスのモニタリングが推奨されている。アドヒアランスの定期的な評価は，それ自体，服薬への意識を高め，また，服薬行動を強化し，アドヒアランスを維持する効果がある。アドヒアランスのアセスメントにはさまざまな方法があるが，当事者・保護者との信頼関係を考えれば，自己報告に委ねるのが望ましい。「審査」するような姿勢では，当事者・保護者との関係性が悪化するだけでなく，虚偽の報告も誘発する可能性があるため，受容的な態度で確認することを心がける。簡便な自己評定尺度[30]を用いれば，口頭で尋ねられるよりも心理的な抵抗感が和らぐ可能性がある。研究の文脈では薬剤を実際に数えるという方法が用いられることもあるが，臨床においては，薬剤の廃棄を誘発したり，薬剤を病院にもち込むことが負担になり，受診頻度が低下するおそれもあるため，推奨されない。

▶ 推奨 22.

アドヒアランス不良が見られる場合，侵入的にならない範囲でその原因を調べ，それに応じて適切な対処（推奨 7〜20）を行う。[1C]

▶ 解説

すでに述べたように，WHO（2003），NICE（2009），KDIGO（2010）のガイドラインでは，個々の患者が直面する原因に応じた対処を推奨しているが，その原因をどの段階でどのようにアセスメントするかについての具体的な記述はない。本来は治療の開始前にアドヒアランスを妨げうる要因

を明らかにし，未然に対応を取ることが望ましいが（CQ6），実際に服薬を開始してみて初めて見えてくる要因もあるし，医師との関係が浅い段階では当事者・保護者の十分な自己開示が得られない可能性もあるため，治療開始後に原因の調査と対応を行う必要性が生じる場合も多いと考えられる。ただし，ここでも当事者・保護者との信頼関係のレベルに応じて，過度に侵入的にならない範囲で聞き取りを行うことが重要である。

▶ 推奨 23.

> 治療に関する当事者・保護者の知識や意思は変化するものであることを理解し，現在のアドヒアランスの状態にかかわらず，診察のたびに，治療内容（治療の目的，薬物の効果，副作用など）に関する当事者・保護者の知識や懸念について聞き取りを行うとともに，治療継続の意思を確認する。[1C]

▶ 解説

NICE（2009）とKDIGO（2010）のガイドラインでは，診察のたびに当事者・保護者の治療に対する知識や意思を確認することを推奨している。これは当事者・保護者が治療に対して高い関与と動機づけのレベルを保つうえで重要なコミュニケーションであり，アドヒアランスの維持にも貢献すると考えられる。

まとめ

アドヒアランスの概念は，患者が積極的に自らの治療方針に関する決定に関与し，それに沿った服薬行動を取ることを意味し，医師の指示に従うという受動的な意味合いの強かったコンプライアンスの概念に代わって，近年広く用いられるようになっている。WHO（2003）によれば，平均して約半数の患者が薬物治療においてアドヒアランス不良を示す。また，アドヒアランスは，診療とその成果を媒介する重要な役割を果たしており，治療成果の半減だけでなく，投与量の不適切な増大，健康問題のリスクの増加，医療コストの拡大など，さまざまな問題と関連している。こうした状況から，アドヒアランスの問題を予防・解決するための体系的な取り組みが必要となっている。

アドヒアランス不良の原因は大きく5つに分類される。患者関連要因としては，人口統計学的変数，疾病・障害の診断の否認，薬物や医療に対する知識，信念，態度などがあげられる。症状関連要因には，治療期間の長さ，抑うつ・妄想などの精神症状，ADHDに関連する不注意症状，知的障害などが含まれる。社会経済的要因には，薬物治療に対する親戚や知人の意見，メディアやインターネットの影響，家族・友人などのソーシャルサポート，金銭的・時間的・地理的問題などがある。医療者関連要因には，疾病・障害の病状や薬の効果・副作用に関する説明，医師と患者の信頼関係，診察の待ち時間の長さ，アドヒアランスの確認不足などが含まれる。最後に，治療法関連要因としては，薬の効果と副作用，処方計画の複雑さ，薬の味・形状による飲みづらさ，診察の頻度などがあげられる。

本稿では，WHO（2003），NICE（2009），KDIGO（2010），IAPAC（2012）という4つのガイドラインをもとに，推奨文を作成した。これらのガイドラインはいずれも児童・青年に特化したもの

ではないため，必要に応じて，個別のシステマティックレビューなどを参考とし，児童・青年の特性に配慮した推奨文となるように努めた。

推奨文は，「基本原則」，「意思決定のサポート」，「アドヒアランスのサポート」という3つのセクションに分けて記述した。「1. 基本原則」では，第一に，治療に関する決定に当事者・保護者が積極的に関与できるようサポートすること，第二に，アドヒアランスの問題への介入にあたり，個々の当事者が直面する課題に応じて，個別的な対応を検討することを推奨した。「2. 意思決定のサポート」では，〈当事者・保護者の状況の把握〉，〈意思決定のための情報の伝達〉，〈合意形成〉という3つのプロセスに分け，それぞれのプロセスにおいて，治療開始前の当事者・保護者の意思決定を助けるための方策について述べた。「3. アドヒアランスのサポート」では，〈医療的アプローチ〉，〈行動的アプローチ〉，〈定期的なアセスメント〉という3つのカテゴリーごとに，治療開始後のアドヒアランスの問題を予防・解決するための具体的な方法について述べた。

本項のような児童・青年期精神疾患に特化したアドヒアランスに関するガイドラインは，国内外を通して前例がない。これには，児童・青年におけるエビデンスの不足が関係していると考えられる。本項の推奨文の多くは，専ら成人を対象とした研究のエビデンスに基づいており，児童・青年に対して同様の効果が得られる確証は必ずしもない。しかし，蓋然性の観点からは，いずれの方策も成人にのみあてはまるとは考えにくく，児童・青年にも一定の効果を発揮すると考えられる。また，本項が提案した方策は，いずれもリスクやコストなどの不利益が最小限であり，ベネフィットのエビデンスが弱いとしても，益と害のバランスの観点からは，積極的に採用すべきであると考えられる。今後，児童・思春期精神疾患の臨床において，本項が医療の質の向上に寄与することを期待したい。

（辻井 正次，伊藤 大幸）

文献

1) World Health Organization（WHO）：Adherence to long-term therapies；Evidence for action. Geneva, WHO. 2003
2) Vrijens B, et al：A new taxonomy for describing and defining adherence to medications. Br J Clin Pharmacol. 73（5）：691-705, 2012
3) National Collaborating Center for Primary Care（NICE）：Medicines adherence；involving patients in decisions about prescribed medicines and supporting adherence. NICE, 2009.
4) Dunbar-Jacob J, et al：Adherence in chronic disease. Annu Rev Nurs Res, 18：48-90, 2000
5) Festa RS, et al：Therapeutic adherence to oral medication regimens by adolescents with cancer；I. Laboratory assessment. J Pediatr, 120：807-811, 1992
6) Jay S, et al：Compliance with therapeutic regimens. J Adolesc Health Care, 5：124-136, 1984
7) Rapoff MA：Compliance with treatment regimens for pediatric rheumatic diseases. Arthritis Care Res, 2：S40-S47, 1989
8) Fotheringham MJ, Sawyer MG：Adherence to recommended medical regimens in childhood and adolescence；A review. J Paediatr Child Health, 31：72-78, 1995
9) Haynes RB, et al：Interventions for helping patients to follow prescriptions for medications. Cochrane Database of Systematic Reviews, 2001 Issue1.
10) DiMatteo MR, et al：Patient adherence and medical treatment outcomes；a meta-analysis. Med Care, 40（9）：794-811, 2002
11) Blaschke TF, et al：Adherence to medications；insights arising from studies on the unreliable link between prescribed and actual drug dosing histories. Annu Rev Pharmacol Toxicol, 52：275-301, 2012
12) Sokol MC, et al：Impact of medication adherence on hospitalization risk and healthcare cost. Med Care, 43：

521-30, 2005
13) Vlasnik JJ, et al：Medication adherence；factors influencing compliance with prescribed medication plans. Case Manager, 16（2）：47-51, 2005
14) Ahmed R, et al：Factors influencing parental decision making about stimulant treatment for attention-deficit/hyperactivity disorder. J Child Adolesc Psychopharmacol, 23：163-178, 2013
15) Broekmans S, et al：Medication adherence in patients with chronic non-malignant pain；is there a problem? Eur J pain（Lond, Eng), 13（2）：115-123, 2009
16) Daley DJ, et al：Systematic review on factors associated with medication non-adherence in Parkinson's disease. Parkinsonism Relat Disord,18（10）：1053-1061,2012　Epub 2012/10/02.
17) Mathes T, et al：Adherence influencing factors – a systematic review of systematic reviews. Archives of Public Health. 72：37, 2014
18) Oosterom-Calo R, et al：Determinants of adherence to heart failure medication；a systematic literature review. Heart Fail Rev, 18（4）：409-427, 2013
19) Pasma A, et al：Factors associated with adherence to pharmaceutical treatment for rheumatoid arthritis patients；A systematic review. Semin Arthritis Rheum,43（1）：18-28, 2013
20) Schrijvers LH, et al：Barriers and motivators of adherence to prophylactic treatment in haemophilia：a systematic review. Haemophilia；J World Federation Hemophilia, 19（3）：355-361, 2013
21) Sinnott SJ, et al：The Effect of Copayments for Prescriptions on Adherence to Prescription Medicines in Publicly Insured Populations；A Systematic Review and Meta-Analysis. PLoS One, 8（5）, 2013
22) Verbrugghe M, et al：Determinants and associated factors influencing medication adherence and persistence to oral anticancer drugs；A systematic review. Cancer Treat Rev, 39（6）：610-621, 2013
23) Ruppar TM, et al：Systematic review of clinical practice guidelines for the improvement of medication adherence. Int J Behav Med, 22：699-708, 2015
24) Brouwers MC, et al：The Global Rating Scale complements the AGREE II in advancing the quality of practice guidelines. J Clin Epidemiol, 65（5）：526-534, 2012
25) Kasiske BL, et al：Kidney Disease Improving Global Outcomes（KDIGO）；KDIGO Clinical Practice Guideline for the Care of Kidney Transplant Recipients. Wiley-Blackwell, 9：S1-155, 2009
26) Thompson MA, et al：Guidelines for improving entry into and retention in care and antiretroviral adherence for persons with HIV：evidence-based recommendations from an International Association of Physicians in AIDS Care panel. Ann Intern Med, 56：817-833, W-284, W-285, W-286, W-287, W-288, W-289, W-290, W-291, W-292, W-293, W-294, 2012
27) 小島原典子,他・編：Minds診療ガイドライン作成マニュアル．Ver.2.0．公益財団法人日本医療機能評価機構EBM医療情報部, 2016
28) Ivanovska V, et al：Pediatric Drug Formulations；A Review of Challenges and Progress. Pediatrics, 134：361-372, 2014
29) Jin J, et al：Factors affecting therapeutic conpliance；A review from the patient's perspective. Therapeutics and Clinical Risk Management, 4（1）：269-286, 2008
30) 尾鷲登志美：治療順守度とadherence. 臨床精神医学, 39, 755-773, 2010

第Ⅲ章 児童・青年期における同意能力と留意点

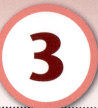

3 世界の添付文書に記載されるわが国で使用可能な向精神薬の児童・青年期精神疾患患者に対する投与の際の留意点

背景

児童・青年期の精神科患者への向精神薬の用量・用法（初期用量，増量や減量のタイミング，効果確認までの期間，最大用量，維持用量）に関するエビデンスは限られており，経験的なものに頼らざるを得ない傾向がある。

目的

発達障害を含む児童・青年期における精神科患者（各種精神障害患者またはそれらに伴って認められる特定の症状を有する患者）に対して向精神薬等の薬剤を使用して治療を行う際に適正な薬物療法を行えるようなエビデンスを収集し，それらの薬剤選択・投与量・変薬手順等の投与方法に関するガイドラインを策定する。

調査の対象と方法

本調査では，わが国で使用可能な向精神薬（抗精神病薬，抗パーキンソン薬，抗うつ薬，気分安定薬，睡眠薬，抗不安薬，中枢神経刺激薬，抗てんかん薬，抗酒薬など）について，日本，英国，米国，オーストラリア，欧州をはじめ世界各国で承認されている向精神薬に関する添付文書を収集し，児童・青年期領域での使用方法についての留意点の記載を抜粋する。

調査結果

以下に調査結果をまとめた。本書に掲載された調査結果の調査期間は平成26年10月～平成30年9月の4年間であった。

1 抗精神病薬

アセナピンマレイン酸塩（asenapine maleate）
シクレスト（MeijiSeika）　舌下錠 5mg, 10mg

日本	小児使用 低出生体重児，新生児，乳児，幼児，小児に対する安全性は確立していない（国内での使用経験がない）。
米国	小児使用 10歳未満の小児への安全性・有効性は確立していない。12〜17歳の青年期統合失調症306名を対象に，本剤の2.5mgと5mgをそれぞれ1日2回投与した8週間のプラセボ対照二重盲検試験では，本剤の有効性は実証できなかった。一般的な副作用（プラセボでの発症頻度の2倍以上で，患者の5％以上の割合）は，眠気，アカシジア，目まい，口腔内の感覚鈍麻であった。基準時点と比較して終了時点で体重増加が7％以上増加した患者の頻度は，プラセボ群が3％，本剤2.5mg投与群が10％，本剤5mg投与群が10％であった。小児の統合失調症試験でみられた副作用は，小児の双極性障害試験，成人の双極性障害試験と統合失調症試験でみられた副作用とほぼ同様であった。小児の統合失調症を対象とした24週間の対照群を置かない非盲検の安全性試験では新たな安全性情報は報告されなかった。
オーストラリア	小児使用 小児への使用は安全性・有効性の十分なデータがないことから，18歳未満の小児・青年期への使用は推奨されない。
英国，欧州	小児使用 躁症状・双極Ⅰ型障害に関連した混合性エピソードを有する10〜17歳の小児における薬物動態学試験と短期間の有効性・安全性試験が行われた。本剤は18歳以下の小児・青年期の治療には望ましくない。 有効性 3週間にわたるプラセボ対照二重盲検試験では403名の小児双極Ⅰ型障害が参加し，そのうち302名に本剤2.5mg，5mg，10mgのいずれかが1日2回投与され，安全性・有効性が評価された。その結果，プラセボ群と比較して，全ての本剤投与群において，基準時点から21日目におけるYMRS合計点の有意な改善が認められた。50週にわたる非盲検試験では本剤の長期にわたる有効性は確立できなかった。12〜17歳の青年期の統合失調症306名へ本剤2.5mgと5mgをそれぞれ1日2回投与した8週間のプラセボ対照二重盲検無作為化用量固定試験では，本剤の有効性は証明されなかった。 副作用 一般的に認められた副作用（5％以上かつ，プラセボでの発症頻度の2倍以上）は，小児双極Ⅰ型障害においては，眠気，鎮静，めまい，味覚異常，口腔内の感覚鈍麻もしくは感覚異常，吐き気，食欲亢進，倦怠感，体重増加であり，また小児統合失調症においては，眠気，鎮静，アカシジア，めまい，口腔内感覚鈍麻であった。基準時点から終了時点までの7％以上の体重増加の出現頻度は，プラセボ群の3.1％に対して，本剤2.5mg投与群が9.5％，本剤5mg投与群が13.1％と，いずれも統計学的に有意に多く認められた。①錐体外路症状：少数例の薬物動態学試験において，初期投与量から，成人の臨床試験と類似の漸増計画に従わなかった小児でジストニアが発症しやすかった。②体重増加：10〜17歳の小児の双極Ⅰ型障害における，3週間のプラセボ対照無作為化固定用量試験において，基準時点から終了時点までの平均体重増加量は，プラセボ，本剤2.5mg，5mg，10mg（いずれも1日2回投与）のそれぞれで，0.48kg，1.72kg，1.62kg，1.44kgであった。小児の双極性障害と統合失調症の臨床試験における副作用は，おおむね成人の臨床試験で認められた副作用と類似していたが，体重増加と血漿脂質については，成人の臨床試験でみられた効果よりも強く認められた。

アリピプラゾール（aripiprazole）
エビリファイ（大塚製薬）　散（1％）10mg/g　錠 1mg, 3mg, 6mg, 12mg　口腔内崩壊錠〔OD〕3mg, 6mg, 12mg, 24mg　内用液（0.1％）1mg/mL

日本	〈小児期の自閉スペクトラム症に伴う易刺激性〉 用量・用法 通常，1日1mgを開始用量，1日1〜15mgを維持用量とし，1日1回経口投与する。なお，症状により適宜増減するが，増量幅は1日量として最大3mgとし，1日量は15mgを超えないこと。原則として6〜17歳に使用すること。定期的な安全性・有効性の評価を行い，長期にわたり漫然と投与しないこと。低出生体重児，新生児，乳児，6歳未満の幼児に対する安全性は確立していない（使用経験がない）。国内実施の臨床試験での主な成績 DSM-IV-TRにより自閉性障害と診断され，易刺激性を有する患者（6〜17歳）を対象に実施したプラセボ対照無作為化二重盲検並行群間比較試験で，アリピプラゾールを1〜15mg/日で1日1回8週間投与したとき，最終評価時におけるABC-J（異常行動チェックリスト日本語版）の興奮性下位尺度スコアの基準時点からの変化量は，プラセボ群に対し統計学的な有意差が認められた。二重盲検試験を完了した患者（6〜17歳）を対象に実施した

第Ⅲ章　児童・青年期における同意能力と留意点

（日本）	非盲検非対照長期試験で，本剤を1〜15mg/日で1日1回投与したとき，ABC-J興奮性下位尺度スコアの推移は，基準時点17.7±10.0（85），8週13.5±9.9（83），24週13.3±9.9（62），48週11.6±8.8（46），96週14.9±10.3（26）であった。 **副作用** 小児期の自閉スペクトラム症に伴う易刺激性の国内臨床試験において安全性解析の対象となった88例中，臨床検査値の異常を含む副作用が64例（72.7％）に認められた。主な副作用は，傾眠（48.9％），体重増加（18.2％），流涎（9.1％），食欲亢進（9.1％），悪心（6.8％），食欲減退（6.8％），倦怠感（5.7％）であった。 〈統合失調症，双極性障害における躁状症の改善，うつ病・うつ状態（既存治療で十分な効果が認められない場合）〉 低出生体重児，新生児，乳児，幼児，小児に対する安全性は確立していない（使用経験がない）。
米国	**小児使用** 13〜17歳の青年期統合失調症に対しては6週間にわたる1つの臨床試験で，10〜17歳の青年期双極Ⅰ型気分障害における躁病エピソード・混合性エピソードに対しては4週間にわたる1つの臨床試験で，6〜17歳の小児自閉性障害に伴う易刺激性に対しては8週間にわたる2つの臨床試験で有用性が確立されている。小児の大うつ病性障害および統合失調症・双極性躁病に伴う興奮（agitation）に対する安全性・有効性は確立していない。小児双極性障害における維持療法の有効性についての系統的な評価は行われていないが，成人と小児における本剤の薬物動態学データの比較をもとに，成人データから外挿できる。また，リチウム・バルプロ酸との併用療法の有効性についても系統的な評価は行われていないが，本剤とリチウム・バルプロ酸に相互作用のないこと及び成人と小児における本剤の薬物動態学データの比較をもとに，成人データから外挿できる。 **小児用量**〈13〜17歳の統合失調症〉青年期初期用量2mg/日，推奨用量10mg/日，最高用量30mg/日。〈10〜17歳の双極Ⅰ型障害における躁病エピソード・混合性エピソードの急性期治療〉単剤療法あるいはリチウム・バルプロ酸との併用療法として，初期用量2mg/日，推奨用量10mg/日，最高用量30mg/日。〈6〜17歳の自閉性障害に伴う易刺激性〉初期用量2mg/日，推奨用量5〜10mg/日，最高用量15mg/日。 **有害事象** よくみられる有害事象（発症率が5％以上，プラセボの2倍以上）は，〈13〜17歳の統合失調症〉錐体外路症状，傾眠，振戦。〈10〜17歳の双極性障害における躁病エピソード・混合性エピソード〉傾眠，錐体外路症状，疲労，吐き気，アカシジア，霧視，唾液分泌過多，めまい。〈小児自閉性障害に伴う易刺激性〉鎮静，疲労，嘔吐，傾眠，振戦，発熱，流涎の垂れ流し，食欲減退，唾液分泌過多，錐体外路症状，無気力。
英国	**小児用量**〈15歳以上の青年期統合失調症〉推奨用量として，食事とは関係なく，1日1回10mgを投与する。最初の2日間は，2mg/日で開始し，続く2日間は5mg/日に漸増後，推奨用量の10mg/日を投与する。本剤の適切な用量の増加は，1日最大用量30mgを超えない範囲で5mgずつ増量する。10〜30mg/日の用量範囲で有効である。患者によっては，より高用量が有効かもしれないが，10mg/日以上での効果の検証はなされていない。15歳未満の統合失調症では，安全性・有効性における十分なデータがないため使用は推奨されない。〈13歳以上の青年期双極Ⅰ型障害における躁病エピソード〉推奨用量として，食事とは関係なく，1日1回10mgを投与する。最初の2日間は，2mg/日で開始し，続く2日間は5mg/日に漸増後，推奨用量の10mg/日を投与する。治療は症状の鎮静に必要な最短期間とし，12週間を超えてはならない。10mg/日以上での効果の検証はなされておらず，30mg/日では，錐体外路症状関連の副作用，眠気・疲労・体重増加といった有害事象の出現が明らかに高くなる。このため，10mg/日以上は例外的な症例でのみ，綿密なモニタリングのもとで使用すること。13歳未満では，副作用発現の危険性が高まるため，本剤の使用は推奨されない。〈自閉性障害に関連した易刺激性〉18歳未満の小児・青年期では安全性・有効性は確立していない。それゆえ本剤の使用は推奨されない。〈トゥレット症候群に関連したチック〉6〜18歳の小児・青年期における安全性・有効性は未だ確立していない。それゆえ本剤の使用は推奨されない。 **小児有効性**〈青年期統合失調症〉陽性症状・陰性症状が存在する13〜17歳の青年期統合失調症302名に対して行われた6週間のプラセボ対照試験では，プラセボと比較して，統計学的に有意な精神病症状の改善を認めた。全登録症例の74％に相当する15〜17歳の青年において26週間の非盲検延長試験でも有効性の持続が観察されている。13〜17歳の青年期統合失調症146名を対象とした60〜89週の無作為化二重盲検プラセボ対照試験において，精神病症状の再発率は，プラセボ群の37.50％に対して，本剤投与群は19.39％と，統計学的に有意に低かった。〈小児・青年期における双極Ⅰ型障害の躁病エピソード〉10〜17歳の小児・青年期の双極性障害（DSM-Ⅳ）で，精神病症状の有無にかかわらず，YMRS合計点が20点以上の躁病または混合性エピソードに合致した症例296名に対して，30週にわたるプラセボ対照試験が行われた。本剤は4週目と12週目において，基準時点からのYMRS合計点の変化がプラセボ群に優る結果となった。対象にはADHD併存例が139名含まれていた。事後解析では，ADHD併存群の方が，ADHD非併存群よりも改善が認められ，ADHD非併存群はプラセボ群との差がみられなかった。再発防止効果は確立されていない。〈自閉性障害に関連した易刺激性〉6〜17歳における8週間のプラセボ対照試験2試験と，52週間にわたる非盲検試験が行われている。これらの試験では初期用量2mg/日から，1週間後に5mg/日へ増量，その後毎週5mg/日ごとに，至適用量まで増量された。75％以上の患者が13歳未満であった。本剤はプラセボと比較して，異常行動チェックリスト易怒性サブスケールの統計学的に有意な改善が示されたものの，その臨床的意義は確立されていない。本剤はプラセボ対照の維持試験も行われた。本剤で13〜26週一定の反応が認められ，症状が安定した患者はさらに16週間，本剤もしくはプラセボに置き換えられて治療が行われた。16週目でのカプランマイヤーによる再発率は，本剤治療群は35％，プラセボ群は52％

（英国）	であった。16週以内の再発のハザード比（本剤/プラセボ）は0.57（統計学的に有意差なし）。〈トゥレット障害に関連したチック〉小児トゥレット障害に対する本剤の有効性は無作為化二重盲検プラセボ対照試験（本剤99名，プラセボ44名）で，体重に基づいた治療群で，2mgから開始し，5〜20mg/日の範囲内の固定用量で行う8週間の試験が行われた。7〜17歳の患者で，基準時点におけるYale概括チック重症度尺度（TTS-YGTSS）の合計点は平均30+B5点であった。TTS-YGTSSの8週後の改善幅は，プラセボ群の7.09に対して，本剤の低用量群で13.35，高用量群で16.94であった。初期投与量を2mgとし，2〜20mg/日の可変用量で，6〜18歳の小児トゥレット症候群を対象として韓国で行われた10週間の無作為化二重盲検プラセボ対照試験（本剤32名，プラセボ29名）では，基準時点のTTS-YGTSSは平均29点であった。10週後のTTS-YGTSSの改善幅はプラセボ群の9.62に対し，本剤治療群では14.97であった。これらは共に短期試験であり，高いプラセボ効果や，心理社会的機能が不明確なことを考慮すると，その治療効果の臨床的妥当性は確立していない。 **小児安全性**〈15歳以上の青年期統合失調症〉13〜17歳の青年期統合失調症302名に対して，本剤の短期間のプラセボ対照試験が行われ，成人での臨床試験よりも高率に認められた有害事象は眠気・鎮静，錐体外路症状が10％以上に，口渇，食欲亢進，起立性低血圧が1〜10％にみられた。26週間行われた非盲検の延長試験における長期安全性は，プラセボ対照の短期試験と類似の結果であった。小児の二重盲検プラセボ対照試験における長期安全性特性で，プラセボよりも高頻度に報告された有害事象（頻度1〜10％）は，体重減少，血中インスリン濃度の上昇，不整脈，白血球減少であった。〈13歳以上の青年期双極Ⅰ型障害の躁病エピソード〉青年期双極Ⅰ型気分障害で，10％以上認められた有害事象は，眠気（23.0％），錐体外路障害（18.4％），アカシジア（16.0％），疲労（11.8％），上腹部痛，心拍亢進，体重増加，食欲亢進，筋肉の痙攣，ジスキネジアであった。錐体外路症状（10mgで9.1％，30mgで28.8％，プラセボ1.7％に発症）とアカシジア（10mgで12.1％，30mgで20.3％，プラセボ1.7％に発症）は用量依存性の可能性がある。双極Ⅰ型障害での体重変化の平均は，12週と30週でそれぞれ本剤投与群では2.4kgと5.8kgに対し，プラセボ群では0.2kgと2.3kgであった。小児では，統合失調症と比べて双極性障害において，眠気と疲労がより高頻度に認められた。〈自閉性障害に関連した易刺激性〉安全性では体重増加とプロラクチン値低下が含まれていた。蓄積された研究では，本剤で治療が行われた血清プロラクチン値の低下は女性58.7％と男性86.6％にみられた。プラセボ対照試験における体重増加は，プラセボ群の0.4kgに対して，本剤投与群は1.6kgであった。52週間の長期安全性試験が行われている。26週までの服用で安定した患者の平均体重増加は3.2kgで，16週目での体重増加はプラセボ群の0.6kgに対して，本剤投与群は2.2kgであった。錐体外路症状は主として安定期に患者の17％（うち振戦は6.5％）にみられた。 **特別な警告と使用上の注意**〈錐体外路症状〉本剤の小児における臨床試験では，アカシジアとパーキンソニズムが観察された。本剤服用中の患者で，その他の錐体外路症状やその兆候が認められたら，減薬してより綿密なモニタリングを行うこと。〈血清プロラクチン値の低下〉最長2年間の治療を受けた13〜17歳の青年期統合失調症の蓄積データで，血清プロラクチン値の低下を認めたのは，女児（3ng/ml未満）29.5％，男児（2ng/ml未満）で48.3％であった。最長72カ月まで本剤5〜30mg/日を投与された患者では，女児25.6％，男児45.0％であった。13〜17歳の青年期の統合失調症と双極性障害を対象とした2つの長期試験では，女児37.0％，男児59.4％にみられた。最長30週の治療を受けた10〜17歳の小児双極性障害では，女児28.0％，男児53.3％であった。〈自殺〉18歳以下の若年者における自殺の危険性を評価するには小児データが不十分であるものの，本剤を含む，非定型抗精神病薬を開始した最初の4週以降も，希死念慮が持続する危険性がある。
カナダ	**小児適応** 本剤は15〜17歳の青年期統合失調症の治療，13〜17歳の双極Ⅰ型障害における躁病エピソード・混合性エピソードの単剤療法に用いられる。青年期統合失調症患者（13〜17歳）に対する安全性・有効性は，1つの6週間にわたる臨床試験で，また，躁病エピソード・混合性エピソードを呈する双極Ⅰ型障害患者（10〜17歳）に対する安全性・有効性は，1つの4週間にわたる臨床試験で評価された。本剤は15歳未満の青年期統合失調症患者，及び13歳未満の躁病エピソード・混合性エピソードを呈する双極Ⅰ型障害患者に対しては，十分な安全性・有効性が示されていないため，適応がない。青年期統合失調症患者に対して，本剤を長期使用した際の安全性・有効性の評価は系統的に行われていないので，長期使用の際には，定期的に有用性についての再評価を行うこと。児童・青年期における双極Ⅰ型障害の維持療法に対する有効性・安全性は系統的に評価されていない。18歳未満の大うつ病性障害患者における安全性・有効性は確立されておらず，その使用は推奨されない。 **小児用量**〈15〜17歳の青年期統合失調症〉推奨用量は1日1回10mgである。最初の2日間は2mg/日で開始し，続く2日間は5mg/日に漸増，その後，推奨用量の10mg/日を投与する。それ以上の増量は，認容性の認められる範囲で必要に応じて5mg/日ずつ増量する。最高用量は30mg/日を超えないこと。二重盲検プラセボ対照試験では10mg/日と30mg/日のいずれの用量も有効性が示されたが，30mg/日が10mg/日よりもより有効という結果は示されていない。至適な臨床反応と認容性が得られる最小有効用量で維持すること。〈13〜17歳の青年期双極Ⅰ型障害〉単剤療法としての推奨用量は1日1回10mgである。最初の2日間は2mg/日で開始し，続く2日間は5mg/日に漸増，その後，推奨用量の10mg/日を投与する。それ以上の増量は，5mg/日ずつ増量し，最高用量は30mg/日を超えないこと。
オーストラリア，ニュージーランド	18歳未満に対する本剤の安全性・有効性は確立していない。

アリピプラゾール水和物（aripiprazole hydrate）

エビリファイ（大塚製薬）　**注射用**〔持続性水懸筋注〕300mg，400mg（いずれも懸濁用液付）　**キット**〔持続性水懸筋注〕300mg，400mg

日本	低出生体重児，新生児，乳児，幼児，小児に対する安全性は確立していない（使用経験がない）。本剤の経口製剤を最高195mgまで偶発的に服用した小児において，一過性の意識消失，傾眠等の症状が発現したことが国外事例として報告されている。
米国	18歳以下の小児に対する研究は行われていない。ラットと犬の幼若動物での研究は行われている。
カナダ	18歳未満の小児における安全性・有効性は確立していないため，本剤の使用は推奨されない。
英国,オーストラリア,ニュージーランド	0〜17歳の小児・青年における安全性・有効性は確立されていない。データがない。

オキシペルチン（oxypertine）

ホーリット（第一三共）　**散**（10%）100mg/g　**錠**20mg，40mg

日本	記載なし

オランザピン（olanzapine）

ジプレキサ（リリー）　**細**（1%）10mg/g　**錠**2.5mg，5mg，10mg　**口腔内崩壊錠**〔ザイディス〕2.5mg，5mg，10mg　**注射用**〔筋注〕10mg

米国	**小児使用** 13〜17歳の青年期統合失調症に対しては，6週間にわたる1つの臨床試験で，また13〜17の青年期の双極I型気分障害における急性期躁病エピソード・混合エピソードに対しては，オランザピン2.5〜20mg/日を投与した3週間にわたる1つの臨床試験で有用性が確立されている。いずれの適応症に対しても，成人よりも青年期患者では適応症のある他の薬剤よりも体重増加や高脂血症の危険性があるため，適応症のある他の薬剤を最初に投与することを考慮すること。青年期患者では，成人よりも体重増加や鎮静効果が出現しやすく，総コレステロール，トリグリセライド，LDLコレステロール，プロラクチン，肝アミノトランスフェラーゼ等の検査値が上昇しやすいため，成人よりも少量で開始することが推奨されている。13歳未満の小児に対する安全性・有効性は確立されていない。 **小児用量** 〈13〜17歳の青年期統合失調症，双極性I型障害（躁病エピソード・混合性エピソード）〉推奨開始用量は1日2.5mgまたは5mg，目標用量は10mg/日として，食事に関係なく1日1回で投与する。青年期統合失調症への本剤の有効性は，2.5〜20mg/日の範囲で用量調整が行われた臨床試験に基づいて実証され，平均モダル用量は12.5mg/日であった（平均用量11.1mg/日）。用量調整を要する場合，2.5mgまたは5mgでの増減が推奨される。20mg/日以上での安全性・有効性は，臨床試験では評価されていない。
英国，フランス，ドイツ，イタリア	有効性・安全性が確立されていないので，18歳未満の小児への使用は推奨されない。短期間の臨床試験では成人よりも青年期患者で，体重増加，脂質，プロラクチン値の変動が大きなことが報告されている。
カナダ，オーストラリア	有効性・安全性が確立されていないので，18歳未満の小児への使用は推奨されない。
ニュージーランド	有効性・安全性が確立されていないので，18歳未満の小児への使用は推奨されない。13〜17歳の患者における臨床試験では，体重増加，代謝変数の変化やプロラクチン値の上昇といった様々な副作用が認められた。これらの事象と関連した長期転帰は研究されておらず，まだわかっていない。

グアンファシン塩酸塩徐放錠（guanfacine hydrochloride）
インチュニブ（塩野義）　**徐放錠** 1mg, 3mg

日本	**効能・効果** 小児期における注意欠陥多動症（ADHD）。 **用量・用法** 通常，体重50kg未満の小児では1日1mg，体重50kg以上の小児では1日2mgより投与を開始し，1週間以上の間隔をあけて1mgずつ，以下に示す維持用量まで増量する。なお，症状により適宜増減するが，以下に示す最高用量を超えないこととし，いずれも1日1回経口投与すること。体重17kg以上25kg未満（開始用量1mg，維持用量1mg，最高用量2mg），体重25kg以上34kg未満（開始用量1mg，維持用量2mg，最高用量3mg），体重34kg以上38kg未満（開始用量1mg，維持用量2mg，最高用量4mg），体重38kg以上42kg未満（開始用量1mg，維持用量3mg，最高用量5mg），体重42kg以上50kg未満（開始用量1mg，維持用量3mg，最高用量6mg），体重50kg以上63kg未満（開始用量2mg，維持用量4mg，最高用量6mg），体重63kg以上75kg未満（開始用量2mg，維持用量5mg，最高用量6mg），体重75kg以上（開始用量2mg，維持用量6mg，最高用量6mg）。 **使用上の注意** 6歳未満及び18歳以上の患者における有効性・安全性は確立していない。18歳未満で本剤の治療を開始した患者が，18歳以降も継続して投与する場合には，治療上の有益性と危険性を考慮して慎重に投与するとともに，定期的に本剤の有効性・安全性を評価し，有用性が認められない場合には，投与中止を考慮し，漫然と投与しないこと。
カナダ	**適応** 6〜17歳の小児・青年期における注意欠陥多動症（ADHD）の治療に対する単剤療法。精神刺激薬の効果がある程度みられる6〜17歳の小児・青年におけるADHD治療を行う際の精神刺激薬への補助療法。本剤の有効性は，ADHDを対象とした15週間までの単剤療法の5つの対照試験，1つの無作為化退薬試験，DSM-IV基準のADHDを満たす6〜17歳の小児・青年期に行われた1つの精神刺激薬への補助療法としての8週間にわたる試験で示されている。 **用量・用法** 本剤の単剤治療と精神刺激薬への補助療法での推奨開始用量は，1mgを1日1回（朝または夕方）経口摂取である。治療反応性や忍容性に応じて，単剤療法の際の投与増量は，週1mg以下に留め，最大1日用量は4mg（6〜12歳）または7mg（13〜17歳）で調整する。精神刺激薬への補助療法としての最大1日用量は4mgである。単剤治療の臨床試験では，用量・曝露量に関連した臨床的改善とともに，いくつかの臨床的に意味のある有害事象（低血圧，徐脈，過鎮静）がみられた。用量・曝露量に関連した潜在的な有用性と安全性のバランスをとるため，本剤の治療反応性や忍容性に応じた推奨用量は0.05〜0.12 mg/kg/日（合計1〜7mg/日）の範囲である。体重別にみた本剤の推奨用量は，体重25.0〜33.9kgでは2〜3mg/日，体重34.0〜41.4kgでは2〜4mg/日，体重41.5〜49.4kgでは3〜5mg/日，体重49.5〜58.4kgでは3〜6mg/日，体重58.5kg以上では4〜7mg/日である。6〜12歳の小児では4mg/日以上の用量は評価されておらず，7mg/日を超える用量は13〜17歳の青年期には評価されていない。精神刺激薬の補助療法として本剤を投与した臨床試験では，対象者の大部分が0.05〜0.12mg/kg/日の範囲で最適用量に達した。補助療法の臨床試験では4mg/日を超える用量は評価されていない。 **使用上の注意** 6歳未満の小児に対する安全性・有効性は確立していない。
米国	**適応** 本剤は注意欠陥多動症（ADHD）の治療における単剤療法または精神刺激薬の補助療法としての適応があるα2-アドレナリン受容体作動薬である。本剤の有効性は，ADHDを対象とした15週間までの単剤療法の5つの対照試験，1つの無作為化退薬試験，ADHDのDSM-IV基準を満たす6〜17歳の小児・青年期に行われた1つの精神刺激薬の補助療法としての8週間にわたる試験で確認されている。 **用量・用法** 朝または夕方のほぼ同じ時間に本剤を毎日1回経口服用すること。1mg/日から開始し，増量は毎週1mg以下で調整する。単剤治療の臨床試験では，用量・曝露量に関連した臨床的改善とともに，いくつかの臨床的に意味のある有害事象（低血圧，徐脈，過鎮静）がみられた。用量・曝露量に関連した潜在的な有用性と安全性のバランスをとるため，本剤の治療反応性や忍容性に応じた推奨用量は0.05〜0.12 mg/kg/日（合計1〜7 mg/日）の範囲である。本剤の推奨治療用量は，体重25.0〜33.9kgでは2〜3 mg/日，体重34.0〜41.4kgでは2〜4 mg/日，体重41.5〜49.4kgでは3〜5 mg/日，体重49.5〜58.4kgでは3〜6 mg/日，体重58.5〜91kgでは4〜7 mg/日），体重91kg以上では，5〜7 mg/日である。 **維持療法** ADHDの薬理学的治療は，長期にわたって必要となることがある。医療従事者は，本剤の長期使用を定期的に再評価し，必要に応じて体重に応じた用量調整を行うこと。ほとんどの小児・青年は，0.05〜0.12 mg/kg/の範囲で最適用量に達している。6〜12歳の小児では4mg/日を超える用量，13〜17歳の青年期では7mg/日を超える用量は評価されていない。 **有害事象** 6〜17歳の小児・青年期を対象とした固定用量単剤ADHD試験における最も一般的な有害事象（5％以上でプラセボの2倍以上）：低血圧，傾眠，疲労，吐き気，嗜眠。6〜12歳の小児，13〜17歳の青年期を対象とした可変至適用量ADHD試験：眠気，低血圧，腹痛，不眠，疲労，めまい，口渇，易刺激性，吐き気，嘔吐，徐脈。6〜17歳の小児・青年期を対象としたADHD試験における精神刺激薬への補助的治療：傾眠，疲労，不眠，めまい，腹痛。 **治療の中止** 小児・青年期における維持療法の有効性試験では，本剤中止時には，基準時点と比べて，収縮

(米国)	期と拡張期の血圧はそれぞれ約3mmHg，1mmHgの上昇を認めた。追跡期間終了時（最終投与の3～26週の範囲）において，血圧が上昇した患者も観察された。本剤の最終投与約2週後には，平均約1.5bpmの脈拍の増加が観察され，その4週後には基準時点まで減少した。 **身長，体重，体格指数（BMI）への影響** 本剤群は標準データと比較して類似の成長曲線を示した。同等の治療期間でプラセボ群と比較して，本剤群では平均0.5kgの体重増加がみられた。オープン試験で少なくとも12カ月間本剤を投与された患者の体重は平均8kg，身長は8cm（3インチ）増加した。身長，体重，BMIは，本剤治療開始時と比較して，長期試験の12カ月時点でも安定していた。 **使用上の注意** 6歳未満の小児に対する安全性・有効性は確立していない。
英国	**適応** 精神刺激薬の適応がない，もしくは許容できない，または無効であった6～17歳の小児・青年における注意欠陥多動症（ADHD）の治療。 **用量・用法** 本剤の推奨開始用量は1mgを1日1回の経口投与で行い，用量調整は1週間ごとに1mg以下で行う。用量は，推奨用量表に基づいて漸増し，治療反応性と忍容性から個別に検討すること。推奨維持用量は0.05～0.12 mg/kg/日の範囲である。初回用量の投与後は，毎週，治療反応性や忍容性の臨床的判断に基づいて，体重別に定められた用量範囲内で最大許容用量までの推奨される至適な用量調整（増加または減少）を行うこと。 **使用上の注意** 包括的治療計画の一環として行うこと。治療の開始は小児・青年のADHD治療を専門とする治療者が行うこと。臨床的に重要な副作用（失神，低血圧，徐脈，傾眠，鎮静）の臨床的改善およびリスクは用量・曝露量に関連するため，慎重な用量の漸増と監視が治療開始時から必要である。眠気や鎮静は，特に治療の早期や投与量の増加に伴って起こることを患者に知らせること。傾眠・鎮静が持続的であると判断された場合は，用量の減量・中止を考慮する必要がある。6歳未満の小児への安全性・有効性は確立していないので，用いないこと。 **身長，体重，体格指数（BMI）への影響** 本剤で治療を受けた小児・青年ではBMIの増加することがある。それゆえ，身長，体重，BMIの定期的な測定を，治療開始時と最初の年は3カ月ごと，その後は6カ月ごと，薬剤調整時はもっと頻繁に行い，継続評価の臨床判断を考慮すること。

クエチアピンフマル酸塩（quetiapine fumarate）

セロクエル（アステラス） **細**（50%）500mg/g **錠** 25mg，100mg，200mg

日本	低出生体重児，新生児，乳児，幼児，小児に対する安全性は確立していない（使用経験がない）。
米国	**小児適応** 〈13～17歳の青年期統合失調症〉25mgを1日2回で開始し，2日目100mg，3日目200mg，4日目300mg，5日目400mgをそれぞれ1日2回で投与する。それ以降は増量幅が100mg/日を超えないように推奨用量の400～800mgの範囲で調整する。本剤の有効性・安全性は，6週間の二重盲検プラセボ対照試験で実証された。13歳未満の小児統合失調症における本剤の有効性・安全性は確立されていない。統合失調症の維持療法における本剤の有効性・安全性は，小児を含むすべての患者集団において確立されていない。 〈10-17歳の小児・青年期双極I型障害の躁病〉25mgを1日2回で開始し，2日目100mg，3日目200mg，4日目300mg，5日目400mgをそれぞれ1日2回で投与する。それ以降は増量幅が100mg/日を超えないように推奨用量の400～600mgの範囲で調整する。本剤の有効性・安全性は，3週間の二重盲検プラセボ対照多施設試験で実証された。10歳未満の小児双極性躁病，18歳未満の小児双極性うつ病における本剤の有効性・安全性は確立されていない。10-17歳の小児・青年期双極性うつ病に対してクエチアピン徐放錠の臨床試験が実施されたが，有効性は確立されなかった。18歳未満の小児では，双極性障害の維持療法における本剤の有効性・安全性は確立されていない。 **有害事象** 臨床試験中に小児・青年で観察された有害事象は，ほとんど成人と同様であった。小児・青年でみられた収縮期・拡張期血圧の上昇は，成人ではみられなかった。起立性低血圧の発現頻度は，成人の4-7%に対し，小児・青年では1%未満であった。 **薬物動態** 10～17歳の小児・青年と成人ではクエチアピンの薬物動態に違いが認められた。体重を補正した場合，小児・青年における本剤のAUC，Cmaxは，成人と比較して，それぞれ41%，39%低かった。小児・青年における活性代謝物ノルクエチアピンの薬物動態は，体重補正後には成人と類似していた。
英国	小児データが不足しているため，18歳以下の小児・青年での使用は推奨されない。本剤の臨床試験では，成人での安全性特性に加え，小児・青年では，食欲増加，血清プロラクチン値上昇，嘔吐，鼻炎，失神が成人よりも高頻度でみられ，錐体外路症状，易刺激性は，成人とは異なる特徴を呈し，成人ではみられなかった血圧上昇が小児においてみられた。甲状腺機能の変化は小児・青年でも観察された。本剤の成長・成熟に対する長期安全性は，26週間を超えて研究されていない。認知・行動発達に対する長期的な影響は知られていない。小児・青年における本剤のプラセボ対照試験では，統合失調症，双極性躁病，双極性う

(英国)	つ病において，プラセボより錐体外路症状の頻度が高かった。
カナダ	18歳未満の小児・青年に対する有効性・安全性は確立されていないため，その使用は推奨されない。

クロカプラミン塩酸塩水和物 (clocapramine hydrochloride hydrate)

クロフェクトン　顆(10%) 100mg/g（田辺三菱＝吉富薬品）　錠 10mg, 25mg, 50mg（全星＝田辺三菱＝吉富薬品）

日本	小児に対する安全性は確立していない（使用経験がない）。

クロザピン (clozapine)

クロザリル（ノバルティス）　錠 25mg, 100mg

日本	低出生体重児，新生児，乳児，幼児，小児に対する有効性・安全性は確立していない（国内での使用経験はない）。
米国, ニュージーランド	小児への有効性・安全性は確立していない。
カナダ	小児における臨床試験は行われていない。18歳未満の小児，青年期における安全性・有効性は確立していないため，本剤の使用は推奨されない。小児・青年期の患者では，非定型抗精神病薬の使用による体重増加が観察されている。薬物の特異的な効果とは独立して，体重増加は他の代謝変数（特に，血糖値と脂質代謝）による有害反応と関連している可能性がある。小児期の体重と代謝異常は，成人になってから心血管系に有害反応をきたす。非定型抗精神病薬と関連した体重増加や代謝変数に及ぼす有害反応は，成人と比較して，小児・青年期の患者でより頻回かつ重篤となる。18歳未満の患者における，心代謝への作用と，成長・成熟・行動の発達に関する長期の安全性に対する系統的な評価は行われていない。
英国, オーストラリア	小児における臨床試験は行われていない。16歳未満の小児，青年期における安全性・有効性は確立していない。この年齢層に対しては更なるデータが利用可能となるまでは使用しないこと。

クロルプロマジン塩酸塩 (chlorpromazine hydrochloride)

コントミン（田辺三菱＝吉富薬品）　錠〔糖衣錠〕12.5mg, 25mg, 50mg, 100mg　注〔筋注〕(0.5%) 10mg/2mL, (0.5%) 25mg/5mL, (1%) 50mg/5mL

ウインタミン（塩野義＝共和薬品）　細〔フェノールフタリン酸塩〕(10%) 100mg/g

日本	幼児，小児には慎重に投与すること（幼児，小児では錐体外路症状，特にジスキネジアが起こりやすい）。
米国	効能・効果 小児（1〜12歳）における重大な問題行動，闘争的・爆発的過興奮性行動（即時誘発性と不均衡）の治療。次の症候のいくつか又はすべてからなる行為障害に伴う過剰な運動活動を示す過活動小児の短期間治療：衝動，注意維持困難，攻撃性，感情不安定，欲求不満耐性欠乏。
英国	効能・効果 小児統合失調症，自閉症
ニュージーランド	経口薬 統合失調症，精神病，不安，激越　1歳未満：原則使用しない。1〜5歳；4〜6時間ごとに0.5mg/kg。推奨最高用量は40mg/日。6〜12歳：成人の1/3〜1/2量。推奨最高用量は75mg/日。 末期症状の吐き気・嘔吐　1歳未満：原則使用しない。1〜12歳；4〜6時間ごとに0.5mg/kg。推奨最高用量は1〜5歳が40mg/日，6〜12歳が75mg/日。 注射製剤 統合失調症，精神病，不安，激越；末期症状の吐き気・嘔吐　1歳未満：原則使用しない。1〜12歳；6〜8時間ごとに0.5mg/kg。推奨最高用量は1〜5歳が40mg/日，6〜12歳が75mg/日。

スピペロン（spiperone）

スピロピタン（サンノーバ＝エーザイ）　錠 0.25mg，1mg

| 日本 | 小児に対する安全性は確立していない（使用経験が少ない）。 |

スルトプリド塩酸塩（sultopride hydrochloride）

バルネチール（バイエル＝大日本住友）　細(50%) 500mg/g　錠 50mg，100mg，200mg

| 日本 | 低出生体重児，新生児，乳児，幼児又は小児に対する安全性は確立していない（使用経験が少ない）。 |

スルピリド（sulpiride）

ドグマチール（アステラス）　細(10%) 100mg/g，(50%) 500mg/g　錠 50mg，100mg，200mg　カ 50mg　注〔筋注〕50mg/2mL，100mg/2mL

| 日本 | 小児には慎重に投与すること。小児等に対する有効性・安全性は確立していない（使用経験が少ない）。 |
| 英国 | 14歳以下の小児に対する臨床経験は不十分であり，推奨できない。小児に対する有効性・安全性は徹底的に検討されているわけではないので，投与の際には注意すること（成人における適応は統合失調症のみであり，うつ病に対する適応はない）。 |

ゾテピン（zotepine）

ロドピン（アステラス）　細(10%) 100mg/g，(50%) 500mg/g　錠 25mg，50mg，100mg

| 日本 | 小児等に対する安全性は確立していない。 |
| EU | 18歳未満の小児への使用は推奨されない。 |

チミペロン（timiperone）

トロペロン（第一三共＝田辺三菱＝吉富薬品）　細(1%) 10mg/g　錠 0.5mg，1mg，3mg　注 4mg/2mL

| 日本 | 錐体外路症状等，中枢神経系の副作用が起こりやすい。 |

ネモナプリド（nemonapride）

エミレース（アステラス）　錠 3mg，10mg

| 日本 | 低出生体重児，新生児，乳児，幼児又は小児に対する安全性は確立していない（使用経験が少ない）。 |

パリペリドン（paliperidone）

インヴェガ（ヤンセン）　徐放錠 3mg, 6mg, 9mg

日本	低出生体重児，新生児，乳児，幼児又は小児に対する安全性は確立していない（使用経験がない）。
米国	小児使用 青年期（12〜17歳）の統合失調症患者への有効性は6週間の臨床試験で確立されている。12歳未満の統合失調症，18歳未満の統合失調感情障害における安全性・有効性は確立していない。小児・青年の成長や性成熟に対する長期的な影響については完全な評価は行われていない。
EU	小児使用 統合失調症の小児群：15歳以上の青年期の統合失調症患者における本剤の治療開始用量は，1日1回3mgを朝に投与する。青年期患者での1日最大推奨用量は51kg未満の患者では6mg，51kg以上の患者では12mgである。投与量の調節を要する場合には，個々の患者でその必要性を再評価した後に行うこと。増量が必要な場合は，一般的に5日以上の間隔を開け，3mgずつ増量すること。12〜14歳の青年期統合失調症の治療に対する安全性・有効性は確立していない。12歳未満の小児への使用は適切ではない。統合失調感情障害：12〜17歳の統合失調感情障害への本剤の治療上の安全性・有効性は研究されておらず，確立していない。12歳未満の小児への使用は適切ではない。 特別な警告と使用上の注意 小児における本剤の鎮静効果は，綿密に監視すべきである。本剤の投与時間の変更で，鎮静効果を改善できることがある。青年期に高プロラクチン血症が続くことの成長や性成熟への影響から，身長，体重，性的成熟，月経機能の管理，その他プロラクチン関連の影響がある検査値測定を含む内分泌学的状態の定期的な臨床評価を考慮すること。本剤治療中は，錐体外路症状やその他の運動障害の定期的な評価も行うこと。 安全性 12歳以上の青年期の統合失調症における，本剤の持続性放出錠での研究は，1つの短期試験と2つの長期試験が報告されているが，全般的な安全性特性は成人と類似していた。本剤が投与された12歳以上の青年期統合失調症545名の蓄積データでは，鎮静，眠気，パーキンソン症状，体重増加，上気道感染症，アカシジア，振戦は10%以上の患者に，また腹痛，乳汁漏出，女性化乳房，痤瘡，構音障害，胃腸炎，鼻出血，中耳炎，中性脂肪の増加やめまいは1〜10%の患者にみられ，成人及びプラセボと比較して青年期の方が頻回に報告されていた。上記症状以外の有害事象は成人での試験結果と類似していた。

パリペリドンパルミチン酸エステル（paliperidone palmitate）

ゼプリオン（ヤンセン）　キット〔水懸筋注シリンジ〕25mg/0.25mL, 50mg/0.5mL, 75mg/0.75mL, 100mg/1mL, 150mg/1.5mL

日本	低出生体重児，新生児，乳児，幼児，小児に対する安全性は確立していない（使用経験がない）。
米国	18歳未満の小児・青年に対する安全性・有効性は確立していない。

ハロペリドール（haloperidol）

セレネース（大日本住友）　細（1%）10mg/g　錠 0.75mg, 1mg, 1.5mg, 3mg　内用液（0.2%）2mg/mL　注（0.5%）5mg/mL

日本	小児等には慎重に投与すること。小児に抗精神病薬を投与した場合，錐体外路症状，特にジスキネジアが起こりやすいとの報告がある。
米国	適応 トゥレット症候群のチックや音声発語の調整。突然の立腹では説明できない闘争的・爆発的な過剰興奮の小児における重度の行動障害の治療。衝動性，注意維持障害，攻撃性，気分の不安定性，貧弱な欲求不満耐性などの症状を含む行為障害を呈する過活動の小児の短期間の治療。 用法・用量 精神療法や他の抗精神病薬治療に反応しなかった小児に対して考慮すること。年齢・疾患の病態や重症度・他の抗精神病薬への反応歴・併用薬剤などを考慮して初期用量を決定すること。小児では通常推奨される用量よりも少量から開始し，徐々に漸増し，至適用量を決定すること。〈初期用量〉3〜12歳の小児（体重15〜40kgの範囲）における経口治療の初期用量は，可能な限り必要最小量（0.5mg/日）から開始し，効果が得られるまで，5〜7日間隔で漸増（精神病：0.05〜0.15mg/kg/日；非精神病性行動障害やトゥレット障害：0.05〜0.075mg/kg/日）。総投与量は，1日2〜3回に分けて投与してもよい。重度の乱

第Ⅲ章　児童・青年期における同意能力と留意点

（米国）	暴がみられる小児精神病ではより高用量を要することがある。精神療法や抗精神病薬以外の薬剤に反応しない非精神病性の重度の乱暴や行為障害を伴う過活動の小児に対しては，これらの症状が一時的で本剤の短期間投与が十分な場合もあることに留意すること。最高有効用量を確立するようなエビデンスは存在しない。1日6mgを超える用量で行動の改善がさらに高まるというエビデンスはほとんどない。3歳以下の小児に対しては適応がない。〈維持量〉満足のいく治療効果に達した上で，最小量の効果維持レベルまで徐々に減少していく。小児における安全性・有効性は確立している。 **有害事象** 市販後臨床でアンモニア排泄の遺伝性疾患のシトルリン血症を有する5歳6カ月の小児で高アンモニア血症が報告されている。一般に過量服用の症状は既知の薬理学的効果や有害事象の増強した形で出現する。最も顕著な症状は，重度の錐体外路症状，低血圧，鎮静である。患者は重度のショック状態となり得る呼吸抑制や低血圧を伴った昏睡状態が出現しうる錐体外路症状は筋肉の弱まりや硬直あるいは全般性無動，局所性の振戦などで表出される。偶発的な過量服用では，2歳児で低血圧よりもむしろ高血圧が起きている。Torsade de pointes関連の心電図変化のリスクを考慮すること。
英国	**適応** 過活動や攻撃性を伴う小児の行動異常および小児統合失調症。 **用法・用量** 経口維持量は1日0.025～0.05mg/kgで，朝と夜に半量ずつ投与し，1日最高投与量は10mgとする。小児に対しては，非経口投与での使用は勧められない。ジル・ドゥ・ラ・トゥレット症候群：ほとんどの患者で1日10mgまでの経口維持用量。 **使用の際の留意点**〈錐体外路症状〉小児における利用可能な安全性データは遅発性ジスキネジアを含む錐体外路症状のリスクと鎮静である。長期にわたる安全性のデータはない。〈授乳〉本剤は授乳中に乳児に移行し，錐体外路症状の発症例が報告されていることから，服用が必要不可欠な場合には，授乳の有益性と錐体外路症状発症の潜在的危険性のバランスを考慮すること。

ハロペリドールデカン酸エステル（haloperidol decanoate）

ネオペリドール（ジョンソン＝ヤンセン）　注 50mg/mL，100mg/mL

ハロマンス（ヤンセン＝大日本住友）　注 50mg/mL，100mg/mL

日本	小児等に対する安全性は確立していない（使用経験がない）。
米国	小児に対する安全性・有効性は確立していない。

ピパンペロン塩酸塩（別名：塩酸フロロピパミド）（pipamperone hydrochloride）

プロピタン（サンノーバ＝エーザイ）　散（10%）100mg/g　錠 50mg

日本	小児には慎重に投与すること。小児に対する安全性は確立していない。

ピモジド（pimozide）

オーラップ（アステラス）　細（1%）10mg/g　錠 1mg，3mg，

日本	**効能・効果** 小児の自閉性障害，精神遅滞に伴う以下の症状。動き，情動，意欲，対人関係等にみられる異常行動睡眠，食事，排泄，言語等にみられる病的症状，常同症等がみられる精神症状。 **用量・用法** 小児の自閉性障害等に対しては，通常，1～3mg/日，1日1回で経口投与する。年齢，症状により適宜増減するが，6mg/日まで増量することができ，場合により1日2回に分割投与することもできる。なお，本剤投与により安定した状態が得られた場合，適当な休薬期間を設け，その後の投薬継続の可否を決めること。 **使用上の注意** てんかん等の痙攣性疾患又はこれらの既往歴のある患者へ投与する場合は，抗痙攣剤，精神安定剤等を併用するとともに観察を十分に行うこと（痙攣発作を起こすおそれがある）。 **副作用** 小児の自閉性障害等総症例330例中，副作用は89例（27.0%）に認められ，主なものは眠気49件（14.85%），流涎10件（3.03%）等であった。本剤の投与により安定した状態が認められた場合，適当な休薬期間を設け，その後の投薬継続の可否を決めるが，学齢期の小児では学校の長期休暇に合わせて休薬期間を設けるなどの配慮が望ましい。

米国	**効能・効果** トゥレット症候群患者におけるチック症状 **用量・用法** 治療は0.05mg/kgの開始用量でなるべく1日1回就寝前の投与で開始する。1日用量が10mgを超えない範囲で最大0.2mg/kgを3日おきに増量してもよい。0.05mg/kg/日以上の用量では、CYP2D6遺伝子多型検査を行うこと。CYP2D6の代謝活性がないPM型の患者に対しては本剤の用量は0.05mg/kg/日を超えないようにし、14日以内に増量しないこと。心電図は基準時点及びその後も用量調整中の期間は定期的に行うこと。QTcが小児で0.47秒以上、成人で0.52秒以上、あるいは使用前の値よりも25%以上の延長は増量を中止し、より少量での使用を考慮する。 **小児使用** トゥレット症候群の発症はほとんどが2〜15歳であるが、12歳以下の小児トゥレット症候群におけるチック症状に対する本剤の有用性に関しては十分な情報がなく、信頼できる用量反応性のデータは存在しない。2〜12歳の小児36名を対象に行われた24週間のオープン試験では成人同様の安全性特性が示され、使用中止となるような所見はなかったことが示されている。他の小児疾患での使用や安全性評価が行われていないため、トゥレット症候群患者以外への使用は推奨されない。
英国	**効能・効果** 12歳以上の統合失調症、その他の精神病治療（心気妄想、皮膚寄生虫妄想など単一症状の妄想性障害） **用量・用法** 12歳以上の小児では1日1回の経口投与を行う。抗精神病薬の反応性には個人ごとにばらつきがあるため、用量は個人ごとに決定し、注意深い臨床観察のもとで初期用量から徐々に増量する。初期用量を決定する際には、患者の年齢、症状の重症度、使用歴のある他の抗精神病薬に対する反応性などを考慮して行うこと。最小有効量であるかどうかを常に留意し、増量する場合は1日用量で2〜4mgずつ、1週間またはそれ以上の間隔をおいて行う。

フルフェナジンマレイン酸塩（fluphenazine maleate）

フルメジン（田辺三菱＝吉富薬品）　**散**（0.2%）2mg/g　**錠** 0.25mg, 0.5mg, 1mg

日本	幼児、小児には慎重に投与すること（幼児、小児では錐体外路症状、特にジスキネジアが起こりやすい）。
米国	本剤の投与を受けたことのある小児における十分な経験がないため、小児に対する有効性・安全性についてはまだ確立していない。
カナダ （カナダ）	**注意事項** 本剤の小児における安全性・有効性は、この年齢層での経験が不十分であるために確立していない。 **副作用** 一般的に、ピペラジン系フェノチアジン誘導体は、著しい刺激作用を有し、特に小児では錐体外路症状に関連した運動障害を引き起こしやすいが、血液疾患、低血圧、頻脈、眠気などの症状は、ピペラジン系以外のフェノチアジン誘導体よりも起こしにくい。

フルフェナジンデカン酸エステル（fluphenazine decanoate）

フルデカシン（田辺三菱＝吉富薬品）　**注**〔筋注〕25mg/mL

日本	小児等に対する安全性は確立していない（使用経験がない）。
米国	12歳以下の小児への使用は禁忌である。本剤で治療を受けた小児での十分な経験がないので、小児における安全性・有効性は確立していない。
英国	小児には推奨されない。

ブレクスピプラゾール

日本	低出生体重児，新生児，乳児，幼児又は小児に対する安全性は確立していない（使用経験がない）。
米国	小児における安全性・有効性は確立していない。抗うつ薬は小児において自殺念慮や自殺企図のリスクを上昇させる。
オーストラリア	18歳未満の小児への安全性・有効性は評価されていない。
カナダ	18歳未満の小児・青年における安全性・有効性は確立していないため，本剤の使用は推奨されない。小児・青年期への非定型抗精神病薬の使用によって体重増加が見られる。いかなる薬剤特異的な効果とは独立していても，体重増加は血糖値や脂質代謝等の他の代謝系の指標の変化と関連がみられる。小児期の体重や代謝の異常は成人になってから心血管系の有害事象につながる可能性がある。非定型抗精神病薬に関連した体重増加やその他の代謝系の指標への有害事象は，成人期よりも小児・青年期の患者に対してより頻繁でより重篤になり得る。

プロクロルペラジン（prochlorperazine）

ノバミン（塩野義＝共和薬品）　錠〔マレイン酸塩〕5mg　注〔筋注・メシル酸塩〕5mg/mL

日本	幼児，小児では錐体外路症状，特にジスキネジアが起こりやすいので，慎重に投与すること。
米国	用量・用法 小児は錐体外路症状を発症しやすいので，必要最低限の有効用量を用いること。用量が増えると有害事象発現の危険性が高まるので，両親には処方量を超えない範囲で投与するように話すこと。時に運動不穏や興奮の兆候を呈することがあり，そのような場合には追加投与をしないこと。急性疾患（水痘，中枢感染，麻疹，胃腸炎など）や脱水の小児に投与する際には特に注意すること。1. 小児における重度の吐気・嘔吐：用量・投与回数は症状の重症度や患者への反応性によって調整する。筋注の有効性は12時間持続することがある。必要に応じその後も筋注投与を行う。経口用量：1日を超える治療はほとんど必要ない。体重20lb以下または2歳以下の小児へは使用しないこと（推奨されない）。体重20～29lb 2.5mgを1日1～2回，最大用量7.5mg/日。体重30～39lb 2.5mgを1日2～3回，最大用量10mg/日。体重40～85lb 2.5mgを1日3回または5mgを1日2回，最大用量15mg/日。2. 統合失調症における小児用量：2～12歳の小児に対しては，開始用量は2.5mgを1日に2～3回。初日に10mg以上を投与しないこと。その後，患者の反応に合わせて増量する。1日用量は，2～5歳児に対しては通常20mgを，6～12歳児に対しては通常25mgを超えないこと。 使用上の注意 小児の外科手術には用いないこと。小児用量が確立されていない状況で使用しないこと。本剤の服用に続発して発症する錐体外路症状は，ライ症候群や他の脳障害など嘔吐の原因となる未診断の原発性疾患の中枢神経系兆候と混同するかもしれないので，ライ症候群の兆候・症状を呈する小児・青年に対しては，本剤と肝毒性のある薬剤との併用は避けること。小児の急性疾患（水痘，中枢感染，麻疹，胃腸炎など）や脱水では，成人と比べて，特にジストニアなどの神経筋反応をきたしやすいので，これらの患者への使用は身近に指導できる状況でのみ使用すること。 有害事象 アカシジア，ジストニア，パーキンソニズムなどの錐体外路症状は精神病院に入院中の多数の患者で認められる。小児に錐体外路症状がみられた場合には投与を中止し再投与しないこと。本剤の投与で錐体外路症状が認められた場合，バルビツール酸を適切に投与することでほとんどの症例が十分に回復する（ジフェンヒドラミンの注射製剤が有用なこともある）。重症例のほとんどは，レボドパ以外の抗パーキンソン薬の投与で通常は急速な回復をもたらす。気道の確保や十分な水分補給などの適切な処置を行うこと。
英国	12歳以上の小児には1回1～2錠を1日2回。12歳未満の小児には推奨されない。

ブロナンセリン（blonanserin）

ロナセン（大日本住友）　散(2%) 20mg/g　錠 2mg, 4mg, 8mg

日本	低出生体重児，新生児，乳児，幼児又は小児に対する安全性は確立していない（使用経験がない）。

プロペリシアジン（propericiazine）

ニューレプチル（高田）　細(10%) 100mg/g　錠 5mg，10mg，25mg　内用液(1%) 10mg/mL

日本	幼児，小児では錐体外路症状，特にジスキネジアが起こりやすいので，慎重に投与すること。ドパミン受容体遮断作用によるジストニアは治療開始後2〜3日に最も出現しやすく48時間症候群ともよばれる。特に嘔吐，食欲不振による脱水症を伴う場合は発現しやすいので注意が必要である。メトクロプラミドとの併用により錐体外路症状が発現しやすくなるので，併用に際しては観察を十分に行い，慎重に投与すること。
カナダ	用量・用法 5歳以上の小児・青年に対しては，朝2.5〜10mg，夕方5〜30mgを投与する。これらは1日用量が約1〜3mg/年齢に相当する。5歳未満の小児への投与は限られた臨床試験の結果しかないので，推奨されない。
ニュージーランド	小児には推奨されない。 副作用 しばしば眠気が認められるが，通常は数日以内に減弱する。用量調整，すなわち夕方の用量を多くすることは，常に効果を減らすことになるが，バルビタールや他の鎮静剤が併用処方された場合，小児では特に注意が必要である。錐体外路系副作用（急性ジストニア・ジスキネジア）は，一時的に小児・若年者に多く出現し，通常，投与開始や増量4日以内に認められる。重症の錐体外路反応に対してはベンストロピンもしくは他の抗パーキンソン薬で治療を行う（小児では0.2〜0.25mgから開始し，必要に応じて増量する）。

ブロムペリドール（bromperidol）

インプロメン（ヤンセン＝田辺三菱＝吉富薬品）　細(1%) 10mg/g　錠 1mg，3mg，6mg

日本	小児には慎重に投与すること。小児に抗精神病薬を投与した場合，錐体外路症状，特にジスキネジアが起こりやすいとの報告がある。

ペルフェナジン（perphenazine）

ピーゼットシー（田辺三菱＝吉富薬品）　散〔フェンジゾ酸塩〕(1%) 10mg/g　錠〔糖衣錠・マレイン酸塩〕2mg，4mg，8mg　注〔筋注・塩酸塩〕(0.2%) 2mg/mL

トリラホン（共和薬品）　散(1%) 10mg/g　錠 2mg，4mg，8mg

日本	幼児，小児には慎重に投与すること（幼児，小児では錐体外路症状，特にジスキネジアが起こりやすい）。
米国	小児使用 12歳以下の小児への使用は推奨されない。 有害事象 持続性の遅発性ジスキネジア（TD）：他の抗精神病薬と同様に，TDが長期投与中や治療中止後にみられることがある。高用量治療，特に女性や高齢者に多くみられるが，男性や小児にもみられる。その症状は持続的で患者によっては非可逆性である。舌，顔面，口部，顎にみられるリズミカルな不随意運動（舌の突出・捻転，頬のピクピク，口のパクパク，モグモグ運動）が特徴的で，下肢の不随意運動を伴うことがある。TDに対する有効な治療法は知られておらず，抗パーキンソン薬では通常改善しない。TDが出現した場合，すべての抗精神病薬を中止することが提唱されている。抗精神病薬療法の再開や用量増加，異なる抗精神病薬への切り替えが必要となる場合があり，これらの症状が一見消失することがある。舌のグロテスクな動きが初期兆候である可能性があり，この時点で薬剤を中止すると発症を防げるかもしれない。 過量服用 本剤の過量服用は，通常は，昏睡や混迷で判明し，小児ではけいれん発作を起こすことがある。48時間以内に覚醒しないこともある。最も懸念すべきことは頻脈，QRSやQTcの延長，房室ブロック，torsade de pointes，心室性不整脈，低血圧，深刻な中毒症状を示す心停止を含む循環器系の問題である。
英国	14歳以下の小児には投与しないこと。

ペロスピロン塩酸塩水和物（perospirone hydrochloride hydrate）

ルーラン（大日本住友）　錠 4mg，8mg，16mg

日本	低出生体重児，新生児，乳児，幼児，小児に対する安全性は確立していない（使用経験がない）。

モサプラミン塩酸塩（mosapramine hydrochloride）

クレミン（田辺三菱＝吉富薬品）　顆（10%）100mg/g　錠 10mg，25mg，50mg

日本	小児に対する安全性は確立していない（使用経験がない）。

リスペリドン（risperidone）

リスパダール（ヤンセン）　細（1%）10mg/g　錠 1mg，2mg，3mg　口腔内崩壊錠〔OD〕0.5mg，1mg，2mg　内用液（0.1%）1mg/mL

日本	小児期の自閉スペクトラム症に伴う易刺激性 用法・用量 錠剤 細粒 体重15〜19kg：通常，1日1回0.25mgより開始し，4日目より1日0.5mgを1日2回に分けて経口投与する。症状により適宜増減するが，増量する場合は1週間以上の間隔をあけて1日量として0.25mgずつ増量する。ただし，1日量は1mgを超えないこと。体重20kg以上：通常，1日1回0.5mgより開始し，4日目より1日1mgを1日2回に分けて経口投与する。症状により適宜増減するが，増量する場合は1週間以上の間隔をあけて1日量として0.5mgずつ増量する。ただし，1日量は，体重20〜44kgの場合は2.5mg，45kg以上の場合は3mgを超えないこと。 内用液 体重15〜19kg：通常，1日1回0.25mLより開始し，4日目より1日0.5mLを1日2回に分けて経口投与する。症状により適宜増減するが，増量する場合は1週間以上の間隔をあけて1日量として0.25mLずつ増量する。ただし，1日量は1mLを超えないこと。体重20kg以上：通常，1日1回0.5mLより開始し，4日目より1日1mLを1日2回に分けて経口投与する。症状により適宜増減するが，増量する場合は1週間以上の間隔をあけて1日量として0.5mLずつ増量する。ただし，1日量は，体重20〜44kgの場合は2.5mL，45kg以上の場合は3mLを超えないこと。原則として5〜17歳に使用すること。定期的に安全性・有効性を評価し，漫然と長期にわたり投与しないこと。低出生体重児，新生児，乳児，5歳未満の幼児に対する安全性は確立していない（使用経験がない）。〔国内実施の臨床試験での主な成績〕DSM-IV-TRにより自閉性障害と診断され，易刺激性を有する患者（5〜17歳）を対象に国内で実施した臨床試験の二重盲検期において，プラセボ又は本剤（体重15〜19kg：0.25〜1.0mg/日，体重20〜44kg：0.5〜2.5mg/日，体重45kg以上：0.5〜3.0mg/日）が1日2回8週間経口投与された。主要評価項目である最終評価時におけるABC-J興奮性下位尺度スコアの基準時点からの変化量はプラセボ群（−2.8±6.62）と本剤群（−9.7±7.29）の比較において統計学的な有意差が認められた。二重盲検期の後，本剤を48週間投与した長期投与期におけるABC-J興奮性下位尺度スコアの基準時点からの変化量は，プラセボ群からの移行例では，基準時点24.5±9.73（17），8週12.9±9.90（16），24週12.8±9.90（16），48週11.6±8.18（14），本剤群からの移行例では，基準時点19.8±10.65（18），8週13.7±10.64（16），24週13.1±9.67（14），48週12.6±9.84（12）であった。 副作用 小児期の自閉性障害に伴う易刺激性を有する患者を対象とした国内臨床試験において，副作用（臨床検査値異常を含む）は38例中32例（84.2%）に認められた。その主なものは傾眠24例（63.2%），体重増加13例（34.2%），食欲亢進10例（26.3%），高プロラクチン血症4例（10.5%），不安3例（7.9%），よだれ3例（7.9%），浮動性めまい2例（5.3%），便秘2例（5.3%），倦怠感2例（5.3%）であった。 統合失調症　低出生体重児，新生児，乳児，幼児，小児に対する安全性は確立していない（使用経験がない）。
米国	統合失調症　小児，青年（13〜17歳）を対象とした短期試験2試験で確立された。青年への初回投与量は1日1回0.5mgで，朝又は夕に投与する。用量は24時間以上の間隔をあけて0.5mg/日又は1mg/日ずつ，忍容性に応じて推奨用量の3mg/日まで調節することができる。1〜6mg/日の有効性は，青年統合失調症患者を対象とした試験で立証されているが，3mg/日を超える投与には付加的な効果は認められず，用量の増加に伴い有害事象が増加した。6mg/日を超える用量での試験は行われていない。 双極I型障害における急性期躁病エピソード，混合エピソード　小児への初回投与量は1日1回0.5mgで，朝又は夕に投与する。用量は24時間以上の間隔をあけて0.5mg/日又は1mg/日ずつ，忍容性に応じて推奨目標用量の1〜2.5mg/日まで調節することができる。0.5〜6mg/日の有効性は，小児の双極性躁病患者を

（米国）	対象とした試験で立証されているが，2.5mg/日を超える投与には付加的な効果は認められず，用量の増加に伴い有害事象が増加した。6mg/日を超える用量での試験は行われていない。 **自閉性障害に関連する易刺激性** 他者への攻撃性，自傷行為，かんしゃく，気分の易変性などの症状を含む自閉性障害に関連する易刺激性の治療が適応。有効性は小児，青年（5～17歳）を対象とした短期試験3試験で確立された。患者の反応性と忍容性によって個々に投与量を調節する必要がある。1日総投与量を1日1回投与とするか，又は1日総投与量の半量を1日2回で投与することができる。体重が20kg未満では，0.25mg/日から投与を開始する。体重が20kg以上では，0.5mg/日から投与を開始する。最低4日間経過後，体重が20kg未満では0.5mg/日，20kg以上では1.0mg/日の推奨用量に増量することができる。少なくとも14日間はこの用量を維持すること。十分な臨床効果が得られない場合は，2週間以上の間隔をあけ，体重が20kg未満では0.25mg/日ずつ，20kg以上では0.5mg/日ずつ増量することができる。有効量範囲は0.5～3mg/日である。体重15kg未満の小児に関する投与データはない。十分な臨床効果が得られ維持されたら，徐々に用量を減らして有効性・安全性の最適なバランスの実現を検討すること。長期投与を行う場合，個々の患者に対する本剤の長期的なリスクと効果を定期的に再評価する必要がある。

リスペリドン（risperidone）

リスパダールコンスタ（ヤンセン） **注**〔筋注〕25mg，37.5mg，50mg（いずれも懸濁用液付）

日本	低出生体重児，新生児，乳児，幼児，小児に対する安全性は確立していない（使用経験がない）。
米国	18歳未満を対象とした本剤の試験は実施されていない。

レセルピン（reserpine）

アポプロン（第一三共） **散**（0.1％）1mg/g **錠** 0.25mg **注**（0.03％）0.3mg/mL，（0.05％）0.5mg/mL，（0.1％）1mg/mL

日本	記載なし
米国	**小児使用** 小児への使用は推奨されない。小児の治療に使用される場合には，通常推奨される開始時の1日用量は20μg/kg，最高用量は1日0.25mgである。小児での使用経験はあるものの，その有効性・安全性は対照群をおいた臨床試験では確立していない。感情的な抑うつや不安定性，鎮静，鼻閉などの有害事象のため，小児の高血圧治療の第二選択薬としては通常推奨されない。 **過量服用による急性毒性** 生存が知られている最高用量：小児1,000mg（性別・年齢は特定されていない），若年小児，200mg（2カ月の少年）。

レボメプロマジンマレイン酸塩（levomepromazine maleate）

レボトミン（田辺三菱＝吉富薬品） **散**（10％）100mg/g，（50％）500mg/g **顆**（10％）100mg/g **錠** 5mg，25mg，50mg **注**〔筋注・塩酸塩〕（2.5％）25mg/mL

ヒルナミン（塩野義＝共和薬品） **散**（50％）500mg/g **細**（10％）100mg/g **錠** 5mg，25mg，50mg **注**〔筋注・塩酸塩〕（2.5％）25mg/mL

日本	幼児，小児では錐体外路症状，特にジスキネジアが起こりやすいので，慎重に投与すること。
英国	小児は本剤の降圧・催眠作用に非常に敏感である。1日総量1.5錠を超えないことが推奨される。10歳児の平均1日有効量は0.5～1錠である。

2 抗パーキンソン薬

アトロピン硫酸塩水和物（atropine sulfate hydrate）

硫酸アトロピン（マイラン＝ファイザー）　末1g

アトロピン硫酸塩（各社）　注(0.05%)　0.5mg/mL

日本	注射剤 小児等に対する安全性は確立していない。皮下・筋肉内注射時，繰り返し注射する場合には，例えば左右交互に注射するなど，注射部位を変えて行うこと。なお，乳幼小児には連用しないことが望ましい。 経口用剤 小児に対する安全性は確立していない（使用経験が少ない）。 眼科用剤 全身の副作用が起こりやすいので，幼児・小児には0.25％液を使用することが望ましい。
米国	用法・用量 小児では，0.1（新生児）〜0.6mg（12歳）の範囲で，手術30分前に皮下に注射する。小児に静脈注射を行う場合には0.01〜0.03mg/kg（体重）の範囲内とする。小児では10mg以下の用量でも致死的となることがある。 注意 本注射剤は影響力の高い薬剤であり，特に静脈投与では過量投与を避けるため，適切な処置を行うことが必要不可欠である。小児は成人よりも，抗コリン作用薬への毒性が敏感である。治療用量が皮膚血管へ広がると，乳幼児では汗腺の活動が抑制されるために時に発赤を引き起こし（アトロピンフラッシュ），「アトロピン熱」を引き起こす危険性がある。過量投与で昏睡やせん妄になった場合には，解毒薬のフィゾスチグミン（小児では0.5〜1.0mg）をゆっくりと静脈投与すること（急速に改善する）。

アマンタジン塩酸塩（amantadine hydrochloride）

シンメトレル（サンファーマ＝田辺三菱）　細(10%) 100mg/g　錠50mg, 100mg

日本	〈A型インフルエンザウイルス感染症に対する治療〉小児への用法・用量は確立していないので，投与する場合は医師の判断において患者の状態を十分に観察した上で，用法・用量を決定すること。てんかん・けいれん素因のある小児に対して，発作の誘発・悪化例の報告がある。因果関係は不明であるものの，本剤の服用後に異常行動等の精神神経系症状を発現した例が報告されている。小児・未成年者については，異常行動による転落等の万が一の事故を防止するための予防的な対応として，本剤治療開始後は，異常行動の発現のおそれがあること，自宅において療養する場合は少なくとも2日間，保護者等は小児・未成年者が一人にならない配慮をするように患者・家族に対し説明を行うこと。なお，インフルエンザ脳症等によっても，同様の症状があらわれるとの報告があることの説明も行うこと。 用法・用量 インフルエンザA2感染例・インフルエンザA香港型感染例を対象に，年長児（16歳以上）には100mgカプセルを1日2回，小児に対しては1回25〜75mgのシロップを1日2回，7日間投与し，プラセボ対照二重盲検試験で，有効性が認められた。 注意 低出生体重児，新生児，乳児，幼児，小児に対する安全性は確立していない（国内における使用経験が少ない）。
米国	小児適応 A型インフルエンザ感染症の予防・治療。1〜9歳の小児における1日用量は4.4〜8.8mg/kgを基準に計算するが，1日150mgを超えてはならない。9〜12歳の小児における1日用量は200mg（錠剤，シロップ）で，1日2回の分割投与する。 注意 小児において，1日100mgを投与した場合の臨床試験が行われていないため，その有効性と，1日200mgを用いた場合と比較した安全性についてのデータがない。本剤を過量服用した場合の特別な解毒剤はないが，小児ではフィゾスチグミン0.5mgの緩徐な静脈内注射を5〜10分間隔で，最大2mg/時で行うと，本剤による中枢神経系毒性に対する有効性が報告されている。新生児，1歳未満の乳幼児に対する安全性・有効性は確立していない。
オーストラリア	小児適応 A型インフルエンザウイルス感染症に対する予防・治療。 用法・用量 5〜9歳の小児は1日100mg，10歳以上の小児・青年期には成人同様に1回100mgを1日2回投与する。A型インフルエンザの予防に対する有効性が1日100mgで報告されている。1日200mgへの忍容性がない患者にはこの用量が適応となる。 注意 5歳未満の小児への使用は推奨されない。小児のA型インフルエンザの予防・治療に使用する際には注意すること。

イストラデフィリン（istradefylline）

ノウリアスト（協和発酵キリン）　錠 20mg

日本	低出生体重児，新生児，乳児，幼児，小児に対する安全性は確立していない（使用経験がない）。

エンタカポン（entacapone）

コムタン（ノバルティス）　錠 100mg

日本	低出生体重児，新生児，乳児，幼児，小児に対する安全性は確立していない（使用経験がない）。
米国	小児に対する安全性・有効性は確立していない。
英国，EU	18歳未満の小児に対する安全性・有効性は確立していない（使用経験がない）。
オーストラリア	18歳未満の小児に対する安全性・有効性のデータがないため，使用は推奨されない。

カベルゴリン（cabergoline）

カバサール（ファイザー）　錠 0.25mg，1mg

日本	小児等に対する安全性は確立していない（使用経験がない）。特定使用成績調査において，15歳未満の小児のパーキンソン病症例と産褥性乳汁分泌抑制症例が各々1例ずつ収集されたが，いずれも副作用の発現は認められなかった。高プロラクチン血性下垂体腺腫における特定使用成績調査において，15歳未満の小児の症例は収集されなかった。
米国	小児に対する安全性・有効性は確立していない。
英国	小児においてパーキンソン病に罹患することがないため，小児に対する安全性・有効性の調査が行われていない。

セレギリン塩酸塩（selegiline hydrochloride）

セレギリン塩酸塩（共和薬品）　錠 2.5mg
エフピー（エフピー）　口腔内崩壊錠〔OD〕2.5mg

日本	小児に対する安全性は確立していない（使用経験がない）。
米国，オーストラリア	小児における有用性は評価されていない。
英国	記載なし

ゾニサミド（zonisamide）

トレリーフ（大日本住友）　錠 25mg　口腔内崩壊錠〔OD〕25mg

日本	小児投与 〈パーキンソン病〉低出生体重児，新生児，乳児，幼児又は小児に対する安全性は確立していない（使用経験がない）。〈てんかん（承認外効能・効果，用法・用量）〉発汗減少があらわれることがある（小児での報告が多い）。

海外	インタビューフォームより 2016年8月時点において，本剤は，抗パーキンソン薬としては外国で発売されておらず，抗てんかん剤としては米国，韓国，イギリス，ドイツ等で発売されている（351ページ参照）。

タリペキソール塩酸塩（talipexole hydrochloride）

ドミン（日本ベーリンガー）　錠 0.4mg

日本	低出生体重児，新生児，乳児，幼児，小児に対する安全性は確立していない。

テトラベナジン（tetrabenazine）

コレアジン（アルフレッサファーマ）　錠 12.5mg

日本	低出生体重児，新生児，乳児，幼児，小児に対する安全性は確立していない（使用経験がない）。
米国	小児における安全性・有効性は確立していない。小児における本剤の薬物動態と主要な代謝についての研究は行われていない。
英国	小児では十分な対照試験が行われていない。小児における治療には推奨されない。

トリヘキシフェニジル塩酸塩（trihexyphenidyl hydrochloride）

アーテン（ファイザー）　散(1%) 10mg/g　錠 2mg

日本	小児等には治療上の有益性が危険性を上まわると判断される場合にのみ投与すること（小児等への投与に関する安全性は確立していない）。
英国	小児への投与は推奨できない。

ドロキシドパ（droxidopa）

ドプス（大日本住友）　細(20%) 200mg/g　口腔内崩壊錠〔OD〕100mg，200mg

日本	低出生体重児，新生児，乳児，幼児，小児に対する安全性は確立していない（使用経験が少ない）。
米国	小児に対する安全性・有効性は確立していない。

ビペリデン（biperiden）

アキネトン（大日本住友）　細〔塩酸塩〕(1%) 10mg/g　錠〔塩酸塩〕1mg　注〔乳酸塩〕(0.5%) 5mg/mL

日本	小児等への投与は治療上の有益性が危険性を上まわると判断される場合にのみ投与すること（小児等に対する安全性は確立していない）。筋肉内注射にあたっては，組織・神経等への影響を避けるため，小児には特に注意して，同一部位への反復注射は避けること。
ドイツ	効能・効果 パーキンソン症候群，特に強直，薬剤性錐体外路症状。 用法・用量 小児へは1回0.25～1錠（1錠は2mg），1日3～6回（1日1.5～12mg相当）。

ピロヘプチン塩酸塩（piroheptine hydrochloride）

トリモール（長生堂＝日本ジェネリック）　細(2%) 20mg/g　錠 2mg

日本	小児等に対しては治療上の有益性が危険性を上まわると判断される場合にのみ投与すること（小児等に対する安全性は確立していない。使用経験が少ない）。

プラミペキソール塩酸塩水和物（pramipexole hydrochloride hydrate）

ビ・シフロール（日本ベーリンガー）　錠 0.125mg，0.5mg
ミラペックスLA（日本ベーリンガー）　徐放錠 0.375mg，1.5mg

日本	低出生体重児，新生児，乳児，幼児，小児に対する安全性は確立していない（使用経験がない）。
米国	小児に対する安全性・有効性は確立していない。
英国，EU	18歳未満の小児に対する安全性・有効性は確立していない。本剤を適切に使用した小児のパーキンソン病の報告はない。

プロフェナミン（profenamine）

パーキン（田辺三菱＝吉富薬品）　散〔ヒベンズ酸塩〕(10%) 100mg/g　錠〔塩酸塩〕10mg，50mg

日本	乳児，小児に対しては，治療上の有益性が危険性を上まわると判断される場合にのみ投与すること（乳児，小児への投与に対する安全性は確立していない）。

プロメタジン塩酸塩（promethazine hydrochloride）

ヒベルナ（田辺三菱＝吉富薬品）　散〔ヒベンズ酸塩〕(10%) 100mg/g　錠〔糖衣錠〕5mg，25mg　注(2.5%) 25mg/mL
ピレチア（高田）　細〔メチレンジサリチル酸塩〕(10%) 100mg/g　錠 5mg，25mg

日本	注意 2歳未満の乳幼児には投与しないこと（外国で，2歳未満の乳幼児への投与により致死的な呼吸抑制が起こったとの報告がある）。小児等に対する安全性は確立していないので，2歳以上の幼児，小児に対しては，治療上の有益性が危険性を上まわると判断される場合にのみ投与すること（小児等に対する安全性は確立していない）。 重大な副作用 乳児突然死症候群（SIDS），乳児睡眠時無呼吸発作（いずれも頻度不明）：小児（特に2歳未満）に投与した場合，乳児突然死症候群（SIDS）及び乳児睡眠時無呼吸発作があらわれたとの報告がある。筋肉内投与は幼児又は小児には特に注意して，やむを得ない場合にのみ必要最小限に行い，特に同一部位への反復注射は行わないこと。
オーストラリア，デンマーク，インドネシア，ノルウェー，南アフリカ，タイ，イギリス	小児適応〈アレルギー疾患〉経口投与時の平均投与量は25mgで，就寝前に単回投与するか，12.5mgを食事前と就寝時に投与する。必要に応じて，6.25〜12.5mgを1日3回就寝時に投与する。なお，小児の治療開始後には最小有効量に変更すること。〈酔い止め〉小児には12.5〜25mgを1日2回投与する。〈吐き気・嘔吐〉小児・青年における原因不明の嘔吐に対しては制吐薬を使用しないこと。小児における有効平均投与量は25mgである。通常小児には0.5mg/lb（1lbが454g）を投与し，年齢・体重により適宜増減する。嘔気・嘔吐の予防には，必要に応じて25mgを4〜6時間ごとに投与する。〈鎮静作用〉小児には12.5〜25mgを夜間に投与する。 注意 2歳未満の小児には投与しないこと。

ブロモクリプチンメシル酸塩（bromocriptine mesilate）
パーロデル（サンファーマ＝田辺三菱）　錠 2.5mg

日本	低出生体重児，新生児，乳児，幼児又は小児に対する安全性は確立していない（使用経験が少ない）。
米国	用法・用量 高プロラクチン血症に対する用量・用法は，限られたデータになるが，11～14歳の小児における初期投与量は，2.5mg錠を1日0.5～1錠で開始し，忍容性をみながら治療効果が得られるまで漸増する。小児におけるプロラクチン分泌下垂体腺腫の治療用量は，1日 2.5～10mg である。 注意 プロラクチン分泌下垂体腺腫の治療のための有用性・安全性は16歳以上では確立しているが，8歳以下の小児では使用データがない。8歳のマクロアデノーマに対して本剤による治療を行ったものの反応が認められなかったという報告例がある。成人の良好な比較試験の結果に基づいて，11～15歳のプロラクチン分泌下垂体腺腫（マクロ及びミクロアデノーマ）の小児14名に対する治療成績は，9例で治療が奏功，3例で治療反応があり，残り2例は反応が認められなかった。適応症以外では，小児における本剤の安全性・有用性は確立していない。
英国	用法・用量 プロラクチン産生腫瘍に対しては，7歳以上の小児では1回1mgを1日2～3回摂取し，血漿プロラクチン濃度が適切に抑制できるよう徐々に増量する。推奨される最大用量は，7～12歳の患児では5mgまで，13～17歳の青年期の患児では20mgまでである。末端肥大症に対しては，7歳以上の小児では成長ホルモンレベルの反応をみながら用量を設定する。推奨される最大用量は，7～12歳の患児では10mgまで，13～17歳の青年期の患児では20mgまでである。 注意 7～17歳の小児・青年期患者への投薬は，小児内分泌内科医に限定すべきである。小児が本剤を誤って摂取した孤発症例報告では，副作用として嘔吐，眠気，発熱が報告されている。患児は数時間後に自然回復，あるいは治療後に回復している。

ペルゴリドメシル酸塩（pergolide mesilate）
ペルマックス（協和発酵キリン）　錠 50μg, 250μg

日本	小児に対する安全性は確立していない（使用経験がない）。
米国	小児に対する安全性・有効性は確立していない。
オーストラリア	小児に対する安全性は確立していない（使用経験がない）。
英国	記載なし

マザチコール塩酸塩水和物（mazaticol hydrochloride hydrate）
ペントナ（田辺三菱＝吉富薬品）　散(1%) 10mg/g　錠 4mg

日本	乳児，小児に対しては，治療上の有益性が危険性を上まわると判断される場合にのみ投与すること（乳児，小児への投与に関する安全性は確立していない）。

レボドパ（levodopa），L-dopa
ドパストン（大原）　散(98.5%) 985mg/g　力 250mg　注〔静注〕(0.25%) 25mg/10mL,（0.25%）50mg/20mL
ドパゾール（第一三共）　錠 200mg

日本	小児に対する用法・用量は設定されていない。ただし25歳以下には慎重に投与すること。
ニュージーランド	記載なし

レボドパ・カルビドパ水和物（levodopa・carbidopa hydrate）

ネオドパストン（第一三共）　錠〔L100〕（レボドパ100mg，カルビドパ10mg），〔L250〕（レボドパ250mg，カルビドパ25mg）

メネシット（MSD）　錠〔100〕（レボドパ100mg，カルビドパ10mg），〔250〕（レボドパ250mg，カルビドパ25mg）

日本	記載なし
米国	小児における安全性・有効性は確立していない。18歳未満への使用は推奨されない。
英国	乳幼児，小児における安全性・有効性は確立していない。18歳未満における安全性は確立されていないので，これらの患者への使用は推奨されない。

レボドパ・カルビドパ水和物（levodopa・carbidopa hydrate）

デュオドーパ（アッヴィ）　液（レボドパ2g，カルビドパ500mg）100mL（1カセット）

日本	記載なし
米国	小児への安全性・有効性は確立していない。
英国	重度の運動変動とハイパキネジア・ジスキネジアを伴う進行性のレボドパ反応性パーキンソン病の治療適応において，小児において本剤の適切な使用はない。
オーストラリア，ニュージーランド	18歳未満での臨床経験がないため，小児への使用は推奨されない。

レボドパ・カルビドパ水和物・エンタカポン（levodopa・carbidopa hydrate・entacapone）

スタレボ（ノバルティス）　錠L50（レボドパ50mg，カルビドパ5mg，エンタカポン100mg）1錠，L100（レボドパ100mg，カルビドパ10mg，エンタカポン100mg）1錠

日本	低出生体重児，新生児，乳児，幼児，小児に対する安全性は確立していない（使用経験がない）。
米国	小児での安全性・有効性は確立していない。
英国	18歳未満の小児への安全性・有効性は確立していない。使用は推奨されない。利用できるデータがない。
オーストラリア	18歳未満の小児への安全性・有効性のデータがないため，使用は推奨されない。

レボドパ・ベンセラジド塩酸塩（levodopa・benserazide hydrochloride）

マドパー（中外）　錠（レボドパ100mg，ベンセラジド25mg）

イーシー・ドパール（協和発酵キリン）　錠（レボドパ100mg，ベンセラジド25mg）

ネオドパゾール（第一三共）　錠（レボドパ100mg，ベンセラジド25mg）

日本	小児用量は設定されていない。25歳以下には慎重に投与すること。動物実験（幼若ラット）において，ベンセラジド塩酸塩による骨端軟骨板の内軟骨性骨化の異常（閉鎖不全）が報告されている。
カナダ	小児と25歳以下の若年者には，本剤の安全性・有効性は確立していない。動物実験において骨形成が完成する前にベンセラジドを投与すると，骨格異常をきたす可能性が示唆されている。それゆえ25歳以下の患者に投与しないこと。

英国	小児への投与は推奨されない。25歳以下には投与しないこと。
ニュージーランド	記載なし

ロチゴチン（rotigotine）

ニュープロ（大塚製薬）　貼〔パッチ〕2.25mg，4.5mg，9mg，13.5mg，18mg

日本	低出生体重児，新生児，乳児，幼児，小児に対する安全性は確立していない（使用経験がない）。
米国	小児への安全性・有効性は，どの適応症にも確立していない。18歳未満の患者における本剤の薬物動態は確立していない。
英国	本剤（経皮吸収剤）の小児での安全性・有効性は確立していない。最近のデータによると，小児のムズムズ脚症候群への使用は推奨されない。本剤を0.5～3mgまでの様々な用量で治療を行った13～17歳の青年期のムズムズ脚症候群患者24名における限られた薬物動態学的データは，成人と類似していた。有効性・安全性の反応と効果発現の関係を確立するには不十分なデータであった。小児パーキンソン病における使用は不適切である。

ロピニロール塩酸塩（ropinirole hydrochloride）

レキップ（GSK）　錠 0.25mg，1mg，2mg

レキップCR（GSK）　徐放錠 2mg，8mg

日本	小児等に対する安全性は確立していない（使用経験がない）。
米国	小児に対する安全性・有効性は確立していない。
英国	18歳以下の小児・青年への本徐放剤の使用は安全性・有効性のデータがないため推奨されない。限られた薬物動態のデータであるが，12～17歳の青年9名において，1日1回0.125mgと0.25mgを計画的に投与したところ，成人と同様の結果が得られた。

3 抗うつ薬

アミトリプチリン塩酸塩（amitriptyline hydrochloride）
トリプタノール（日医工）　錠 10mg，25mg

日本	小児等に対するうつ病治療の使用経験は少ないので，投与しないことが望ましい。
米国	12歳以下の小児に対しては経験不足のため有効性，安全性が確立されていないことから現時点では推奨できない。児童・青年に本剤の使用を考慮する際には臨床的有用性と潜在的危険性のバランスを考慮すること。小児と大人の過量投与は似ているので，小児に本剤で治療を行う際には地域の毒物対処センターと連絡をとることが強く推奨される。
英国	16歳未満の小児のうつ病治療に対しては臨床経験が乏しいため推奨できない。夜尿症に対しては，6～10歳の小児には10～20mg/日，11～16歳の小児には25～50mg/日。

アモキサピン（amoxapine）
アモキサン（ファイザー）　細（10％）100mg/g　力 10mg，25mg，50mg

日本	小児には慎重に投与すること。小児に対する安全性は確立されていない（使用経験が少ない）。
米国	小児における安全性・有効性は確立していない。小児・青年期に本剤の投与を検討する際には，潜在的危険性と臨床的必要性のバランスを考慮すること。

イミプラミン塩酸塩（imipramine hydrochloride）
トフラニール（アルフレッサファーマ）　錠 10mg，25mg
イミドール（田辺三菱＝吉富薬品）　錠〔糖衣錠〕10mg，25mg

日本	小児に投与する場合には4歳以上に投与することが望ましい（低出生体重児，新生児又は乳児に対する使用経験がない）。
米国	効能・効果 小児遺尿症。 用法・用量 通常幼児は1日量25～30mgを1回，学童は1日量25～50mgを1～2回に分けて経口投与する。ただし，症状及び年齢に応じ適宜増減する。小児期において1日2.5mg/kgを超えてはならない。 注意 明確には知られていないが，この用量の2倍を小児に投与した場合の心電図変化が報告されている。小児においては夜尿症以外の疾患での安全性，有効性は確立していない。小児，青年期に対しては，臨床上の必要性と危険性を比較して使用を考慮すること。6歳未満の小児の夜尿症患者における一時的で付加的な薬物療法の安全性，有効性は確立していない。長期における薬物療法の安全性，6歳未満の小児の夜尿症における付加的治療としての慢性的な使用は確立していない。良好な反応を得るために薬剤を投与しない期間を設けること。
英国	治療適応 小児の夜尿症。小児の治療適応は夜尿症に限る。 用法・用量 薬剤は就寝直前に投与する。11歳以上（体重35～54kgもしくは77～119lbs）は1日50～75mg，8～11歳（体重25～35kgもしくは55～77lbs）は1日25～50mg，6～7歳（体重20～25kgもしくは44～55lbs）は1日25mg，6歳未満の小児には投与しないこと。1日用量は75mgを，治療期間は3カ月を超えてはならない。減量・中止は徐々に行い，再発時には十分な身体検査を行ってから治療の再開を検討する。 有害事象 小児の夜尿症に本剤による治療を行った場合，行動障害が起こることがある。
オーストラリア	治療適応 夜尿症（5歳以上の小児）。 用法・用量 初回用量：5～8歳は10mgを2～3錠，9～12歳は25mgを1～2錠，それ以上の小児では25mgを1～3錠。1週間以内に十分な効果が出ない場合には増量してもよい。錠剤は夕食後に単回投与すべきであるが，夜の早い段階でおねしょをする場合には，前もって（午後4時に）投与すること。期待される効

(オーストラリア)	果が得られたら1～3カ月は治療を継続し，その後徐々に維持用量まで減量する．小児では心毒性の危険性があるため1日量2.5mg/kgを超えないこと．5歳未満の小児での，夜尿症の一時的な付加的治療としての安全性・有効性は確立していない． 注意 18歳未満の小児・青年期のうつ病，その他の精神障害の治療に対する安全性・有効性は十分に確立していないので，これらの年代のうつ病，その他の精神障害の治療には使用しないこと． 過量服薬 小児における不測の摂取は，いかなる用量であれ重症と考え，致死的危険性を考慮すること．特に小児において，本剤の過量服薬が疑われる場合の治療は，入院させて72時間の綿密なモニタリングを行うこと．三環系抗うつ薬による重症毒性に対しては，緊急入院と少なくとも48時間の心血管の継続的なモニタリングを要する． 臨床的悪化と自殺の危険性 9種類の抗うつ薬（citalopram，fluoxetine，フルボキサミン，パロキセチン，セルトラリン，bupropion，ミルタザピン，nefazodone，ベンラファキシン）のプラセボ対照試験と24の短期間（4～16週）の青年期の大うつ病性障害，強迫性障害，その他の精神障害におけるプラセボ対照試験を蓄積して4,400名以上の小児を対象とした解析では，適応疾患で自殺リスクにかなりのばらつきがみられたものの，最も一貫して頻度が高かった疾患は大うつ病性障害であった．強迫性障害や社交不安障害の試験でも，そのリスク増加の兆候が認められた．これらの臨床試験では自殺は起きていない．自殺リスクの危険性は平均して，プラセボ群の2%に対し，抗うつ薬群では4%に認められた．薬剤間で自殺リスクにかなりのばらつきがみられたものの，試験されたほとんどすべての薬剤で若年者における増加が認められた．小児・青年期の患者における自殺リスクが数カ月に及ぶのかについては知られていない． 精神病性・非精神病性のうつ病に対して抗うつ薬治療を受けている成人・青年期・小児において，不安，激越，パニック発作，不眠，易刺激性，敵意（攻撃性），衝動性，アカシジア（精神運動不穏），軽躁，躁の症状が報告されている．これらの症状の出現が，うつ病の悪化や自殺衝動の出現，もしくはその両方と因果関係があるのかどうかは確立していないものの，希死念慮出現の前兆である可能性が懸念されている．うつ病・その他の症状に対して抗うつ薬治療を行っている小児・青年期患者の家族・世話人は，激越（興奮），易刺激性，行動の異常な変化など，患者の状態をモニタリングする必要があり，自殺念慮のみならず上記症状が出現した際には治療者に速やかに連絡すること．特に抗うつ薬による治療開始後数カ月間や，用量増減の際には，モニタリングが重要である．

エスシタロプラムシュウ酸塩（escitalopram oxalate）

レクサプロ（持田＝田辺三菱）　錠 10mg

日本	低出生体重児，新生児，乳児，幼児，小児に対する有効性・安全性は確立していない（国内での使用経験がない）．海外で実施された6～17歳の大うつ病性障害（DSM-IV）患者を対象としたプラセボ対照試験において，6～11歳の患者で有効性が確認できなかったとの報告がある．
米国，英国	1歳未満の小児の治療に用いるべきではない．抗うつ薬の治療が行われた小児・青年期を対象とした臨床研究において，自殺関連行動（自殺企図，自殺念慮）や敵意（攻撃性，反抗，怒り）がプラセボと比較してより頻回に観察された．もしも臨床に基づいて抗うつ薬による治療の必要性が欠かすことができない患者がいたら，自殺症状の出現を注意深く観察すべきである．小児，青年期における成長，成熟，認知機能，行動的成長に対する長期的な安全性に関するデータはまだない．

クエチアピンフマル酸塩（quetiapine fumarate）

ビプレッソ（アステラス＝共和薬品）　徐放錠 50mg，150mg

日本	小児等に対する安全性は確立していない（国内での使用経験がない）．
米国	小児適応 小児・青年期におけるクエチアピン徐放錠の安全性・有効性は，10～17歳の小児・青年期双極性躁病患者（3週間）および13～17歳の青年期統合失調症患者（6週間）を対象としたプラセボ対照クエチアピン錠試験に基づくものである．10～17歳の小児・青年期双極性うつ病患者を対象とした8週間のプラセボ対照クエチアピン徐放錠単剤試験では，有効性は確立しなかった． 推奨用量 13～17歳の青年期統合失調症患者，10～17歳の小児・青年期双極Ⅰ型障害患者に対しては，50mg/日より開始し，2日目100mg/日，3日目200mg/日，4日目300mg/日，5日目400mg/日と漸増する．最大用量は統合失調症では800mg/日，双極Ⅰ型障害では600mg/日である．

3 世界の添付文書に記載されるわが国で使用可能な向精神薬の児童・青年期精神疾患患者に対する投与の際の留意点

(米国)

薬物動態 定常状態における親化合物の薬物動態は，10〜17歳の小児・青年では，成人と同様であった。しかし，用量・体重を調整した場合，親化合物のAUC，Cmaxは，小児・青年では，成人よりもそれぞれ41％，39％低かった。活性代謝産物のノルクエチアピンは，小児・青年において，成人よりもAUC，Cmaxがそれぞれ45％，31％高かった。用量・体重を調整した場合，ノルクエチアピンの薬物動態は，小児・青年と成人では類似していた。

副反応 クエチアピン錠の臨床試験中に小児・青年で観察された有害反応は，ほとんど例外なく成人集団の有害反応と同様であった。最大3週間の双極性躁病の治療中に起きた治療中止に伴う有害反応で，400mg/日群と比較して600mg/日群で高頻度にみられた有害反応は，傾眠（50％対57％），悪心（6％対10％），頻脈（6％対9％）であった。〈血糖上昇〉10〜17歳の小児・青年期双極性うつ病患者を対象としたプラセボ対照クエチアピン徐放錠単剤試験において，空腹時血糖値の平均変化量は実薬群の1.8mg/dLに対し，プラセボ群は1.6mg/dLであった。この試験では，基準時点の空腹時血糖値が100mg/dL以下の患者が，126mg/dL以上に上昇した者はおらず，血糖値が100〜126mg/日の患者が126mg/dL以上に上昇した患者は，実薬群にのみ1名みられた。6週間にわたる13〜17歳の青年期統合失調症患者を対象としたプラセボ対照クエチアピン錠単剤試験では，空腹時血糖値の平均変化量は実薬群の－0.75mg/dLに対して，プラセボ群では－1.70mg/dLであった。3週間にわたる10〜17歳の小児・青年期双極性躁病を対象としたプラセボ対照クエチアピン錠単剤試験において，空腹時血糖値の平均変化量は実薬群の3.628mg/dLに対し，プラセボ群は－1.17mg/dLであった。基準時点の血糖値が100mg/日以下の群，100〜126mg/日の群のいずれも126mg/日以上の血糖値に上昇した者はいなかった。〈脂質代謝〉10〜17歳の小児・青年期双極性うつ病患者を対象としたプラセボ対照クエチアピン徐放錠単剤試験において，総コレステロール200mg/dL以上，トリグリセリド150mg/dL以上，LDL-コレステロール130mg/dL以上，HDL-コレステロール40mg/dL以下となった頻度は，実薬群がそれぞれ8％，28％，2％，20％に対して，プラセボ群ではそれぞれ6％，9％，4％，15％であった。〈体重増加〉10〜17歳の小児・青年期双極性うつ病患者を対象としたプラセボ対照クエチアピン徐放錠単剤試験において，7％以上の体重増加がみられた頻度は実薬群の15％に対し，プラセボ群は10％であった。体重の平均変化量は実薬群の1.4kgに対し，プラセボ群は0.6kgであった。体重増加は13〜17歳に比べ10〜12歳の方が大きかった。7％以上の体重増加がみられた10〜12歳の頻度は，実薬群の28％に対し，プラセボ群では0％であった。7％以上の体重増加がみられた13〜17歳の頻度は，実薬群の10.4％に対し，プラセボ群では13.9％であった。体重の平均変化量は，統合失調症を対象としたクエチアピン錠試験では，実薬群の2.0kgに対して，プラセボ群は－0.4kg，双極性躁病を対象としたクエチアピン錠試験では，実薬群の1.7kgに対し，プラセボ群は0.4kgであった。これら2つの小児試験に続くクエチアピン錠のオープン試験では，患者の63％が26週間の治療を完了し，26週間後の体重の平均増加量は4.4kgであった。正常な成長を調整しない場合，患者の45％に7％以上の体重増加がみられた。26週間の正常な成長を補正するため，基準時点のBMIから0.5標準偏差以上の増加を，臨床的に有意な変化としたとき，実薬群の18.3％が，治療26週後にこの基準を満たした。〈血圧上昇〉10〜17歳の小児・青年期双極性うつ病を対象としたプラセボ対照クエチアピン徐放錠単剤試験では，20mmHg以上の収縮期血圧上昇の発生率は実薬群の6.5％に対し，プラセボ群では6.0％，また10mmHg以上の拡張期血圧上昇の発生率は実薬群の46.7％に対し，プラセボ群では36.0％であった。13〜17歳の統合失調症（6週間），10〜17歳の双極性躁病（3週間）を対象としたプラセボ対照クエチアピン錠試験では，20mmHg以上の収縮期血圧上昇の発生率は実薬群の15.2％に対し，プラセボ群では5.5％，また10mmHg以上の拡張期血圧上昇の発生率は実薬群の40.6％に対し，プラセボ群では24.5％であった。26週間のオープン試験では，高血圧の既往がある小児1名が，高血圧性クリーゼを引き起こした。収縮期と拡張期の血圧上昇は，小児・青年のみに生じ，成人では起こらなかった。起立性低血圧は，小児・青年（1％未満）よりも，成人（4〜7％）に多くみられた。小児・青年に対しては，治療開始時とその後定期的な血圧測定を行うこと。〈甲状腺機能低下症〉13〜17歳の統合失調症（6週間），10〜17歳の双極性躁病（3週間）を対象としたプラセボ対照クエチアピン錠試験では，TSH上昇は実薬群の2.9％に対し，プラセボ群では0.7％，また総サイロキシン（T₄）低下は実薬群の2.8％に対し，プラセボ群は0％にみられた。TSH上昇がみられた実薬で治療中の1名は，治療の終了時にT₄が低下していた。〈高プロラクチン血症〉13〜17歳の統合失調症（6週間），10〜17歳の双極性躁病（3週間）を対象としたプラセボ対照クエチアピン錠試験では，プロラクチン値の変化が20mcg/L以上の男性は実薬群の13.4％に対してプラセボ群では4％，26mcg/L以上の女性は，実薬群の8.7％に対し，プラセボ群では0％であった。〈錐体外路症状〉10〜17歳の小児・青年期双極性うつ病患者を対象とした3週間のプラセボ対照クエチアピン徐放錠単剤試験における錐体外路症状の総発生率は，実薬群の1.1％に対し，プラセボ群では0％であった。13〜17歳の青年期統合失調症患者を対象とした6週間のプラセボ対照クエチアピン錠単剤試験における錐体外路症状の総発生率は，実薬群の12.9％に対し，プラセボ群では5.3％であったが，いずれの群も，個々の有害反応（アカシジア，振戦，錐体外路障害，運動減退，不穏，精神運動活動過剰，筋強剛，ジスキネジア）の発生率は4.1％以下であった。10〜17歳の小児・青年期双極性躁病を対象とした3週間のプラセボ対照クエチアピン錠単剤試験では，錐体外路症状の総発生率は実薬群の3.6％に対し，プラセボ群では1.1％であった。〈心拍数の増加〉10〜17歳の小児・青年期双極性うつ病を対象とした8週間のクエチアピン徐放錠試験では，110bpm以上の心拍数の増加は，実薬群の0％に対し，プラセボ群では1.2％にみられた。心拍数増加の平均はプラセボ群の0.3bpmに対して，実薬群では3.4bpm

（米国）	であった。13～17歳の青年期統合失調症を対象とした6週間のプラセボ対照クエチアピン錠単剤試験では，110bpm以上の心拍数の増加が，400mg/日群の5.2%，800mg/日群の8.5%に対し，プラセボ群では0%であった。心拍数増加の平均は400mg/日群の3.8bpm，800mg群の11.2bpmに対し，プラセボ群では3.3bpmであった。10～17歳の小児・青年期双極性躁病を対象とした3週間のプラセボ対照クエチアピン錠単剤試験では，110bpm以上の心拍数の増加は，400mg/日群の1.1%，600mg群の4.7%に対し，プラセボ群では0%であった。心拍数増加の平均は400mg/日群の12.8bpm，600mg/日群の13.4bpmに対し，プラセボ群では1.7bpmであった。
カナダ	■18歳未満の小児における使用■　18歳未満の小児における安全性・有効性は確立されておらず，その使用は推奨されない。18歳未満ではプラセボ群よりもクエチアピン群で血圧上昇が頻繁にみられたが，成人にはみられなかった。18歳未満のクエチアピン群では成人よりも食欲増加，血清プロラクチン値上昇，嘔吐，鼻炎，失神の頻度が高かった。18歳未満における心筋代謝作用，成長，成熟および行動発達を含む長期安全性データは系統的に評価されていない。 ■小児・青年における体重増加■　13～17歳の青年期統合失調症における6週間のプラセボ対照試験では，体重の平均増加は，クエチアピン群で2.0kg，プラセボ群で−0.4kgであった。7%以上の体重増加がクエチアピン群の21%とプラセボ群の7%にみられた。10～17歳の小児・青年期の双極性躁病を対象とした3週間のプラセボ対照試験において，平均の体重増加は，クエチアピン群で1.7kg，プラセボ群で0.4kgであった。7%以上の体重増加はクエチアピン群で12%にみられたが，プラセボ群にはみられなかった。上記の2試験に続くオープン試験で，患者の63%がクエチアピンで26週間の治療を完了し，26週間後の平均の体重増加は4.4kgであった。正常な成長を補正しなかった場合，7%以上の体重増加が患者の45%にみられた。26週にわたる正常な成長を補正するため，基準時点のBMIから0.5標準偏差以上の増加を，臨床的に有意な変化としたとき，クエチアピン群の18.3%が，治療26週後にこの基準を満たした。10～17歳の小児・青年期の双極性うつ病の8週間のプラセボ対照試験において，平均の体重増加は，クエチアピン徐放錠群で1.4kg，プラセボ群で0.6kgであり，7%以上の体重増加は，クエチアピン徐放錠群の13.7%，プラセボ群の6.8%にみられた。累積すると，小児・青年期での7%以上の体重増加はクエチアピン群で17%，プラセボ群で2.5%にみられた。これに対し，成人の臨床試験での7%以上の体重増加は，クエチアピン群で9.6%，プラセボ群（急性期試験の累積）で3.8%にみられた。 ■小児・青年における錐体外路症状■　小児・青年の統合失調症，双極性躁病におけるプラセボ対照試験では，錐体外路症状関連の有害事象の発現率は，クエチアピン群で高かったが，成人の試験では認められなかった。13～17歳の若年統合失調症における短期プラセボ対照単剤試験では，錐体外路症状の総発現率は，クエチアピン群で12.9%，プラセボ群で5.3%であったが，個々の有害事象（アカシジア，振戦，錐体外路症状，運動減退，焦燥感，精神運動過活動，筋強剛，ジスキネジア）の発現率は，いずれの治療においても4.1%を超えなかった。10～17歳の小児・青年期双極性躁病を対象とした短期プラセボ対照単剤試験では，錐体外路症状の総発現率はクエチアピン群で3.6%，プラセボ群で1.1%であった。10～17歳の小児・青年期双極性うつ病を対象とした短期プラセボ対照単剤試験での錐体外路症状の発現率は，クエチアピン徐放錠群の1.1%に対し，プラセボ群ではみられなかった。
英国	■小児使用■　徐放製剤は，この年齢層での使用を支持するデータがないため，18歳未満の小児・青年期での使用は推奨されない。本剤を用いた臨床試験では，成人で確認された既知の安全性特性に加え，成人と比較して小児・青年において高頻度でみられた有害事象（食欲増加，血清プロラクチン値上昇，嘔吐，鼻炎，錐体外路症状，過敏症），成人での試験でみられなかった事象（血圧上昇）が同定された。甲状腺機能検査の変化は小児・青年でも観察されている。成長・成熟に対する長期的な安全性の影響は，本剤では26週間を超えて研究されていない。認知・行動発達に対する長期的な影響は知られていない。統合失調症，双極性躁病，双極性うつ病を対象とした小児・青年期に対する本剤のプラセボ対照臨床試験では，プラセボと比較して錐体外路症状発生率の増加と関連していた。 ■薬物動態■　小児・青年期における徐放製剤の情報はない。バルプロ酸ナトリウムと本剤を同時投与したとき，薬物動態に大きな変化はなかったが，小児・青年を対象とした後ろ向き研究では，それぞれの単独治療群に比べて，併用療法群で白血球減少・好中球減少の発生率が高かった。 ■臨床効果■　クエチアピンの有効性・安全性は，10～17歳の米国人小児躁病患者284名（約45%の患者にADHDが併存）に対して3週間のプラセボ対照試験が行われた。また，13～17歳の統合失調症患者222名を対象に6週間のプラセボ対照試験が行われた。いずれの試験でも，実薬に反応しない既知の患者は除外された。クエチアピン錠による治療は50mg/日で開始し，2日目は100mg/日に増量；続いて，100mg/日（1日2～3回）ずつ増量して，目標用量（躁病400～600mg/日，統合失調症400～800mg/日）まで漸増した。YMRS改善率50%以上反応した患者は，クエチアピン400mg/日群で64%，600mg/日群で58%，プラセボ群で37%であった。低用量群（400mg/日）でも高用量群（800mg/日）でも，患者の反応率はプラセボ群よりも低かった。躁病，統合失調症のいずれも，より高用量の投与でも，反応率は低かった。10～17歳の小児・青年期双極性うつ病患者に徐放製剤を投与した3試験目の短期プラセボ対照単剤試験では，有効性は証明されなかった。この年齢層における維持療法，再発予防に関するデータはない。

（英国）	**臨床安全性** 成人よりも10〜17歳の小児・青年期患者で高頻度にみられた有害事象は，プロラクチン値上昇，食欲亢進，錐体外路症状，血圧上昇，嘔吐であった。クエチアピンによる短期小児臨床試験では，実薬群対プラセボ群の錐体外路症状の発現頻度は，統合失調症試験では12.9%対5.3%，双極性躁病試験では3.6%対1.1%，双極性うつ病試験では0%であった。実薬群対プラセボ群の基準時点から7%以上の体重増加は，統合失調症および双極性躁病の試験では17%対2.5%，双極性うつ病試験では13.7%対6.8%であった。実薬群対プラセボ群の自殺関連事象の頻度は，統合失調症試験では1.4%対1.3%，双極性躁病試験では1.0%対0%，双極性うつ病試験では1.1%対0%であった。双極性うつ病試験の群間試験後の治療追跡中に，患者2名に自殺関連事象がみられた。 **長期安全性** クエチアピン400〜800mg/日を可変用量で投与した380名の患者が参加した急性試験に続く26週間のオープン追跡試験から，安全性に関する追加データが得られた。小児・青年期で血圧上昇が報告され，食欲亢進，錐体外路症状，血清プロラクチン値上昇が小児・青年において成人患者よりも高頻度で報告されている。体重増加に関しては，長期にわたる正常な成長を調整して，基準時点から体格指数（BMI）が0.5標準偏差以上増加の増加を臨床的に有意な変化としたところ，クエチアピンを26週間以上投与した患者の18.3%がこの基準を満たしていた。

クロミプラミン塩酸塩（clomipramine hydrochloride）

アナフラニール（アルフレッサファーマ）　錠10mg，25mg　注〔点滴静注〕25mg/2mL

日本	経口薬を小児に投与する場合には4歳以上に投与することが望ましい。注射剤を小児に投与する場合には慎重に投与すること（低出生体重児，新生児又は乳児に対する使用経験がない。また，小児に対する安全性が確立されていない）。遺尿症に対しては，通常，6歳未満の幼児には1日10〜25mgを，また6歳以上の小児には1日20〜50mgを1〜2回に分割経口投与する。ただし，年齢，症状により適宜増減する（本剤は遺尿症に対して小児に使用される。一般に排尿調節は3歳頃から可能になり，薬物療法の対象は排尿調節が一応完成される4歳以上とされている。本剤を小児遺尿症に使用する場合は，病態，年齢及び遺尿の頻度等を考慮し4歳以上に投与することが望ましい）。
米国	小児では，強迫性障害以外の安全性・有効性は確立していない。小児・青年期に本剤の使用を考慮する際には，潜在的危険性と臨床的必要性のバランスを考慮すること。10歳未満の小児に対しては，安全性・有効性は確立していないので，本剤の使用は推奨できない。小児・青年期の初期治療・用量調整は，成人同様に，最初の2週間は1日25mgから開始し，徐々に増量すべきである（食事ごとに分割投与して消化器系の副作用を抑える）。忍容性を確認しながら1日最大3mg/kgまたは100mgのいずれか少ない用量まで増量を行う。その後，数週間かけて1日最大3mg/kgまたは200mgのいずれか少ない用量まで，徐々に増量することができる。用量調整後は，成人同様に，日中の鎮静を最小限にするため1日1回就寝前の投与を考慮する。
英国	小児・青年期においては，病因や症候学が様々なうつ状態，恐怖症，パニック発作，ナルコレプシーに伴うカタレプシー，慢性疼痛状態の治療に対して，本剤の安全性・有効性に対する十分なエビデンスはない。それゆえ，0〜17歳の小児・青年期における上記の病態に対する使用は推奨しない。1歳未満の小児のうつ状態，恐怖症，ナルコレプシーに伴うカタレプシーの治療には使用しないこと。

スルピリド（sulpiride）

ドグマチール（アステラス）　細(10%)100mg/g，(50%)500mg/g　錠50mg，100mg，200mg　カ50mg　注〔筋注〕50mg/2mL，100mg/2mL

304ページ参照

セチプチリンマレイン酸塩（setiptiline maleate）

テシプール（持田）　錠1mg

日本	小児等には慎重に投与すること。小児等に対する安全性は確立していない（使用経験が少ない）。

塩酸セルトラリン（sertraline hydrochloride）

ジェイゾロフト（ファイザー） 錠 25mg, 50mg, 100mg　OD錠 25mg, 50mg, 100mg

日本	**小児使用** 低出生体重児，新生児，乳児，幼児，小児に対する安全性は国内で確立していない（使用経験がない）。海外で実施された6〜17歳の大うつ病性障害（DSM-IV）を対象としたプラセボ対照二重盲検比較試験において有効性が確認できなかったとの報告がある。当該試験にて自殺企図はみられなかったが，自殺念慮は本剤群でのみ4.5%（3/67例）にみられた（海外において本剤は小児外傷後ストレス障害患者に対する適応を有していない）。また，本剤群でみられた自殺企図［1.1%（2/189例）］は，プラセボ群［1.1%（2/184例）］と同様であり，自殺念慮は本剤群で1.6%（3/189例）にみられた。これらの事象と本剤との関連性は明らかではない（海外において本剤は小児大うつ病性障害患者の適応を有していない）。
米国	**小児適応** 強迫性障害。 **用法・用量** 初期投与は，6〜12歳は1日1回25mg，13〜17歳は1日1回50mgの用量から開始する。6〜12歳の小児強迫性障害を対象とした臨床試験における本剤の効果は，1日25〜200mgの用量の範囲では，用量と効果の間に関連はみられなかった。1日投与量が初期投与量25〜50mgで反応しない患者には1日最大200mgまで増量することができる。一般的に成人よりも体重が少ない小児の強迫性障害に対しては過量投与に注意すること。本剤の半減期は24時間あることから，少なくとも1週間以内に用量調整をしないこと。 **使用上の注意** 6〜17歳の187名の小児強迫性障害の外来患者を対象とした12週間の多施設プラセボ対照試験において，強迫性障害の有効性が確立された。小児においては強迫性障害以外の疾患に対する安全性・有効性が確立されていない。小児の大うつ病性障害を対象に本剤を用いて行われた2つのプラセボ対照試験（373名）では，十分なデータを得ることができなかった。小児・青年期に本剤の使用を考慮する際には，臨床的必要性と潜在的危険性のバランスを考慮すること。
英国	**小児適応** 強迫性障害。 **用法・用量** 6〜12歳の推奨用量は，25mg/日で開始し，1週間後50mg/日に増量できる。13〜17歳の推奨用量は50mg/日で開始し，必要に応じ50mgずつ数週間かけて増量できるが，投与量変更の間隔は1週間以上開け，200mg/日を最大投与量とする（大人に比べて子供の低体重を考慮すること）。 **使用上の注意** 6歳未満における安全性・有効性についてのデータはない。1歳未満には使用しないこと。6〜17歳の小児に対しては強迫性障害以外の疾患には用いないこと。自殺関連行動（自殺企図と自殺念慮）と敵意（主に攻撃，反抗，怒り）が小児・未成年の抗うつ薬の治療でプラセボと比較して有意に認められることから，臨床上の必要性に基づいて治療を行う場合には，自殺関連症状の発現を注意深く観察すること。加えて，小児・未成年での成長，性的成熟，認知機能・行動の発育への影響に関連した，長期間の安全性のデータは，臨床において限局したもののみに限られる。市販後の症例では，成長の遅れや青年期の遅れを認めたという報告もあるが，臨床上の関連や因果関係は未だ明確でない。小児に長期治療を行う際は，成長と発達の異常についてモニタリングすること。
ニュージーランド	**小児適応** 小児・青年期（6〜17歳）における治療適応は強迫性障害である。6歳未満における安全性・有効性は確立していない。18歳未満の小児・青年期の大うつ病性障害の治療には用いないこと。本剤の安全性・有効性は，この年代における大うつ病性障害の治療に対して十分に確立していない。 **用法・用量** 6〜17の小児の強迫性障害における安全性・有効性は確立している。現在進行中あるいは完了した臨床試験において，250名以上の小児強迫性障害に本剤が投与され，これらの試験から小児での安全性特性が，成人の強迫性障害でみられたものと同等であることが示されている。13〜17歳の小児強迫性障害に対しては50mg/日から開始する。6〜12歳の小児強迫性障害に対しては，25mg/日から開始し，1週間後に50mg/日に増量する。50mg/日で反応がみられない場合は，必要に応じ200mg/日まで増量する。6〜17歳のうつ病，強迫性障害を対象とした臨床試験では，成人と類似の薬物動態学的特性を有していた。しかしながら一般的に，成人の場合と比較して，低体重の小児では過剰投与を避けるため，50mg以上に増量する際には熟考すること。小児のうつ病，パニック障害に対する本剤の有効性に関する比較対照試験は行われていない。6歳未満における本剤の安全性・有効性は確立していない。本剤の半減期は約1日であり，小児における漸増に際しては1週間未満での用量変更はしないこと。 **躁・軽躁の賦活化**：小児の強迫性障害に治療を行った場合の過活動（多動症）は広く知られており，その発症は，6〜12歳ではプラセボ群3/54（5.6%）に対し本剤では8/53（15.1%），13〜17歳ではプラセボ群1/41（2.4%）に対し本剤では0/39（0%）であった。 **体重減少**：本剤での治療中に顕著な体重減少がみられたものの，比較対照試験での本剤投与群の体重減少は平均して0.5〜1kgであり，体重減少に伴い本剤を継続できない患者はごく稀（0.1%未満）であった。小児における体重減少は，6〜12歳では，プラセボ0/54（0%）に対し，本剤では2/53（3.8%），13〜17歳では，プラセボ群0/41（0%）に対し，本剤では3/39（7.7%）に認められた。小児で本剤による治療を長期的に行う際には，身長と体重の計測が推奨される。

（ニュージーランド）	**臨床的悪化と自殺の危険性**：9種類の抗うつ薬（citalopram, fluoxetine, フルボキサミン, パロキセチン, セルトラリン, bupropion, ミルタザピン, nefazodone, ベンラファキシン）のプラセボ対照試験と24の短期間（4〜16週）の青年期の大うつ病性障害，強迫性障害，その他の精神障害におけるプラセボ対照試験を蓄積して4,400名以上の小児を対象とした解析では，自殺行為・自殺念慮などの高い危険性を持つ副作用が示された。自殺の危険性は，プラセボ群の2%に対し，抗うつ薬群では4%に認められた。薬剤間で自殺リスクにかなりのばらつきがみられたものの，試験されたほとんどすべての薬剤で若年者における増加が認められた。自殺念慮の危険性は，大うつ病性障害の試験において一貫して多く認められたが，強迫性障害や社交不安障害の試験からも，その危険性増加の兆候が認められた。これらの臨床試験では自殺は起きていない。小児・青年期における自殺の危険性が数カ月に及ぶものかは知られていない。精神病性，非精神病性のうつ病に対して抗うつ薬治療を受けている成人，青年期，小児において，不安，激越，パニック発作，不眠，易刺激性，敵意（攻撃性），衝動性，アカシジア（精神運動不穏），軽躁，躁の症状が報告されている。これらの症状の出現が，うつ病の悪化や自殺衝動の出現，もしくはその両方と因果関係があるのかどうかは確立していないものの，希死念慮出現の前兆である可能性が懸念されている。精神病性，非精神病性のうつ病やその他の症状に対して抗うつ薬治療を行っている小児・青年期患者の家族・世話人は，激越（興奮），易刺激性，行動の異常な変化など，患者の状態をモニタリングする必要があり，自殺念慮のみならず，上記症状が出現した際には治療者に速やかに連絡すること。特に抗うつ薬による治療開始数カ月後や用量増減の際には，モニタリングが重要である。 **小児使用** 225名の小児強迫性障害に対して，本剤を用いた試験が完了している。これらの小児試験での安全性は，成人での試験と類似していた。限局的な臨床エビデンスであるが，小児・青年期における，成長，性的成熟，認知や行動の発達を含む，長期安全性のデータが得られている。小児に長期間の治療を行う際には，成長や発達の異常についてモニタリングすること。 **薬物動態学** 小児強迫性障害における本剤の薬物動態は成人と類似しているが，特に6〜12歳の小児は低体重であることから，過剰投与を避けるため低用量が推奨される。 **副作用** 6〜17歳の小児・青年期における大うつ病性障害の臨床試験において，本剤群の2%以上にみられ，プラセボ群の2倍以上みられたものは，下痢，激越，拒食，嘔吐，多動，口渇，振戦，尿失禁であった。副作用に伴う中止は，本剤の9%に対して，プラセボ群では2.1%であった。

デュロキセチン塩酸塩（duloxetine hydrochloride）

サインバルタ（塩野義＝リリー）　カ 20mg，30mg

日本	低出生体重児，新生児，乳児，幼児，小児に対する有効性・安全性は確立していない（使用経験がない）。海外で実施された7〜17歳の大うつ病性障害（DSM-IV-TR）患者を対象としたプラセボ対照の臨床試験において有効性が確認できなかったとの報告がある。
米国	7〜17歳の小児・青年の全般性不安障害に対して，最初の2週間は30mg/日から開始。その後増量を考慮する。推奨用量は30〜60mgの1日1回投与。1日1回60mg以上の投与で有用な患者もいたが，検討された最高用量は120mgの1日1回投与までで，それ以上の用量での安全性は評価されていない。7〜17歳の全般性不安障害の小児272名（47%は7〜11歳）に対して行われた10週間にわたる一つのプラセボ対照試験で有用性が示された。7歳未満の小児への安全性・有用性は確立していない。7〜17歳の小児・青年の大うつ病性障害に対する有用性は，対象患者800名の10週間にわたる2つのプラセボ対照試験で証明されなかった（本剤と小児うつ病に適応のある他の活性薬剤ともプラセボに勝っていなかった）。それゆえ，18歳未満の小児への安全性・有効性は確立されていない。SSRI，SNRIの使用時に最も頻繁に観察される有害事象は頭痛・吐き気・体重減少・腹痛であり，特に体重減少はそれらの使用と関連しているため，本剤のようなSNRIを児童青年期において使用する際には，体重・成長を定期的にモニターし臨床的有用性と潜在的危険性のバランスを考慮すること。
英国，フランス，ドイツ，イタリア	安全性・有効性の観点から18歳未満の大うつ病性障害に対して使用すべきでない。7〜17歳の小児における全般性不安障害の治療に対する安全性・有用性は確立していない。糖尿病性末梢神経障害性疼痛の治療に対する安全性・有効性の検討は行われておらず，データはない。
カナダ，オーストラリア	18歳未満の小児・青年に対する安全性・有効性は確立していないので適応はない。

ドスレピン塩酸塩（dosulepin hydrochloride）

プロチアデン（科研＝日医工）　錠 25mg

| 日本 | 小児等に対する安全性は確立していない（使用経験がない）。 |

トラゾドン塩酸塩（trazodone hydrochloride）

レスリン（MSD）　錠 25mg，50mg
デジレル（ファイザー）　錠 25mg，50mg

日本	小児等には慎重に投与すること。小児等に対する安全性は確立していない。
米国	小児における安全性・有効性については確立していない。小児，青年期の患者に本剤の投与を検討する際には，臨床的必要性と潜在的危険性のバランスを考慮すること。
英国	小児うつ病に対する十分な安全性データがないことから，18歳未満の小児・青年期への使用は推奨できない。抗うつ薬の治療を受けた小児，青年期の臨床研究では，プラセボ群よりも多くの自殺行動（自殺未遂と自殺の計画）や敵意（攻撃性・反抗，怒り）が観察された。さらに小児・青年期における成長，成熟，認知機能や行動の発達に対する長期安全性のデータはない。

トリミプラミンマレイン酸塩（trimipramine maleate）

スルモンチール（塩野義＝共和薬品）　散（10%）100mg/g　錠 10mg，25mg

日本	小児には慎重に投与すること。小児等に対する安全性は確立していない（使用経験が少ない）。
米国	小児における安全性・有効性は確立していない。小児・青年期に本剤の投与を検討する際には，潜在的危険性と臨床的必要性のバランスを考慮すること。
英国	小児へは推奨されない。

ノルトリプチリン塩酸塩（nortriptyline hydrochloride）

ノリトレン（大日本住友）　錠 10mg，25mg

日本	小児等に対する安全性は確立していない（使用経験がない）。小児では副作用が発現しやすくなると考えられるので，慎重に投与すること。小児においては特に高用量が心臓への毒性，発作誘発効果に敏感である。
米国	小児における安全性・有効性は確立していない。小児・青年期に本剤の投与を検討する際には，潜在的危険性と臨床的必要性のバランスを考慮すること。
英国	小児適応 夜尿症のみ。就寝前30分に投与すべきである。1日用量は，6〜7歳（20〜25kg，44〜55lb）が10mg，8〜11歳（25〜35kg，55〜77lb）が10〜20mg，11歳以上（35〜54kg，77〜119lb）が25〜35mg，青年期の患者には，1日30〜50mg（分割投与）。 注意 本剤は授乳中の母親と6歳未満の小児には禁忌である。夜尿症の治療に伴い，小児に行動変化が起こることがある。

パロキセチン塩酸塩水和物（paroxetine hydrochloride hydrate）

パキシル（GSK）　錠 5mg，10mg，20mg

パキシル CR（GSK）　徐放錠 12.5mg，25mg

日本	小児等に対する安全性は確立していない。また，長期投与による成長への影響については検討されていない。海外で実施した7～18歳の大うつ病性障害（DSM-IV）患者を対象としたプラセボ対照試験においてパロキセチンの有効性が確認できなかったとの報告がある。また，7～18歳の大うつ病性障害，強迫性障害，社会不安障害患者を対象とした臨床試験を集計した結果，2%以上かつプラセボ群の2倍以上の頻度で報告された有害事象は本剤投与中は，食欲減退，振戦，発汗，運動過多，敵意，激越，情動不安定（泣き，気分変動，自傷，自殺念慮，自殺企図等）であった。なお，自殺念慮，自殺企図は主に12～18歳の大うつ病性障害患者で，また，敵意（攻撃性，敵対的行為，怒り等）は主に強迫性障害，12歳未満の患者で観察された。本剤減量中，中止後は，神経過敏，めまい，嘔気，情動不安定（涙ぐむ，気分変動，自殺念慮，自殺企図等），腹痛であった。
米国	小児に対する安全性・有効性は確立していない。752名の小児大うつ病性障害に対して3つのプラセボ対照試験が行われたが，小児への使用を支持する十分なデータは得られなかった。児童青年期に本剤の使用を考慮する際には臨床的必要性と潜在的危険性のバランスを考慮すること。SSRIの使用で食欲減退，体重減少が報告されているので，本剤のようなSSRIを小児・青年に使用する際には体重・成長について定期的なモニタリングを行うこと。大うつ病性障害及び他の精神疾患における短期間の臨床試験で小児・青年・若年成人においてはプラセボにくらべ抗うつ薬の使用で自殺念慮や自殺行動の危険性を増す。小児で実施されたプラセボ対照試験において，本剤で治療を受けた小児の2%以上で，またプラセボ服用患者の2倍以上の頻度で，情動不安定（自傷，希死念慮，自殺企図，号泣，気分変動を含む），敵意，食欲減退，振戦，発汗，ハイパキネジア，激越等の有害事象が報告されている。これらの有害事象は小児の臨床試験では本剤の治療中断時に報告されている。
英国	8～17歳の小児・青年期に対しては自殺行動や敵意の危険性増大と関連することが臨床対照試験で示されていることから使用すべきではない。さらに，これらの臨床試験において有効性が十分に証明されていない。7歳以下の小児には臨床試験が行われていないので，有効性・安全性が確立されない限り使用すべきではない。

フルボキサミンマレイン酸塩（fluvoxamine maleate）

ルボックス（アッヴィ）　錠 25mg，50mg，75mg

デプロメール（MeijiSeika）　錠 25mg，50mg，75mg

日本	低出生体重児，新生児，乳児，幼児，小児に対する安全性は確立していない。（低出生体重児，新生児，乳児，幼児については使用経験がなく，小児については使用経験が少ない。）本剤の小児に対する有効性・安全性を検証するための試験は行われていない。類薬において，海外で実施された18歳以下の大うつ病性障害（DSM-IV）患者を対象としたプラセボ対照試験において有効性が確認できなかったとの報告がある。海外では強迫性障害の小児に選択的セロトニン再取り込み阻害薬を投与し，食欲低下と体重減少・増加が発現したとの報告があるので，小児に長期間本剤を服用させる場合には，身長，体重の観察を行うこと。
米国	［薬物動態］6～11歳の小児及び12～17歳の青年で反復投与後の薬物動態を検討した。定常状態における血漿濃度は，小児では青年よりも2～3倍高かった。小児のAUCとCmaxは，青年よりも1.5～2.7倍高かった。成人と同様に，小児・青年ともに，反復投与後の薬物動態は非線形を示した。女児では，AUC（0～12）とCmaxが，ともに男児と比較して有意に高かったため，用量を減量しても治療効果が得られる可能性がある。青年では性差が確認されなかった。300mg/日用量を投与後の定常状態における血漿中濃度は，成人と青年で同程度であり，本剤曝露量は，これら2つの年齢層で同程度であることが示された。青年では，治療効果を得るために300mg/日までの範囲で用量を調節することができる。強迫性障害に対する有効性は，8～17歳の小児科外来患者を対象とした10週間の多施設共同並行群間小児強迫性障害試験で確認されている。8～11歳の年齢群では顕著な治療効果が認められたが，12～17歳の年齢群では基本的に治療効果は認められなかった。10週間の小児強迫性障害試験において本剤投与群の57例中2例（4%）で躁的反応が発現したのに対し，プラセボ群の63例では発現例はなかった。強迫性障害を除き，小児に対する安全性・有効性は確立していない。小児・青年に本剤の投与を検討する際には，臨床的必要性と潜在的危険性のバランスを考慮すること。小児に長期間投与する場合には，定期的な体重・発育の観察が推奨される。

(米国)	本剤を小児・青年に安全に投与できるという結論の根拠となったエビデンスは，比較的短期の臨床試験および成人での使用経験の外挿から得られたものであることに留意すること。本剤の使用に伴う薬剤に関連する可能性が高い有害事象のうち，最もよくみられた事象は，傾眠，不眠症，神経過敏，振戦，悪心，消化不良，食欲不振，嘔吐，射精異常，無力症，発汗であった。強迫性障害患者のみを対象とした2試験の併合データで上記と同じ基準を適用した結果，さらに口内乾燥，リビドー減退，頻尿，無オルガズム症，鼻炎，味覚倒錯が特定された。小児強迫性障害を対象とした1試験で上記の基準を適用した結果，さらに激越，うつ病，月経困難症，放屁，運動過多，発疹が特定された。 **用法・用量** 8〜17歳の小児強迫性障害における推奨開始用量は25mgであり，1日1回，就寝前に投与する。小児強迫性障害（8〜17歳）に対する有効性を確立した対照試験では，50〜200mg/日の範囲内で用量を調節した。小児に本剤を投与する場合には，年齢・性差を考慮すること。11歳以下の小児では，最高用量は200mg/日を超えないこと。女児では，用量を減量しても治療効果が得られる可能性がある。青年では，治療効果を得るために300mg/日までの範囲で用量を調節することができる。用量は，最大の治療効果が得られるまで，忍容性に応じて，4〜7日ごとに25mgずつ増量すること。1日用量として50mg以上を2回に分けて投与することが望ましい。
英国	18歳未満の小児・青年の大うつ病エピソードに対して，本剤を投与しないこと。小児の大うつ病エピソード治療における有効性・安全性は確立していない。8歳以上の小児・青年の強迫性障害に対して，最高100mgを1日2回10週間投与したときの限定的なデータが得られている。開始用量は25mg/日とし，有効用量に達するまで，忍容性に応じて4〜7日ごとに25mgずつ増量する。小児における最高用量は200mg/日を超えないこと。1日用量が50mgを超える場合には，2回に分けて投与することが望ましい。2回に分けたそれぞれの用量が異なる場合，高用量の回を就寝前に投与すること。強迫性障害を除き，18歳未満の小児・青年に対しては投与しないこと。小児・青年の強迫性障害を対象とした10週間のプラセボ対照試験において，プラセボ群よりも発現率が高く，よくみられた有害事象は，不眠症，無力症，激越，運動過多，傾眠，消化不良であった。同試験で報告された重篤な有害事象は，激越，軽躁であった。臨床試験外での投与中に，小児・青年で痙攣が報告されている。8〜17歳の強迫性障害120名を対象としたプラセボ対照試験において，投与10週時に，対象患者集団全体のうち本剤投与群で統計学的に有意な改善が認められた。さらにサブグループ解析を行った結果，小児ではCY-BOCSに改善が認められたが，青年ではそのような効果はみられなかった。平均用量は，それぞれ158mg/日，168mg/日であった。

ベンラファキシン塩酸塩（venlafaxine hydrochloride）

イフェクサーSR（ファイザー）　徐放力　37.5mg，75mg

日本	18歳未満の大うつ病性障害患者では，プラセボよりも自殺念慮，自殺企図の危険性が高くなる可能性が示唆されているため，有用性と危険性を考慮して投与すること。海外で実施された7〜17歳の大うつ病性障害患者（DSM-IV）を対象としたプラセボ対照試験において有効性が確認できなかったとの報告がある。本剤を18歳未満の大うつ病性障害患者に投与する際には適応を慎重に検討すること。小児には慎重に投与すること。低出生体重児，新生児，乳児，幼児，小児に対する有効性，安全性は確立していない。18歳未満の精神疾患を対象としたプラセボ対照試験で，プラセボに対する本剤の自殺行動・自殺念慮のリスク比は1.97（95%信頼区間1.09〜22.72）であり，本剤投与時に自殺行動・自殺念慮のリスク増加の報告がある。抗うつ薬の投与により，24歳以下の患者で，自殺念慮，自殺企図のリスクが増加するとの報告がある。
米国	小児のデータは十分ではないものの，766名の大うつ病性障害の小児と793名の全般性不安障害の小児に対して，本剤を用いた2つのプラセボ対照試験が行われた。小児・青年期に本剤の投与を検討する際には，臨床的必要性と潜在的危険性のバランスを考慮すること。小児・青年期の発達・成熟という視点から，本剤が成長に与える影響を主要評価とした研究はないものの，体重・身長に及ぼす副作用が示唆されている。本剤での治療が必要と判断された小児で治療が長期化する場合には，特に身長・体重を定期的にモニターすること。6カ月以上にわたる小児に対する系統的な安全性評価は行われていない。6〜17歳の小児における研究では，成人同様に血圧・コレステロール値の上昇との関連がみられたことから，成人への注意が小児にも適応される。
英国	18歳未満の小児・青年期患者への使用は推奨されない。小児・青年期のうつ病患者を対象とした症例対照試験で有効性が確認されなかったため，本剤の使用は支持されない。18歳未満の小児・青年期における他の適応疾患に対する安全性・有効性も確立していない。

3 世界の添付文書に記載されるわが国で使用可能な向精神薬の児童・青年期精神疾患患者に対する投与の際の留意点

オーストラリア	18歳未満の安全性・有効性が示されていないため，使用すべきではない。小児における臨床研究において，副作用や自殺念慮が認められている。また，攻撃性や特に大うつ病性障害における自傷行為の増加が報告されている。 **注意** SSRIやその他の抗うつ薬の短期間のプラセボ対照試験において，小児，青年期，18〜24歳の若年者における大うつ病性障害・その他の精神障害では，抗うつ薬の治療開始後おおむね1〜2カ月間において，自殺リスクの増加が示されている。9つの抗うつ薬のプラセボ対照試験と24の短期間（4〜16週）の青年期の大うつ病性障害，強迫性障害，その他の精神障害におけるプラセボ対照試験を蓄積して4,400名以上の小児を対象とした解析では，適応疾患で自殺リスクにかなりのばらつきがみられたものの，自殺リスクの発生率が最も高かったのは大うつ病性障害であった。精神病性，非精神病性のうつ病に対して抗うつ薬治療を受けている成人，青年期，小児において，不安，激越，パニック発作，不眠，易刺激性，敵意（攻撃性），衝動性，アカシジア（精神運動不穏），軽躁，躁の症状が報告されている。これらの症状の出現が，うつ病の悪化や自殺衝動の出現，もしくはその両方と因果関係があるのかどうかは確立していないものの，希死念慮出現の前兆である可能性が懸念されている。 **副作用** 一般的に6〜17歳の小児・青年期におけるプラセボ対照試験で本剤の副作用は，成人のものに類似していた。成人と同様に，食欲減退，体重減少，血圧上昇，血清コレステロールの上昇が認められた。このほか，腹痛，激越，消化不良，皮下出血（斑状出血），鼻出血，筋肉痛の有害事象が観察された。小児の臨床試験では，敵意増加の報告が，特に大うつ病性障害において，自殺念慮・自傷行為といった自殺関連の有害事象増加の報告がみられた。
ニュージーランド	18歳未満の小児における安全性・有効性は確立されていないため，使用しないこと。 **副作用** 小児における臨床試験で，副作用や自殺念慮が認められている。また，攻撃性や特に大うつ病性障害における自傷行為の増加が報告されている。6〜17歳の小児・青年期に対して行われたプラセボ対照試験における本剤の副作用は，成人の試験結果と類似していた。成人と同様に食欲減退，体重減少，血圧上昇，血清コレステロール値の上昇が観察された。このほか，腹痛，激越，消化不良，皮下出血（斑状出血），鼻出血，筋肉痛の有害事象が観察された。小児の臨床試験では，敵意の増加の報告が，特に大うつ病性障害において，自殺念慮・自傷行為といった自殺関連の有害事象の増加の報告がみられた。 **注意** うつ病・その他の精神障害では自殺リスクが知られており，これらの疾患自体が自殺の予測因子である。SSRIやその他の抗うつ薬の短期間のプラセボ対照試験において，小児，青年期，18〜24歳の若年者における大うつ病性障害・その他の精神障害では，抗うつ薬治療により自殺リスクの増加が示されている。精神病性，非精神病性のうつ病に対して抗うつ薬治療を受けている成人，青年期，小児において，不安，激越，パニック発作，不眠，易刺激性，敵意（攻撃性），衝動性，アカシジア（精神運動不穏），軽躁，躁の症状が報告されている。これらの症状の出現が，うつ病の悪化や自殺衝動の出現，もしくはその両方と因果関係があるのかどうかは確立していないものの，希死念慮出現の前兆の可能性が懸念されている。9つの抗うつ薬のプラセボ対照試験と24の短期間（4〜16週）の青年期の大うつ病性障害（16試験），強迫性障害（4試験），その他の精神障害（4試験）におけるプラセボ対照試験を蓄積して4,400名以上の小児を対象とした解析では，抗うつ薬の治療開始後おおむね1〜2カ月間において，自殺行動や自殺念慮のリスク増加が示されている。これらの危険性は平均して，プラセボ群の2％に対し，抗うつ薬群では4％に認められた。薬剤間で自殺リスクにかなりのばらつきがみられたものの，試験されたほとんどすべての薬剤で若年者における増加が認められた。自殺念慮の危険性が最も一貫して認められたのは，大うつ病性障害の試験であったが，強迫性障害や社交不安障害の試験でも，そのリスク増加の兆候が認められた。これらの臨床試験では自殺は起きていない。小児・青年期の患者における自殺リスクが数カ月に及ぶものかは知られていない。

マプロチリン塩酸塩（maprotiline hydrochloride）

ルジオミール（ノバルティス） 錠 10mg，25mg

日本	小児には慎重に投与すること。低出生体重児，新生児，乳児，幼児，小児に対する安全性は確立していない（使用経験がない）。
米国	小児における安全性・有効性は確立していない。小児・青年期に対しては潜在的危険性と臨床的必要性を比較して慎重に投与すること。

ミアンセリン塩酸塩（mianserin hydrochloride）

テトラミド（MSD＝第一三共）　錠 10mg, 30mg

日本	使用上の注意 慎重投与：低出生体重児，新生児，乳児，幼児，小児には慎重に投与すること。小児等への投与 低出生体重児，新生児，乳児，幼児又は小児に対する安全性は確立していない（使用経験が少ない）。
オーストラリア	18歳未満の小児・青年期のうつ病やその他の精神障害の治療に対する安全性・有効性は十分に確立していない。18歳未満の小児・青年期のうつ病やその他の精神障害の治療に使用しないこと。

ミルタザピン（mirtazapine）

リフレックス（MeijiSeika）　錠 15mg, 30mg

レメロン（MSD）　錠 15mg, 30mg

日本	低出生体重児，新生児，乳児，幼児，小児に対する有効性・安全性は確立していない（国内での使用経験がない）。海外で実施された7〜17歳の大うつ病性障害（DSM-IV）を対象としたプラセボ対照試験で有効性が確認できなかったとの報告がある。
米国	小児に対する有効性，安全性は確立していない。小児の大うつ病性障害258名を対象とした2つのプラセボ対照臨床試験において，本剤投与による小児に対する有益性を示す十分なデータが得られなかった。小児，青年期に本剤の投与を検討する際には臨床的必要性と潜在的危険性のバランスを考慮すること。小児に対する8週間の長期臨床試験（15〜45mg/日）では，7％以上の体重増加はプラセボ群の5.7％に対して，本剤投与群の49％にみられた。平均の体重増加量は，本剤投与群の4kgに対して，プラセボ群では1kgだった。
英国	安全性への懸念および2つの短期臨床試験において有効性が示されなかったことから，18歳未満の小児，青年期に本剤の口腔内崩壊錠を使用しないこと。
オーストラリア	小児適応 18歳未満の小児・青年期の大うつ病性障害に対するプラセボ対照試験で，安全性・有効性が示されなかったことから，18歳未満の小児・青年期へは使用しないこと。小児・青年期の臨床試験において，自殺関連行動（自殺企図，自殺念慮），敵意（主に攻撃性，敵対的行動，怒り）は，プラセボ群よりも抗うつ薬治療群でより高頻度に認められた。臨床的必要性から抗うつ薬治療が行われる場合には，自殺症状の出現に対して注意深い観察を行うこと。小児・青年期での成長，成熟，認知機能・行動の発達における長期間の安全性のデータはない。 自殺の危険性 SSRIやその他の抗うつ薬の短期間のプラセボ対照試験において，小児，青年期，18〜24歳の若年者における大うつ病性障害・その他の精神障害では，抗うつ薬の治療開始後おおむね1〜2カ月間において，自殺リスクの増加が示されている。9つの抗うつ薬のプラセボ対照試験と24の短期間（4〜16週）の青年期の大うつ病性障害，強迫性障害，その他の精神障害におけるプラセボ対照試験を蓄積して4,400名以上の小児を対象とした解析では，薬剤間で自殺リスクにかなりのばらつきがみられたものの，試験されたほとんどすべての薬剤で若年者における増加が認められた。適応疾患で自殺リスクにかなりのばらつきがみられたものの，最も頻度が高かったのは大うつ病性障害であった。小児での臨床試験で自殺はみられなかった。うつ病・その他の症状に対して抗うつ薬治療を行っている小児・青年期患者の家族・世話人は，激越（興奮），易刺激性，行動の異常な変化など，患者の状態をモニタリングする必要があり，自殺念慮のみならず，上記症状が出現した際には治療者に速やかに連絡すること。特に抗うつ薬による治療開始後数カ月間や，用量増減の際には，モニタリングが重要である。
ニュージーランド	小児適応 7〜18歳の小児大うつ病性障害259名を対象に行われた2つの無作為化二重盲検プラセボ対照試験において，最初の4週間は15〜45mgの可変用量で調整し，その後の4週間は本剤を15，30，45mgのいずれかの固定用量で行ったが，主要転帰・すべての副次転帰で本剤とプラセボとの間に有意差を見いだすことができなかった。2つの短期間の臨床試験において有効性・安全性が証明されなかったため，18歳未満の小児・青年期の治療には使用しないこと。 副作用 小児における臨床試験で一般的に認められた副作用は，7％以上の顕著な体重増加（本剤群48.8％対プラセボ群5.7％），蕁麻疹（11.8％対6.8％），中性脂肪高値（2.9％対0％）であった。小児・青年期の臨床試験において，自殺関連行動（自殺企図，自殺念慮），敵意（主に攻撃性，敵対的行動，怒り）は，プラセボ群よりも抗うつ薬群でより高頻度に認められたことから，臨床的必要性から抗うつ薬治療を行う際には，自殺症状の出現に対して注意深い観察を行うこと。

カナダ	**小児適応** 18歳未満の小児での安全性・有効性は確立していないので，これらの患者への投与は推奨されない。7〜18歳の小児大うつ病性障害259名を対象に行われた2つの無作為化二重盲検プラセボ対照試験において，主要転帰及び全ての副次転帰で本剤とプラセボとの間に有意差を見いだすことができなかった。小児・青年期での成長，成熟，認知機能や行動の発達における長期間の安全性のデータはない。 **副作用** 小児における臨床試験で一般的に認められた副作用は，7%以上の顕著な体重増加（本剤群48.8%対プラセボ群5.7%），蕁麻疹（11.8%対6.8%），中性脂肪高値（2.9%対0%）であった。 **警告** 近年解析されたプラセボ対照臨床試験のSSRI及びその他の新規抗うつ薬の安全性におけるデータでは，18歳未満にこれらの薬剤が投与された場合には，自殺念慮や自殺行動のリスク上昇も含む行動・感情の変化が多くなると示唆されている。SSRIとその他の新規抗うつ薬の臨床試験や市販後調査では，小児・成人ともに，自傷他害行動を伴う激越型の副作用（アカシジア，激越，脱抑制，不安定な感情，敵意，攻撃性，離人症など）がみられ，なかには治療開始数週間後の発症例がある。

ミルナシプラン塩酸塩（milnacipran hydrochloride）

トレドミン（旭化成ファーマ＝ヤンセン）　錠 12.5mg，15mg，25mg，50mg

日本	小児等に対する安全性は確立していない（使用経験がない）。小児に対する有効性・安全性を検証するための試験は行われていない。類薬において，海外で実施された18歳以下の大うつ病性障害（DSM-IV）を対象としたプラセボ対照試験において有効性が確認できなかったとの報告がある。
米国	17歳未満の繊維筋痛症の小児には本剤の安全性，有効性は確立していない。それゆえに小児への使用は推奨されない。

ロフェプラミン塩酸塩（lofepramine hydrochloride）

アンプリット（第一三共）　錠 10mg，25mg

日本	低出生体重児，新生児，乳児，幼児，小児に対する安全性は確立していない。
英国	小児への使用は推奨されない。

4 気分安定薬

カルバマゼピン（carbamazepine）
テグレトール（サンファーマ＝田辺三菱）　細(50%) 500mg/g　錠 100mg，200mg

346ページ参照

炭酸リチウム（lithium carbonate）
リーマス（大正製薬＝大正富山）　錠 100mg，200mg

日本	小児等に対する安全性は確立していないので，小児等には治療上の有益性が危険性を上まわると判断される場合にのみ投与すること。
米国	12歳未満の小児における安全性・有効性に関する情報は十分ではなく，これらの患者への使用は現時点では推奨できない。本剤300mgを摂取した体重15kgの小児に一過性の急性ジストニアと反射亢進が起きたという報告がある。
英国	12歳未満の小児には推奨できない。

バルプロ酸ナトリウム（sodium valproate）
デパケン（協和発酵キリン）　細(20%) 200mg/g，(40%) 400mg/g　錠 100mg，200mg　シ(5%) 50mg/mL
デパケンR（協和発酵キリン）　徐放錠 100mg，200mg
セレニカR（興和＝興和創薬＝田辺三菱＝吉富薬品）　徐放顆(40%) 400mg/g　徐放錠 200mg，400mg

353ページ参照

ラモトリギン（lamotrigine）
ラミクタール（GSK）　錠 25mg，100mg　錠〔小児用〕2mg，5mg

358ページ参照

5 抗不安薬

アルプラゾラム（alprazolam）

ソラナックス（ファイザー） 錠 0.4mg, 0.8mg
コンスタン（武田テバ薬品＝武田） 錠 0.4mg, 0.8mg

日本	低出生体重児，新生児，乳児，幼児，小児に対する安全性は確立していない（使用経験がない）。
米国	小児における薬物動態は検討されていない。18歳未満における安全性・有効性は確立していない。
英国	18歳未満の児童・青年期に対する安全性・有効性は確立していない。したがって使用は推奨できない。

エチゾラム（etizolam）

デパス（田辺三菱＝吉富薬品） 細(1%) 10mg/g 錠 0.25mg, 0.5mg, 1mg

日本	小児等に対する安全性は確立していない（使用経験が少ない）。小児には慎重に投与すること。

オキサゾラム（oxazolam）

セレナール（第一三共） 散(10%) 100mg/g 錠 5mg, 10mg

日本	低出生体重児，新生児，乳児，幼児，小児には慎重に投与すること（副作用発現の危険性が高い）。

クロキサゾラム（cloxazolam）

セパゾン（第一三共） 散(1%) 10mg/g 錠 1mg, 2mg

日本	低出生体重児，新生児，乳児，幼児，小児へは慎重に投与すること。ベンゾジアゼピン系薬剤は乳児・小児の薬物代謝について臨床検討が十分でなく，乳児では代謝が不十分で副作用発現の可能性が高いので注意を要する。

クロチアゼパム（clotiazepam）

リーゼ（田辺三菱＝吉富薬品） 顆(10%) 100mg/g 錠 5mg, 10mg

日本	低出生体重児，新生児，乳児，幼児，小児に対する安全性は確立していない。乳児・幼児には慎重に投与すること。
イタリア	効能・効果 緊張，不安，刺激状態，情緒障害及び関連症状。神経性不眠，自律神経失調，不安による精神身体反応。 用法・用量 小児0.2～0.6mg/kg/日，すなわち5～15滴/日を2～3回に分けて投与する（5滴＝2mg）。
英国，ベルギー	効能・効果 小児における以下の症状。不安状態，病理学的精神ストレス。不安障害に伴う睡眠障害。手術前ストレス。 用法・用量 年齢・症状により決定する。

クロラゼプ酸ニカリウム（clorazepate dipotassium）

メンドン（マイラン EPD）　[カ] 7.5mg

日本	小児等に対する安全性は確立していない。小児，特に乳・幼児には，治療上の有益性が危険性を上まわると判断される場合にのみ，慎重に投与すること。乳幼児では本剤の作用が強くあらわれるおそれがある。国内では小児を対象とした臨床試験は実施していないため，安全性は確立していない。なお，乳幼児は生理機能が低いので，薬物の作用が強くあらわれ，副作用症状が発現しやすくなることが考えられるため，慎重に投与する必要がある.
米国	9〜12歳の小児において，推奨される初期投与量は1日2回7.5mgまでである。1週間に7.5mg以上の増量はしないこと。1日投与量は60mgを超えてはならない。9歳以下の小児への投与は十分な臨床経験がないため推奨されない。

クロルジアゼポキシド（chlordiazepoxide）

コントール（武田テバ薬品＝武田）　[散]（1%）10mg/g，（10%）100mg/g　[錠] 5mg，10mg

バランス（丸石）　[散]（10%）100mg/g　[錠] 5mg，10mg

日本	小児へは1日10〜20mgを2〜4回にそれぞれ分割経口投与する。なお，年齢，症状により適宜増減する。乳・幼児には慎重に投与すること（作用が強くあらわれる）。
米国	中枢神経系に活性のある薬物の小児への反応は様々であることから，治療は最小用量から開始し，必要に応じ増量する。6歳以下の小児における臨床経験は限られていることから，この年齢層における使用は推奨されない。通常，1日5mgを1〜4回に分けて投与するが，症例によっては1日10mgまで2〜3回に分けて投与する。
英国	小児には使用しない。

ジアゼパム（diazepam）

セルシン（武田テバ薬品＝武田）　[散]（1%）10mg/g　[錠] 2mg，5mg，10mg　[シ]（0.1%）1mg/mL　[注] 5mg/mL，10mg/2mL

ホリゾン（丸石）　[散]（1%）10mg/g　[錠] 2mg，5mg　[注] 10mg/2mL

日本	[経口薬] 小児に用いる場合には，3歳以下は1日量ジアゼパムとして1〜5mgを，4〜12歳は1日量ジアゼパムとして2〜10mgを，それぞれ1〜3回に分割経口投与する。乳児，幼児には慎重に投与すること（作用が強くあらわれる）。 [坐剤] 本剤は小児用の製剤で，小児へは，熱性けいれん・てんかんのけいれん発作の改善に対して，通常1回0.4〜0.5mg/kgを1日1〜2回，直腸内に挿入する。なお，症状に応じて適宜増減するが，1日1mg/kgを超えないようにする。乳児（1歳未満）に対し投与された244例のうち，13例（5.33%）に副作用が発現したが，1歳以上の症例の副作用発現率6.94%（273例/3,934例）と有意差はなかった。しかし，乳児では，一般的に代謝排泄機能が未熟であることが考えられるので慎重投与とする（作用が強くあらわれる）。低出生体重児・新生児に対しては使用経験が少なく，安全性が確立していないので投与しないこと。（一般的に，脂肪組織が少ないため，予想より血中濃度が高くなる可能性があり，また，肝機能，腎機能が未熟であるので，半減期が延長されるとの報告がある。小児6例（平均14.8カ月）に0.5mg/kgを1回直腸内投与した時の平均最高血中濃度は379ng/mL，平均最高血中濃度到達時間は1.5時間，平均消失半減期は32.8時間であった。 [注射剤] 低出生体重児，新生児，乳児，幼児，小児には，筋肉内注射しないこと。 [注意] 低出生体重児，新生児に使用する場合には十分注意すること（外国において，ベンジルアルコールの静脈内大量投与（99〜234mg/kg）により，中毒症状（あえぎ呼吸，アシドーシス，痙攣等）が低出生体重児に発現したとの報告がある。

米国	**経口薬** 3～8歳の小児における半減期は18時間と報告されている。中枢神経系に活性のある薬物の小児への反応は様々であることから、小児に対しては最小用量から開始し、必要に応じ増量する。1日用量1～2.5mgを3～4回に分けて投与し、必要に応じ、認容性に注意し徐々に増量する。生後6カ月未満の乳児に対する安全性・有効性は確立しておらず、十分な臨床経験がないため使用禁忌である。 **非経口投与** 新生児における本剤の非経口投与の安全性・有効性は確立していない。小児おける非経口使用では最小量で無呼吸、傾眠の遷延などの危険な副作用を回避して、最大の臨床効果を得るために0.25mg/kgを超えない用量で3分以上かけてゆっくりと投与する。15～30分の間隔で初期投与量を安全に繰り返すことができる。3回目の投与で症状の改善が得られない場合には適切な併用療法を行う。
英国	**直腸チューブ** 小児適応：重篤で制御不能な不安・動揺、てんかん、熱性痙攣、破傷風に起因する筋けいれん、マイナーな外科的・歯科治療の鎮静。静脈注射が不可あるいは不適切な状況での使用。 **経口薬** 小児には推奨されない。ベンゾジアゼピンは注意深い評価なしには小児への投与は行わず、治療期間は最小限にすること。
オーストラリア	**経口薬** 生後30日未満の新生児での安全性・有効性は確立していない。新生児では薬剤の変換ができないため、中枢神経系の機能低下の遷延が観察される。適切な臨床経験がないため、6歳未満の幼児への経口投与は推奨されない。不穏状態、急激な興奮、激越、イライラ、不安、筋痙縮の増加、不眠、激怒、睡眠障害、悪夢、幻覚、攻撃、妄想、怒りっぽさ、精神異常、異常な行動といった精神障害が奇異反応として、ベンゾジアゼピン系薬剤の使用によって起きることがあるため、これらの症状がみられた場合は使用を中止すること。 **用法・用量** 6カ月～3歳以下の幼児では1日1～6mg、4～14歳の小児では4～12mg/日もしくは体重で計算して0.1～0.3mg/kgとする。（ベンゾジアゼピンの小児への適応は、十分に評価してから投与を開始し、投与期間は最小限とする。）

タンドスピロンクエン酸塩（tandospirone citrate）

セディール（大日本住友）　錠 5mg, 10mg, 20mg

日本	低出生体重児、新生児、乳児、幼児、小児に対する安全性は確立していない（使用経験が少ない）。

トフィソパム（tofisopam）

グランダキシン（持田）　細（10%）100mg/g　錠 50mg

日本	低出生体重児、新生児、乳児、幼児、小児に対する安全性は確立していない（使用経験が少ない）。

ヒドロキシジン塩酸塩（hydroxyzine hydrochloride）

アタラックス（ファイザー）　錠 10mg, 25mg

アタラックス-P（ファイザー）　注（2.5%）25mg/mL,（5%）50mg/mL

日本	小児科領域の神経症的情動障害の静穏あるいは皮膚科疾患に有用性が認められている。
米国	〈精神神経症に伴う不安・緊張の改善及び不安を伴う器質性障害〉6歳未満の小児へは50mg/日を、6歳以上の小児へは50～100mg/日を分割して投与する。 〈蕁麻疹、アトピー性皮膚炎・接触性皮膚炎、ヒスタミン介在性の痒みのようなアレルギーによる瘙痒症〉6歳未満の小児へは50mg/日を、6歳以上の小児へは50～100mg/日を分割して投与する。 〈鎮痛目的で全身麻酔の前後に小児に対して用いる場合〉0.6mg/kgを使用する。

フルジアゼパム（fludiazepam）

エリスパン（大日本住友）　細(0.1%) 1mg/g　錠 0.25mg

日本	低出生体重児，新生児，乳児，幼児，小児に対する安全性は確立していない。

フルタゾラム（flutazolam）

コレミナール（沢井＝田辺三菱）　細(1%) 10mg/g　錠 4mg

日本	低出生体重児，新生児，乳児，幼児，小児に対する安全性は確立していない。

フルトプラゼパム（flutoprazepam）

レスタス（日本ジェネリック）　錠 2mg

日本	小児等に対する安全性は確立していない（使用経験が少ない）。

ブロマゼパム（bromazepam）

レキソタン（中外＝エーザイ）　細(1%) 10mg/g　錠 1mg，2mg，5mg，

セニラン　細(1%) 10mg/g（サンド＝日本ジェネリック）　錠 1mg（サンド），2mg（サンド＝日本ジェネリック），3mg（サンド），5mg（サンド＝日本ジェネリック）　坐 3mg（サンド）

日本	低出生体重児，新生児，乳児，幼児，小児に対する安全性は確立していない（使用経験が少ない）。
オーストラリア，イスラエル	ベンゾジアゼピンは小児において精神的な機敏さを損ねることがある。小児への使用は安全性・有効性に関する十分なエビデンスがないので推奨されない。
南アフリカ	小児への使用は禁忌である。
アイルランド	12歳未満の小児への使用は推奨されない。

メキサゾラム（mexazolam）

メレックス（第一三共）　細(0.1%) 1mg/g　錠 0.5mg，1mg

日本	低出生体重児，新生児，乳児，幼児，小児に対する安全性は確立していない（使用経験が少ない）。これらの患者に対しては慎重に投与すること（副作用発生の危険性が高い）。

メダゼパム（medazepam）

レスミット（塩野義＝共和薬品）　錠 2mg，5mg

日本	低出生体重児，新生児，乳児，幼児，小児に対する安全性は確立していない。

ロフラゼプ酸エチル（ethyl loflazepate）

メイラックス（MeijiSeika）　細(1%) 10mg/g　錠 1mg，2mg

日本	低出生体重児，新生児，乳児，幼児，小児に対する安全性は確立していない。
英国	小児には推奨されない。ベンゾジアゼピンは注意深い評価なしには小児への投与は行わず，治療期間は最小限にすること。

ロラゼパム（lorazepam）

ワイパックス（ファイザー）　錠 0.5mg，1mg

日本	小児等に対する安全性は確立していない（使用経験が少ない）。
米国	ベンゾジアゼピン系薬剤の使用中の奇異反応は時々報告され，特に小児と高齢者に起こりやすいため，奇異反応が認められたら薬剤の使用を中止すること。12歳未満の小児に対する安全性・有効性は確立していない。
英国	小児における不眠・不安には使用しない。

6 睡眠薬

アモバルビタール（amobarbital）

イソミタール（日本新薬） 未 1g

日本	幼小児には慎重に投与すること（呼吸抑制を起こすことがある）。
米国	特に小児において，抑うつよりもむしろ繰り返し興奮を引き起こす患者がいる。84名の小児脳腫瘍患者に行われた後ろ向き研究において，健常対照群73名と腫瘍対照群（脳腫瘍以外の腫瘍性疾患）78名では，出生前のバルビタール曝露と脳腫瘍発症増加との関連が示唆された。6歳未満の小児に対する安全性・有効性は確立していない。

エスゾピクロン（eszopiclone）

ルネスタ（エーザイ） 錠 1mg，2mg，3mg

日本	低出生体重児，新生児，乳児，幼児，小児に対する安全性は確立していない（国内での使用経験がない）。
米国	小児に対する安全性・有効性は確立していない。本剤は注意欠陥多動症（ADHD）の小児に伴う不眠症での対照試験での実証に失敗している。

エスタゾラム（estazolam）

ユーロジン（武田テバ薬品＝武田） 散(1%) 10mg/g 錠 1mg，2mg

エスタゾラム（共和薬品＝日医工） 錠 1mg，2mg

日本	乳児，幼児，小児に対する安全性は確立していない。乳児，幼児，小児には慎重に投与すること（作用が強くあらわれる）。
米国	18歳未満の小児への安全性・有効性は確立していない。

エチゾラム（etizolam）

デパス（田辺三菱＝吉富薬品） 細(1%) 10mg/g 錠 0.25mg，0.5mg，1mg

333ページ参照

クアゼパム（quazepam）

ドラール（久光＝田辺三菱） 錠 15mg，20mg

日本	低出生体重児，新生児，乳児，幼児，小児に対する安全性は確立していない。
米国	18歳未満の小児への安全性・有効性は確立していない。

スボレキサント（suvorexant）

ベルソムラ（MSD）　錠 10mg，15mg，20mg

日本	低出生体重児，新生児，乳児，幼児，小児等に対する安全性は確立していない（使用経験がない）。
米国	小児における安全性・有効性は確立していない。

セコバルビタールナトリウム（secobarbital sodium）

アイオナール・ナトリウム（日医工）　注射用 200mg

日本	幼児，小児では呼吸抑制を起こすことがあるので，慎重に投与すること。
米国	小児への使用　術前に2〜6mg/kg（最大100mgまで）。鎮静催眠薬としては小児に使用しない。

ゾピクロン（zopiclone）

アモバン（サノフィ＝日医工）　錠 7.5mg，10mg

日本	低出生体重児，新生児，乳児，幼児，小児に対する安全性は確立していない。
米国	18歳未満の小児，青年期への安全で有効な用量は確立していない。小児では禁忌であり，適用量は確立していない。
英国	小児使用は推奨できない。あらゆる無呼吸症で使用禁忌となっていることから小児に使用しないこと。

ゾルピデム酒石酸塩（zolpidem tartrate）

マイスリー（アステラス）　錠 5mg，10mg

日本	低出生体重児，新生児，乳児，幼児，小児に対する安全性は確立していない（使用経験が少ない）。
米国	小児への使用　小児への使用は推奨できない。18歳未満の小児における安全性・有効性は確立していない。 使用上の注意　注意欠陥多動症（ADHD）に関連した不眠症が認められた6〜17歳の小児に，本剤の経口溶液（0.25mg/kg）群とプラセボ群との比較を8週間行ったところ，入眠までの時間の短縮は認められなかった。本剤で最も多く観察された副作用は精神・神経系の異常であり，その中には，プラセボを比較して，めまい（23.5％対1.5％）や頭痛（12.5％対9.2％），幻覚（7％対0％）が認められた。本剤を使用した10例（7.4％）は，副作用により治療を中断した。

トリアゾラム（triazolam）

ハルシオン（ファイザー）　錠 0.125mg，0.25mg

日本	小児等に対する安全性は確立していない（使用経験が少ない）。
米国	18歳未満の小児に対する安全性・有効性は確立していない。

トリクロホスナトリウム（triclofos sodium）

トリクロリール（アルフレッサファーマ）　シ(10%)　100mg/mL

日本	**用法・用量** 幼小児は年齢により適宜減量する。なお，患者の年齢，状態，目的等を考慮して，20〜80mg/kg（シロップとして0.2〜0.8mL/kg）を標準とし，総量2g（シロップとして20mL）を超えないようにする。 **使用上の注意** 小児は一般に成人に比べて薬物感受性が高いので，少量から投与開始するなど慎重に投与すること（無呼吸，呼吸抑制，痙攣は低出生体重児，新生児，乳幼児での報告が多い）。無呼吸，呼吸抑制が起こり，心肺停止に至った症例も報告されているので，特に慎重に投与・観察を行うこと。痙攣（間代性痙攣，部分発作等）が起こることがあるので，慎重に投与すること。呼吸抑制等が起こることがあるので患者の状態を十分観察すること。特に小児では呼吸数，心拍数，経皮的動脈血酸素飽和度等をモニタリングするなど，十分に注意すること。

ニトラゼパム（nitrazepam）

ネルボン（第一三共）　散(1%)　10mg/g　錠5mg，10mg

ベンザリン（塩野義＝共和薬品）　細(1%)　10mg/g　錠2mg，5mg，10mg

日本	**用法・用量** 抗てんかん薬として用いる場合，通常，成人・小児とも1日5〜15mgを適宜分割投与する。なお，年齢・症状により適宜増減する。 **使用上の注意** 乳児，幼児，小児に投与した場合，気道分泌過多，嚥下障害（0.1%未満）を起こすことがあるので，観察を十分に行い，このような症状があらわれた場合には投与を中止するなど適切な処置を行うこと。
英国	小児への使用は禁忌である。12歳未満の小児へは推奨されない。

ニメタゼパム（nimetazepam）

エリミン（大日本住友）　錠3mg，5mg

日本	幼児，小児には慎重に投与すること（作用が強くあらわれることがある）。

ハロキサゾラム（haloxazolam）

ソメリン（第一三共）　細(1%)　10mg/g　錠5mg，10mg

日本	記載なし

フェノバルビタール（phenobarbital）

フェノバール（藤永＝第一三共）　末1g　散(10%)　100mg/g　錠30mg　内用液〔エリキシル〕(0.4%)　4mg/mL　注(10%)　100mg/mL

355ページ参照

フルニトラゼパム（flunitrazepam）

サイレース（エーザイ）　錠 1mg, 2mg　注 2mg/mL

ロヒプノール（中外）　錠 1mg, 2mg　注 2mg/mL

日本	小児使用 小児等には慎重に投与すること。低出生体重児，新生児，乳児，幼児，小児に対する安全性は確立していない。
イスラエル	小児使用 小児への使用は原則禁忌。使用の際はごく少量から開始し，失調や過鎮静が発現しないよう反応をみながら徐々に増量する。
オーストラリア	小児使用 小児への使用は禁忌。

フルラゼパム塩酸塩（flurazepam hydrochloride）

ダルメート（共和薬品）　カ 15mg

日本	小児等には慎重に投与すること。低出生体重児，新生児，乳児，幼児，小児に対する安全性は確立していない。
米国	小児における臨床試験は行われていない。それゆえに現段階では15歳未満の小児への使用は推奨されない。
英国	小児への使用は禁忌である。

ブロチゾラム（brotizolam）

レンドルミン（日本ベーリンガー）　錠 0.25mg　口腔内崩壊錠〔D〕0.25mg

日本	低出生体重児，新生児，乳児，幼児，小児に対する安全性は確立していない。
イスラエル	小児に対する臨床試験は行われていない。小児への使用は推奨されない。

ブロモバレリル尿素（別名：ブロムワレリル尿素）（bromovalerylurea）

ブロバリン（日本新薬）　末 1g

ブロムワレリル尿素（各社）　末 1g

日本	小児には慎重に投与すること（小児に対する安全性は確立していない。呼吸抑制を起こすおそれがある）。

ペントバルビタールカルシウム（pentobarbital calcium）

ラボナ（田辺三菱）　錠 50mg

日本	小児等では，呼吸抑制が起こることがあるので，慎重に投与すること。
米国	効能・効果 催眠性鎮静。 用法・用量 催眠のために用いる投与量は，症例ごとに決定する。麻酔前の鎮静には，体重あたり2～6mg投与する。なお，1回100mgまで増量することができる。

抱水クロラール（chloral hydrate）

エスクレ（久光）　坐 250mg, 500mg　注腸 500mg

日本	注腸製剤　通常小児では30〜50mg/kgを標準とし，直腸内に挿入する。なお，年齢・症状・目的に応じ適宜増減する。総量1.5gを超えないようにする。呼吸抑制等が起こることがあるので患者の状態を十分観察すること。特に小児では呼吸数，心拍数，経皮的動脈血酸素飽和度等をモニタリングするなど，十分に注意すること。無呼吸，呼吸抑制が起こり，心肺停止に至った症例も報告されているので，特に慎重に投与及び観察をすること。
米国	経口　口腔・舌で溶解し，1日3回もしくは医師の指示通りに使用する。2歳以上の小児では成人の半量を使用する。
英国	経口溶液　2〜11歳の小児において行動療法と睡眠衛生管理の補助として，通常2週間を超えない範囲にすること。小児・青年期の催眠への使用は，一般に推奨されない。使用する場合は，医療専門家の監督のもとに行う。本剤の経口溶液は1日1回就寝の15〜30分前に水もしくはミルクとともに服用すること。12歳以上の小児：通常量は15〜30mL（430〜860mg）。最大70mL（クロラール水和物として2g）を超えてはならない。2〜11歳の小児：体重に比して1〜1.75mL/kg（30〜50mg）。最大35mL（クロラール水和物として1g）を超えてはならない。2歳未満の小児への使用は推奨されない。

ミダゾラム（midazolam）

ドルミカム（アステラス）　注 10mg/2mL

日本	（麻酔前投薬。わが国では睡眠薬の適応なし。）低出生体重児，新生児，乳児，幼児，小児に対する使用経験は限られている。歯科・口腔外科領域における手術・処置時の鎮静に用いる場合，低出生体重児，新生児，乳児，幼児，小児に対する安全性は確立していない（使用経験がない）。低出生体重児・新生児に対して急速静脈内投与をしてはならない。[急速静脈内投与後，重度の低血圧及び痙攣発作が報告されている。] 小児等で深い鎮静を行う場合は，処置を行う医師とは別に呼吸・循環管理のための専任者をおいて，処置中の患者を観察することが望ましい。幼児では小児より，小児では成人より高用量を要することがあり，より頻繁な観察が必要である。[成人に比べて幼児，小児における本剤の血中消失半減期は同等又は短いことが報告されている。] 低出生体重児，新生児では小児よりも投与量を減じる必要がある。[低出生体重児，新生児は各臓器機能が未成達であり，血中の消失時間が長く，また，本剤の呼吸器系への作用に対しても脆弱である。] 6カ月未満の小児では，特に気道閉塞や低換気を発現しやすいため，効果をみながら少量ずつ段階的に漸増投与する等して，呼吸数，酸素飽和度を慎重に観察すること。小児等において，激越，不随意運動（強直性・間代性痙攣，筋振戦を含む），運動亢進，敵意，激しい怒り，攻撃性，発作性興奮，暴行などの逆説反応が起こりやすいとの報告がある。 薬物動態　小児，新生児患者（外国人データ）生後1年以上の小児術後患者のクリアランスは健康成人被験者と同様又は高値，半減期は健康成人被験者と同様又は低値であり，新生児救命救急患者では半減期が顕著に延長（6.5〜12.0時間），クリアランスが減少（1.2〜2.0mL/kg/min）したが，この原因が代謝能・器官機能の未成熟，疾患・衰弱のいずれにあるのかは特定されていない。
米国	心血管系が不安定な小児において，血行動態的副作用の報告がある。小児には急速静脈投与を行わないこと。小児，新生児において，鎮静，抗不安，記憶消失に対する本剤の安全性・有効性は，筋肉内への単回投与，間欠的静脈内投与と静脈内持続投与で確立している。一般に，小児では成人と比べて本剤の投与用量は多くなる。6歳未満の小児では，6歳より年長の小児と比べて，さらに高用量が必要となり，それゆえに注意深いモニタリングが要求される。肥満を伴う小児では理想の体重に基づいて計算する必要がある。本剤がオピオイドやその他の鎮静剤とともに投与される時には，呼吸抑制，気道閉塞や低換気をきたす可能性が高くなる。状況に適した小児の鎮静の専門的ガイドラインを理解し，従うことができる医師が，本剤を小児に使用すること。本剤は新生児に対して急速注射で投与しないこと。特にフェンタニルと併用で本剤を急速静脈注射した後に，重症低血圧と発作が認められたという報告がある。医学的文献に報告されている小児の副作用は不飽和化4.6%，無呼吸2.8%，低血圧2.7%，奇異反応2%，吃逆（しゃっくり）1.2%，発作用の動作1.1%，眼振1.1%であった。大多数の気道に関連した事象はその他の中枢神経系を抑制する薬物療法を受けており，本剤が単独の鎮静薬として使用されていなかった。 用法・用量　筋肉内投与：麻酔前投与，手術のために，鎮静，抗不安，記憶消失を目的とした小児の通常用量（新生児を除く）は通常0.1〜0.15mg/kgで効果があり，この用量では全身麻酔からの覚醒を延長させることはない。不安のある患者には，最高0.5mg/kgまで用いられている。系統的な検討は行われていない

(米国)	が，総投与量は通常10mgまでである。1. 間歇的静脈内投与（術前術中あるいは麻酔前投与における鎮静，抗不安，記憶消失を目的として）小児の通常用量（新生児を除く）：手術の種類により必要とされる鎮静・抗不安の程度は異なる。小児にとって，効果が得られるまでの用量調整は安全な鎮静・抗不安のために非常に重要である。投与量は，患者の反応や手術の種類と時間，さらには併用薬によっても変わる。(1)6カ月未満で挿管されていない小児に関する情報は限られている。生理機能が新生児から小児に代わる時期が不明確で，推奨用量は決まっていない。(2)6カ月〜5歳の小児初回用量は0.05〜0.1mg/kg。望ましい効果を得るためには，最高で0.6mg/kgまで必要なこともあるが，通常は合計で6mgを超えない。(3)6〜12歳の小児の初回用量は0.025〜0.05mg/kg。望ましい効果を得るためには，最高0.4mg/kgまで必要なこともあるが，通常は合計10mgを超えない。(4)12〜16歳の小児は成人と同等の用量とする。成人の用量以上に必要な場合もあるが，通常は合計で10mgを超えない。2. 静脈内持続投与（救命救急における鎮静，抗不安，記憶消失を目的として）小児通常用量（新生児を除く）：気管を挿管している患者において至適な鎮静効果を得るため，少なくとも2〜3分以上かけて初回用量0.05〜0.2mg/kgの静脈内投与を行う。薬物動態パラメータ及び報告されている臨床経験より，静脈内持続投与は0.06〜0.12mg/kg/時（1〜2µg/kg/min）で開始する。投与速度は必要に応じて増減させる（通常は開始速度の25%以内）。3. 静脈内持続投与（救命救急における鎮静を目的として）新生児通常用量：薬物動態パラメータ及び報告されている臨床経験より，気管を挿管している患者においては，静脈内持続投与は，32週齢未満の場合0.03mg/kg/時（0.5µg/kg/min），32週齢超の場合0.06mg/kg/時（1µg/kg/min）で開始する。新生児の場合，初回用量は用いず，最初の数時間は速度を高くし，血中有効濃度を確保する。24時間経過後は投与速度を注意深く頻回に調整し，できるだけ低い用量を用いて薬剤の蓄積を減らすようにする。
英国	**用法・用量**（標準用量；小児）**(1)意識下鎮静**：静脈内投与6カ月〜5歳：初回用量：0.05〜0.1mg/kg総投与量：<6mg；静脈内投与6〜12歳：初回用量：0.025〜0.05mg/kg総投与量：<10mg，経直腸投与6カ月齢超：0.3〜0.5mg/kg，筋肉内投与1〜15歳超：0.05〜0.15mg/kg。**(2)麻酔前投薬**：経直腸投与6カ月齢超0.3〜0.5mg/kg，筋肉内投与1〜15歳 0.08〜0.2mg/kg。**(3)ICUにおける鎮静作用**（静脈内投与）：新生児32週齢未満：0.03mg/kg/h，新生児32週齢超，小児6カ月齢以下：0.06mg/kg/h，6カ月齢超：導入：0.05〜0.2mg/kg 維持用量：0.06〜0.12mg/kg/h。

ラメルテオン（ramelteon）

ロゼレム（武田）　錠8mg

日本	低出生体重児，新生児，乳児，幼児，小児に対する安全性は確立していない（使用経験がない）。
米国	小児における安全性・有効性は確立していない。小児・青年期に対する安全性が確立されるには，さらなる臨床試験が必要である。

リルマザホン塩酸塩水和物（rilmazafone hydrochloride hydrate）

リスミー（塩野義＝共和薬品）　錠1mg，2mg

日本	低出生体重児，新生児，乳児，幼児，小児に対する安全性は確立していない（使用経験がない）。

ロルメタゼパム（lormetazepam）

ロラメット（あすか製薬＝武田）　錠1mg

エバミール（バイエル）　錠1mg

日本	乳児，幼児，小児に対する安全性は確立していない（使用経験が少ない）。
英国，オランダ	小児の治療に評価が得られていない。

7 抗てんかん薬

アセタゾラミド（acetazolamide）

ダイアモックス（三和化学）　末 1g　錠 250mg　注射用〔アセタゾラミドナトリウム〕500mg

日本	小児使用 小児等に対する安全性は確立していない。小児に長期投与した場合，成長遅延が報告されている。慢性的な代謝性アシドーシスによると考えられている。
米国	小児使用 12歳以下の小児における本剤の徐放性カプセルの安全性・有効性は確立していない。慢性アシドーシスに続発したものと思われる発育遅延が長期投与を受けた小児において報告されている。
英国	小児適応 てんかん。小児では，他の抗けいれん薬との併用で小発作（欠神発作）に最善の結果が見られ，大発作，混合型発作，ミオクローヌス発作など他の発作でも良好な結果がみられている。 小児用量 小児では1日に8〜30mg/kgを分割投与し，1日量は750mgを超えない。
オーストラリア，ニュージーランド	小児適応 てんかん。小児では，他の抗けいれん薬との併用で小発作（欠神発作）に最善の結果が見られ，大発作，混合型発作，ミオクローヌス発作など他の発作でも良好な結果がみられている。 小児用量 小児では1日に8〜30mg/kgを分割投与し，1日量は750mgを超えないこと。 小児使用 小児に対する安全性・有効性は確立していない。慢性アシドーシスに続発したものと思われる発育遅延が長期投与を受けた小児において報告されている。

アセチルフェネトライド（acetylpheneturide）

クランポール（大日本住友）　末 1g　錠 200mg

日本	小児用量 通常小児に対しては0.1〜0.2gを1日3回毎食後より始め，十分な効果が得られるまで1日量0.1gずつ漸増して有効投与量を決め，これを維持量とする。維持量は通常，学童0.4〜0.6g，幼児0.3〜0.4g，乳児0.2gである。なお，年齢，症状により適宜増減する。

エトスクシミド（ethosuximide）

エピレオプチマル（エーザイ）　散（50%）500mg/g

ザロンチン（第一三共）　シ（5%）50mg/mL

日本	小児用量 小児は1日150〜600mgを1〜3回に分けて経口投与する。なお，年齢，症状に応じて適宜増減する。小児での最高血中濃度到達時間は3〜7時間である。6歳11カ月〜8歳7カ月の健康な小児5名に，本剤500mg/日を単回経口投与した際，血漿中濃度半減期は約30時間であった。
米国，カナダ	小児用量 3〜6歳における初回投与量は，1日1カプセル（250mg），6歳以上には1日2カプセル（500mg）から経口投与で開始する。その後は反応をみながら調整を行う。用量は漸増し，副作用を最小限に止めつつ発作を抑制するまで，4〜7日ごとに1日量を250mgずつ増量していく。 小児使用 分割投与で1日1,500mgを超える際には，医師による厳格な指導のもとで行うこと。小児の至適用量は20mg/kg/日であり，この用量でほとんどは治療域（40〜100μg/mL）の血漿濃度になることが多い。その後の投与計画は効果や血漿濃度に基づいて決定する。小発作と他のタイプのてんかんが同時に存在する際には他の抗てんかん薬と併用で投与してもよい。3歳未満の小児における安全性・有効性は確立していない。
英国	小児用量 6歳以上の小児では，初期投与は少量で，1日500mgから開始し，5〜7日ごとに250mgを増量し，1日1,000〜1,500mgに達するまで調整を行う。1日2,000mgが必要なこともある。0〜6歳までの小児では，250mgの1日投与量（5mL）から開始し，発作を抑制するまで，数日ごとに少量ずつ増量を行う。 小児使用 ほとんどの小児の至適用量は20mg/kg/日であり，最大用量は1日1,000mgにとどめること。通常，有効血漿レベル（40〜100μg/mL）に達するまで，反応性をみながら用量調整を行う。血漿半減期は

3 世界の添付文書に記載されるわが国で使用可能な向精神薬の児童・青年期精神疾患患者に対する投与の際の留意点

（英国）	24時間以上であるが，1日用量が多い時には朝晩に分けて服用する。年長児では，通常カプセルを使用する。
オーストラリア，ニュージーランド	<small>小児用量</small> 小児に推奨される初期投与量は，約20～30mg/kgを1日2回の分割投与である。この投与法で，40～100mg/Lの治療域（最適75mg/L）の血漿濃度になることが多い。用量は漸増し，副作用を最小限に止めつつ発作を抑制するまで，4～7日ごとに1日量を250mgずつ増量していく。 <small>小児使用</small> 分割投与で1日1,500mgを超える際には血漿濃度モニタリングが推奨され，医師による厳格な指導のもとで行うこと。小発作と他のタイプのてんかんが同時に存在する際には他の抗てんかん薬と併用投与してもよい。

エトトイン（ethotoin）

アクセノン（大日本住友）　末 1g

日本	<small>小児用量</small> 小児には1日0.5～1gを4回に分割経口投与する。一般に，初回より大量投与することは避け，少量より始め，十分な効果が得られるまで漸増する。
米国	<small>用法・用量</small> 小児の用量は，年齢と体重による。初回投与量は1日750mgを超えないこと。小児における通常の維持量は1日0.5～1gであるが，場合によっては1日2g，ごく稀に3gまで必要となることがある。小児における安全性・有効性は，様々なタイプのてんかん発作を引き起こす1歳未満での対照群をおかないオープンラベルの経験的使用で確立された。

ガバペンチン（gabapentin）

ガバペン（ファイザー）　錠 200mg，300mg，400mg　シ（5％）50mg/mL

日本	<small>小児適応</small> 3歳以上の小児における他の抗てんかん薬で十分な効果が認められないてんかん患者の部分発作（二次性全般化発作を含む）に対する抗てんかん薬との併用療法 <small>小児用量</small> 〈13歳以上の小児〉初日1日量600mg，2日目1日量1,200mgをそれぞれ3回に分割経口投与する。3日目以降は，維持量として1日量1,200～1,800mgを3回に分割経口投与する。なお，症状により適宜増減するが，1日最高投与量は2400mgまでとする。〈3～12歳の幼児・小児〉初日1日量10mg/kg，2日目1日量20mg/kgをそれぞれ3回に分割経口投与する。3日目以降は維持量として，3～4歳の幼児には1日量40mg/kg，5～12歳の幼児・小児には1日量25～35mg/kgを3回に分割経口投与する。症状により適宜増減するが，1日最高投与量は50mg/kgまでとする。いずれの時期における投与量についても，成人・13歳以上の小児での投与量を超えないこと。 <small>有害事象</small> 承認時までに国内第Ⅲ相試験において89名の小児に本剤が投与された。うち65名は国内第Ⅲ相試験から長期投与試験に移行した継続投与例であり，評価例数はのべ154名であった。3～15歳の幼児・小児患者のべ154名中60名（39.0％）に副作用が，154名中3名（1.9％）に臨床検査値異常変動が認められた。主な副作用は，傾眠（27.3％），痙攣（2.6％），食欲亢進（1.9％），流涎過多（1.9％），発疹（1.9％）等であった。副作用のほとんどは，軽度又は中等度であった。臨床検査値異常変動は，Al-P増加（1.3％），白血球数増加（0.6％）であった。腎機能障害のある小児患者，透析を受けている小児患者に対する有効性・安全性は確立していない。低出生体重児，新生児，乳児，3歳未満の幼児に対する安全性は確立していない（国内臨床試験において使用経験はない）。なお，外国で実施された3～12歳の幼児・小児患者を対象とした臨床試験では，本剤投与時の情緒不安定，敵意，運動過多，思考障害の発現率がプラセボ群と比較して，有意に高かったと報告されている。
米国	<small>小児適応</small> 12歳以上の二次性全般化の有無を問わない部分発作，3～12歳の部分発作に対する補助療法。小児における帯状疱疹後神経痛の管理。3歳未満の部分発作に対する安全性・有効性は確立していない。 <small>小児用量</small> 〈12歳以上の小児〉1日900～1,800mgを1日3回分割投与する。初回投与量は1回300mgを1日3回。必要に応じて，1日1,800mgまでを1日3回分割経口投与する。長期の臨床試験で1日2,400mgまで増量しても，また少数例に短期間投与で1日3,600mgまで増量しても，いずれも良好な認容性が得られている。1回の投与間隔は12時間を超えないこと。〈3～12歳未満の小児〉初回投与量は10～15mg/kg/日を1日3回分割投与し，約3日間以上あけて有効量まで増量する。5歳以上の小児には25～35mg/kg/日を，3～4歳の小児には40mg/kg/日をそれぞれ1日3回分割投与する。本剤は経口溶液，カプセル，錠剤があり，それぞれ組み合わせて投与することがある。長期臨床試験で，1日50mg/kgまでの増量で良好な認容性が認められている。

第Ⅲ章　児童・青年期における同意能力と留意点

（米国）	有害事象 3～12歳の小児てんかんに対して、以下の中枢神経系副作用が起きることがある。情緒不安定（主として行動問題）、攻撃的行動を含む敵意、集中力障害・学業変化を含む思考障害、多動（落ち着きのなさ、過活動）。これらの症状の重症度はほとんどが軽度～中等度であった。他の抗てんかん薬との併用投与中にみられる副作用として、12歳以上の小児では、眠気、めまい、運動失調、疲れやすさ、眼振が、3～12歳未満の小児では、ウイルス感染、発熱、吐き気・嘔吐、眠気、敵意がプラセボ群よりも高い頻度でみられた。腎障害の小児での臨床試験は行われていない。
カナダ	小児適応 18歳未満の小児への使用は確立していない。 薬物動態 18歳未満の小児における薬物動態のデータがない。
英国	小児適応 6歳以上の二次性全般化の有無を問わない部分発作に対する補助療法。12歳以上の二次性全般化の有無を問わない部分発作に対する単剤療法。 小児用量 6歳以上の小児には初回投与量は10～15mg/kgを1日3回分割投与し、約3日間以上の間隔をあけて有効量（25～35mg/kg/日）まで増量する。長期の臨床試験で、50mg/kg/日までの増量で良好な認容性が認められている。1日3回分割投与で、1回の投与間隔は12時間を超えないこと。血中濃度の管理は必ずしも必要ではなく、他の抗てんかん薬との併用治療中も、本剤及び他の抗てんかん薬の血中濃度の変動に気にせず投与できる。
オーストラリア	小児適応〈てんかん〉3歳以上の小児：標準的な抗てんかん薬で十分に制御できない二次性全般化強直間代発作を含む部分発作。最初は併用療法として行う。3歳未満の小児に対する安全性・有効性は確立していない。〈神経因性疼痛〉18歳未満の小児に対する安全性・有効性は確立していない。 小児用量〈12歳以上の小児用量〉初回治療は併用療法として用いる。本剤の経口投与は空腹時でも食後でも可能である。対照群をおいた臨床試験での有効用量は、900～1,800mg/日、1日3回の分割投与であった。初回投与量は1回300mg、1日3回で開始するか、あるいは以下の漸増法を行う。初日は1回300mgを1日1回、2日目は1回300mgを1日2回、3日目には1回300mgを1日3回と2～3日かけて有効量まで漸増する。腎障害、脳炎、他に2剤以上の抗てんかん薬で服用中、医学的問題を多数抱えている患者では、漸増法が望ましい。眠気、めまい、疲れやすさ、運動失調といった副作用の発現を最小限にするためには、初日の初回投与は、眠前投与がよいかもしれない。必要に応じて、300mgや400mgのカプセルもしくは800mgの錠剤を1日3回投与し、1日2,400mgまで増量する。長期のオープンラベルの臨床試験で、1日2,400mgまで増量しても良好な忍容性が得られている。1日3回投与における投与間隔は、長くても12時間を超えないようにすること。〈3～12歳の小児用量〉有効用量は25～35mg/kgを1日3回で分割投与する。有効用量までは1日目は1日10mg/kg、2日目は1日20mg/kg、3日目は1日30mg/kgと、3日間かけて漸増する。1日40～50mg/kgまでの用量は、長期の臨床試験で良好な忍容性が示されている。1日60mg/kgの用量も、少人数の小児に投与されている。 小児使用 この系統の他の薬剤とは異なり、本剤を至適用量で治療を行う際に血漿中濃度のモニタリングは必要ではない。併用投与の際は、本剤や併用薬の血漿中濃度の変動を気にせず他の抗てんかん薬と併用投与してもよい。本剤を中断するか、他の抗てんかん薬との併用療法を行う際には、少なくとも1週間以上かけて徐々に行うこと。
ニュージーランド	小児適応・小児用量 オーストラリアと同じ。

カルバマゼピン（carbamazepine）

テグレトール（サンファーマ＝田辺三菱）　細（50%）500mg/g　錠100mg, 200mg

日本	小児適応・小児用量《精神運動発作，てんかん性格及びてんかんに伴う精神障害，てんかんの痙攣発作：強直間代発作（全般痙攣発作，大発作）》小児に対しては、年齢、症状に応じて、通常1日100～600mgを分割経口投与する。《三叉神経痛》小児に対しては、年齢、症状に応じて、成人に対する用量を適宜増減する。 薬物動態・血中濃度 6～13歳の小児と14～64歳の成人の比較では、小児において代謝速度が速いため低値を示すものと考えられる。乳幼児は、血中濃度の日内変動が著しいとの報告がある。また、小児は成人の血中濃度に比べ低いとの報告があり、血中濃度の増減に注意が必要である。
米国	小児用量〈12歳以上の小児〉てんかん治療の初期投与量は1回200mgを1日2回。1週間間隔で1日3～4回で200mg/日までの増量で、最適な反応が得られるまで投与する。一般的な小児への1日投与量は、12～15歳では1,000mgを、また15歳以上では1,200mgを超えないこと。維持用量は通常800～1,200mg/日で、効果が得られる最小用量で調整する。〈6～12歳〉初期投与量は1回100mgを1日2回とし、1週間間隔で1日3～4回で100mg/日までの増量で、最適な反応が得られるまで投与する。1日投与量は、原則として1,000mgを超えないこと。維持用量は通常400～800mg/日で、効果が得られる最小用量で調整する。〈6歳

(米国)		以下〉 初期投与量は10mg/kg/日を1日2～3回。1週間間隔で1日3～4回で最適な反応が得られるまで投与する。維持用量は通常1日量35mg/kg以下で最良の臨床反応が得られる。十分な臨床反応が得られない場合は，治療域にあるかどうかを血漿値レベルで測定する。24時間で35mg/kgを超える用量は，安全とはみなせない。
	小児使用	小児てんかんに対する有効性のかなりのエビデンスは，成人に行われた臨床試験と，発作伝播の病態機序およびけいれん治療における本剤の作用機序が，成人と小児では本質的に同じであるという結論を支持するインビトロ研究で示されている。これは，一般的な本剤の治療域（4～12μg/mL）が，小児と成人では同じであるという結論を支持している。小児における安全性は，6カ月未満の研究で系統的に検討されたもので，それより長期の臨床試験データはない。ジアゼパムやバルビツレートの使用で，低血圧や昏睡，特に小児では呼吸抑制を悪化させることがある。
	薬物動態	小児の薬物動態は成人と類似しているが，小児においては投与量と血漿中濃度の関連は乏しい。15歳未満の小児では，CBZ代謝物/CBZ比と年齢の増加との間に逆の関係がある（1つの報告で，1歳未満の0.44から，10～15歳の0.18まで）。
英国	小児適応・小児用量	てんかん 〈標準用量〉 通常，1日量は体重換算10～20mg/kgで，数回に分割して投与する。1～5歳未満：1日200～400mg（1回100mgの咀嚼錠を1日2～4回）。5～10歳未満：1日400～600mg（1回200mgを1日2～3回に分割投与）。10～15歳未満：1日600～1,000mg（1回200mgを1日3～5回に分割投与）。15歳以上：1日800～1,200mg（成人と同用量）。〈推奨最大用量〉 6歳未満は35mg/kg/日，6～15歳は1,000mg/日，15歳以上は1,200mg/日。
	小児使用	小児・青年期にみられるてんかんに対しては，症例ごとに調整し，徐々に増量すること。乳幼児には本剤の錠剤は推奨できない。5歳未満の小児では，本剤の錠剤の処方は適しておらず，他の剤型を用いること。
カナダ	小児適応・小児用量	〈てんかん〉 6歳以上の小児：単剤治療もしくは他の抗てんかん薬との併用療法として用いる。6～12歳の小児：初期投与量は1日100mgを分割投与とする。その後は100mg/日で，最適な反応が得られるまで徐々に増量する。痙攣の消失したところで維持し，その後は最小有効用量に達するまで徐々に減量する。12歳以上の小児：症状の重症度とこれまでの治療歴に応じ，100～200mgを1日1～2回で開始する。初回投与量は，分割投与で，適切な反応が得られるまで漸次増量する。通常の至適用量は800～1200mg/日。痙攣の消失したところで維持し，その後は最小有効用量に達するまで徐々に減量する。〈三叉神経痛〉 18歳未満の小児における安全性・有効性は確立していないので，この年代への使用は推奨しない。
	小児使用	本剤は酵素誘導により血清甲状腺ホルモン値を低下させるため，特に小児では甲状腺機能低下症の危険性が高いため，甲状腺ホルモンの評価を考慮すること。
ニュージーランド	小児適応・小児用量	てんかん 〈初期用量〉 4歳未満の小児では，初回投与量は20～60mg/日で始め，翌日から2日ごとに20～60mgの増量が推奨される。4歳以上の小児では，100mg/日で治療を開始し，1週間間隔で100mgの増量を行う。〈維持用量〉 10～20mg/kg/日を分割投与する。1歳未満は100～200mg/日（5mL～10mL），1～5歳は200～400mg/日（10mL～20mL），6～10歳は400～600mg/日（20mL～30mL），11～15歳：600～1,000mg/日（30mL～50mL），15歳以上は800～1,200mg/日（成人と同量）。〈最大推奨用量〉 6歳までは35mg/kg/日，6～15歳は1,000mg/kg/日，15歳以上は1,200mg/kg/日。
	小児使用	シロップ製剤5mLは100mgに相当する。中枢性尿崩症の小児における用量は，年齢・体重に応じて減量を行う。本剤の排泄の影響により，小児では成人よりも高用量（mg/kgとして）が必要なことがある。
オーストラリア	小児適応・小児用量	てんかん 〈初期用量〉 15歳以上：初期投与量は1回100～200mgを1日1～2回。至適な反応が得られるまで，ゆっくりと増量する（一般的に1回400mgを1日2～3回）。稀に，1,600～2,000mg/日まで必要となる場合もある。6～12歳：100mg/日を1日2回に分けて開始し，至適な反応が得られるまで1週間間隔で100mg/日（1日3～4回）ずつ増量する。1日投与量は原則として1,000mgを超えないこと。13～15歳：初期投与量は，成人に準ずる。〈推奨維持用量〉 6～10歳：400～600mg/日，11～15歳：600～1,000mg/日。1日用量は通常1,000mgを超えないこと。
	小児使用	6歳未満の小児における安全性・有効性に関するデータは限られている。5歳以下の推奨初期投与量は，20～60mg/日で，至適な反応が得られるまで，3～7日ごとに（通常は3日以内に安定状態となる），60mg/日まで増量する。投薬後の血清変動を最小にするために，分割投与が推奨される。1日最大用量は一概に定義できないが，600mg/日を超えないこと。特に治療初期の段階では，血清レベルの測定が推奨されている。

クロナゼパム（clonazepam）

リボトリール（中外），ランドセン（大日本住友）　細 (0.1%) 1mg/g，(0.5%) 5mg/g　錠 0.5mg，1mg，2mg

日本	**小児適応** 小型（運動）発作〔ミオクロニー発作，失立（無動）発作，点頭てんかん（幼児けい縮発作，BNSけいれん等）〕，精神運動発作，自律神経発作。 **小児用量** 1日0.5～1mgを1～3回に分けて経口投与する。以後，症状に応じて至適効果が得られるまで徐々に増量する。通常，維持量は1日2～6mgを1～3回に分けて経口投与する。乳・幼児は，初回量，1日0.025mg/kgを1～3回に分けて経口投与する。以後，症状に応じて至適効果が得られるよう漸増する。通常，維持量は1日0.1mg/kgを1～3回に分けて経口投与する。なお，年齢，症状に応じて適宜増減する。 **小児使用** 低出生体重児，新生児における安全性は確立していない。喘鳴，ときに唾液増加（流涎等），嚥下障害を起こすことがあるので，観察を十分に行い，このような症状が出現した際には投与中止などの適切な処置を行うこと。
米国	**小児適応**〈てんかん〉レノックス・ガストー症候群（非定型欠神発作），無動発作，ミオクロニー発作における単剤療法または補助療法。〈パニック症〉18歳未満のパニック症を対象とした臨床試験は行われていない。 **小児用量** 眠気を抑えるため，乳児や小児（10歳以下または体重30kg以下）の初期量は1日0.01～0.03mg/kgとし，1日0.05mg/kgを超えないこと。2～3回の分割で経口投与する。3日ごとに0.25～0.5mgずつ増量し，維持量は1日0.1～0.2mg/kgとする。可能な限り，1日量を3等分するが，等量にできない場合は就寝前に多くなるよう投与すること。 **小児使用** 身体的・精神的発育への有害事象は，数年後にしか明らかにならない可能性から，小児への長期投与は，その有益性と危険性を考慮すること。
英国	**小児適応** 乳児・小児にみられるてんかんのほとんどの臨床型。特に，非定型欠神も含む欠神発作（小発作），原発性・続発性の全身性強直間代発作（大発作），基本的・複合的症状を伴う部分（焦点）発作，ミオクロニー発作，ミオクローヌスと関連する異常運動。 **小児用量** 乳幼児・小児：最適投与量を確認するため，小児には0.5mg錠を投与する。初期量は，1～5歳の乳・幼児では0.25mg/日，6歳以上の小児では0.5mg/日をそれぞれ超えないこと。維持用量は一般に，5～12歳の学童で3～6mg/日，1～5歳の幼児で1～3mg/日，0～1歳の乳児で0.5～1mg/日。小児てんかんのタイプによっては，本剤でてんかんが適切に抑制できなくなることがある。本剤の増量または2～3週間本剤を休薬することで再度てんかんが抑制できることがある。休薬中は注意深い観察と他剤の投与が必要となることがある。
カナダ	**小児適応** レノックス・ガストー症候群（非定型欠神発作），無動発作，ミオクロニー発作における単剤療法または補助療法。スクシンイミド化合物（エトスクシミド等）に反応しない欠神発作に有効かもしれない。 **小児用量** 眠気を抑えるため，乳児や小児（10歳以下または体重30kg以下）の初期量は1日0.01～0.03mg/kgとし，1日0.05mg/kgを超えないこと。2～3回の分割で経口投与する。3日ごとに0.25～0.5mgずつ増量し，けいれん発作が抑えられるか，副作用が増加しない限り，維持量は1日0.1～0.2mg/kgとする。可能な限り，1日量を3等分するが，等量にできない場合は就寝前に多くなるよう投与すること。 **小児使用** 身体的・精神的発育への有害事象は，数年後にしか明らかにならない可能性から，小児への長期投与は，その有益性と危険性を考慮すること。本剤の投与で起きる上気道の分泌過多は，特に，分泌物の排出が困難な精神発達遅滞の小児では問題となることがある。可逆的な二次性徴の早発（不完全な青年期の早発）した小児の孤発例が報告されている。
オーストラリア	**小児適応** 幼児・小児のてんかんのほとんどの臨床型。特に欠神発作（小発作），ミオクロニー発作，強直間代発作，原発性全般性発作，部分発作の二次性全般化発作。 **小児用量**〈治療開始用量〉乳児：0.3mg/日（朝に1滴，夕に2滴）。幼児：2～5歳：0.5mg/日（0.5mg錠の半分を朝夕）。6～12歳：0.75mg/日（0.5mg錠の半分を朝，夕に0.5mgを1錠）。〈維持用量〉2歳までの乳児0.5～1mg/日。2～5歳の幼児1.5～3mg/日。6～12歳の小児3～6mg/日。〈非経口治療〉てんかん重積発作の治療。乳児・小児：0.5アンプル（0.5mg）をゆっくりと静脈注射もしくは点滴。 **小児使用** 乳児・幼児には，唾液・気管支の分泌過多が起こることがあるため，特に治療開始時や呼吸器感染症を発症した際には，気道が確保されているかの監視が必要となる。本注射剤に含まれるベンジルアルコールは新生児，特に未熟児に対して，不可逆的な障害をきたすことがあるので，これらの患者には他の治療薬が使用できない場合に限り，本注射剤を用いること。乳児・幼児・小児において最適な調整を行うためには，経口液剤（1滴0.1mgのクロナゼパムを含有）を用いることを推奨する。可逆的な二次性徴の早発（不完全な青年期の早発）した小児の孤発例が報告されている。

3 世界の添付文書に記載されるわが国で使用可能な向精神薬の児童・青年期精神疾患患者に対する投与の際の留意点

ニュージーランド	**小児適応** 乳児・小児にみられるてんかんのほとんどの臨床型。特に，部分発作や，定型的・非定型的欠神発作（レノックス・ガストー症候群），点頭てんかん，原発性・続発性の全身性強直間代発作 **小児用量** 〈経口治療〉小児用量：乳児や小児（10歳以下または体重30kg以下）初期量は1日0.01〜0.03mg/kgとし，2〜3回の分割投与とする。3日ごとに0.25〜0.5mgずつ増量し，維持量は1日約0.1mg/kgとし，けいれん発作が抑えられるか，副作用が起きないように調整する。小児における1日最大用量は0.2mg/kgを超えないようにする。10〜16歳の小児：初期量は1日1.0〜1.5mg/日を，2〜3回の分割投与とする。3日ごとに0.25〜0.5mgずつ増量し，症例ごとの維持用量（通常3〜6mg/日）に到達するまで増量する。〈非経口投与〉乳児・小児：0.5アンプル（0.5mg）をゆっくりと静脈注射もしくは点滴。 **小児使用** 至適用量に到達するまで，乳児・10歳未満の小児では，用量調整のしやすい液剤を投与すること。本剤の単回経口用量は30〜60分以内に効果を現し，小児では6〜8時間効果が持続する。静脈注射の場合には，効果はすぐに発現し，2〜3時間持続する。乳児・幼児には，本剤が唾液・気管支の分泌過多を引き起こす可能性があるため気道確保の維持には，特別な注意を要する。可逆的な二次性徴の早発（不完全な青年期の早発）した小児の孤発例が報告されている。

クロバザム（clobazam）

マイスタン（大日本住友＝アルフレッサファーマ）　細 (1%) 10mg/g　錠 5mg，10mg

日本	**小児用量** 小児に対しては，通常クロバザムとして1日0.2mg/kgの経口投与より開始し，症状に応じて徐々に増量する。維持量は1日0.2〜0.8mg/kgを1〜3回に分割経口投与する。なお，症状により適宜増減する（最高1日量は1.0mg/kgまでとする）。 **小児使用** 小児等では，喘鳴，喀痰増加，気道分泌過多，唾液分泌過多，嚥下障害があらわれ，肺炎，気管支炎に至ることがあるので，観察を十分に行い，このような症状があらわれた場合には，適切な処置を行うこと。新生児，乳児への投与に対する安全性は確立していない（使用経験が少ない）。
英国	**小児適応** 重度の不安症に対する2〜4週間の短期的な緩和（軽度の不安症に用いることは不適切）。てんかんに対しては補助療法として用いてもよい。 **小児用量** 小児に投与する際には初期用量は低用量として注意深く観察しながら徐々に漸増する。通常は5mg/日より開始することが推奨される。維持用量は通常1日0.3〜1.0mg/kgで十分である。15歳以上の青年期の不安症に対して通常1日20〜30mgを分割あるいは就寝前1回で投与する。 **小児使用** 3歳以上の小児に処方する場合，成人の推奨用量の半量を超えないこと。3歳未満の小児については，推奨用量を設定するのに十分な使用経験がない。
ドイツ	**小児用量** 不安状態の治療の場合，3〜15歳の小児には1日5〜10mg投与。てんかん発作の治療の場合，3〜15歳の小児には通常5mg投与より開始し，1日0.3〜1.0mg/kgを維持する。
カナダ	**小児用量** 2歳未満の幼児では1日0.5〜1mg/kgより開始する。2〜16歳の小児では1日5mg投与より開始し，5日間隔で最大1日40mgまで増量する。 **小児使用** 小児では奇異反応を起こすことがある。
オーストラリア	**小児適応** 〈4歳以上の小児〉現在の抗てんかん薬による治療で十分に安定化していない難治性部分発作やレノックス・ガストー型てんかん発作への補助療法として用いる。小児では不安・睡眠障害の治療としては推奨されない。 **小児用量** 〈難治性てんかんの部分発作への補助療法〉継続治療の必要性を評価するため，4週間以内とその後も定期的に診察を行うこと。〈4歳以上の小児〉下記の用量は，現在行われている抗てんかん薬への補助療法として推奨される。通常1日5mgより投与開始することが推奨される。維持用量は，通常1日0.3〜1.0mg/kgで十分である。 **小児使用** 小児では，高い感受性と反応性の亢進から，有害事象を起こす危険性があるため，注意深い観察のもと，低用量から開始して徐々に増量する。ベンゾジアゼピン製剤を小児に使用する際には，慎重に評価を行うこと。基本的に可能な限り最小用量を投与する。分割投与されている場合には，夜間を高用量にする。1日用量が30mgまでであれば，1日1回就寝前投与する。
ニュージーランド	**小児用量** 成人の半分の用量。3歳以上の小児と高齢者には成人の半分量が推奨される。生後6カ月〜3歳の小児には，厳格な適応がなければ通常は，投与しないこと。 **小児使用** 小児では，腎臓・肝臓の機能低下がある者や高齢者と同様に，本剤への反応性亢進と副作用への高い感受性が起こりえるため，初回投与量の減量と注意深い観察のもと漸増する必要がある。ベンゾジアゼピン製剤を小児に使用する際には，慎重に評価を行うこと。本剤の突然の中止は，けいれん発作や他の離脱症状を引き起こす危険性が高くなるため，長期間投与後や反応性が乏しいために中止する際には，一

(ニュージーランド)	定期間をかけて漸減・中止すること。本剤で治療を行う際には4週間以内に診察を行い，その後も継続治療の必要性を評価するため，定期的に診察を行うこと。

ジアゼパム（diazepam）

ダイアップ（高田） 坐 4mg，6mg，10mg

スチリペントール（stiripentol）

ディアコミット（MeijiSeika） カ 250mg　シロップ用〔分包〕250mg/包，500mg/包

日本	**小児適応** クロバザム及びバルプロ酸ナトリウム（以下，VPA）で十分な効果が認められないDravet症候群における間代発作又は強直間代発作に対するクロバザム及びVPAとの併用療法。 **小児用量** 通常，1歳以上の患者には，1日50mg/kgを1日2～3回に分割して食事中又は食直後に経口投与する。投与は1日20mg/kgから開始し，1週間以上の間隔をあけて10mg/kgずつ増量する。ただし，体重50kg以上の患者には，スチリペントールとして1日1,000mgから投与を開始し，1週間以上の間隔をあけ500mgずつ増量する。なお，1日最大投与量は50mg/kg又は2,500mgのいずれか低い方を超えないこととする。 **血中濃度** クロバザムとVPA併用投与中の小児Dravet症候群において，本剤を1日2～3回，50mg/kg/日の用量で併用投与した時の本剤血漿中濃度は小児で約4～24μg/mLの範囲であった。クロバザム，VPA及び臭化剤が併用されている小児の日本人Dravet症候群においては，1日2～3回，50mg/kg/日の用量で併用投与した時の本剤血漿中濃度は小児では約4～25μg/mLの範囲であった。 **臨床試験** クロバザムとVPAでは十分に抑制できない痙攣発作（間代発作・強直間代発作）を有するDravet症候群の小児23例を対象として，二重盲検比較試験を実施した。本剤50mg/kg/日又はプラセボを2カ月間，食事中に経口投与（クロバザム，VPAと併用）した時，プラセボ群と比較して統計学的に有意な発作頻度の減少が認められた。 **小児使用** 乳児（1歳未満）に対する使用経験は少ないので，治療上の有益性が危険性を上回ると判断される場合にのみ投与し，本剤投与中は，患者の状態を注意深く観察すること。低出生体重児，新生児での使用経験はないため，特に注意すること。
EU	**小児用量** 小児には1日2～3分割して投与する。クロバザムとVPA併用の場合，最初の1週間は20mg/kg/日から開始し，次の1週間は30mg/kg/日，その後は年齢に応じて推奨用量の50mg/kg/日に達するまで徐々に増量する。6歳未満の小児には3週目に20mg/kg/日を，6～12歳の小児に対しては毎週10mg/kg/日ずつ増量し，それぞれ3週目・4週目で推奨用量の50mg/kg/日に達する。12歳以上の小児・青年期以上では，推奨用量に達するまで臨床的判断に基づいて毎週5mg/kg/日ずつ追加する。50mg/kg/日の推奨用量は，臨床試験に基づく知見であり，本剤を50mg/kg/日以上投与した場合の臨床的安全性を支持する臨床試験データはない。 **小児使用** 乳児・小児のてんかんの診断・管理に精通した小児科医・小児神経科医の指導のもとでのみ使用すること。本剤の主要な臨床評価は乳児重症ミオクロニーてんかん（SMEI）と診断された3歳以上の小児で行われた。3歳未満のSMEIに対しては，診断が臨床的に確定している場合にのみ，潜在的な臨床上の有益性と危険性を勘案した上で症例ごとに臨床的判断を下すこと。1歳未満での併用療法に関するデータは限られているので，投与の際には注意深い観察を行うこと。Dravet症候群における本剤単剤治療を支持する臨床試験データはない。本剤の初回使用時の重要な試験では，クロバザムを0.5mg/kg/日の1日2回分割投与が行われた。クロバザムの過量服薬もしくは副作用の兆候により（すなわち眠気，低血圧症，小児における易怒性），この1日用量は毎週25%ずつ減量された。小児Dravet症候群への投与に関連して，約2～3倍のクロザパム濃度の上昇と4倍のノルクロバザム血清濃度の上昇がそれぞれ報告されている。
カナダ	**小児使用** 本剤とクロバザムとバルプロ酸の併用で，3歳以上の乳児重症ミオクロニーてんかん（SMEI）における安全性・有効性が示された。3歳未満のSMEIに対して，臨床使用を検討する際には，潜在的な臨床上の有益性と危険性を勘案した上で症例ごとに臨床的判断を下すこと。3歳未満のSMEIに対して，本剤を用いた補助療法を行う際には，臨床的に診断が確定している症例に限るべきである。生後12カ月未満への使用データは，ごく限られたものしかないので，この年齢層での使用には，医師から細かな指導を受けながら治療を行うこと。

スルチアム（sultiame）

オスポロット（共和薬品）　錠 50mg，200mg

日本	記載なし
ドイツ	小児使用 他の薬剤との相互作用や，本剤がプリミドンと結合して他の相互作用を形成した場合，本剤の副作用が強く出ることがある。特に小児ではめまい，不確実な足取り，眠気の起こることがある。

ゾニサミド（zonisamide）

エクセグラン（大日本住友）　散（20%）200mg/g　錠 100mg

日本	小児使用 1歳未満の乳児への投与に対する安全性は確立していない（使用経験が少ない）。発汗減少があらわれることがある（小児での報告が多い）。特に夏季に体温上昇することがあるので，本剤投与中は体温上昇に留意し，このような場合には高温環境下をできるだけ避け，発汗減少，体温上昇，顔面潮紅，意識障害等がみられた場合には，投与を中止し，体冷却等の適切な処置を行うこと。本剤で発汗減少が起こることを十分に認識していれば，冷房や衣服の調節等によりある程度は対処可能であり，日常生活において特に問題がなければ，そのまま継続してもよいが，日常生活に支障をきたすような場合には，薬剤の変更を考慮すること。これらは小児での報告が多いため，特に小児では体温の上昇に留意することが必要である。
米国	小児使用 小児において，発汗減少・高熱をきたし入院にいたる例が報告されており，本剤に関連した発汗減少症と高体温症の危険性の増加が認められる。暑い時期に小児の治療を行う際には，体温上昇・発汗減少に注意すること。炭酸脱水酵素阻害薬，抗コリン薬に限らず他の薬剤を併用する際には，高熱に注意が必要である。16歳未満の小児における安全性・有効性は確立していない。小児への使用は承認されていない。
英国	小児用量 1日用量は6〜8mg/kgから最大500mgまでとする。 小児使用 小児においては体重減少を引き起こす危険性がある。体重で治療の維持量を管理すべきであり，体重55kgまでは，体重で用量を調整する。小児においては，発汗減少・発熱をきたし，放置すると脳障害や死に至る危険性がある。特に暑い季節に，危険性が高くなるので，炭酸脱水酵素阻害薬（トピラマート，アセタゾラミド等），抗コリン薬（クロミプラミン，ヒドロキシジン，ハロペリドール，イミプラミン，オキシブチニン等）を併用しないこと。6歳未満，20kg未満の小児における安全性・有効性は確立していない。
韓国	小児用量 小児に対しては，通常，最初1日2〜4mg/kgを1〜3回に分割経口投与する。以後1〜2週ごとに増量して通常1日量4〜8mg/kgまで漸増し，1〜3回に分割経口投与する。なお，最高1日量は12mg/kgまでとする。
オーストラリア	小児使用 18歳未満の小児に対する安全性・有効性は確立していないため，使用は推奨されない。発汗過少症と異常高熱症の症例報告がある。通常本剤は，小児において代謝性アシドーシスを引き起こす。小児では，代謝性アシドーシスが治療されずに慢性化すると，腎結石症や腎石灰化症，骨粗鬆症や骨軟化症を引き起こすことがある。本剤による成長や骨形成への後遺症については，系統的な調査は行われていない。

テトラコサクチド酢酸塩（tetracosactide acetate）

コートロシン（第一三共）　注射用 0.25mg

コートロシンZ（第一三共）　注〔筋注〕（酢酸テトラコサクチド亜鉛）0.5mg/mL

日本	小児適応 点頭てんかん，気管支喘息 小児使用 筋注：顔色不良，不機嫌，下痢・排便回数の増加，口唇の色調変化（黒褐色あるいは紫色）〔1〜6％程度〕が認められる。（口唇の色調変化は投与中止により比較的早期に消失する。）点頭てんかん患者にACTHを使用した場合，CT像で可逆性の脳収縮，脳波の低振幅化，心エコー図で心肥大（心室中隔，左室後壁の肥厚等），血腫，硬膜下水腫が生じるとの報告がある。低出生体重児，新生児，乳児，幼児，小児に投与する場合には，低用量より投与を開始し，投与中は頭部CTによる観察，心電図・心エコー図等による心精査を行い，異常が認められた場合には中止する等適切な処置を行うこと。〔本剤は添加物とし

（日本）	てベンジルアルコールを含有しており，外国でベンジルアルコールの静脈内大量投与（99～234mg/kg）により，中毒症状（あえぎ呼吸，アシドーシス，痙攣等）が低出生体重児に発現したとの報告がある。]
英国	<mark>小児適応</mark> 抗てんかん薬としての適応はない。 <mark>小児用量</mark> 小児における診断学的使用での用量は確立していない。3～5歳の小児に対しては，1日0.25～0.5mgの筋肉注射で開始し，維持量は2～8日で0.25～1mgである。 <mark>小児使用</mark> 本注射剤はベンジルアルコールを含有しているため，低出生体重児や1カ月未満の新生児への投与は禁忌である。副腎皮質ステロイドの産生物の増加によりコルチコステロイド型の効果をもたらすことがある。症例ごとにみあった適切な用量を用いることで本注射剤による小児の発育抑制は起こらないが，長期治療を受ける小児では成長を観察すること。本注射剤はベンジルアルコールを含有しているため，低出生体重児や1カ月未満の新生児への投与は禁忌であり，3歳未満の小児ではアナフィラキシー様反応や毒性を引き起こすことがある。糖質コルチコイドと鉱質コルチコイドの効果と関連した有害事象としてうっ血性心不全がみられ（頻度不詳），新生児，小児において，本剤の高用量の長期治療後に可逆性の心肥大が孤発的に起こることがある。
カナダ	<mark>小児適応</mark> 抗てんかん薬としての適応はない。 <mark>小児用量</mark> 3～6歳の小児では筋肉内に初回用量が0.25～0.5mg/日，維持用量が0.25～0.5mgごと2～8日。7～15歳の小児では筋肉内に初回用量が0.25～1mg/日，維持用量が0.25～1mgごと2～8日。 <mark>小児使用</mark> 本注射剤はベンジルアルコールを含有しているため，低出生体重児や1カ月未満の新生児への投与は禁忌であり，生後1カ月～3歳の乳児・小児への投与は毒性反応・アレルギー反応を引き起こす危険性があるため推奨できない。小児の成長を抑制する可能性があるため，3歳以上の小児への長期的な治療を行う際には，成長の観察を行うこと。新生児・小児に高用量を長期的に用いることで，可逆的な心肥大を引き起こすことがあるので，心エコー検査等による定期的な精査を行うこと。市販後に過敏反応，成長遅延（小児における成長抑制），体重増加，創傷治癒不全の報告がみられる。

トピラマート（topiramate）

トピナ（協和発酵キリン） 細（10％）100mg/g 錠 25mg, 50mg, 100mg

日本	<mark>小児用量</mark> 2歳以上の小児には1日量1mg/kgの経口投与で開始し，2週間以上の間隔をあけて1日量2mg/kgに増量する。以後，2週間以上の間隔をあけて1日量として2mg/kg以下ずつ漸増し，維持量として1日量6mg/kgを経口投与する。症状により適宜増減するが，1日最高投与量は9mg/kg又は600mgのいずれか少ない投与量までとする。いずれも1日2回に分割して経口投与すること。 <mark>小児使用</mark> 低出生体重児，新生児，乳児，2歳未満の幼児に対する安全性は確立していない（国内における使用経験がない）。市販後の自発報告において，小児における腎・尿路結石，代謝性アシドーシス，乏汗症（発汗減少）の報告が成人に比べて多い傾向が認められているので，観察を十分に行うこと。 <mark>有害事象</mark> 国内小児臨床試験における安全性解析対象例86例中，副作用が66例（76.7％）に認められた。主な副作用は傾眠28例（32.6％），乏汗症13例（15.1％），食欲減退12例（14.0％），発汗障害11例（12.8％），体重減少8例（9.3％）等であった。また主な臨床検査値異常は血中重炭酸塩減少26例（30.2％）であった。
米国	<mark>小児適応</mark>〈てんかん〉部分発作，原発性全般性強直間代発作の2～16歳の小児，レノックス・ガストー症候群に関連した発作を伴う2歳以上の小児への補助療法。 <mark>小児用量</mark>〈10歳以上の小児〉単剤療法は成人に準じる。〈2～10歳の小児〉計量薬理学的ブリッジング法に基づいて投与する。
英国	<mark>小児適応</mark> ①6歳以上の小児・青年における二次性全般化発作の有無を問わない部分発作，原発性全般性強直間代発作に対する単剤療法。②2歳以上の小児・青年における二次性全般化発作の有無を問わない部分発症発作（partial-onset seizure，以下POS），原発性全般性強直間代発作，レノックス・ガストー症候群に関連した発作の治療における補助療法。 <mark>小児用量</mark> 6歳以上の小児への治療は，最初の1週間は0.5～1mg/kgを夜間投与で開始し，その後は1～2週間の間隔で，0.5～1mg/kg/日，1日2回で増量する。小児が漸増する用量に耐えられない場合には，漸増幅を少なくするか投与間隔を長めに設定して増量する。6歳以上の小児での本剤単剤療法の初回推奨標的用量は，臨床反応によるが100mg/日であり，これは6～16歳の小児では，約2.0mg/kg/日に相当する。

トリメタジオン（trimethadione）

ミノアレ（日医工） 散 (66.7%) 667mg/g

日本	小児用量 小児においては，成人量を基準として体重により決定する。症状，耐薬性に応じて適宜増減する。

バルプロ酸ナトリウム（sodium valproate）

デパケン（協和発酵キリン） 細 (20%) 200mg/g, (40%) 400mg/g 錠 100mg, 200mg シ (5%) 50mg/mL
デパケンR（協和発酵キリン） 徐放錠 100mg, 200mg
セレニカR（興和＝興和創薬＝田辺三菱＝吉富薬品） 徐放顆 (40%) 400mg/g 徐放錠 200mg, 400mg

日本	小児使用 低出生体重児，新生児に対する安全性は確立していない。片頭痛発作の発症抑制に対する小児における安全性・有効性については，現在までの国内外の臨床試験で明確なエビデンスが得られていない。
米国	小児使用 2歳以下の乳幼児（特に多剤併用患者，先天性代謝疾患児，精神遅滞を伴う重度てんかん患児，器質性脳疾患児）で致死性肝障害を発症する危険性が高まることが示されている。特に複数の抗けいれん薬で治療を行っている場合，先天的な代謝異常や，精神遅滞を伴う重症てんかん発作や，器質的な脳疾患を有する症例では危険性はさらに高まる。2歳以下の乳幼児に投与する際には，治療上の有用性と危険性を考慮して，危険性よりも治療上の有用性が勝る場合に，特別な注意を払いつつ単剤で使用すること。2歳以降，致死性肝障害の発現率は加齢に伴って減少することが示されている。てんかんに対する使用経験では，2歳を超えると，致死性肝障害の発現率は年長になるほど大幅に減少することが示されている。低年齢児，特に酵素誘導薬剤を併用している場合には，総血中濃度及び遊離型濃度の目標値に達するためにより高用量が必要となることがある。生後3カ月～10歳の小児は，成人に比べて体重換算で50％高い排泄能を示し，10歳を超えると成人にほぼ類似した薬理学的動態となる。遊離型濃度がばらつくため，バルプロ酸の総血中濃度測定の有用性は限定されている。小児において本剤の血中濃度を解釈する際には，肝代謝能と蛋白結合に影響する因子を考慮すること。生後2カ月の新生児では，本剤の排泄能が極端に低いので，血漿蛋白結合の減少に伴う分布量の増加ばかりでなく，本剤除去中のグルクロン酸転写酵素やその他の酵素の発達の遅れに伴う可能性もあり，本剤排泄能が減少する。主に小児において，稀ではあるがFanconi's症候群の報告がある。ミトコンドリアDNAポリメラーゼγ（POLG）の突然変異で引き起こされるミトコンドリア異常が既知の患者と，臨床的にミトコンドリア異常が疑われる2歳以下の乳幼児に対しては禁忌である。本剤で誘発される急性肝障害・肝臓関連死は，POLGの遺伝子突然変異で発症する遺伝性神経代謝症候群のAlpers-Huttenlocher症候群で高率に報告されている。肝不全の報告例のほとんどは，この症候群に関連した小児・青年期症例である。
英国	小児用量 〈体重20kg以上の小児〉体重にかかわらず，一般に投与開始量は400mg/日を超えないこと。間隔をあけて20～30mg/kg/日まで増量し，効果不十分な時は35mg/kg/日まで増量する。〈体重20kg未満の小児〉20mg/kg/日。重症例では薬物血中濃度を管理できる場合に限り増量できる。40mg/kg/日を超える用量が必要な小児は生化学・血液検査を行うこと。 小児使用 3歳未満の小児では肝毒性の危険性が高まるため，サリチル酸との併用を避けること。肝障害のある16歳未満の小児にはサリチル酸を使用しないこと。3歳以降では，加齢とともに肝障害の発症率が有意に減少する。3歳未満の小児には，単剤使用が推奨されるが，治療開始前に有用性・危険性を検討すること。ほとんどの場合，このような肝障害は投与開始後3カ月以内に起こり，2～12週間が最も危険性が高い。本剤と関連した肝機能障害を伴う3歳以下の小児では肝毒性の危険性が高まる。ときに致死性となる肝不全を含む重篤な肝障害がまれに報告されている。てんかん発作の既往がある小児，特に3歳以下の幼児で，精神遅滞を伴う先天的代謝疾患や変性疾患と器質的脳疾患や重い発作を伴う場合に，高い危険性が示唆されている。若年の小児では特に膵炎の危険性があるが，この危険性は加齢とともに減少する。膵炎を伴う肝不全は致死的となる危険性が高くなる。膵炎を発症した症例では本剤を中止すること。18歳以下の小児・青年期双極性障害の躁症状に対する安全性・有効性は評価されていない。
オーストラリア，ニュージーランド	小児用量 〈体重20kg以上の小児〉体重にかかわらず，投与開始量は400mg/日を超えないようにし，発作の抑制ができるまで一定の間隔で増量する。一般に20～30mg/kg/日の範囲で行い，十分なコントロールができない場合は35mg/kg/日まで増量してもよい。〈体重20kg未満の小児〉20mg/kg/日。重症例では薬物血中濃度を管理できる場合に限り増量できる。40mg/kg/日を超えるときは，生化学・血液検査を行うこと。 小児使用 本剤の潜在的有用性は，治療開始前に膵炎や肝機能障害の危険性を考慮した上で検討すること。

(オーストラリア, ニュージーランド)	3歳未満の小児では，肝毒性の危険性を避けるためサリチル酸の併用を避けること．バルビツレートの併用は用量調整が必要となることがある．3歳未満の小児では，単剤処方が推奨される．より幼い小児では膵炎発症の危険性が高くなるものの，加齢とともにその危険性は減少する．〈小児・青年期の女児〉本剤は催奇性や，子宮内での胎児の発育異常が高確率であるため，小児・青年期の女児，妊娠可能な女性に対して，他に代用する治療薬がないもしくは耐性がない限り，用いないこと．青年期・妊娠可能な女性に対して，本剤による治療を計画する際には，妊娠することを想定しながら，定期的な治療評価をその危険性と有用性を考慮しながら，注意深く行うこと．
カナダ	小児使用 本剤を2歳未満の小児に使用する場合は，極力注意して単剤療法で使用すること．2歳以降，致死性肝障害の発現率は加齢に伴って減少することが示されている．遺伝的ミトコンドリア病の疑いがある2歳以上の患者では，本剤は他の抗けいれん薬が失敗した後に使用すること．生後3カ月～10歳の小児は，成人に比べて体重換算で50％高い排泄能を示し，10歳を超えると成人にほぼ類似した薬理学的動態となる．

ビガバトリン（vigabatrin）

サブリル（サノフィ＝アルフレッサファーマ） 散 500mg/包

日本	小児適応・小児用量 〈点頭てんかん〉 通常，生後4週以上には，1日50mg/kgから投与を開始する．症状に応じて，3日以上の間隔をあけて1日投与量として50mg/kgを超えない範囲で漸増するが，1日最大投与量は150mg/kg又は3gのいずれか低い方を超えないこととし，いずれも1日2回に分け，用時溶解して経口投与する．
EU	小児適応・小児用量 〈点頭てんかん（west症候群）〉 推奨開始用量は50mg/kg/日である．必要に応じて1週間の間隔をあけて用量を漸増してもよい．最大150mg/kg/日までの用量は忍容性が高いことが確認されている．〈難治性部分てんかん〉 新生児，小児，青年に対する推奨開始用量は40mg/kg/日である．体重別の推奨維持用量は，10～15kgは0.5～1g/日，15～30kgは1～1.5g/日，30～50kgは1.5～3g/日，50kg超は2～3g/日であり，最大推奨用量を超過しないこと．
米国	小児適応 〈点頭てんかん〉 潜在的有用性が視野狭窄の潜在的危険性を上まわる場合の，生後1カ月～2歳の点頭てんかんに対する単剤療法．〈難治性複雑部分発作〉 複数の代替治療に対する反応が不十分で，かつ潜在的有益性が視野狭窄の危険性を上まわる場合の10歳以上の小児に対する補助療法．第一選択薬としては使用しない． 小児用量 内用液用粉末は投与前に水と混合すること．〈点頭てんかん〉 初回1日用量は50mg/kg/日（1回25mg，1日2回）とし，その後3日おきに25～50mg/kg/日の範囲で増量し，最大150mg/kg/日（1回75mg，1日2回）まで増量することができる．〈難治性複雑部分発作〉 体重25～60kgの10～16歳の小児では，1日の総投与量は500mg/日（1回250mg，1日2回）より開始し，総維持用量2,000mg/日（1回1,000mg，1日2回）まで1週間ごとに増量してもよい．体重60kgを超える小児には，成人の推奨用量に従って投与する．

ピラセタム（piracetam）

ミオカーム（UCB＝大鵬薬品） 内用液（33.3％） 333.3mg/mL

日本	小児使用 低出生体重児，新生児，乳児，幼児又は小児に対する安全性は確立していない（国内では低出生体重児，新生児に対して使用経験がない．乳児，幼児又は小児に対して使用経験が少ない）． 有害事象 外国では約3g/日投与において活動性亢進，不眠，抑うつ，興奮，不安が報告されている（頻度不明）．使用成績調査において小児への投与例は125例であり，副作用発現症例は35例（79件），副作用発現率は28.0%（35/125例）であった．主な副作用は傾眠，ALP増加各5件（4.0%），AST増加，白血球数増加各4件（3.2%），浮動性めまい，てんかん重積状態，嘔吐，尿中蛋白陽性各3件（2.4%），気分変化，運動過多，下痢，CK増加，尿中ブドウ糖陽性，血小板数減少，白血球数減少各2件（1.6%）であった．15歳以上65歳未満での副作用発現率は38.4%（108/281例）であり，小児において発現症例率が高くなる傾向は認めなかった．

3 世界の添付文書に記載されるわが国で使用可能な向精神薬の児童・青年期精神疾患患者に対する投与の際の留意点

英国	**禁忌** 重症の腎障害（クレアチニンクリアランス20mL/分未満），肝障害と16歳未満の小児には禁忌である。また，大脳出血，ハンチントン舞踏病，そして本剤への過敏反応やその他のピロリドンに派生した薬剤やその他含有物による過敏反応を有する患者が禁忌となる。

フェニトイン（phenytoin）

アレビアチン（大日本住友）　**散**（10％）100mg/g　**錠** 25mg，100mg　**注**〔フェニトインNa〕（5％）250mg/5mL
ヒダントール（藤永＝第一三共）　**散**（10％）100mg/g　**錠** 25mg，100mg

日本	記載なし
米国	**小児用量**〈咀嚼錠〉小児：1日5mg/kgの2〜3回分割投与から開始し，症状に応じて適宜増減し，最高1日量は1日300mgまでとする。推奨維持用量は通常1日4〜8mg/kgである。6歳以上の小児・青年では，成人における最低1日量（300mg/日）が必要なことがある。1日用量を等分できない場合は，就前に高用量を投与すること。
英国	**小児用量**〈経口懸濁液〉（幼児・小児）1日5mg/kgの2回分割投与から開始し，症状に応じて適宜増減する。最高用量は1日300mgまでとする。推奨維持用量は通常1日4〜8mg/kgである。（新生児）新生児に本剤を経口投与した際の吸収については予測できない。さらに本剤の代謝は低下している可能性があるため，新生児においては血中濃度を管理することが特に重要である。〈注射製剤〉小児の用量は一般に体重に応じて決定する。小児用量は体表面の面積あたり（250mg/m²）または体重（15〜20mg/kg）に基づいて計算することもあり，2〜3回に分割投与する。その後の用量は患者の状況により，注意深くかつゆっくりと調整すること。小児の維持量は一般に1日4〜8mg/kgの範囲である。新生児においては，1〜3mg/kg/分を超えない速度で投与すること。注射液のアルカリ性による静脈の局所刺激を避けるため，投与後は毎回，投与に用いた注射針・カテーテルで生理食塩水を投与すること。

フェノバルビタール（phenobarbital）

フェノバール（藤永＝第一三共）　**末** 1g　**散**（10％）100mg/g　**錠** 30mg　**内用液**〔エリキシル〕（0.4％）4mg/mL　**注**（10％）100mg/mL

日本	記載なし
米国	**小児適応・小児用量**〈けいれん〉1回15mgまたは50mgを1日2〜3回に分けて経口投与する。〈術前・術後の鎮静〉6mg/kgを1日3回に分けて経口投与する。
カナダ	**小児適応・小児用量**〈鎮静〉18歳未満の小児：2mg/kgまたは60mg/m²（体表面積）を1日3回に分けて経口投与する。〈催眠・抗けいれん〉18歳未満の小児：15〜50mgを1日2〜3回に分けて経口投与する。 **有害事象** 中枢神経系：小児において，過活動は稀ではない。行動障害と認知機能障害も起きることがある。
英国	**小児用量** 1日5〜8mg/kgを経口投与。症例ごとに調整すること。通常必要とされる血中濃度は15〜40μg/mLである。 **小児使用**〈過量投与〉1時間以内に10mg/kg以上が投与された場合，気道を確保して，5歳未満の小児では10〜15gの活性炭の投与を考慮する。中毒症状の軽減には活性炭を反復投与することが本剤の排出促進に最善の方法である。重度低血圧に対してはドパミンやドブタミンを使用する。尿のアルカリ化で横紋筋融解症を治療すること。急性腎不全や重度の高カリウム血症に対しては血液透析や血液灌流を要することがある。 **有害事象** 小児における神経系有害事象：過活動，行動障害。
ニュージーランド	**有害事象** 小児では，逆説的興奮，易刺激性，興奮過多の起こることがある。

フェノバルビタールナトリウム（phenobarbital sodium）

ノーベルバール（ノーベル）　注射用〔静注〕250mg

日本	小児適応 〈坐剤〉小児に対して経口投与が困難な場合の次の目的に用いる。①催眠，②不安・緊張状態の鎮静，③熱性けいれん及びてんかんのけいれん発作の改善。〈静注〉①新生児けいれん，②てんかん重積状態。 小児用量 〈坐剤〉通常小児では，1日4～7mg/kgを標準として直腸内に挿入する。症状・目的に応じ適宜増減する。〈静注〉①新生児けいれん：初回は20mg/kgを静脈内投与する。けいれんが制御できない場合は，患者の状態に応じ，初回投与量を超えない範囲で用量を調節し，静脈内に追加投与する。維持投与は，2.5～5mg/kgを1日1回静脈内投与する。新生児では，5～10分かけて緩徐に投与すること。ただし，患者の状態に応じ，より緩徐に投与することも考慮すること。また，追加投与を行う際には，患者の状態を観察し，初回投与から十分な間隔をあけた上で，実施すること。②てんかん重積状態：15～20mg/kgを1日1回静脈内投与する。10分以上かけて緩徐に投与すること。ただし，100mg/分の投与速度を超えないこと。 小児使用 〈坐剤〉生後5日までの新生児では，直腸よりの吸収が極めて微量のことがある。しかし，吸収されたときは半減期が極めて長い。 〈静注〉意識障害，血圧低下，呼吸抑制があらわれることがあるので，用量調節を適切に行うために，本剤の血中濃度測定を行うことが望ましい。また，呼吸抑制があらわれた場合には，直ちに人工呼吸など適切な処置を行うこと。低出生体重児には慎重に投与すること（これらの症例に対する投与経験が少ない）。
米国	小児適応 抗てんかん薬，術前・術後を含む鎮静薬としての使用適応。 小児用量 〈静注〉推奨小児用量は2～6mg/kgの単回筋肉注射で，100mgを超えない。米国小児学会が推奨する小児用量は，①術前の鎮静：1～3mg/kgを筋肉注射もしくは静脈注射。②抗けいれん薬として：1日量4～6mg/kgを7～10日ごとに，血中濃度が10～15μg/mLもしくは1日10～15mg/kgを筋肉または静注。③てんかん重積状態：15～20mg/kgを10～15分かけて静注。 小児使用 本注射剤には防腐剤のベンジルアルコールが含まれているため新生児への使用は推奨できない。静脈溶液では防腐剤のベンジルアルコールが含まれているため，あえぎ呼吸，低血圧，徐脈，心血管虚脱等の症状を伴う致死的なGasping症候群（あえぎ症候群）をきたした生後1ヵ月未満の新生児の報告がある。小児の複雑熱性発作への使用で，認知機能低下に関与したという報告がある。84名の小児脳腫瘍患者に行われた後ろ向き研究において，健常対照群73名と腫瘍対照群（脳腫瘍以外の腫瘍性疾患）78名では，出生前のバルビタール曝露と脳腫瘍発症増加との関連が示唆された。 血中濃度 抗けいれん薬として治療的な有効血中濃度は10～25μg/mLである。小児において有効血中濃度に達するには，一般的に他の抗けいれん薬よりも体重に対してより多くの用量を要する。小児・乳児では本剤15～20mg/kgを投与すると短時間で約20μg/mLの血中濃度に達する。小児において，適切かつ十分な対照試験は行われていないが，小児における安全性・有効性は文献に引用されている多数の研究や症例報告で支持されている。
オーストラリア	小児用量 〈抗けいれん薬〉小児：初回の単回用量として，10～20mg/kgを筋肉注射。維持期は1～6mg/kg/日を筋肉注射。〈てんかん重積状態〉小児：15～20mg/kg/日を筋肉注射，必要に応じて，5～10mg/kgを20分ごとに，けいれんが収まるまで，あるいは全量40mg/kgとなるまでは繰り返し投与する。てんかんが落ち着くフェノバルビタールの血漿濃度は，通常15～40μg/mL（65～170μmol/L）。治療域の濃度を維持するために，薬物濃度をモニターすること。〈鎮静〉小児：必要に応じて，1～3mg/kg/日を筋肉注射。 小児使用 逆説的興奮反応をきたす小児がいる。

プリミドン（primidone）

プリミドン（日医工）　細（99.5％）995mg/g　錠250mg

日本	記載なし
米国	小児用量 （ほとんどの成人と同様に）8歳以上の小児における維持用量は250mg錠の3～4錠を1日3～4回に分けて服用する。必要に応じ1日に250mg錠を5～6錠まで増量してもよいが，1日用量が1回500mg，1日4回を超えないこと。

ペランパネル水和物 (perampanel hydrate)

フィコンパ（エーザイ）　錠 2mg, 4mg

日本	小児適応 他の抗てんかん薬で十分な効果が認められない12歳以上の小児てんかんの下記発作に対する抗てんかん薬との併用療法：部分発作（二次性全般化発作を含む），強直間代発作 小児用量 12歳以上の小児には1日1回2mgの就寝前経口投与より開始し，その後1週間以上の間隔を2mgずつ漸増する。本剤の代謝を促進する抗てんかん薬を併用しない場合の維持用量は1日1回8mg，併用する場合の維持用量は1日1回8〜12mgとする。なお，症状により1週間以上の間隔を開けて2mgずつ適宜増減するが，1日最高12mgまでとする。 小児使用 低出生体重児，新生児，乳児，2〜12歳未満の小児に対する安全性は確立していない（国内臨床試験において使用経験はない）。12歳以上の小児では，臨床試験で，易刺激性，攻撃性・敵意等の精神症状の発現割合が成人に比べて高くなることが示されているので，観察を十分に行うこと。
米国	小児適応 ①12歳以上の小児における二次性全般化発作の有無を問わない部分発症発作（partial-onset seizure，以下POS）の補助療法。②12歳以上の原発性全般性強直間代発作に対する補助療法。 臨床試験 12歳以上の小児におけるPOSに対する補助療法としての安全性・有効性は，12〜16歳の72名の小児で行われた3つの無作為化二重盲検プラセボ対照多施設共同試験で確立している。12歳以上の小児における原発性全般性強直間代発作に対する補助療法としての安全性・有効性は，本剤を投与した11名の12〜16歳の小児を含む，1つの無作為化二重盲検プラセボ対照多施設共同試験（164名）で確立している。 小児使用 12歳未満の小児における安全性・有効性は確立していない。12〜17歳のPOSに本剤が投与されたプラセボ対照試験の小児における薬物動態学的解析で，本剤の排泄率は0.729L/時間で，成人よりもわずかに高かった。12歳以上の小児では成人と類似した用量の投与が可能である。
英国	小児適応 ①12歳以上の小児における二次性全般化発作の有無を問わないPOSの補助療法。②12歳以上の原発性全般性強直間代発作に対する補助療法。 小児使用 12歳未満の小児における安全性・有効性は確立していない。データがない。 二重盲検研究として本剤を投与した196名のPOSと原発性全般性強直間代発作の青年期患者の臨床試験のデータを元に，成人と比較して攻撃性が高頻度に認められた以外，青年期の安全性特性は成人のものと類似していた。
オーストラリア	小児適応 ①12歳以上の小児における二次性全般化発作の有無を問わないPOSの補助療法。②12歳以上の原発性全般性強直間代発作に対する補助療法。 小児使用 12歳未満の小児に対する安全性・有効性は確立していない。データがない。12歳未満の小児においては推奨されない。
欧州	小児適応 ①12歳以上の小児における二次性全般化発作の有無を問わないPOSの補助療法。②12歳以上の原発性全般性強直間代発作に対する補助療法。 小児使用 12歳未満の小児に対する安全性・有効性は確立していない。データがない。

ホスフェニトインナトリウム水和物 (fosphenytoin sodium hydrate)

ホストイン（ノーベル＝エーザイ）　注〔静注〕750mg/10mL

日本	2歳未満の小児に対する有効性・安全性は確立していない（使用経験がない）。
米国	小児における安全性は確立されていない。
EU	小児適応・小児用量 5歳以上の小児には体重あたり成人と同じ用量（mg/kg）を点滴静注でのみ投与しうる（小児での筋肉注射は推奨できない）。(1) 強直間代（大発作）型てんかん重積状態の制御：22.5mg/kgを点滴静注により単回投与する。推奨点滴静注速度は3〜4.5mg/kg/分（4.5mg/kg/分又は225mg/分を超えてはならない）。(2) 脳外科手術，頭部外傷に関連した発作の予防・治療：15〜22.5mg/kgを点滴静注により単回投与する。推奨点滴静注速度は1.5〜3mg/kg/分（4.5mg/kg/分又は225mg/分を超えてはならない）。(3) 経口フェニトイン投与が不可能，禁忌の場合の代替：経口フェニトイン療法の場合と同じ用量・投与頻度で用い，点滴静注により投与しうる。推奨点滴静注速度は1.5〜3mg/kg/分（75〜150mg/分を超えてはならない）。

ミダゾラム（midazolam）

ミダフレッサ（アルフレッサファーマ）　注〔静注〕（0.1％）10mL

ラコサミド（lacosamide）

ビムパット（UCB＝第一三共）　錠 50mg，100mg

日本	低出生体重児，新生児，乳児，幼児，小児に対する安全性は確立していない（臨床試験において使用経験はない）。
英国	小児適応 4歳以上の小児・青年期のてんかん患者における二次性全般化の有無を問わない部分発症発作（partial-onset seizure，以下POS）の治療における補助療法。 小児用量〈体重が50kg以上の小児・青年〉成人と同じ。〈体重が50kg未満の4歳以上の小児・青年〉用量は体重に基づいて決定されるので最初はシロップで治療を開始し，希望に応じて錠剤に変更することが推奨される。単剤療法，補助療法とも，推奨開始用量は2mg/kg/日で，1週間後には初期治療用量の4mg/kg/日に増量する。反応性と認容性により維持用量はさらに毎週2mg/kg/日ずつ増量が可能である。至適な反応が得られるまで徐々に増量する。体重が40～50kgの小児では単剤療法における最高用量は10mg/kg/日が推奨される。小児における本剤の負荷投与量（loading dose）は検討されていないので，体重が50kg未満の小児・青年における負荷投与量の使用は推奨されない。
米国	小児適応 17歳以上のPOSに対する補助療法。17歳未満の小児に対する安全性・有効性は確立していない。
オーストラリア	16歳未満の小児に本剤の使用を推奨できるような十分なデータはない。
ニュージーランド	安全性・有効性に関するデータがないため，16歳未満の小児への使用は推奨されない。
カナダ	18歳未満の小児における安全性・有効性は確立していないので，投与しないこと。

ラモトリギン（lamotrigine）

ラミクタール（GSK）　錠 25mg，100mg　錠〔小児用〕2mg，5mg

日本	小児用量〈単剤療法の場合（定型欠神発作に用いる場合）〉最初の2週間は1日0.3mg/kgを1日1～2回に分割して経口投与し，次の2週間は1日0.6mg/kgを1日1～2回に分割して経口投与する。その後は，1～2週間ごとに1日量として最大0.6mg/kgずつ漸増する。維持用量は1日1～10mg/kgとし，1日1～2回に分割して経口投与する。症状に応じて適宜増減するが，増量は1週間以上の間隔をあけて1日量として最大0.6mg/kgずつ，1日用量は最大200mgまでとし，いずれも1日1～2回に分割して経口投与する。〈バルプロ酸ナトリウム（VPA）を併用する場合〉最初の2週間は1日0.15mg/kgを1日1回経口投与し，次の2週間は1日0.3mg/kgを1日1回経口投与する。その後は，1～2週間ごとに1日量として最大0.3mg/kgずつ漸増する。維持用量は，VPAに加えて本剤のグルクロン酸抱合を誘導する薬剤を併用する場合は1日1～5mg/kgとし，本剤のグルクロン酸抱合を誘導する薬剤を併用していない場合は1日1～3mg/kgとし，1日2回に分割して経口投与する。なお，1日用量は最大200mgまでとする。〈VPAを併用しない場合〉①本剤のグルクロン酸抱合を誘導する薬剤を併用する場合：最初の2週間は1日0.6mg/kgを1日2回に分割して経口投与し，次の2週間は1日1.2mg/kgを1日2回に分割して経口投与する。その後は，1～2週間ごとに1日量として最大1.2mg/kg/日ずつ漸増する。維持用量は1日5～15mg/kgとし，1日2回に分割して経口投与する。なお，1日用量は最大400mgまでとする。②本剤のグルクロン酸抱合に対し影響を及ぼさない薬剤を併用する場合：VPAを併用する場合に従う。 小児使用〈双極性障害への小児適応なし〉18歳未満の小児に対する有効性・安全性は確立していない（使用経験がない）。〈てんかん〉低出生体重児，新生児，乳児，2歳未満の幼児，及び定型欠神発作以外の単剤療法に対する有効性・安全性は確立していない。
米国	小児適応 2歳以上の患者における他の抗てんかん薬との併用療法（部分発作，原発性全般性強直間代発作，レノックス・ガストー症候群における全般発作），16歳以上の患者における単剤療法：カルバマゼピン，フェノバルビタール，フェニトイン，プリミドン，バルプロ酸のいずれかの抗てんかん薬を単剤で治療中の部分発作における単剤療法への切り替え。

(米国)	小児使用 〈てんかん〉部分発作に対する併用治療薬としての本剤の安全性・有効性は，年齢1～24カ月の超若年小児患者における小規模無作為化二重盲検プラセボ対照試験においては実証されていない。〈双極性障害への小児適応なし〉18歳未満の小児・青年期の若年双極性障害者における安全性・有用性は確立されていない。 有害事象 感染性有害反応（本剤37%，プラセボ5%），呼吸性有害反応（本剤26%，プラセボ5%）に対する危険性の増加と関連していた。感染性有害反応には細気管支炎，気管支炎，耳や目の感染，外耳道炎，咽頭炎，尿路感染症，ウィルス感染症を含む。呼吸性有害反応には鼻閉，咳，無呼吸を含む。
英国	小児適応 〈てんかん〉13歳以上の青年期患者における部分発作・強直間代発作を含む全般性発作の併用療法・単剤療法。レノックス・ガストー症候群に関連した発作では，最初に開始した抗てんかん薬との併用療法として投与される。2～12歳の小児期患者における部分発作，強直間代発作を含む全般発作，Lennox-Gastaut症候群関連発作への併用療法。定型欠神発作の単剤療法。 小児使用 〈双極性障害への小児適応なし〉18歳未満の小児・青年期における安全性・有効性のデータがないことから本剤の使用は推奨されない。

ルフィナミド（rufinamide）

イノベロン（エーザイ） 錠 100mg，200mg

日本	小児適応 4歳以上の小児で体重15.0～30.0kgの場合，通常，最初の2日間は1日200mgを1日2回食後に経口投与する。その後は2日ごとに1日用量として200mg以下ずつ漸増する。維持用量は1日1,000mgとし，1日2回食後に経口投与する。なお，症状により，1日1,000mgを超えない範囲で適宜増減するが，増量は2日以上の間隔をあけて1日用量として200mg以下ずつ行うこと。体重30.1kg以上の場合は成人の用法・用量に従う。 小児使用 小児では発疹の初期徴候は感染と誤診されやすいので，発疹・発熱等の症状が認められた場合には注意すること。低出生体重児，新生児，乳児，4歳未満や体重15kg未満の幼児に対する安全性は確立していない（国内臨床試験において使用経験はない）。
米国	小児適応 4歳以上の小児のレノックス・ガストー症候群のてんかん発作に対する併用療法。 小児用量 約10mg/kg/日の用量を1日2回分割投与で開始する。2日ごとに約10mg/kg/日ずつ漸増し，目標用量として45mg/kg/日又は3,200mg/日のいずれか低い用量まで増量する。目標用量より低用量での本剤の有効性は明らかになっていない。 小児使用 4歳未満の小児のレノックス・ガストー症候群での安全性・有効性は確立していない。4～17歳の小児における薬物動態は成人と類似している。
欧州	小児適応 4歳以上のレノックス・ガストー症候群のてんかん発作に対する併用療法。 小児用量 〈体重30kg未満の小児〉バルプロ酸の併用がない場合は200mg/日から投与を開始する。反応性・忍容性を確認しながら，2日ごとに200mgずつ増量し，最大推奨用量の1,000mg/日まで増量が可能である。これまでに少数例で3,600mg/日までの増量が検討されている。バルプロ酸を併用する場合，バルプロ酸は本剤のクリアランスを著しく低下させるため，体重30kg未満のバルプロ酸併用患者には，最大用量を低く設定することが望ましい。200mg/日から投与を開始し，反応性・忍容性を確認しながら，2日以上の間隔をあけて200mg/日ずつ増量し，最大推奨用量の600mg/日まで増量可能である。〈体重30kg以上の小児〉400mg/日から投与を開始する。反応性・忍容性を確認しながら，2日ごとに400mgずつ増量する。最大推奨用量は，体重が30.0～50.0kgでは1,800mg/日，50.1～70.0kgでは2,400mg/日，70.1kg以上では3,200mg/日である。 小児使用 本剤の処方は，小児科又はてんかん治療の経験がある神経内科の専門医が行うこと。2～12歳の小児では一般的に成人と比べて本剤の排泄能が低く，この違いは体型に関連している。新生児，2歳未満の乳児，幼児での薬物動態研究は行われていない。4歳未満での安全性・有効性は確立していない（データがない）。

レベチラセタム（levetiracetam）

イーケプラ（UCB＝大塚製薬） 錠 250mg，500mg　シロップ用（50％）500mg/g　注〔点滴静注〕500mg/5mL

日本	**小児用量** 小児：通常，4歳以上の小児には1日20mg/kgを1日2回に分けて経口投与する。なお，症状により1日60mg/kgを超えない範囲で適宜増減するが，増量は2週間以上の間隔をあけて1日用量として20mg/kg以下ずつ行う。ただし，体重50kg以上の小児では，成人と同じ用法・用量を用いる。 **有害事象**〈部分発作〉承認申請時までの国内第Ⅲ相試験（長期投与を含む）における安全性解析対象例73例のうち，43例（58.9％）に副作用が認められ，主な副作用は，傾眠（42.5％），臨床検査値異常（副作用）は，好中球数減少（1.4％），白血球数増加（1.4％）であった。〈強直間代発作〉承認申請時までの国内第Ⅲ相試験及びそれに続く長期継続投与試験における安全性解析対象例13例のうち，6例（46.2％）に副作用が認められ，主な副作用は傾眠（23.1％），臨床検査値異常（副作用）は心電図QT延長（15.4％）であった。 **小児使用** 小児の部分発作に対する単剤療法に関する臨床試験は国内・海外ともに行われていないことから，単剤療法に本剤を使用する場合，特に投与開始時には患者の状態を十分に観察すること。低出生体重児，新生児，乳児，4歳未満の幼児に対する安全性は確立していない（国内における使用経験がない）。
米国	**小児適応** ①1カ月以上の小児てんかんの部分発症発作（partial-onset seizure，以下POS）の治療における補助療法。②12歳以上の若年性ミオクローヌスてんかんにおけるミオクローヌス発作の補助療法。③6歳以上の小児特発性全般性てんかんにおける原発性全般性強直間代（PGTC）発作の補助療法。 **小児用量**〈1カ月～6カ月未満〉14mg/kg/日（7mg/kgを1日2回）で開始し，2週間ごとに1日用量を14mg/kgずつ漸増し，推奨用量の42mg/kg/日（21mg/kgを1日2回）まで増量する。臨床試験ではこの年齢群の平均1日用量は35mg/kgであった。低用量での有効性は検討されていない。〈6カ月～4歳未満〉20mg/kg/日（10mg/kgを1日2回）で開始し，2週間ごとに1日用量を20mg/kgずつ漸増し，推奨用量の50mg/kg/日（25mg/kgを1日2回）まで増量する。患者が50mg/kg/日を許容できない場合，1日用量は減量する。臨床試験ではこの年齢群で平均1日用量は47mg/kgであった。〈4～16歳未満〉20mg/kg/日（10mg/kgを1日2回）で開始し，20mg/kgから推奨用量の60mg/kg/日（30mg/kgを1日2回）まで，2週間ごとに増量する。60mg/kgの1日用量が許容できない場合は減量する。臨床試験での平均1日用量は44mg/kg，最大1日用量は3,000mg/日であった。 **小児試験**〈4歳以上の小児のPOSの補助療法〉本剤の有効性は，標準的な抗てんかん薬で抑制できないPOSを有する4～16歳の小児において，北米60ヵ所の多施設無作為化二重盲検プラセボ対照研究で確立された。定用量の抗てんかん薬1～2種類で治療されており，スクリーニング前の4週間に少なくとも4回のPOSがあり，また2つの4週間の基準評価期間のそれぞれにおいて少なくとも4回の二次性全般化の有無を問わないPOSがみられた患者198名が対象となり，本剤群101名とプラセボ群97名に無作為に割り付けられた。本試験は，8週間の基準評価期間，4週間の漸増期間，10週間の追跡評価期間で構成され，治療期間中の用量は，20mg/kg/日，1日2回で開始し，60mg/kg/日の標的用量に達するまで2週間毎に20mg/kg/日の増量した。主要転帰は，全14週の治療期間（漸増期間と評価期間）におけるプラセボ群と比較した本剤群のPOS出現頻度の1週間毎の減少率とした。本剤群はプラセボ群に比較して統計学的に有意なPOSの減少がみられた。〈1カ月～4歳の小児のPOSの補助療法〉北米，南米，欧州の62ヵ所で実施した5日間（1日間の漸増期間と4日間の維持期間）の評価による多施設無作為化二重盲検プラセボ対照研究で確立された。24時間のビデオ脳波の基準評価期間に定用量の抗てんかん薬1～2種類で治療され，少なくとも2回のPOSがみられた患者を本剤群60名とプラセボ群56名に無作為に割り付けられた。本剤群（1～6カ月4名，6カ月～1歳4名，1～2歳20名，2～4歳28名）の投与は，年齢・体重により，1～6カ月未満40mg/kg/日，6カ月～4歳未満50mg/kg/日を標的用量とした。主要転帰は，4日間の最後の2日間に行われた48時間のビデオEEGを用い，盲検評価によるPOS発症頻度の基準評価期間からの減少率が50％以上の患者の割合とした。難治性のPOS116名（本剤群60名，プラセボ群56名）のうち，109名が有効性解析に含まれ，本剤群とプラセボ群との間に統計学的に有意な発作頻度の減少が認められた。〈強直間代発作〉6歳以上のPGTC発作の補助療法（他の抗てんかん薬に追加）に対する有効性は，8カ国50施設で実施された一つの多施設無作為化二重盲検プラセボ試験で確立した。定用量の抗てんかん薬1～2種類で治療中で，8週間の基準評価期間に少なくとも3回（前半4週間と後半4週間にそれぞれ1回以上）のPGTC発作がみられた特発性全般性てんかん（主として若年性ミオクローヌスてんかん，若年性欠神てんかん，小児欠神てんかん，覚醒時のてんかん大発作）の患者164名を対象に，本剤（80名）またはプラセボ（84名）に無作為に割り付けられた。4週間かけて，標的用量（成人3,000mg/日，小児60mg/kg/日）まで1日2回投与で漸増し，20週間の評価期間を定用量で治療した。主要転帰は，治療期間（漸増期間と評価期間）における本剤群とプラセボ群での1週間毎のPGTC発作の出現頻度の基準評価期間からの減少率とした。PGTC発作出現頻度の減少率は，プラセボ群の44.6％に対して，本剤群は77.6％と統計的に有意な減少がみられた。 **有害事象** POSを引き起こした小児の二重盲検対照試験において，本剤と他の抗てんかん薬との併用で最も頻繁に報告された有害事象は，傾眠，疲労，行動異常，無力症であった。傾眠はプラセボ群の11.3％に対し，本剤群では22.8％に認められ，治療中止はなかったが，用量を減らした患者は本剤群で約3.0％，プラセボ群では3.1％にみられた。無力症はプラセボ群3.1％に対して，本剤群は8.9％にみられ，治療中止はな

（米国）	かったが，減量は，プラセボ群の0％に対し，本剤群は3.0％にみられた．行動症状（激越，不安，無関心，離人症，抑うつ，情緒不安定，敵意，運動亢進，神経過敏，神経症，パーソナリティ障害等）は，プラセボ群の18.6％に対して，本剤群の37.6％にみられた．敵意は，プラセボ群6.2％に対して，本剤群は11.9％，神経過敏は，プラセボ群2.1％に対して，本剤群は9.9％，抑うつは，プラセボ群1.0％に対して，本剤群は3.0％にみられた．精神病性・非精神病性の有害事象による中止は，プラセボ群の4.1％に対して，本剤群は3.0％であった．中断や減量に関連した行動症状に至った頻度は，プラセボ群の6.2％に対して，本剤群は10.9％であった． **小児使用** 小児において酵素誘発性抗てんかん薬と同時に服用した場合，体外排泄は約22％増加した．本剤は，カルバマゼピン，バルプロ酸，トピラマート，ラモトリギンの血漿濃度に影響を及ぼさなかった．4歳未満の患者の安全性・有効性は確立されていない．
英国	**小児適応** ①16歳以上の青年における新たに診断されたてんかん患者の二次性全般化の有無を問わないPOSの単剤療法．②青年，小児，1カ月齢の乳児のてんかんにおいて，二次性全般化の有無を問わないPOSの治療における補助療法．③12歳以上の若年性ミオクローヌスてんかんの治療における補助療法，12歳以上の青年期の特発性全般てんかん，④青年のPGTC発作の治療． **小児用量**〈16歳以上の青年における単剤療法〉推奨用量は1回250mg，1日2回で開始し，2週間後には初期治療用量である1回500mg，1日2回に増加する．臨床反応に応じて，2週間ごとに1回250mg，1日2回増量する．最大用量は1回1,500mg，1日2回．〈体重50kg以上の12〜17歳の青年への追加療法〉初期治療用量の1回500mg，1日2回を，治療初日から開始する．臨床反応性・忍容性に応じて，1回1,500mg，1日2回まで増量が可能である．投与量の変更は，2〜4週間ごとに1回500mg，1日2回で増減する． **小児使用**〈腎機能障害〉本剤の排泄は腎機能に関連するため，腎障害を伴う小児では，腎機能に基づき用量を調整すること．〈剤型〉年齢，体重，投与量に応じて最も適切な剤型で処方すること．1〜6カ月未満の乳児・6歳未満の小児，嚥下困難がある，または250mg未満の服用量である6歳以上の小児に対しては，液剤を使用すること．16歳未満の小児・青年での単剤療法の安全性・有効性は確立されていない（データがない）．6〜23カ月の幼児，2〜11歳の小児，12〜17歳の青年，50kg未満の小児・青年への補助療法では，最少有効量を用いる．体重が25kg未満の小児の初期治療は1回250mg，1日2回，最高用量は750mg．体重が50kg以上の小児は成人と同じ用量を用いる．幼児への補助療法　液剤は，乳児に使用する製剤である．成長や青年期への影響に関する小児データはなく，小児の学習・知性・成長・内分泌機能・青年期や子育ての可能性への長期的な影響は不明である． **小児試験**〈4〜16歳のPOSの補助療法〉4〜16歳の小児198名を対象に，本剤を60mg/kg/日の固定用量（1日2回投与）で投与した14週間の二重盲検プラセボ対照試験で本剤の有効性が確立された．本剤群の44.6％，プラセボ群の19.6％は，POSの1週間毎の頻度が基準時点から50％以上の減少を示した．長期継続治療で患者の11.4％は6カ月間以上，また7.2％は1年間以上発作が消失した．〈単剤療法〉16歳以上で新規または最近てんかんの診断を受けた576名の患者における，カルバマゼピンCR（CBZ）との二重盲検群間並行の非劣性比較において確立された．対象は，誘発されない部分発作または全般強直間代発作のみを提示していた．CBZ 400〜1200mg/日と本剤1,000〜3,000mg/日が無作為に割り付けられ，治療期間は反応に応じて最大121週間であった．本剤群の73.0％およびCBZ群の72.8％において，6カ月間発作が認められず，本剤群の56.6％，CBZ群の58.5％で，12カ月間発作が認められなかった．本剤が補助療法として反応した一部の患者（69名中36名）では，併用中の抗てんかん薬を中止することができた．〈1カ月〜4歳未満のPOSの補助療法〉1カ月〜4歳未満の小児116名を対象に，5日間の治療期間で行われた二重盲検プラセボ対照試験において，本剤の有効性が確立された．本試験では，1〜6カ月未満の幼児では，20mg/kg/日〜40mg/kg/日，6カ月〜4歳未満の小児では25mg/kg/日〜50mg/kg/日で用量調節を行い，1日用量が20mg/kg，25mg/kg，40mg/kg，50mg/kgを1日2回で処方された．有効性の主要転帰は，48時間のビデオEEGを用いて，盲検評価者が評価した反応率（毎日の平均的な部分発作頻度の，基準値からの減少率が50％以上の患者の割合）とした．基準値・評価期間の両方で，少なくとも24時間ビデオEEGを行った109名で有効性を解析した．本剤群の43.6％，プラセボ群の19.6％が反応したと考えられた．本剤で長期間の治療を継続すると，6カ月以上発作がなかった患者が8.6％，少なくとも1年間発作がなかった患者が7.8％であった．部分発作を伴った1歳未満の幼児35名がプラセボ対照臨床試験に含まれており，そのうち13名が6カ月未満であった．〈12歳以上のミオクローヌス発作の補助療法〉本剤の有効性は，ミオクローヌス発作を伴う異なる症候群において，特発性全般性てんかんに罹患した12歳以上の患者に行われた，16週間の二重盲検プラセボ対照試験で確立された．大部分は，若年ミオクローヌスてんかんであった．この研究では，本剤は，3,000mg/日の用量を1日2回に分けて投与された．本剤群の58.3％，プラセボ群の23.3％は，週に数日の割合でミオクローヌス発作を少なくとも50％減少させた．本剤群の58.3％，プラセボ群の23.3％は，週に数日の割合でミオクローヌス発作を少なくとも50％減少させた．〈12歳以上のPGTC発作の補助療法〉本剤で長期間の治療を継続すると，患者の28.6％が少なくとも6カ月間ミオクローヌス発作を起こさず，21.0％は少なくとも1年間はミオクローヌス発作がなかった．本剤群の72.2％，プラセボ対照群の45.2％は，1週間あたりのPGTC発作の頻度が50％以上減少した．継続的な長期治療で，患者の47.4％は少なくとも6カ月間強直間代発作がなく，31.5％は少なくとも1年間は強直間代発作がなかった．

(英国)	有害事象	プラセボ対照試験（60名）とオープンラベル延長試験で，1カ月～4歳未満の190名が本剤の治療を受けた。4～16歳では，合計645名が，プラセボ対照試験（233名）とオープンラベル延長試験で治療を受けた。これらデータには，市販後調査が補足されている。さらに12カ月未満のてんかんの乳児101名が，本剤承認後の安全性試験で投与され，本剤による新たな安全性の懸念は確認されなかった。本剤の有害事象は，一般に年齢群や認められるてんかんの適応に類似している。プラセボ対照臨床試験における小児の安全性は，小児でより一般的な行動・精神医学的有害反応を除いて，成人における本剤の安全性特性と一致していた。4～16歳の小児・青年では，嘔吐（非常に一般的，11.2%），激越（一般的，3.4%），気分変動（一般的，2.1%），不安定性（一般的，1.7%），攻撃的（一般的，8.2%），異常行動（一般的，5.6%），および無気力（一般的，3.9%）は，他の年齢層や全体的な安全性特性よりも高頻度に報告された。乳児と1歳以上4歳未満の小児では，過敏性（非常に一般的，11.7%）および協調異常（一般的，3.3%）が他の年齢群または全体的な安全性特性よりも高頻度に報告された。二重盲検プラセボ対照小児安全性非劣性試験では，POSを伴う4～16歳の小児における本剤の認知および神経心理学的影響の評価を行い，プラセボとは差がないと結論付けられた。
オーストラリア	小児適応	①4歳以上のてんかんにおける二次性全般化の有無を問わないPOSの治療（最初は補助療法として）。②16歳以上の新たに診断されたてんかん患者における二次性全般化の有無を問わないPOSの単剤療法，③12歳以上の若年性ミオクローヌスてんかん（JME）におけるミオクローヌス発作の補助療法。④4歳以上の特発性全般性てんかん（IGE）の小児および成人におけるPGTC発作の治療における補助療法。
	小児用量	〈体重50kg以上の12-17歳の青年における補助療法〉補助療法の治療用量は，1回500mg，1日2回である。治療初日からこの用量で開始可能である。臨床反応・忍容性に応じて，1回1,500mg，1日2回まで増量できる。投与量は，2～4週間毎に1回500mg，1日2回で増減可能である。発作の抑制が十分にできれば，本剤単独療法は，同時投与している抗てんかん薬を漸減中止し，本剤の単剤投与も想定できる。〈体重が50kg未満の4～11歳の小児，12～17歳の青年〉治療は10mg/kgを1日2回で開始する。臨床反応，忍容性に応じて，1日用量を60mg/kg（30mg/kgの2回の用量）まで増量できる。投与量の変更は，2週間ごとに10mg/kgを1日2回で増減する。最低有効量を使用すること。20kg以下の小児は，本剤100mg/mLの経口溶液で治療を開始する。50kg以上の小児の用量は，成人と同じである。体重や用量に応じて最も適切な剤型を処方すること。〈4歳未満の小児〉推奨できない（データが不十分である）。
	小児試験	〈POS〉4歳以上の小児のPOSの補助療法（他の抗てんかん薬に追加）に対する有効性は，標準的な抗てんかん薬で抑制できないPOSを有する4～16歳の小児において，北米60ヵ所の多施設無作為化二重盲検プラセボ対照研究で確立された。定用量の抗てんかん薬1～2種類で治療されており，スクリーニング前の4週間に少なくとも4回のPOSがあり，また2つの4週間の基準評価期間のそれぞれにおいて少なくとも4回の二次性全般化の有無を問わないPOSがみられた患者198名が対象となり，本剤（101名）またはプラセボ（97名）に無作為に割り付けられた。本試験は，8週間の基準評価期間，4週間の漸増期間，10週間の追跡評価期間で構成され，治療期間中の用量は，20mg/kg/日，1日2回で開始し，60mg/kg/日の標的用量に達するまで2週間毎に20mg/kg/日の増量を行った。主要転帰は，全14週の治療期間（漸増期間と評価期間）におけるプラセボ群と比較した本剤群における部分発作出現頻度の1週間毎の減少率であった。本剤群はプラセボ群に比較して統計学的に有意なPOSの減少がみられた。〈強直間代発作〉4歳以上の特発性全般性てんかんにおけるPGTC発作の補助療法（他の抗てんかん薬に追加）に対する有効性は，8カ国50施設で実施された一つの多施設無作為化二重盲検プラセボ試験で確立した。定用量の抗てんかん薬1～2種類で治療中で，8週間の基準評価期間に少なくとも3回（前半4週間と後半4週間にそれぞれ1回以上）のPGTC発作がみられた特発性全般性てんかん（主として若年性ミオクローヌスてんかん，小児欠神てんかん，覚醒時のてんかん大発作）の患者164名を対象に，本剤（80名）またはプラセボ（84名）に無作為に割り付けられた。4週間かけて，標的用量（成人3,000mg/日，小児60mg/kg/日）まで1日2回投与で漸増し，20週間の評価期間を定用量で治療した。主要転帰は，治療期間（漸増期間と評価期間）における本剤群とプラセボ群での1週間毎のPGTC発作の出現頻度の基準評価期間からの減少率であった。プラセボ群（44.6%）に比較して，本剤群（77.6%）におけるPGTC発作の出現頻度は，基準評価期間と比較して統計学的に有意な減少がみられた。
	相互作用	4～17歳の小児・青年における，てんかんの薬物動態学的相互作用の後方的な評価において，本剤を補助療法として，カルバマゼピン，バルプロ酸，トピラマート，ラモトリギンに同時投与した際も，定常状態の血清濃度に影響しなかった。酵素誘発性抗てんかん薬は本剤の排泄を22%増加することが示されたが，用量調整は必要としなかった。
	有害事象	4～16歳の小児臨床試験では，本剤群とプラセボ群それぞれ55.4%と40.2%に有害事象がみられ，本剤群0.0%とプラセボ群1.0%に重篤な影響が示された。有害事象のために，本剤群16.8%とプラセボ群20.6%で，投与が中止・減量された。小児で最も一般的に報告された有害事象は，傾眠，敵意，神経質，情緒不安定，激越，食欲不振，無力症，頭痛であった。小児の安全性の結果は，行動学的・精神医学的有害事象の小児における発現率（38.6%）が成人の発現率（18.6%）よりも高かった以外は，成人の安全性特性と一致していた。しかし，プラセボ群での行動学的・精神医学的有害事象の発生率が，成人（10.5%）よりも小児（27.8%）において高かったことから，成人と小児の相対危険度は，実薬群とプラセボ群で類似していた。

8 中枢神経刺激薬

アトモキセチン塩酸塩（atomoxetine hydrochloride）
ストラテラ（リリー） カ 5mg, 10mg, 25mg, 40mg　内用液（0.4%）4mg/mL

日本	**小児使用** 低出生体重児，新生児，乳児，6歳未満の幼児に対する有効性・安全性は確立していない（6歳未満の小児等を対象とした試験は，実施されていない）。投与初期に体重増加の抑制，成長遅延が報告されている。 **用量・用法** 通常，18歳未満には，1日0.5mg/kgより開始し，その後1日0.8mg/kgとし，さらに1日1.2mg/kgまで増量した後，1日1.2～1.8mg/kgで維持する。ただし，増量は1週間以上の間隔をあけて行うこととし，いずれの投与量においても1日2回に分けて経口投与する。なお，症状により適宜増減するが，1日量は1.8mg/kg又は120mgのいずれか少ない量を超えないこと。 **使用上の注意** 臨床試験で本剤投与中の小児において，自殺念慮や関連行動が認められているため，これらの症状の発現に注意深く観察すること。本剤の投与中は患児の成長に注意し，身長・体重の増加が思わしくないときは減量又は投与の中断等を考慮すること。小児を対象とした国内臨床試験における安全性評価対象例278名中209名（75.2%）に副作用が報告され，主なものは頭痛（22.3%），食欲減退（18.3%），傾眠（14.0%），腹痛（12.2%），悪心（9.7%）であった。外国の小児・青少年ADHDを対象としたプラセボ対照短期試験11試験と遺尿症における1試験の計12試験の併合解析において，プラセボ投与群に対して本剤投与群では投与初期の自殺念慮の危険性が高かったとの報告がある〔本剤投与群5/1357（0.37%），プラセボ投与群0/851（0%）〕。なお，これらの試験において既遂例は認められなかった。また，ADHDに併存する精神系疾患は自殺念慮，自殺行動の危険性増加に関連しているとの外国の報告がある。外国の小児・青少年ADHDを対象としたプラセボ対照短期試験における11試験の併合解析において，攻撃的行動，敵意の発現率は本剤投与群21/1308（1.6%），プラセボ投与群9/806（1.1%）であった。日本・外国の成人ADHDを対象としたプラセボ対照短期試験における9試験の併合解析において，攻撃的行動，敵意の発現率は本剤投与群6/1697（0.35%），プラセボ投与群4/1560（0.26%）であった。外国の小児・青年期患者において，第二次性徴に対する影響を調べた臨床試験では性成熟に対する影響は示唆されなかった。
米国	**小児適応** 本剤の有効性は外来ADHD患者を対象とした6試験（6～18歳の小児での6～9週間の4試験と成人での10週間の2試験）で確立している。 **用量・用法** 急性期治療：(1)体重70kgまでの小児・青年期の初期投与量は約0.5mg/kg/日から開始し，3日以上経過後に1日1回朝，または1日2回朝と午後～夕方の均等投与で，最大1.2mg/kg/日まで増量する。1.2mg/kg/日以上の用量でそれ以上の利点は実証されていない。小児・青年期では1.4mg/kg/日または100mg/日のいずれも越えないこと。(2)体重70kg以上の小児・青年期の初期投与量は40mg/日から開始し，3日以上経過後に1日2回朝と午後～夕方の均等投与で約80mg/日の目標投与量まで増量する。適切な反応が得られない場合は，2～4週間後に，最大100mgまで増量が必要なことがある。高用量で効果が増すというデータはない。70kgを超える小児・青年期の1日最大推奨用量は100mgである。 **維持療法** 1.2～1.8mg/kg/日の治療域で良好な反応が得られた6～15歳の小児における本剤の維持療法の有効性が対照研究で示されている。 **副作用** 小児・青年期の臨床試験での最も一般的な副作用（5%以上でプラセボ群2倍以上の発生率）：吐き気，嘔吐，疲労，食欲不振，腹痛，眠気。 **警告** 本剤は一般的に，重症心血管構造異常，心筋炎，重症不整脈やその他の心疾患を持つ小児・青年期患者には，ノルアドレナリンの作用を受けやすいため，用いないこと。〈希死念慮〉小児・青年期ADHDにおける短期試験で，希死念慮の危険性増加が示されており，本剤の使用を考慮する小児・青年に対しては希死念慮の危険性と臨床的必要性のバランスを考慮し，治療を行う際には，特に治療開始初期の数ヵ月間や薬剤の増量・減量等の変更時には，希死念慮・自殺行動，臨床的悪化，異常な行動変化に対して，注意深い観察を行うこと。家族・介護者には綿密な観察と処方医師とのコミュニケーションの必要性を説明すること。小児・青年期患者2,200名を対象とした短期間（6～18週間）の12のプラセボ対照試験（ADHD対象の11試験と夜尿症対象の1試験）の併合解析では，希死念慮はプラセボ群851名にはみられなかったものの，本剤治療群では平均0.4%（1,357名中5名）に認められ，プラセボ群と比較して治療早期の希死念慮の危険性増加が明らかになった。このうち自殺行動は2,200名中，本剤治療中の1名にみられた。希死念慮がみられた小児は全て12歳以下であり，全例が治療開始1カ月以内の治療初期であった。小児における長期投与による希死念慮のリスクは知られていない。〈家族・介護者への警鐘〉本剤で治療中の小児の家族・介護者は，希死念慮の際の緊急性とともに，攻撃性・易刺激性の出現や異常な行動変化の出現に対して観察し，それらの症状がみられた場合に治療者に速やかに報告する必要性があることを伝えること。〈突然死と既存の心臓構造異常や他の重篤な心疾患〉心臓の構造異常やその他の重篤な心臓の問題がある小児・青年期に対する通常量の本剤の治療に関連した突然死が報告されている。重篤な心疾患の中には，それだ

(米国)	けでも突然死の危険性増加がみられるが，重篤な心臓構造異常，心筋症，不整脈，その他の心疾患がある小児・青年期に対しては，本剤のノルアドレナリン効果が脆弱性を増悪するため，使用しないこと。〈攻撃的行動・敵意〉ADHDの治療を行う際には，攻撃的行動，敵意の出現や悪化について観察を行うこと。これらはしばしば小児・青年期ADHDに認められる。短期間のプラセボ対照臨床試験において，プラセボ群806名中9名（1.1%）に対して，本剤治療群では1,308名中21名（1.6%）に，敵意と関連した副作用の自発報告がみられている。これだけでは本剤が攻撃的行動や敵意を引き起こすことを結論付ける証拠にはならないが，これらの問題行動は小児・青年期を対象とした臨床試験で，プラセボ群よりも本剤治療群に高頻度に認められた（全リスク比1.33［95%信頼区間0.67-2.64]）。〈成長への影響〉一般に，本剤で治療を受けた小児の身長・体重は，健常群と比較して，治療開始9〜12カ月で遅れることが予測される。その後，約3年の治療で体重は戻り，本剤で治療を受けた小児の平均体重増加は17.9kgで，基準時点から予測した体重より0.5kg以上の増加を認めた。約12カ月後には身長の伸びも安定し，3年間本剤で治療を受けた小児では平均19.4cm，基準時点の予測から0.4cm低かった。 市販後自発報告 小児・青年の市販後自発報告：感覚鈍麻，知覚異常，感覚障害，チック，排尿躊躇，尿閉。 小児使用 (1) 小児・青年で本剤の使用を考慮する際には，臨床的必要性と潜在的危険性のバランスを考慮すること。(2) DSM-ⅣでADHDとチックの併発と診断された7〜17歳の小児148名（トゥレット症候群116名，慢性運動性チック29名）を対象に0.5〜1.5mg/kg/日の投与範囲内で無作為に本剤群とプラセボ群を18週間投与した二重盲検プラセボ対照試験が行われた。YGTSSによる評価で，本剤によるチックの悪化は認めなかった。148名のうち103名（69.6%）が，本試験を中断した。本剤治療群（76名中38名，50%）とプラセボ群（72名中45名，62.5%）における主な中断理由は，ほとんどの症例で12週目に効果がなかったことが確認された。6歳以下に対する安全性・有効性・薬物動態は評価されていない。
英国	適応 6歳以上の小児，青年期におけるADHDの治療。包括的治療計画の一部として行う。最新のDSM診断基準またはICDガイドラインに基づいて診断し，ADHD治療を専門とする小児科医，児童精神科医，精神科医が治療を開始すること。6歳未満の小児への安全性・有効性は確立していないので，用いないこと。 小児用量〈体重70kgまでの小児〉1日総投与量を約0.5mg/kgから開始する。初期用量を7日間以上維持してから，臨床反応・忍容性に応じ漸増する。推奨維持用量は体重・利用可能な有効性成分含量にもよるが約1.2mg/kg/日である。1.2mg/kg/日以上の用量での有益性は実証されていない。1回投与量が1.8mg/kg/日以上，1日総投与量が1.8mg/kg以上の安全性については，系統的な評価が行われていない。症例によっては，成人期まで治療を継続できることがある。〈体重70kg以上の小児〉1日総投与量は40mgから開始する。初期用量を7日間以上維持してから，臨床反応・忍容性に応じ漸増する。推奨維持用量は80mgで，それ以上の用量での有益性は実証されていない。最大推奨用量は100mgである。1回投与量が120mg以上，や1日1日総投与量が150mg以上の安全性については，系統的な評価が行われていない。 特別な警告と使用上の注意〈自殺関連行動〉本剤治療中に自殺関連行動（自殺企図，自殺念慮）が報告されている。二重盲検臨床試験において，自殺関連行動は稀ではあるが，小児・青年を対象とした臨床試験では，プラセボ群にはみられなかったものの，本剤治療群ではより頻回に観察された。本剤での治療中は，自殺関連行動の出現・悪化に対して，注意深く観察すること。〈心血管系への影響〉ADHDを対象とした対照試験と非対照試験のデータを合わせた結果から，小児・青年の約8〜12%，成人の6〜10%で心拍（20回／分以上），血圧（15〜20mmHg以上）の変化があることが示されている。これらの臨床試験のデータを解析すると，小児・青年の約15〜26%，成人の27〜32%において，このような血圧・心拍の変化が本剤治療中に持続的に認められた。長期間の血圧変化が持続すると，心筋肥大のような臨床的結果をもたらす可能性がある。臨床的に意味のある心拍数，血圧の増加を検出するため，治療開始前，治療中，用量調節時に加え，少なくとも6カ月ごとに，心拍，血圧の測定を行ない，小児では年齢標準値に対する比率を用いた記録を行うこと。〈攻撃的行動，敵意，情緒不安定〉小児・青年の臨床試験で，敵意（主に攻撃・敵対的行動，怒り）は，プラセボ群と比較して本剤治療群で，より頻回に観察された。小児における臨床試験で，情緒不安定はプラセボ群と比較して本剤治療群で，より頻回に観察された。攻撃的行動，敵意，情緒不安定の出現・悪化については，綿密な監視が必要である。〈成長・発育〉本剤治療中の小児・青年に対しては，成長・発育を監視すること。長期投与が必要な場合においても，成長・体重の増加が十分でない場合には，減量・中止を考慮すること。認知機能や性的成熟への悪影響は，臨床データからは示されていないが，長期にわたるデータは限られているので，長期投与を行う際には注意深く監視すること。〈抑うつ，不安，チック〉慢性運動性チック，トゥレット障害を併存する小児ADHDを対照としたプラセボ対照試験において，プラセボ群と比較して，本剤治療群でのチックの増悪はみられなかった。大うつ病性障害を併存する青年期ADHDを対照としたプラセボ対照試験では，プラセボ群と比較して，本剤治療群での抑うつ症状の増悪は認められなかった。不安障害を併存するADHDを対象とした2つの対照試験（小児1試験，成人1試験）では，プラセボ群と比較して，本剤治療群での不安の増悪は認められなかった。本剤の市販後追跡調査における不安，抑うつの報告は珍しく，チックの報告は極めて珍しい。本剤治療中のADHDは，不安・抑うつ，チックの増悪・出現について，監視すること。 運転と機械の使用の能力への影響 運転・機械使用への影響に関するデータは限られている。本剤の運転・機械使用への影響はわずかであるが，プラセボと比較して，疲労，眠気，めまいの発生率の増加と関連している。自動車運転や危険を伴う機械の操縦を行う際には，本剤の影響がないことを確認できるまでは注意するように説明すること。

3 世界の添付文書に記載されるわが国で使用可能な向精神薬の児童・青年期精神疾患患者に対する投与の際の留意点

(英国)	**小児有害事象** 小児におけるプラセボ対照試験では，本剤に関連する有害事象として，頭痛（19%），腹痛（18%），食欲減退（16%）が最も多く認められたが，薬剤の中断は稀であった（中止率は頭痛0.1%，腹痛0.2%，食欲減退0.0%）。腹痛と食欲減退は通常一過性である。食欲減退と関連して，治療の初期段階で，体重・身長の成長遅延を示すことがある。初期に体重・身長の増加遅延が認められても，平均的には本剤による長期治療後に，予測される体重・身長の基準値まで回復する。吐き気，嘔吐，眠気は，特に治療開始後の1カ月間に10〜11%にみられるが，これらの症状は一過性で重症度も軽症〜中等症であるため，結果的に治療中断例は少数であった（中止率≦0.5%）。小児・成人のプラセボ対照試験において，本剤で治療した患者は，心拍数の増加と収縮期・拡張期血圧の上昇が認められた。本剤のノルアドレナリンに対する効果から，起立性低血圧（0.2%）と失神（0.8%）が報告されている。本剤は低血圧を引き起こす危険性があるので，注意して用いること。 **薬物動態学的特性** 5000名以上の小児・青年ADHDを対象に本剤の臨床試験が行われ，急性期の治療有効性は，当初行われた6〜9週間の6つの無作為化二重盲検プラセボ対照試験で確立されている。ADHDの兆候・症状は，本剤治療群とプラセボ群で，基準時点から終了時点の平均変化量の比較を行うことで評価した。6試験とも，プラセボ群と比較して本剤治療群において，ADHDの兆候・症状の減少が，統計学的に有意に認められた。加えて，ヨーロッパ主導で行われた400名以上の小児・青年を対象としたプラセボ対照試験（約3カ月間のオープンラベルの急性期初期治療後，9カ月間の二重盲検プラセボ対照の維持治療）において，本剤の治療効果が1年間維持できたことが示された。1年後の再発率は本剤群18.7%に対し，プラセボ群31.4%であった。本剤による1年間の治療後，更に6カ月間治療を継続した群は，急性期治療後にプラセボに切り替えた治療中断群よりも再発率が低く（2%対12%），症状の再発も部分的であった。小児・青年で長期治療を行う際には，定期的な評価を行うこと。本剤は1日1回でも，朝と午後遅く（夕方早め）の1日2回の分割投与でも同様の効果である。プラセボと比較して，本剤の1日1回投与群では，教師・親の評価による重篤なADHD症状の統計学的に顕著な改善が認められた。 **薬物動態学的特徴** 本剤の小児・青年における薬物動態学は成人のそれに類似している。6歳未満の小児における本剤の薬物動態学は評価されていない。
オーストラリア	**小児使用** 6歳未満の小児への安全性・有効性は確立していない。9週までの急性期の試験と2年までの長期投与試験で，本剤の安全性・有効性は確立している。本剤での治療期間の延長を考慮する場合には，医師は各症例ごとに，長期使用の有用性について定期的に再評価すること。 **小児用量** 〈初期治療（急性期治療）〉体重70kgまでの小児・青年では，約0.5mg/kg/日から開始し，3日以上経過後に1日1回朝，または1日2回朝と午後〜夕方の均等投与で，最大1.2mg/kg/日まで増量する。適切な反応が得られない場合は，2〜4週間後に，最大1.4mg/kg/日まで増量してもよい。小児・青年における最大推奨用量は，1.4mg/kg/日もしくは100mgのいずれも超えないこと。体重70kg以上の小児・青年では40mg/日から開始し，3日以上経過後に1日1回朝，または1日2回朝と午後〜夕方の均等投与で約80mg/日の目標投与量まで増量する。適切な反応が得られない場合は，2〜4週間後に，最大100mgまで増量してもよい。高用量で有効性が増すというデータはない。70kgを超える小児・青年の1日最大推奨用量は100mgである。〈治療の中断〉1週間以上治療が中断された場合には，推奨される初期用量から治療を開始すること。**維持療法／延長治療** ADHDに対して本剤でどのくらいの期間，治療を行うべきかについて，対照試験が行われていない。しかしながら，一般的に，ADHDに対する薬物療法は長期間にわたると考えられている。それでも，本剤による長期間の治療を選択した医師は，各症例ごとに，薬剤長期使用の有用性について定期的に再評価を行うこと。

ペモリン（pemoline）

ベタナミン（三和化学） 錠 10mg, 25mg, 50mg

日本	小児等へ投与する場合には慎重に投与すること（外国で小児への投与により致死的な急性肝不全が起こったとの報告，又，長期投与により発育抑制があらわれたとの報告がある）。
米国	①本剤は，小児の精神面や行動面への明確な効果や中枢神経への影響について証明されていない。②小児に中枢神経刺激薬を長期的に使用した場合，身長・体重などの成長の抑制が報告されている。本剤の投与が長期にわたる場合には患児の成長に注意しながら観察すること。③臨床的使用経験から，精神症状を伴う患児に投与する際には，行動障害・思考障害の悪化が起こる可能性が指摘されている。④6歳未満の幼児における有効性・安全性は確立していない。小児における長期投与についても確立していない。本剤を含む，中枢神経刺激薬の使用により，運動チック・音声チックやトゥレット症候群の発症が報告されているため，治療前に患児及びその家族のチック・トゥレット症候群の臨床評価を行うこと。小児に対して本剤の投与を開始する際には，わずかな行動障害に対して処方すべきではなく，臨床医による慢性的な深刻な症状の評価と，年齢的な適正を評価した上で検討すること。

メタンフェタミン塩酸塩（methamphetamine hydrochloride）

ヒロポン（大日本住友） 末 錠 1mg 注 3mg/mL

日本	記載なし
米国	12歳以下の小児における食欲低下薬としての使用に対する安全性・有効性は確立していない。本剤の長期投与の効果は確立していない。

メチルフェニデート塩酸塩（methylphenidate hydrochloride）

コンサータ（ヤンセン） 錠 18mg, 27mg, 36mg

日本	6歳未満の幼児における有効性・安全性は確立していない。通常，18歳未満には18mgを初回用量，18～45mgを維持用量として，1日1回朝経口投与する。増量が必要な場合は，1週間以上の間隔をあけて9mg/日又は18mg/日の増量を行う。なお，症状により適宜増減する。ただし，1日用量は54mgを超えないこと。医師・医療従事者は，本剤の投与前に患児とその保護者（又はそれに代わる適切な者）に対して，本剤の治療上の位置づけ，依存性等を含む本剤の危険性について，十分な情報を提供するとともに，適切な使用法について指導すること。小児に中枢神経刺激薬を長期投与した場合に体重増加の抑制，成長遅延が報告されている。投与が長期にわたる場合には患児の成長に注意し，身長・体重の増加が思わしくない時は投与を中断すること。
米国	禁忌 運動性チック，トゥレット症候群の診断あるいは家族歴のある者には投与しないこと。432名の小児を対象にメチルフェニデートで27カ月の治療を行った長期間の非対称試験において，新たなチックの発症が9％にみられた。682名の小児を対象とした別の非対称試験（治療期間が9カ月，平均治療期間は7.2カ月）では，1％（682名中9名）に新たなチックの発症がみられた。 警告〈重篤な心血管事象〉突然死，既存の心血管系構造異常の存在，その他の重篤な心疾患。心血管系構造異常やその他の重篤な心疾患を伴う小児・青年において，通常量の中枢神経刺激薬の治療に関連した突然死が報告されている。重篤な心疾患そのものが突然死の危険性を高めることがあるものの，中枢神経刺激薬の交感神経刺激作用により脆弱性を高める危険性がある重篤な心血管構造異常，心筋症，不整脈，その他の重篤な心疾患を認める小児・青年には用いないこと。〈精神科的有害事象〉新たな精神病症状や躁症状の出現。精神病や躁病の既往がない小児・青年において，通常量の中枢神経刺激薬の治療により幻聴や妄想様思考，躁状態といった精神病や躁の症状が出現することがある。そのような症状が認められ中枢神経刺激薬が原因と考えられる場合には，治療の中断が適切な場合もあることを考慮すること。多数の短期間のプラセボ対照試験の併合解析では，これらの症状はプラセボ群ではまったくみられなかったのに対し，通常量のメタンフェタミン・アンフェタミンで数週間の治療を行った群では約0.1％（3,482名中4名）に認められた。〈長期投与による成長抑制〉14カ月間，メチルフェニデート治療群と無治療群に無作為に割り付けた7～10歳の小児と，36カ月間，新たにメチルフェニデート治療を開始した群と無治療群で自然経過を見た10～13歳の小児において，注意深く体重・身長を追跡した結果，1年を通して週7日間の治療を継続的に受けた小児は，一時的な成長遅延（3年間で平均2cmの身長低下と平均2.7kgの体重低下）を認め，この発育期間に成長の回復は認められなかった。公表されているデータでは慢性的なアンフェタミンの投与で類似の成長抑制を引き起こす可能性があるので，本剤でも同様の影響があり得ると予測される。それゆえに中枢神経刺激薬で治療中は，成長の経過を注意深く見守ること。予測通りの身長・体重の成長がみられない場合には治療の中断が必要となる場合がある。 小児使用 6歳未満の小児への安全性・有効性は確立していないので，6歳未満の小児には使用しないこと。小児への本剤の長期投与の影響は，十分に確立していない。 他のメチルフェニデートHCL製剤での有害事象 小児において，食思不振，腹痛，長期治療による体重減少，不眠，頻脈がより多くの頻度で起きることがある。その他の有害事象も起きることがある。
オーストラリア，ニュージーランド	有効性 6～12歳の小児を対象に行われた3つの主要な臨床試験でADHDの治療に対して有効であることが実証された。本剤の効果発現は服薬1.5時間後で，効果持続時間は12時間であった。本剤治療中の小児では高い生産性と正確性が認められた。 突然死，既存の心血管系構造異常の存在，その他の重篤な心疾患 心血管系構造異常やその他の重篤な心疾患を伴う小児・青年において，通常量の中枢神経刺激薬の治療に関連した突然死が報告されている。重篤な心疾患そのものが突然死の危険性を高めることがあるものの，中枢神経刺激薬の交感神経刺激作用により脆弱性を高める危険性がある重篤な心血管構造異常，心筋症，不整脈，その他の重篤な心疾患を認める小児・青年に対しては用いないこと。

3 世界の添付文書に記載されるわが国で使用可能な向精神薬の児童・青年期精神疾患患者に対する投与の際の留意点

(オーストラリア，ニュージーランド)	高血圧と他の心血管状態 中枢神経刺激薬による治療を考慮する小児・青年に対しては，突然死や心室性不整脈の家族歴などの詳細な病歴の聴取と，心疾患の有無についての検査を行うこと．既存の心血管異常やその他の重篤な心疾患が認められる場合には，治療開始前に専門医による心臓の評価を行ってから治療を考慮すること．また，治療開始後も専門医による心臓の評価を継続すること．心血管系疾患を示唆する所見を認めた場合には，詳細な身体的評価と速やかな心血管系の検査を行うこと． 攻撃性 小児・青年のADHDでは，攻撃的な行動や敵意が観察されることが多く，臨床試験や市販後臨床で，メチルフェニデートを含むいくつかのADHD治療薬で攻撃性が報告されている．中枢神経刺激薬が攻撃的行動や敵意を引き起こすという系統的な証拠はないものの，治療中は攻撃的行動や敵意についての観察を行うこと． 持続勃起症 本剤を含むメチルフェニデート製剤で，小児における勃起時間の延長や痛みを伴う勃起についての報告がある．それらの症状が認められる場合は，直ちに投与を中止すること（外科的処置が必要となることがある）．持続勃起症は，メチルフェニデートの用量増加時に認められることが多いが，薬剤の中断でも起こり得る．勃起の異常な持続や頻回の疼痛が認められる場合には，早急な医療処置が必要となる． 小児使用 6歳未満の小児への安全性・有効性は確立していない．本剤の小児への長期的な影響は，まだ十分に確立していない．因果関係は確立していないが，小児期における中枢神経刺激薬の長期使用で，体重・身長の成長抑制が報告されている．そのため，長期投与を行う際には，慎重に観察すること．身長・体重の増加が認められなくなることが予想される場合は，治療を中断すること．	
英国	用量・用法 小児・青年における行動障害の専門医の監督下で投与を開始すること．本剤は飲み物と一緒にそのまま飲み込まなければならず，噛んだり，割ったり，砕いたりしないこと．本剤は食事の有無を問わず投与してよい．本剤は1日1回朝服用する． 小児使用 6歳未満の小児には投与しないこと．この年齢群においては安全性・有効性は確立していない． 成長 小児に長期投与した場合に体重増加の抑制と成長遅延が報告されている．これらに対する本剤の影響は現在のところ不明であるが，本剤投与中は成長を監視すること．身長，体重，食欲を少なくとも6カ月間毎月成長曲線に記録すること．予想通りの成長（身長・体重の増加）がみられない場合は投与中断が必要となる場合がある． 長期投与 長期投与時の安全性・有効性について，対照試験による系統的な評価は行われていない．本剤の投与は無期限であってはならず，また無期限である必要もない．通常，本剤の投与は青年期またはそれ以降に中止する．長期投与を行う際には，心血管系の状態，成長，食欲，新たな精神症状の発症，既存の精神障害の悪化について，注意深く継続的に監視すること．運動性・音声チックのほか，攻撃的・敵対的行動，興奮，不安，抑うつ，精神病，躁病，妄想，易刺激性，自発性欠如，離脱症状，過度の固執等の精神症状を監視すること．小児・青年のADHDに12カ月超の長期投与を行う場合は，薬物治療を行っていない時期の機能を評価するため，休薬期間を設けて，個々の症例について本剤の長期投与の有用性を定期的に評価すること．少なくとも年1回（なるべく学校が休みの間に）本剤の投与を中断して患児の状態を評価することが推奨される．本剤を一時的または永続的に中止しても，改善が持続する可能性がある．	

メチルフェニデート塩酸塩（methylphenidate hydrochloride）

リタリン（ノバルティス） 錠 10mg

日本	小児使用 6歳未満の幼児には投与しないことを原則とするが（原則禁忌），特に必要とする場合には慎重に投与すること（安全性が確立していない）． 重要な基本的注意 小児に中枢神経刺激薬を長期投与した場合に体重増加の抑制，成長遅延が報告されている．本剤の投与が長期にわたる場合には患児の成長に注意し，身長や体重の増加が思わしくない時は投与を中断すること．
米国	重篤な心血管事象 突然死，既存の心血管系構造異常の存在，その他の重篤な心疾患．心血管系構造異常やその他の重篤な心疾患を伴う小児・青年において，通常量の中枢神経刺激薬の治療に関連した突然死が報告されている．重篤な心疾患そのものが突然死の危険性を高めることがあるものの，中枢神経刺激薬の交感神経刺激作用により脆弱性を高める危険性がある重篤な心血管構造異常，心筋症，不整脈，その他の重篤な心疾患を認める小児・青年には用いないこと． 攻撃性 攻撃的な行動や敵意は小児・青年期ADHDにしばしば認められるが，臨床試験や市販後臨床で，メチルフェニデートを含むいくつかのADHD治療薬で攻撃性が報告されている．中枢神経刺激薬が攻撃的行動や敵意を引き起こすという系統的な証拠はないものの，ADHDの治療を開始する際には，攻撃的行動や敵意の出現・悪化をモニターする必要がある．

(米国)	**長期投与による成長抑制** 14カ月間，メチルフェニデート治療群と無治療群に無作為に割り付けた7～10歳の小児と，36カ月間，新たにメチルフェニデート治療を開始した群と無治療群で自然経過を見た10～13歳の小児において，注意深く体重・身長の追跡を行った結果，1年を通して週7日間の治療を継続的に受けた小児は，一時的な成長遅延（3年間で平均2cmの身長低下と平均2.7kgの体重低下）を認めた。本徐放製剤の二重盲検プラセボ対照試験では，体重増加の平均値はプラセボ対照群（+1.0kg）の方が本徐放製剤投与群（+0.1kg）よりも多かった。公表されているデータでは慢性的なアンフェタミンの投与で類似の成長抑制を引き起こす可能性があることを決定するには不十分であるが，本剤でも同様の影響があり得ると予測される。それゆえに中枢神経刺激薬で治療中は，成長の経過を注意深く見守ること。予測通りの身長・体重の成長がみられない場合には治療の中断が必要となる場合がある。 **小児使用** 6歳未満の小児への安全性・有効性は確立していないので，使用しないこと。小児への長期投与の影響は，十分に確立していない。

モダフィニル（modafinil）

モディオダール（アルフレッサファーマ＝田辺三菱）　錠 100mg

日本	低出生体重児，新生児，乳児，幼児又は小児に対する安全性は確立していない（使用経験がない）。
米国	①小児において，本剤使用に伴って発生したスティーブンス・ジョンソン症候群（SJS）を含む重症な皮疹により入院や治療の中断を要した報告がある。本剤は小児に対していかなる適応症にも承認されていない。17歳未満の小児を対象とした臨床試験において，0.8%（1,585名中13名）が，発疹により中断した。そのうち1名がSJS，1名が多臓器過敏反応と診断され，何例かにおいて，発熱や吐き気，白血球減少などの異常が認められた。発疹が出現してから薬物の中断までは，平均13日であった。380名のプラセボ群には発疹は認められなかった。②16歳未満の小児での安全性・有効性は確立していない。小児への使用で，重症の発疹，重篤な多形紅斑やSJSの関連も指摘されている。
英国	18歳未満には使用しないこと。

9 抗酒薬

アカンプロサートカルシウム（acamprosate calcium）
レグテクト（日本新薬）　錠 333mg

日本	小児等への投与 低出生体重児，新生児，乳児，幼児又は小児に対する有効性，安全性は確立していない（使用経験がない）。
米国	小児への使用：本剤の安全性・有効性は，小児では確立していない。
欧州	本剤は小児に投与しないこと。

シアナミド（cyanamide）
シアナマイド（田辺三菱）　内用液(1%) 10mg/mL

日本	小児等への投与：該当しない
海外	発売なし

ジスルフィラム（disulfiram）
ノックビン（田辺三菱）　末 1g

日本	記載なし
ニュージーランド	記載なし

第Ⅲ章　児童・青年期における同意能力と留意点

10 抗認知症薬

ガランタミン臭化水素酸塩（galantamine hydrobromide）

レミニール（ヤンセン＝武田）　錠 4mg, 8mg, 12mg　口腔内崩壊錠〔OD錠〕4mg, 8mg, 12mg　内用液（0.4%）4mg/mL

日本	小児等に対する安全性は確立していない（使用経験がない）。
米国	小児に発症するいかなる疾患においても，本剤の安全性・有効性を詳細に記載できるだけの適切かつ十分な対照試験は行われていない。

ドネペジル塩酸塩（donepezil hydrochloride）

アリセプト（エーザイ）　細（0.5%）5mg/g　錠 3mg, 5mg, 10mg　口腔内崩壊錠〔D〕3mg, 5mg, 10mg　シロップ用（1%）10mg/1g　内服ゼリー 3mg, 5mg, 10mg

日本	小児に対する安全性は確立していない（使用経験がない）。
米国	小児での安全性・有効性は確立していない。
英国	小児への使用は推奨されない。

メマンチン塩酸塩（memantine hydrochloride）

メマリー（第一三共）　錠 5mg, 10mg, 20mg　口腔内崩壊錠〔OD〕5mg, 10mg, 20mg

日本	低出生体重児，新生児，乳児，幼児，小児に対する安全性は確立していない（使用経験がない）。
米国	小児における安全性・有効性は確立していない。
英国	小児のデータはない。

リバスチグミン（rivastigmine）

イクセロン（ノバルティス）　貼〔パッチ〕4.5mg, 9mg, 13.5mg, 18mg

リバスタッチ（小野）　貼〔パッチ〕4.5mg, 9mg, 13.5mg, 18mg

日本	低出生体重児，新生児，乳児，幼児，小児に対する安全性は確立していない（使用経験がない）。
米国	内服薬 小児における安全性・有効性は確立していない。18歳未満の小児における使用は推奨されない。 貼付薬 小児に発症するいかなる疾患においても，本剤の安全性・有効性を詳細に記載できるだけの適切かつ十分な対照試験は行われていない。小児への使用は推奨されない。 小児におけるアルツハイマー病の治療としての本剤の適切な使用はない。

3 世界の添付文書に記載されるわが国で使用可能な向精神薬の児童・青年期精神疾患患者に対する投与の際の留意点

11 脳循環・代謝改善薬

イブジラスト（ibudilast）
ケタス（杏林）　徐放力 10mg

日本	小児等に対する安全性は確立していない（使用経験が少ない）。なお，使用成績調査において，15歳未満の小児に使用されたのは気管支喘息患者34例，副作用発現は1例（軽度GPT上昇）であった。
海外	発売は韓国のみ，英語圏なし。

シチコリン（citicoline）
ニコリン（武田テバ薬品＝武田）　注（5％）100mg/2mL，（12.5％）250mg/2mL，（5％）500mg/10mL
ニコリンH（武田テバ薬品＝武田）　注（25％）500mg/2mL，（25％）1g/4mL

日本	適用上の注意：筋肉内注射：筋肉内注射は，やむを得ない場合にのみ，必要最少限に行うこと。なお，特に同一部位への反復注射は行わないこと。また，低出生体重児，新生児，乳児，小児には特に注意すること。
インド	記載なし

ニセルゴリン（nicergoline）
サアミオン（田辺三菱）　散（1％）10mg/g　錠 5mg

日本	小児等への投与：小児等に対する安全性は確立していない（使用経験がない）。
海外	ドイツ，フランス，イタリア，スペインでの販売あり。英語圏なし。

12 その他

ガバペンチン エナカルビル (gabapentin enacarbil)
レグナイト（アステラス） 錠 300mg

日本	低出生体重児，新生児，乳児，幼児，小児に対する安全性は確立していない（使用経験がない）。
米国	小児における安全性・有効性は研究されていない。

スマトリプタン (sumatriptan)
イミグラン（GSK） 錠〔コハク酸塩〕50mg 注〔コハク酸塩〕3mg/mL キット〔皮下注・コハク酸塩〕3mg/0.5mL 点鼻液 20mg/0.1mL

日本	小児等に対する安全性は確立していない（使用経験がない）。
米国	18歳未満の小児における安全性・有用性は確立されていない。発売後の小児における皮下，経口，経鼻からの本剤の投与において，重症の副作用報告がある。これらの報告には，成人には稀な，発作や視力障害，そして死亡例も含まれており，自然発生に類似するものも含まれている。本剤を経口投与した14歳の男児において，投与1日以内に臨床徴候を呈した心筋梗塞の報告がある。現状では小児への注射，経口，経鼻での本剤投与における，重症副作用の頻度に関する臨床データがないため，18歳未満への投与は推奨されない。
ニュージーランド	18歳未満の小児・青年における本剤の有効性は証明されていない。
英国	小児適応なし。10歳未満の小児への有効性・安全性は確立していない（この年齢層における臨床データがない）。10〜17歳の小児に対して実施された臨床試験において有効性・安全性は証明されなかったので，これらの年齢層における使用は推奨されない。

ダントロレンナトリウム水和物 (dantrolene sodium hydrate)
ダントリウム（オーファンパシフィック） カ 25mg 注射用〔静注〕20mg

日本	低出生体重児，新生児，乳児，幼児，小児に対する安全性は確立していない。
米国	小児への投与は，1回0.5mg/kg，1日1回投与→1回0.5mg/kg，1日3回→1回1mg/kg，1日3回→1回2mg/kg，1日3回と段階的に増量する。高用量に達するまで反応しない小児もいる。患者への反応性を確認するため，各用量で1週間は維持する。増量で効果がない場合は，その前の用量にとどめる。1日4回投与が必要な場合，1回100mgを超えて使用しないこと。5歳以下の小児に対する長期安全性は確立していない。副作用が長期投与後に発現することを考慮し，小児への長期投与は，その有用性・有害性を考慮した上で使用すること。
英国	低出生体重児，新生児，乳児，幼児，小児に対する安全性は確立していない。

チアプリド塩酸塩 (tiapride hydrochloride)
グラマリール（アステラス） 細(10%) 100mg/g 錠 25mg, 50mg

日本	小児等に対する安全性は確立していない（使用経験がない）。
ドイツ	本剤は小児の治療には用いない。

ナラトリプタン塩酸塩 (naratriptan hydrochloride)

アマージ（GSK）　錠 2.5mg

日本	低出生体重児，新生児，乳児，幼児，小児に対する安全性は確立していない（国内での使用経験がない）。
米国	18歳未満の小児に対する安全性・有効性は確立していない。18歳未満への使用は推奨できない。
英国	小児適応なし。12～17歳の青年期を対象としたプラセボ対照試験では，0.25mg，1.0mg，2.5mgの単回投与がプラセボよりも有効であることは証明できなかったので推奨できない。12歳未満の小児への使用データがないので推奨できない。
オーストラリア	12歳以下の小児での使用データがないため，この年齢層への投与は推奨できない。青年期における臨床試験では非常に高いプラセボ反応が観察されている。それゆえ，この年代への有効性は証明されていない。

フルマゼニル (flumazenil)

アネキセート（アステラス）　注 0.5mg/5mL

日本	静注用 低出生体重児，新生児，乳児，幼児，小児に対する安全性は確立していない（使用経験が少ない）。
米国	薬物動態 小手術で使用した1～17歳の29症例において薬物動態を評価した。平均投与量は，1～5歳では0.53mg（0.044mg/kg），6～12歳では0.63mg（0.020mg/kg），13～17歳では0.8mg（0.014mg/kg）であった。小児の半減期は平均40分（20～75分）であった。小児でも体重により排泄能や分布量を標準化すると，多様性はあるものの，成人とほぼ同一分布を示した。

マジンドール (mazindol)

サノレックス（富士フイルムファーマ）　錠 0.5mg

日本	低出生体重児，新生児，乳児，幼児，小児に対する安全性は確立していないので投与しないこと（安全性は確立していない）。

（稲田 俊也，萩倉 美奈子，遠藤 洋）

索 引

あ

アカシジア	153
アセナピン	159
アセント	269
アドヒアランス	281
アトモキセチン	50, 81, 85, 183
アミトリプチリン	170
アリピプラゾール	30, 36, 63, 86, 90, 158
α・β拮抗薬	105
$α_2$アドレナリン受容体作動薬	90
$α_2$受容体作動薬	85
アルプラゾラム	224
閾値以下のPTSD	108
維持期	17
異常行動チェックリスト	66, 85
併存	80, 211, 220
併存症	13
依存する問題	65
易怒性	15
易怒的な気分	15
イミプラミン	170
医薬品医療機器総合機構	26
インフォームド・コンセント	26, 269, 288
うつ病	13, 15
英国医薬品庁	26
英国国立医療技術評価機構	19, 50
エスシタロプラム	25, 168
エスゾピクロン	214
エスタゾラム	213
エチゾラム	214, 226
オキサゾラム	227
オランザピン	37, 157
オランザピン/フルオキセチン	35, 37

か

概日リズム睡眠障害	125, 128
解離性の幻覚	246
家族愛着療法	23
家族への支援	18
家族療法	23
学校との連携	18
カナダADHDリソースアライアンス	50
ガバペンチン	36
カルバマゼピン	36, 201, 204
漢方薬	106
奇異反応	210, 221
希死念慮	166
気分安定薬	200
気分調整薬	246
気分変調性障害	14
虐待	270
急性期治療	17
強迫症	89
共有意思決定	72
クアゼパム	214
グアンファシン	85, 184
クエチアピン	30, 37, 157
クリニカルクエスチョン	14
クロキサゾラム	226
クロザピン	158
クロチアゼパム	226
クロニジン	85
クロミプラミン	170
クロラゼプ酸ジカリウム	226
クロルジアゼポキシド	225
警告表示	26
継続期	17
月経前不快気分障害	15
健忘	211
抗うつ薬	139, 140, 141, 164, 246

豪州国立健康医学研究評議会 50
抗精神病薬 40, 90, 102, 137, 140, 233, 245
向精神薬 258
向精神薬の併用 82
好中球減少 153
抗てんかん薬 105, 233
広汎性発達障害日本自閉症協会評定尺度 15
抗不安薬 219, 247
高プロラクチン血症 153
国際疾病分類 51
国際児童青年精神医学連合会 50
コンプライアンス 281

さ

差別 289
三環系抗うつ薬 24, 37, 102, 170
ジアゼパム 222
視覚化 273
自殺 13
自殺関連事象 166
自殺企図 165
自殺念慮 166
支持的なマネージメント 18
ジスキネジア 153
ジストニア 153
持続性抑うつ障害 15
シタロプラム 20
児童・青年期 13, 40
児童・青年期のうつ病 13
児童精神科医 29
ジプラシドン 35
自閉症診断インタビュー改訂版 15
自閉症診断観察検査 16
自閉スペクトラム症 13, 63, 128, 244, 272
社交不安症 113, 272
自由意思 271
重症度 17
重篤気分調節症 13
馴化作用 246

情動安定薬 232
小児うつ病評価尺度 16
少量処方 247, 251
処方計画 289
徐放性メチルフェニデート 81, 85
自律的判断 271
神経性やせ症 135, 139
心血管系副作用 152
身体依存 220
診断の受容 288
心電図QTc間隔延長 152
心理教育 18
心理社会的ストレッサー 19
心理社会的治療・支援 83
錐体外路症状 153
睡眠障害 67
睡眠薬 208
スコットランド大学連合ガイドライン
　ネットワーク 50
スボレキサント 216
スルピリド 171
精神刺激薬 232
精神障害の診断と統計マニュアル 51
精神療法 14
誓約書 291
セチプチリン 171
摂食障害 28
セルトラリン 20, 168
セロトニン・ノルアドレナリン再取り込み阻害薬
 169
セロトニン再取り込阻害薬 92
セロトニン症候群 166
セロトニン離脱症候群 167
選択性緘黙 113
選択的セロトニン再取り込み阻害薬 91, 168
選択的ノルアドレナリン再取り込み阻害薬 136
選択の表明 272
全般性不安症 113
双極Ⅱ型 246
双極性うつ病 37

双極性障害	13, 15, 34, 200	適応障害	17
双極性抑うつ病エピソード	37	デュロキセチン	21, 169
躁病エピソード	35	同意撤回	271
素行症	13, 55, 135	同意能力	269
ゾピクロン	214	統合失調症	16, 40
ゾルピデム	215	糖質代謝異常	151
		糖尿病	151
		トゥレット症候群	90
		トークン	291

た

		トピラマート	36
大うつ病性障害	14	トラウマ	252
代謝系副作用	151	トラウマ処理	254
体重増加	151	トリアゾラム	213
対人関係療法	13	トルサード・ド・ポアント	152
耐性	211, 220		
タイムスリップ現象	245		

な

代理ミュンヒハウゼン症候群	270		
多剤大量処方	244	ニトラゼパム	212
多動性障害	51	日本児童青年精神医学会	3
単極性のうつ病	37	日本小児精神神経学会	3
炭酸リチウム	246	日本臨床精神薬理学会	3
タンドスピロンクエン酸塩	228	ニメタゼパム	212
チック関連OCD	93	乳幼児	232
チック症	54, 89	認知行動療法	13, 90
知的障害とchallenging behaviorに関する NICE 診療ガイドライン	65	ノルアドレナリン作動性・特異的セロトニン作動性抗うつ薬	169
知的能力障害	272	ノルトリプチリン	170
知的発達症	261		
注意欠如・多動症	13, 50, 128, 180, 272		

は

注意欠如・多動症－ADHD－の診断・治療ガイドライン 第4版	50	パーキンソニズム	153
中核症状	63	発達障害	13, 244
抽象概念の理解	271	パリペリドン	157
中枢刺激薬	136	バルビツール酸系薬	210
長時間作用型メチルフェニデート	50	バルプロ酸	86
直線モデル	248	バルプロ酸ナトリウム	35, 201, 203
治療効果発現必要数	26	ハロキサゾラム	212
治療抵抗性うつ病	28	パロキセチン	26, 30, 168
治療のステージ	17	ハロペリドール	155
適応外使用	82, 258, 272	反抗挑発症	17
適応症	273		

非直線モデル	249	ミルタザピン	21, 169
ピモジド	154	ミルナシプラン	169
標的症状	84	無顆粒球症	153
ピルボックス	290	メキサゾラム	227
不安症	54	メタ解析	25
不安障害	28	メダゼパム	227
賦活症候群	26, 100, 166	メチルフェニデート	182
副作用	219	メラトニン	130
副作用モニタリング	159		
服薬補助ゼリー	289		

や

物質・医薬品誘発性抑うつ障害	15	薬物関連障害	28
ブプロピオン	21	薬物治療	14, 40
不眠症	125	薬物治療の終結	86
フラッシュバック	245	有害事象	82, 85
フルオキセチン	13, 20	有病率	14
フルジアゼパム	227	ヨーロッパ児童青年精神医学会	50
フルタゾラム	227	抑うつ障害群	15
フルトプラゼパム	227	抑うつ状態	272
フルニトラゼパム	212	四環系抗うつ薬	24, 102, 170
フルボキサミン	168		
フルラゼパム	211		

ら

ブロチゾラム	214		
ブロマゼパム	224		
分離不安症	113	ラメルテオン	132, 215
米国国立精神衛生研究所	50	ラモトリギン	36, 201, 204
米国児童青年精神医学会	19, 50	リスクとベネフィット	26
米国小児科学会	50	リスデキサンフェタミン	53
併存	80	リスペリドン	36, 63, 85, 156
併存する問題	65	離脱	211
併発症	90	離脱症状	220
ベンゾジアゼピン系薬剤	27, 104, 210, 219	リチウム	30, 35, 201, 202
ベンラファキシン	21, 30, 169	リルマザホン	213
包括的支援のなかの"補助的な治療手段"	64	レボメプロマジン	156
歩行運動失調	210	ロフラゼプ酸エチル	225
		ロメタゼパム	213
		ロラゼパム	223
		論理的思考	272

ま

マプロチリン	171
ミアンセリン	171
ミダゾラム	222

欧文

AACAP	19, 50
AACAPAP	98, 99
AACAPガイドライン	20
AAP	50
ABC-J	66
ABFT	23
activation syndrome	26, 100
ADHD	13, 50, 90
ADHD治療薬	180
ADI-R	15
ADOS	15
AN	139
Anorexia Nervosa	139
APA実践ガイドライン	98
ASD	13, 63
ASD+ADHD	80
atomoxetine	50
ATX	50, 181
BDI	16
behavior that challenges	65
Black Box Warning	26
BZD	219
CADDRA	50
CBT	13, 99
CD	135
CDI	16
CDRS-R	16
challenging behavior	63
challenging behaviorの誘因あるいは増悪因子	67
coexisting problems	65
comorbidity	13
Conduct disorder	135
depressive disorders	15
DMDD	13
DSM	51
DSM-5	13, 95
DSM-Ⅲ	13
DSRS-C	16
EMDR	256
emotional and behavioral challenges	72
ESCAP	50
FDA	25
GAD	113
generalized anxiety disorder	113
GUA	181
HKD	51
HPA系	96
Hyperkinetic Disorder	51
IACAPAP	50
ICD	51, 95
IES-R	96
IPT	13
ISTSSガイドライン	98, 99
JSTSS 薬物療法ガイドライン	98
MacArthur Competence Assessment ToolClinical Research	271
MacArthur Competence Assessment ToolTreatment	271
maladaptive behavior	66
Management of Children With Autism Spectrum Disorders	63
methylphenidate ER	50
MHRA	26
MINI-KID	16
MPH	181
MPH-ER	50
NaSSA	169
NHMRC	50
NHMRCガイドライン	98, 99
NICE	19, 50
NICE clinical guideline 170	63
NICE診療ガイドライン	20, 98, 99, 138
NIMH	50
NNT	26
norepinephrine reuptake inhibitor	136
NRI	136
obsessive-compulsive disorder	89

索　引

OCD	89
ODD	17
OROS-MPH	50
Parent's Medication Guide	72
PARS	15
PE	99
PMDA	26
practice parameter	98, 99
Practice Parameter for the Assessment and Treatment of Children and Adolescents With Autism Spectrum Disorder	63
PTSD	95
PTSDの発症予防	107
QT延長	167
RCT	233
SAD	113
SDM	72
separation anxiety disorder	113
shared decision making	72
SIGN	51
SNRI	25, 169
social anxiety disorder	113
SRI	92
SSRI	22, 91, 100, 165, 168
Structured Interview for Competency and Incompetency Assessment Testing and Ranking Inventory	271
TADS study	21
TCA	170
Texas Children's Medication Algorism	51
TF-CBT	99
the Dundee ADHD Clinical Care Pathway	51
The management and support of children and young people on the autism spectrum	63
torsades de pointes	152